U0214209

国家科学技术学术著作出版基金资助出版

纳米科学与技术

医用纳米材料的生物效应与安全性评价

陈春英 等 著

柴之芳 审校

科学出版社

北 京

内 容 简 介

本书针对医用纳米材料生物效应研究与安全性评价这一内涵日益丰富且发展迅猛的新领域，主要介绍医用纳米材料的基本信息、发展现状和未来前景，阐述纳米药物及纳米相关医疗器械安全性评价的基本概念、主要内容和主要挑战，探讨医用纳米材料安全性评价的必要程序、组织管理和监管框架，系统梳理纳米生物效应与安全性研究所涉及的检测方法、药代动力学研究方法、常规及替代毒理学评价方法，全面总结医用纳米材料生物效应和环境效应研究的最新进展，并收录了纳米安全性相关的国际/国家标准、行业指南与药物非临床研究质量管理规范。这对于规范目前的纳米材料生物效应研究以及建立医用纳米材料安全性评价体系具有参考价值，将为我国纳米医学的快速发展提供重要支撑，为保障我国纳米技术产业的可持续发展做出新的贡献。

本书的主要读者对象是工作在纳米药物、纳米医学、纳米材料、纳米毒理学、纳米生物技术等相关领域的科研单位、研发机构或生产企业的基础科研人员、研发工程师与管理人员，相关专业的研究生与本科生，以及纳米技术标准研制机构与监管部门的科研人员和管理者。

图书在版编目(CIP)数据

医用纳米材料的生物效应与安全性评价/陈春英等著；柴之芳审校. —北京：科学出版社，2022.9

（纳米科学与技术）

ISBN 978-7-03-069635-9

Ⅰ.①医…　Ⅱ.①陈…　Ⅲ.①生物材料-纳米材料-研究　Ⅳ.①R318.08

中国版本图书馆 CIP 数据核字（2021）第 169520 号

责任编辑：刘凤娟　孔晓慧／责任校对：彭珍珍
责任印制：吴兆东／封面设计：陈　敬

科学出版社 出版

北京东黄城根北街 16 号
邮政编码：100717
http://www.sciencep.com

北京虎彩文化传播有限公司 印刷
科学出版社发行　各地新华书店经销

*

2022 年 9 月第　一　版　　开本：720×1000　1/16
2022 年 9 月第一次印刷　　印张：27 3/4
字数：543 000

定价：229.00 元
（如有印装质量问题，我社负责调换）

《纳米科学与技术》丛书序

在新兴前沿领域的快速发展过程中，及时整理、归纳、出版前沿科学的系统性专著，一直是发达国家在国家层面上推动科学与技术发展的重要手段，是一个国家保持科学技术的领先权和引领作用的重要策略之一。

科学技术的发展和应用，离不开知识的传播：我们从事科学研究，得到了"数据"（论文），这只是"信息"。将相关的大量信息进行整理、分析，使之形成体系并付诸实践，才变成"知识"。信息和知识如果不能交流，就没有用处，所以需要"传播"(出版)，这样才能被更多的人"应用"，被更有效地应用，被更准确地应用，知识才能产生更大的社会效益，国家才能在越来越高的水平上发展。所以，数据→信息→知识→传播→应用→效益→发展，这是科学技术推动社会发展的基本流程。其中，知识的传播，无疑具有桥梁的作用。

整个 20 世纪，我国在及时地编辑、归纳、出版各个领域的科学技术前沿的系列专著方面，已经大大地落后于科技发达国家，其中的原因有许多，我认为更主要的是缘于科学文化的习惯不同：中国科学家不习惯去花时间整理和梳理自己所从事的研究领域的知识，将其变成具有系统性的知识结构。所以，很多学科领域的第一本原创性"教科书"，大都来自欧美国家。当然，真正优秀的著作不仅需要花费时间和精力，更重要的是要有自己的学术思想以及对这个学科领域充分把握和高度概括的学术能力。

纳米科技已经成为 21 世纪前沿科学技术的代表领域之一，其对经济和社会发展所产生的潜在影响，已经成为全球关注的焦点。国际纯粹与应用化学联合会(IUPAC)会刊在 2006 年 12 月评论："现在的发达国家如果不发展纳米科技，今后必将沦为第三世界发展中国家。"因此，世界各国，尤其是科技强国，都将发展纳米科技作为国家战略。

兴起于 20 世纪后期的纳米科技，给我国提供了与科技发达国家同步发展的良好机遇。目前，各国政府都在加大力度出版纳米科技领域的教材、专著及科普读物。在我国，纳米科技领域尚没有一套能够系统、科学地展现纳米科学技术各个方面前沿进展的系统性专著。因此，国家纳米科学中心与科学出版社共同发起并组织出版《纳米科学与技术》，力求体现本领域出版读物的科学性、准确性和系统性，全面科学地阐述纳米科学技术前沿、基础和应用。本套丛书的出版以高质量、科学性、准确性、系统性、实用性为目标，将涵盖纳米科学技术的所有领域，全面介绍国内外纳米科学技术发展的前沿知识；并长期组织专家撰写、编辑出版下去，为我国纳米科技各个相关基础学科和技术领域的科技工作者和研究生、本科生等，提供一套重要的参考资料。

这是我们努力实践"科学发展观"思想的一次创新，也是一件利国利民、对国家科学技术发展具有重要意义的大事。感谢科学出版社给我们提供的这个平台，这不仅有助于我国在科研一线工作的高水平科学家逐渐增强归纳、整理和传播知识的主动性（这也是科学研究回馈和服务社会的重要内涵之一），而且有助于培养我国各个领域的人士对前沿科学技术发展的敏感性和兴趣爱好，从而为提高全民科学素养作出贡献。

我谨代表《纳米科学与技术》编委会，感谢为此付出辛勤劳动的作者、编委会委员和出版社的同仁们。

同时希望您，尊贵的读者，如获此书，开卷有益！

中国科学院院长
国家纳米科技指导协调委员会首席科学家
2011年3月于北京

序

根据 2021 年爱思唯尔发布的《纳米科技产出与影响力报告》，在过去 20 年，全球全学科共有 960 个 TOP 1%（最前沿 1%）研究方向，其中高达 89%的研究方向与纳米科技有关。纳米科技的发展正在给很多领域尤其是材料、生物医学、新能源、智能技术、数字技术等产业带来深刻的革命性变化。纳米材料的尺寸效应、限域效应、量子效应、比表面积效应等诸多高性能是高精尖特技术发展所需要的极为重要的物质基础。因此，已经有越来越多的纳米材料通过不同的应用途径进入了生产和生活。

近些年来，在"生物化学、基因与分子生物学"、"药理学、毒理学与药剂学"等学科中涉及纳米科学与技术的研究成果比例持续提升。具有各种生物学效应的功能化纳米材料不断涌现，并在分子影像学、疫苗、重大疾病诊断与治疗等方面展示出良好的发展势头和巨大的发展潜力。但与此同时，纳米材料的安全性问题也引起了各国政府、研究机构和公众的广泛关注。特别是与人体和生命直接相关的医用纳米材料，其错误的使用可能对人类健康和环境造成不利影响。

巨大的市场需求与纳米药物及纳米相关医疗器械质量控制成为矛盾的焦点。国内外药监部门高度重视这一问题。为避免纳米技术研发的风险，开发安全有效的纳米药物及纳米相关医疗器械，多数发达国家均制定了纳米药物的发展规划与技术指导原则。但由于纳米药物制备是一种新兴技术，学术界、产业界和监管部门对纳米药物开发的目的和风险认识还不够充分，进行的研究工作也不够深入和全面。而相应指导原则缺失，也极易造成开发的盲目性，不利于纳米医药产业的长期健康发展。

我国是世界上最早开展纳米安全问题基础研究的国家，也是最早制定纳米安全相关战略规划的国家之一，目前基础研究水平和国际影响力也处于世界前列，部分中国学者在国际上被誉为 Leading Scientists(引领科学家)，在面向世界科技前沿、面向经济主战场、面向国家重大需求、面向人民生命健康的"四个面向"上取得了快速的发展。我国纳米安全性研究的这一态势得益于较早开始在国家层面获得的未间断的支持。2001 年，我们提出纳米安全性研究方向；2003 年，中国科学院知识创新工程支持成立了全球第一个以纳米材料的生物安全性为研究方向的专业实验室；2004 年，国家自然科学基金委员会重大项目第一次将纳米材料的生物效应研究纳入资助范围；2006 年，973 计划立项支持纳米安全性研究；2016 年 3 月 8 日，科技部公布《关于发布国家重点研发计划精准医学研究等重点专项 2016

年度项目申报指南的通知》，指南明确将"精准医学研究"列为 2016 年优先启动的重点专项之一，并正式进入实施阶段；2017 年 5 月 26 日，科技部办公厅关于印发《"十三五"医疗器械科技创新专项规划》的通知中指出，机器人、增材制造 (3D 打印)、微纳制造等新一代制造技术驱动医疗器械向智能化、自动化、个性化方向发展；2021 年在"十四五"国家重点研发计划部署"纳米前沿"重点专项支持纳米科技与生物医药等领域的交叉融合创新，同时在"诊疗装备与生物医用材料"重点专项中部署"新型生物医用材料及产品安全性和有效性评价研究"，加快推进我国医疗器械领域创新链与产业链和服务链的整合；2021 年 4 月，由国家纳米科学中心牵头，联合国家药监局医疗器械技术审评中心，中国食品药品检定研究院医疗器械检定所、安全评价研究所 (国家药物安全评价监测中心) 共同建设和运行的"国家药监局纳米技术产品研究与评价重点实验室"正式揭牌，针对我国医疗卫生领域纳米技术相关新产品的安全性、有效性、可控性和稳定性研发新工具、新标准和新方法，服务于国家药监局对纳米技术创新产品的监管科学的需求，推动创新纳米技术产品安全快速应用于临床，促进我国纳米医药产业健康发展。

正是在这样的背景下，科技部国家重点研发计划项目"医用及工业纳米材料的毒理学机制与安全性评价研究"的团队成员，系统梳理相关领域的最新成果及国内外研究进展，撰写本书献于国内读者，供从事纳米药物、纳米医学、纳米毒理学、纳米材料学等相关领域的学者、研究生、本科生、实验技术人员等参考，尤其是供纳米材料、纳米药物及纳米相关医疗器械研发机构和企业研发部门、纳米技术标准研制机构、国家监管部门的科研人员和管理者参考和使用。

希望本书能为基础研究者、企业工程师、政府监管者、政策制定者、企业家和产业投资者构建一座桥梁，通过新知识的及时普及，打通基础研究与应用技术和监管审批之间的路障，推动纳米技术在生命健康和医药监管领域中交叉融合发展。通过大家携手努力，大力推动最先进科学技术前沿研究成果的落地和产业化，为中国纳米医学的快速发展提供支撑，为造福人类生命健康做出贡献。

是为序。

赵宇亮

中国科学院院士

国家纳米科学中心主任

中国科学院苏州纳米技术与纳米仿生研究所 (学术) 所长

广东粤港澳大湾区国家纳米科技创新研究院 (广纳院) 院长

2022 年 6 月于北京

前　言

　　纳米科技是在 20 世纪末才逐步发展起来的前沿、交叉性新兴学科领域，其目的是在纳米尺度 (从原子、分子到亚微米尺度之间) 上研究物质的相互作用、组成、特性、制造方法以及应用。从 20 世纪 90 年代全球每年仅发表几千篇纳米相关论文，到 2019 年的五十万篇论文，纳米科技已经渗透到了化学、物理学、生物学、医学等众多领域，并在推动基础科学进步中发挥了越来越重要的作用。同时，纳米科技的迅猛发展将在 21 世纪促使几乎所有产业领域发生革命性的变化。因此，纳米科技已成为所有发达国家的政府和企业都力图抢占的科技战略高地。

　　目前，纳米科学主要与物质科学联系最为紧密，但随着学科融合与发展，在生命科学、健康科学中也出现了加强与纳米科学结合的趋势。纳米科学与医学结合所形成的纳米医学有两个主要任务：①将纳米科学的原理与方法应用于医学诊断和疾病治疗；②利用纳米技术在更微观的层面上理解生命活动的过程和机理。作为新兴的跨学科领域，纳米医学在近几年不断发展。受到药物发现、再生医学、诊断和医学影像的带动，纳米医学已经渗透到生物医疗产业的各个领域，具有广阔的发展前景。

　　我国的纳米医学领域的发展也十分迅速，目前的研究现状充分体现了医用纳米材料生物效应与安全性研究的复杂性，但有关医用纳米材料的众多关键分子机制问题还远未明晰，如针对医用纳米材料进入人体对血液系统的影响和作用，生物系统对纳米材料是否存在特殊免疫应答机制，等等。系统地研究这些问题，不仅对纳米科学、生物学和医学等领域有重要意义，而且对发展生物体系中纳米材料的检测技术、建立具有我国自主知识产权的纳米安全性评价体系，孕育着取得重大突破的机遇。

　　但同时也要看到，我国纳米医学研究领域也存在着一些低水平的重复工作，需要更系统性的规划来更有效地配置科研资源。我们需要为纳米科技与生物医学研究的结合提供更完善的理论框架体系，以推动纳米医学的进一步发展。我们还需要看到我国纳米研究的产学合作水平较低，在科研成果的转化和临床应用方面更是与发达国家之间存在着较大的差距，今后还应推动纳米科技前沿领域的研究人员与临床医师以及监管部门的管理者开展更为广泛深入的合作。

　　正是在这样的背景下，科技部国家重点研发计划项目"医用及工业纳米材料的毒理学机制与安全性评价研究"的团队成员，在系统梳理、总结该项目研究进展及国内外最新成果的基础上，共同撰写了本书。本书的第 1～ 第 4 章由顾民、章建辉、何潇、陈宽、张乐帅、尹文艳、陈春英等合作撰写，主要介绍医用纳米材料的基本信息和发展现状，纳米药物及纳米相关医疗器械安全性评价的基本概念、主要内容、组织管理、监管框架，以及探讨医用纳米材料安全性评价的必要程序和资料，等等。本书的第 5～ 第 7 章主要由王黎明、李玉锋、王萌、常雪灵、戴庆、杨晓霞、杨胜韬、窦倩、汪冰、丰伟悦、张乐帅、陈春英等合作撰写，涵盖医用纳米材料的检测方法、药代动力学研究技术、常规及替代毒理学评价方法等内容。本书的第 8、第 9 章由刘颖、郭馨婧、聂广军、刘晶、陈汉清、汪冰、丰伟悦、崔雪晶、辛琪、张乐帅、朱双、谷战军、宁漫漫、梁晓宇、李江雪、李仕林、王紫瑶、梅婕、陈春英、王海芳、杨胜韬、常雪灵、孙早霞、曹傲能等撰写，主要综述了纳米医用材料的生物效应、环境效应研究的最新进展。

医用纳米材料的生物效应与安全性研究是一个内涵日益丰富但又发展十分迅猛的领域，尽管本书力求能够深刻地梳理学科发展的脉络、全面反映领域内的重要发现，但由于作者的水平及认知有限，难免有诸多疏漏之处，敬请广大读者见谅，并提出宝贵意见。

感谢科学出版社同志认真、负责的工作，感谢国家科学技术学术著作出版基金的资助。

陈春英

国家纳米科学中心

2022 年 8 月于北京

目　　录

第 1 章 绪 论

1.1 医用纳米材料的基本概念

医用纳米材料 (medical nanomaterials) 是指以医学应用为目的,尺寸范围在纳米级的特定材料。该处纳米级尺寸概念包含两个方面:①材料尺寸至少在一个外形维度尺度上,或某种结构 (内部或者表面) 尺度上,位于 1~100 nm 范围内;②材料所展现的物理或化学性质或者生物效应与它的尺寸有关,纳米级尺寸范围可以扩展到 1~1000 nm。应用于医学上的材料在尺寸上符合以上两个条件之一的都可以称为医用纳米材料 [1]。医用纳米材料是将纳米技术或纳米材料应用到医用材料的结果,是化学、物理与生物多学科交叉和融合的全新高科技领域。纳米技术 (nanotechnology) 是指在纳米尺度范围内,操纵原子、分子或原子团、分子团,使它们重新排列组合,创造具有特定功能的新物质的科学技术。与传统医学材料相比,因纳米材料的小尺寸、量子效应、大表面积、高表面能、易调控的形貌结构、化学成分、物理化学性质等特点,医用纳米材料具有高的生物相容性、传输性、靶向选择性、有效性和降解性,以及小的毒副作用 [2-4]。

1.2 纳米材料的生物效应及药物的发现

在三维空间中至少有一维处于纳米尺寸 (1~100 nm) 的材料或由这类材料作为基本单元组成的材料都可以称为纳米材料。纳米材料的研究最早可以追溯到 19 世纪的胶体化学研究。1990 年 7 月在美国巴尔的摩召开的第一届以纳米科学技术 (nanoscience and technology,NST) 为主题的国际会议,正式把纳米材料科学归属为一个新的材料科学分支。纳米材料所展示的量子尺寸效应、宏观量子隧道效应、体积效应、表面效应、界面效应,使纳米材料具有与传统宏观材料不同的物理、化学、生物特性。这些特性激发了纳米材料在物理、化学、生物、医学等几乎所有自然科学领域的基础和应用研究的兴起。

随着纳米研究的不断深入,许多有益的、正面的纳米材料生物效应不断地被发现或人为地开发出来。相较于传统材料,纳米材料因尺寸小与容易调控的表面理化和生物特性,具有溶解性强、靶向效应高、组织滞留时间长、肿瘤组织渗透和血脑屏障 (BBB) 穿透能力强、生物相容性高、容易代谢等优点。另外,纳米材料本身所具有的独特的、易调控的物理化学 (如光学、声学、磁性、电学、催化等) 特性，可用来开发出独特的生物学效应，以用于诊断和治疗目的。2001 年，美国国立卫生研究院 (NIH) 组织了 "纳米科技与生物医学" 研讨会，具体讨论了纳米生物学和纳米医学的发展状况与应用前景，提出了纳米基本技术和方法、纳米仿生、组织工程和人机通信中的纳米技术、疾病早期检测、纳米药物输运和治疗等多种前沿领域，并指出纳米科技将导致生物医学领域出现新的学科和工程技术。同年，英国政府决定增加 1800 万英镑，以加强新建的纳米技术合作研究组织的纳米研究，其中一个项目由牛津大学牵头和主导，研究生物纳米技术。日本科学技术政策委员会制定了第二个 "科学技术基本计划"(2001~2006 年)，其中将纳米技术和材料与生命科学的研究作为国家的重点发展科技领域。还是在 2001 年，欧盟 (European Union，EU) 就第六个框架计划 (2003~2006 年) 达成协议，空前重视纳米技术，大力支持以纳米技术和纳米科学为核心的基因组学和生物技术的研究工作。我国 "十五" 期间 (2001~2005 年) 在国家重点基础研究发展计划 (973计划)、国家高技术研究发展计划 (863 计划)、国家科技攻关计划等重要研究计划中将纳米生物医药科技列为专项研究工作。

事实上，在纳米材料科学作为一个学科分支被提出来之前，医药领域已经开始了药物递送系统纳米化的尝试。早在 20 世纪 60 年代，苏黎世联邦理工学院(瑞士联邦理工学院) 的 Peter Speiser 教授所领导的研究小组首先研究了用于口服 (per os，PO) 的聚丙烯酸珠，然后研究了微胶囊载药系统，并开发了第一种用于药物输送和疫苗制备的纳米颗粒 (NPs) [5]。但那时候的医用纳米材料面临着所用聚合物 (聚丙烯酰胺 [5] 或聚甲基丙烯酸甲酯 [6]) 的非生物降解性的重要局限。因此，将纳米材料 (球体或胶囊) 用于对人的全身给药仍然是一个无法企及的梦想。但随着白蛋白 [7]、聚氰基丙烯酸烷基酯 [8]、聚乳酸乙醇酸共聚物 [5] 以及后来的固体脂质 [9] 或壳聚糖 [10] 的发现，基于生物相容性/生物可降解聚合物的医用纳米材料的发展迅速兴起。进入 21 世纪，随着纳米技术的飞速发展和更多的纳米生物效应的发现，越来越多的纳米药物被发现和开发，其中有许多品种已经进入实际的临床应用。

纳米材料的生物和医学应用开发可以分为两大类。第一类是仿生纳米材料的制备和研究，以获得具有生物物质单元、组织、器官等的功能的生物纳米材料，特殊治疗效果的纳米药物，或者用于诊断的生物传感器。该方法起源于科学家们发现核酸、蛋白质、细菌、病毒等本身就是天然的纳米材料，生物体的骨骼、牙齿等都有纳米结构和纳米磷灰石的存在，贝壳、甲虫壳、珊瑚等是由有序排列的纳米碳酸钙颗粒所构成的等。例如，羟基磷灰石是人体骨骼组织的主要无机组成成分，科学家们制备了各种仿生或介孔纳米羟基磷灰石，以实现或增强它们在骨组织中的医疗应用 [11]。Xu 等用聚乙烯醇水凝胶和纳米羟基磷灰石分别作为光学中心和周边支架材料，制备了一种能与宿主角膜组织生物性结合的新型人工角膜[12]。Zhang 等制备了仿生核桃仁样和红细胞样的多孔 SiO_2 纳米材料,并发现这些纳米材料在细胞成像、多柔比星 (doxorubicin,DOX) 药物输运、抑制癌细胞等方面显示了优越的性能[13]。Gopinath 等将纳米氧化铈包裹上蛋白质以制备抗氧化纳米制剂来清除活性氧 (ROS)[14]。Ying 等用铂修饰金属有机骨架杂化纳米材料制备仿生纳米酶以实现生物传感检测双氧水、葡萄糖等[15]。

第二类是人为地将纳米材料特有的物理、化学、生物等性能引入生物组织或药物中,从而提高生物组织或药物的性能,达到诊断或治疗的目的。例如,相比有机荧光分子,无机半导体量子点的荧光光谱窄、对称、稳定、波长可调、抗干扰性好,可提高医疗成像和诊断水平。Wu 等用 CdSe/ZnS 核壳结构量子点荧光标记乳腺癌标志物 Her2,相比常规荧光染料,所得标记荧光更亮、更稳定[16]。纳米银的广谱抗菌特性,已被实际应用到诸如伤口敷料、心血管埋植剂、医用导管和药物载体等许多医疗用品中[17]。Roy 等发现二氧化钛纳米管修饰后的绷带能显著地增加血液凝集速率,并提高最终形成的凝块强度[18]。Liu 等在用于纳米关节移植的 Ni-Ti 合金材料表面上,制备了一层二氧化钛薄膜,增强了该材料的生物相容性[19]。脂质体、聚合胶囊、树枝状高分子、陶瓷 NPs、氧化铁、蛋白质等许多纳米材料被制成药物载体[20]。这些纳米载体,通过材质、形貌、尺寸、表面结构等方面的调节,不仅生物相容性好、可降解,而且因为尺寸小、穿透性强,能靶向输运到目标病灶,从而实现低毒高效的治疗效果。类似地,脂质体、聚乳酸-羟基乙酸 (PLGA)、聚乳酸 (PLA)、聚乙二醇 (PEG)、壳聚糖等纳米材料被制成各种基因治疗载体,实现高效低毒的基因治疗效果。例如 Kaul 等将聚乙二醇修饰的凝胶纳米粒子用作载体,在肿瘤靶向性基因传输中实现了高效性、生物相容性、可降解性和长的体内循环时间[21]。

1.3 医用纳米材料的分类

随着纳米材料的生物和药物效应研究的快速发展,各种医用纳米材料如雨后春笋般涌现出来。自 20 世纪 90 年代中期到现在,只是美国食品药品监督管理局 (FDA) 批准用于临床的医用纳米材料平均每 5 年就有 13 项以上[22]。因此,需要对现有的医用材料进行分类,以方便管理和认知。根据纳米材料本身属性或使用目的,可以用以下方法进行分类。

(1) 根据纳米材料的化学属性,可以简单地将医用纳米材料分为医用纳米无机非金属材料、医用纳米金属材料、医用纳米有机材料、医用纳米复合材料等。

(2) 根据纳米材料的具体使用方式或目的,医用纳米材料可以分为以下几种。

1) 用于细胞分离的纳米材料

利用纳米粒子性能稳定、不与胶体溶液反应且易实现与细胞分离等特点,可将纳米粒子应用于细胞分离。该方法同传统方法相比,具有操作简便、费用低、快速、安全等特点。

2) 用于诊断的成像或细胞染色纳米材料

纳米材料特有的磁学、光学 (如荧光)、声学 (如超声)、核 (如核磁共振) 特性等可以用来高灵敏度地标记或显示目标细胞 (如癌细胞) 成像 [23]。

3) 用于抗菌及创伤敷料的纳米材料

按抗菌原理,该类材料可以细分为三类:第一类是传统的 Ag 系抗菌材料,Ag 可使细胞膜上的蛋白失活而杀死细菌;第二类是光催化型半导体纳米材料 (如 ZnO、TiO_2 等),光照下诱导产生活性氧而杀死病菌;第三类是纳米蒙脱土等无机材料,具有产生不饱和负电荷的特殊结构,通过强烈的阳离子交换吸附固定病菌而起到抗菌作用。

4) 用于治疗疾病的纳米材料

该类纳米材料可以再分为两大类:一类是纯粹用于药物载体的纳米材料,如壳聚糖、聚乳酸-羟基乙酸等,它们本身不对目标疾病产生治疗效果,但具有良好的稳定性、透过性和生物相容性,可以将药物或治疗基因片段靶向输送到病灶而提高药物作用时间和疗效,同时降低毒副作用;另一类是本身直接就可以作为药物治疗疾病,如治疗多发性硬化疾病的免疫调节剂所用的醋酸格拉替雷聚合物纳米材料。

5) 用于组织工程与再生医疗中的纳米材料

利用纳米材料改善或制备组织工程材料,不仅可以具备组织原始特性,而且还能获得新的独特生物学性能,如促进细胞的黏附、伸展和生长等。纳米羟基磷灰石、纳米陶瓷、纳米碳管、纳米金属等材料通常用于骨和软骨组织工程,纳米钛材料、纳米聚乳酸-丙交酯材料和纳米纤维材料用于动脉组织工程,纳米多肽骨架、纳米纤维支架用于神经组织工程,纳米结构的多聚物用于膀胱组织工程 [24]。

(3) 对于已经被批准用于临床的医用纳米材料可以根据纳米材料的化学结构或形态分成以下类型 [22,25]。

1) 脂质体纳米材料

该材料尺寸通常在 90~150 nm 之间,主要用于药物载体方面。通过结构调整,脂质体能够输送亲水或疏水药物,并根据给定的温度或 pH 等环境条件定量释放。代表性的药物有桂利嗪 (cinnarizine)、辅酶 Q 10(coenzyme Q 10)、环孢素 A(cyclosporin A)、辛伐他汀 (simvastatin)、阿米卡星 (amikacin)、两性霉素 B(amphotericin B)、柔红霉素 (daunorubicin)、紫杉醇 (paclitaxel)、泼尼松龙 (prednisolone)、氯氮平 (clozapine)、胰岛素 (insulin)、利多卡因 (lidocaine) 等。

2) 聚合物纳米材料

纳米聚合物可以是自然生成的,也可以是人工合成的,通常用于控制药物的释放、增加药物的循环时间和半衰期、提高药物的生物亲和性和可溶性等, 其中最具代表性的是聚乙二醇。代表性的药物有塞来昔布 (celebrex)、多西他赛 (docetaxel)、胰高血糖素 (glucagon)、胰岛素 (insulin)、柔红霉素、紫杉醇、利福平 (rifampicin)、干扰小 RNA(siRNA) 等。聚合物纳米材料本身也可以直接作为治疗的药物, 如作为治疗多发性硬化疾病的免疫调节剂的醋酸格拉替雷。

3) 胶束纳米材料

胶束纳米材料是同时具有亲水外表面和疏水内芯的自组装聚合体, 主要用于疏水药物的靶向输运。通过成分和结构的调整, 胶束纳米颗粒拥有可调的尺寸、载药量和药物释放特性。代表性的药物有柔红霉素、紫杉醇、毛果芸香碱 (pilo-carpine)、曲尼司特 (tranilast) 等。

4) 蛋白质纳米材料

蛋白质纳米材料既可以用作靶向运输材料, 也可以直接作为治疗药物。例如, 用于乳腺癌治疗的 Abraxane(白蛋白结合型紫杉醇) 就是使用自然存在的血清白蛋白作为紫杉醇药物的运输载体。地尼白介素则是将细胞毒性分子和靶向蛋白质融合的人工蛋白质纳米材料, 本身直接用于治疗外周血 T 细胞非霍奇金淋巴瘤的侵袭性。

5) 工程纳米材料

有些药物很难溶解和分散, 通过工程加工手段 (如研磨法), 将它们制成纳米尺寸试剂以增加它们的生物利用度和溶解度。代表性的药物有多菌灵 (carben-dazim)、西洛他唑 (cilostazol)、姜黄色素 (curcuminoid)、丹那唑 (danazol)、双氯芬酸 (diclofenac)、非诺贝特 (fenofibrate)、硝苯甲基吡啶 (nitrendipine)、曲尼司特 (tranilast) 等。

6) 无机纳米材料

无机纳米材料的特性既可以用于医疗成像诊断, 也可以用于疾病治疗。例如, 利用纳米氧化铁的磁性可以进行磁共振成像检测, 也可以制成药物制剂 (如蔗糖铁注射液) 补充铁元素来治疗慢性肾脏病导致的贫血。

1.4 医用纳米材料的潜在风险

将纳米材料引入药物可以提高药效和降低毒副作用, 但同时也带来潜在的风险。例如, 纳米银的广谱抗菌性能已被大量应用于市场上的纳米消毒产品, 然而, Kovvuru 等的动物实验研究发现, 口服聚乙烯吡咯烷酮 (PVP) 修饰的纳米银后, 小鼠在发育过程中, 会出现胚胎 DNA 的缺失、骨髓不可逆的染色体损伤、外周血和骨髓 DNA 双链的断裂与氧化损伤 [26]。随着纳米材料的广泛研究和应用, 它们的生物毒副作用也很快被发现并引起人们的重视。早在 2003 年, *Science* 就发表重磅论文指出纳米材料会产生生物毒性 [27]。随后，越来越多的研究机构和政府开始重视纳米材料的生物毒性。例如，2004 年，欧共体通过公布 "欧洲纳米战略"，把纳米生物环境健康效应问题的研究重要性排在欧洲纳米发展战略的第三位。同时，欧洲发布 "Nanosafety Integrating Projects"，全面启动纳米生物效应与安全性的研究。加拿大政府更是在 2009 年 1 月首次提出，建立强制性文件，要求纳米科技产业在开发纳米材料时必须提供相关安全性评价资料。值得欣慰的是，我国在纳米生物毒性方面的研究走到了前列，2001 年，中国科学院高能物理研究所就提出开展纳米生物效应、毒性与安全性的研究方向，并在 2004 年成立了 "纳米生物效应实验室"，至今在纳米生物效应的研究上已获得了许多具有国际影响力的研究成果并出版了专著 [28]。

纳米材料不仅具有量子尺寸效应、宏观量子隧道效应、体积效应、表面效应、界面效应等特性，而且随着尺寸的减小，纳米材料的溶解性、穿透性、膜表面的贴附性都会增强。当尺寸小于 100 nm 后，纳米材料能被任何类型的细胞内吞，从而导致细胞毒性。20~30 nm 的纳米粒子能够快速地被肾脏排泄掉，但 200 nm 以上的纳米粒子更易被单核吞噬细胞吞噬，从而存在于肝脏、脾脏和骨髓中。除了尺寸因素外，纳米粒子在体内的分布还与它们的形状和表面物理化学特性有关。现有研究表明，纳米粒子能够诱发活性氧和自由基的产生，从而导致炎症、DNA 损伤、多核形成、纤维化等毒副作用。纳米材料产生毒性的原因非常复杂，不仅与它们本身的化学成分、尺寸、形貌、表面性质、浓度等有关，也与所处微环境 (如细胞种类) 有关 [25,29,30]。

(顾民，章建辉)

参 考 文 献

[1] FDA. Including Biological Products, that Contain Nanomaterials, Guidance for Industry. https://www.fda.gov/files/drugs/published/Drug-products–Including-Biological-Products–that-Contatin-Nanomaterials—Guidance-for-Industry.pdf [2017-12].

[2] VENTOLA C L. Progress in nanomedicine: Approved and investigational nanodrugs. Pharmacy and Therapeutics, 2017, 42(12): 742.

[3] SOARES S, SOUSA J, PAIS A, et al. Nanomedicine: Principles, properties, and regulatory issues. Frontiers in Chemistry, 2018, 6: 360.

[4] CHOI Y H, HAN H K. Nanomedicines: Current status and future perspectives in aspect of drug delivery and pharmacokinetics. Journal of Pharmaceutical Investigation, 2018, 48(1): 43-60.

[5] KREUTER J. Nanoparticles—A historical perspective. International Journal of Pharmaceutics, 2007, 331(1): 1-10.

[6] NEFZGER M, KREUTER J, VOGES R, et al. Distribution and elimination of poly-methyl methacrylate nanoparticles after peroral administration to rats. Journal of Pharmaceutical Sciences, 1984, 73(9): 1309-1311.

[7] MARTY J J, OPPENHEIM R C, SPEISER P. Nanoparticles—A new colloidal drug delivery system. Pharmaceutica Acta Helvetiae, 1978, 53(1): 17-23.

[8] MAINCENT P, LE VERGE R, SADO P, et al. Disposition kinetics and oral bioavail-ability of vincamine-loaded polyalkyl cyanoacrylate nanoparticles. Journal of Pharma-ceutical Sciences, 1986, 75(10): 955-958.

[9] COUVREUR P. Nanoparticles in drug delivery: Past, present and future. Advanced Drug Delivery Reviews, 2013, 65(1): 21-23.

[10] CALVO P, REMUÑÁN-LÓPEZ C, VILA-JATO J L, et al. Novel hydrophilic chi-tosan-polyethylene oxide nanoparticles as protein carriers. Journal of Applied Polymer Science, 1997, 63(1): 125-132.

[11] MOLINO G, PALMIERI M C, MONTALBANO G, et al. Biomimetic and mesoporous nano-hydroxyapatite for bone tissue application: A short review. Biomedical Materials, 2020, 15(2): 022001.

[12] XU F L, LI Y B, YAO X M, et al. Preparation and *in vivo* investigation of artificial cornea made of nano-hydroxyapatite/poly (vinyl alcohol) hydrogel composite. Journal of Materials Science: Materials in Medicine, 2007, 18(4): 635-640.

[13] HAO N J, NIE Y, ZHANG J X J. Biomimetic hierarchical walnut kernel-like and erythrocyte-like mesoporous silica nanomaterials: controllable synthesis and versatile applications. Microporous and Mesoporous Materials, 2018, 261: 144-149.

[14] BHUSHAN B, NANDHAGOPAL S, KANNAN R R, et al. Biomimetic nanomaterials: Development of protein coated nanoceria as a potential antioxidative nano-agent for the effective scavenging of reactive oxygen species *in vitro* and in zebrafish model. Colloids and Surfaces B: Biointerfaces, 2016, 146: 375-386.

[15] CHEN H Y, QIU Q M, SHARIF S, et al. Solution-phase synthesis of platinum nanopart-icle-decorated metal-organic framework hybrid nanomaterials as biomimetic nanoen-zymes for biosensing applications. ACS Applied Materials & Interfaces, 2018, 10(28): 24108-24115.

[16] WU X Y, LIU H J, LIU J Q, et al. Immunofluorescent labeling of cancer marker Her2 and other cellular targets with semiconductor quantum dots. Nature Biotechnology, 2003, 21(1): 41-46.

[17] 蒋瑞明, 张元海, 叶春江, 等. 纳米银烧伤敷料与磺胺嘧啶银乳膏治疗深 II 度烧伤患者创面感染的研究. 中华医院感染学杂志, 2015, 25(22): 5228-5230.

[18] ROY S C, PAULOSE M, GRIMES C A. The effect of TiO_2 nanotubes in the en-hancement of blood clotting for the control of hemorrhage. Biomaterials, 2007, 28(31): 4667-4672.

[19] LIU J X, YANG D Z, SHI F, et al. Sol-gel deposited TiO_2 film on NiTi surgical alloy for biocompatibility improvement. Thin Solid Films, 2003, 429(1-2): 225-230.

[20] MOGHIMI S M, HUNTER A C, MURRAY J C. Nanomedicine: Current status and future prospects. The FASEB Journal, 2005, 19(3): 311-330.

[21] KAUL G, AMIJI M. Tumor-targeted gene delivery using poly(ethylene glycol)-modified gelatin nanoparticles: *In vitro* and *in vivo* studies. Pharmaceutical Research, 2005, 22(6): 951-961.

[22] BOBO D, ROBINSON K J, ISLAM J, et al. Nanoparticle-based medicines: A review of FDA-approved materials and clinical trials to date. Pharmaceutical Research, 2016, 33(10): 2373-2387.

[23] SMITH B R, GAMBHIR S S. Nanomaterials for *in vivo* imaging. Chemical Reviews, 2017, 117(3): 901-986.

[24] 张金超, 刘丹丹, 周国强, 等. 纳米材料在组织工程中的应用. 化学进展, 2010, 22(11): 2232-2237.

[25] ONOUE S, YAMADA S, CHAN H K. Nanodrugs: Pharmacokinetics and safety. International Journal of Nanomedicine, 2014, 9: 1025-1037.

[26] KOVVURU P, MANCILLA P E, SHIRODE A B, et al. Oral ingestion of silver nanoparticles induces genomic instability and DNA damage in multiple tissues. Nanotoxicology, 2015, 9(2): 162-171.

[27] SERVICE R F. Nanomaterials show signs of toxicity. Science, 2003, 300: 243.

[28] 赵宇亮. 纳米安全性丛书 (10 本). 北京: 科学出版社, 2010.

[29] ZHANG J H, DONG G J, THURBER A, et al. Tuning the properties of ZnO, hematite, and Ag nanoparticles by adjusting the surface charge. Advanced Materials, 2012, 24(9): 1232-1237.

[30] ZHANG J H, DONG G J, THURBER A, et al. Tuning the bandgap and cytotoxicity of ZnO by tailoring the nanostructures. Particle & Particle Systems Characterization, 2015, 32(5): 596-603.

第 2 章　医用纳米材料安全性评价概述

2.1　基 本 概 念

药物是一类特殊商品，其质量优劣不仅关系到我们的健康，还影响到我们的生存环境及我们子孙后代。世界各国政府的医药监管职能部门对药物的审批管理都很重视，并有越来越严格的趋势 [1]。相应地，药物研发也成为一个耗资大、周期长、风险高的系统工程。通常，一种新药的研发程序包括：探索和筛选，非临床研究，临床研究，申请新药注册，新药上市。其中，非临床研究又被称为药物的安全性评价，是指通过实验室研究和动物体外系统对治疗药物的安全性进行评价，是新药品进入人体临床试验和最终的批准前的必要程序和重要步骤。任何一种药品研发都必须非常关注如何综合设计一种新药的非临床安全性研究计划，以便充分说明药品非临床安全性问题，这是决定一种药物能否进入临床研究和获批上市、是否确能给患者带来利益的关键因素之一。药物安全性评价必须先起草方案和协议，具体来讲就是进行哪些项目的研究、何时进行研究，如何进行合理设计，如何对试验结果进行评价，以及涉及的科学和管理问题 [2]。

纳米技术可以被广泛地应用于医药产品，例如人用的药物，包括那些生物产品。纳米技术可用于制造药品；纳米材料自身作为活性成分，因其独特的光、声、磁、热效应及化学反应活性，能为疾病诊断和治疗提供全新手段；纳米材料在功能化改性方面具有巨大的操作空间，可以作为有活性成分或无活性成分的载体，改进已有分子药物的有效性和安全性。将纳米材料以药物或佐剂的形式引入医药产品中，其产品性状可能与常规的医药产品性状有很大的不同，因此需要专门的检测手段。同时，学术界和医药监管职能部门应开展针对性的研究，为人用药品——包括纳米材料以成品剂型存在的生物产品——的开发提供指导。

如本书第 1 章所述，纳米技术和医用纳米材料的出现，将给医药与健康领域带来巨大的机遇与变革，但同时医用纳米材料进入临床也可能存在着各种风险。纳米材料种类繁多，其应用形式多样，因此对所有含有纳米材料或包含纳米技术的产品的安全性与有效性不能一概而论。目前，世界各国政府的医药监管部门对医用纳米材料的审批与监管，尚未形成有针对性的、全面系统的法规体系与管理机制。但已有个别机构 (比如美国食品药品监督管理局) 声明，不能将所有含有纳米材料或包含纳米技术的产品归类为良性或是有害的 [3]。因此，在现阶段必须对每一种由纳米技术衍生的药物或其他产品的特性、安全性以及使用有效性进行全面和系统的分析论证，而安全性评价是其中的重要内容。

2.2　目的、意义和主要内容

医用纳米材料安全性评价的目的是提供医用纳米材料对人类健康危害程度的科学依据，预测生产和上市相关纳米材料对人体健康和环境安全性的有害程度。在实践上，安全性评价初始阶段的目的是试验评价，即毒理学试验本身。通过毒理学试验对受试纳米材料的毒性反应进行暴露，在非临床试验中提示受试纳米材料的临床安全性。安全性评价的最终目的是向临床过渡 (综合评价)，为临床研究和应用安全性提供参考，降低临床研究和应用方面的风险。

在医用纳米材料的开发过程中，安全性评价的价值与意义在于实现支持临床研究及应用这一最终目的。具体包括下述三个方面：

(1) 为临床研究提供参考：通过不同的毒理学试验，根据受试医用纳米材料的给药剂量、给药途径、给药周期、出现的毒性反应症状及性质、病理学检查发现的靶器官以及毒性反应、毒性损伤是否可逆等，对毒性反应进行定性和/或定量暴露，推算临床研究的安全参考剂量 (尤其是 I 期临床研究的起始剂量) 和安全范围，从而预测临床用药时可能出现的人体毒性，以制定临床监测指标、防治措施。并综合考虑拟用的适应证、用药人群等特点等进行利弊权衡，判断是否应进入相应的临床研究。

(2) 配合临床进行进一步安全性研究：在临床研究过程中甚至上市后出现非预期的重要安全性问题且难以判断/预测其风险性等情况下，可能也需要再次进行有关的安全性研究 (包括机理研究)，如此由临床研究信息来为非临床安全性研究提供方向和目标，以期减少临床研究和/或临床应用的风险。

(3) 结合临床试验数据综合分析医用纳米材料发展前景：在申报生产时，结合已有的临床有效性和安全性信息进行综合评价，作为是否批准上市的参考，并提供临床安全用药的信息，尤其是那些从伦理学角度考虑不应或难以通过人体试验获得而可通过动物研究获得的信息 (如遗传毒性、生殖毒性、致癌性)，以作为限制用药人群、帮助医生和患者进行利弊权衡的重要依据。

2.3　安全性评价的组织管理与规范化

与常规药物的安全性评价内容类似，医用纳米材料的安全性评价的主要内容包括安全性药理 (一般药理)、单次给药毒性、重复给药毒性、遗传毒性、生殖毒性、致癌性、依赖性、免疫原性、与局部给药相关的特殊毒性等。医用纳米材料的安全性评价几乎涉及现代毒理学的所有分支,特别是纳米毒理学。此外,还涉及许多基础学科,如材料学、纳米化学、生物学、病理学、药理学、药剂学、临床医学等。涉及如此多学科的评价工作必然是一个复杂的系统工程。

医用纳米材料安全性评价的过程既是多学科的横向联系,同时也是不同工作阶段的纵向发展。安全性评价的阶段性是由临床研究的阶段性来决定的,这种安全性研究的阶段性和互动性有利于通过计划和决策实施的高效性来缩短开发所需的时间,通过在较早期阶段 (如发现、I 期临床阶段) 将研发资源向更有希望的候选纳米材料倾斜,或尽早给出减毒增效的纳米改性方案,从而提高医用纳米材料研发成功的可能性。一般可以将医用纳米材料的安全性评价分为三步:第一步是急性毒性试验,即对药效筛选呈阳性的纳米材料进行包括 2 种动物种属的急性给药试验,获得半数致死剂量 (lethal dose 50,LD_{50}) 和毒代动力学数据,决定是否进入下一步研究;第二步是在医用纳米材料合成工艺稳定、质量可靠、药效肯定的前提下,进行长期毒性试验;第三步是进行遗传生殖毒性 (有时也可以与长期毒性试验一起统筹开展)、致癌试验及制剂的其他安全性评价。整个评价过程需要具有不同学科背景的研究人员协作,需要进行系统的文献调研、周密的试验设计、认真负责的测试操作,还要有严谨而有序的组织管理,从而提高安全性评价工作的质量。

总之,安全性评价的程序并没有一个统一的模式,而是要在总的评价框架内,结合具体的纳米材料制剂形式,按照指导原则的要求进行周密的试验设计。医用纳米材料安全性评价工作的质量不仅取决于实验室的仪器、设备和条件,更重要的是参与人员的素质及组织管理的科学性。

与常规新药的安全性评价类似,纳米医用材料的安全性评价同样也有很高的规范化要求,因此相关评价工作应符合药物非临床研究质量管理规范 (又称良好实验室规范,good laboratory practice,GLP)。GLP 广义上是指严格实验室管理 (包括实验室建设、设备和人员条件,各种管理制度和操作规程,以及实验室及其出证资格的认可等) 的一整套规章制度。GLP 不是评价试验本身的内在科学价值,而是一个管理系统,关注的是非临床健康和环境安全研究的过程和条件,包括计划、执行、监测、记录、档案和报告。目的是提高药品非临床研究的质量,确保试验数据的真实性、完整性和可靠性,最大限度地避免或尽早修正人为因素产生的错误和误差,从而最终保证临床用药的安全性。原则是建立一套以质量 (quality)、可信性 (reliability) 和完整性 (integrity) 为基础的标准,确保结论是可检验的,数据是可追踪的。

我国开展 GLP 工作最早的是医药行业。与药品临床试验质量管理规范 (good clinical practice,GCP) 和药品生产质量管理规范 (good manufacturing practice,GMP) 相对应,药品 GLP 是指药品非临床 (或临床前) 研究的质量管理规范。药品 GLP 试验的范围有：①单次给药毒性试验 (啮齿类、非啮齿类)；②多次给药毒性试验 (啮齿类、非啮齿类)；③生殖毒性试验；④遗传毒性试验 (Ames、微核试验、染色体畸变)；⑤致癌试验；⑥局部毒性试验；⑦免疫原性试验；⑧安全性药理试验；⑨毒代动力学试验；⑩依赖性试验[4]。目前，GLP 的概念已从医药研究领域逐渐扩展到其他有毒有害物质 (如农药、环境和食品污染物、工业毒物、射线等) 的实验室安全性评价，以及各类健康相关产品 (食品和保健食品、化妆品、涉水产品、消毒产品等) 的实验室评价 (包括安全性和功效学评价)，甚至还包括了对临床实验室大部分检验工作的管理，并有进一步向与整个环境和生物圈有关的实验室研究工作扩展的趋势。

　　GLP 有许多版本，经济合作与发展组织 (Organisation for Economic Co-operation and Development，OECD) 和世界卫生组织 (World Health Organization，WHO) 的条款为多数国家认可，许多国家结合国情制定了自己的 GLP 条款。GLP 规范的主要要求包括：①建设合格的实验室，做好设备的维护与校验；②建设高素质的人员梯队，做好专业培训与技能认证；③在试验准则指导下编写与执行标准操作规程 (standard operating procedure, SOP)；④高标准的原始数据采集与记录；⑤总结报告的格式化/规范化；⑥建立可靠而完整的质量保证体系 (quality assurance system，QA system)；⑦可靠的样本管理和保存；⑧标准规范的档案管理 (附录 4，我国制定的 GLP)。现有 GLP 适用于并指导医用纳米材料安全性评价，但在纳米材料已被大规模使用的背景下，纳米材料的安全性评价迫切需要发展一些高效的毒性筛选和评价方法，来部分取代 GLP 标准下的动物实验。相关内容将在后续章节得到讨论。

(何潇，陈宽)

参 考 文 献

[1] 袁伯俊，王治乔. 新药临床前安全性评价与实践. 北京：军事医学科学出版社，1997:1-8.

[2] GAD S C. Drug Safety Evaluation. 3rd ed. Hoboken: Wiley, 2016: 1-12.

[3] PARADISE J. Regulating nanomedicine at the Food and Drug Administration. AMA Journal of Ethics, 2019, 21(4): E347-E355. DOI: 10.1001/amajethics.2019.347.

[4] 国家食品药品监督管理总局令，2017 年第 34 号. http://www.gov.cn/gongbao/content/2017/content_5241929.htm [2017-7-27].

第 3 章　医用纳米材料安全性评价的法规框架

工程化纳米材料自 21 世纪初发展至今，已经积累了相当优秀的学术成果，并在生物医药行业中显示出其可转化的苗头；这些被赋予一定生物医学功能的药物载体、影像剂、抗菌剂等的极小尺寸特性，使医用纳米材料显示出与普通材料既类似又兼有纳米效应的微观特征。然而，纳米材料的表面效应使其能够与生物系统相互作用，也会因其纳米特性而改变毒理检测试剂的准确度，因此在相关法规中会予以特别指出。另外，纳米材料的理化特性有特殊的分析方法，生产工艺过程中也会引入杂质，所以在化学制造控制 (chemistry, manufacturing and controls, CMC) 过程中，需要进行分析方法开发和验证，采用系列 ISO/NIST 相关的检测标准，并充分采取风险评估管理程序将其质量控制好，最终达到良好安全性的目的。本章将以药物、医疗器械为主要功能分类，介绍现行的 FDA、OECD、国际标准化组织 (International Standards Organization，ISO)、美国国家标准与技术研究院 (NIST) 纳米材料安全性评价相关法规要点，并引出 (特殊) 化妆品的法规。

3.1　基本概念和策略

材料可以在纳米尺度上表现出新的或改变的理化特性，基于此才开发出新产品。然而，虽然说理化性质以及其他性质的变化能够给产品本身赋予新的功能，但也得对其安全性予以保证。在 21 世纪的前 20 年间，无论是中国的 (国家药品监督管理局 (National Medical Products Administration，NMPA)) 还是美国的 (FDA) 药械管理机构，都没有对含有纳米技术的产品给予绝对的有益或有害结论。纳米技术相关产品，整体还是在科学、合规的框架下进行标准化审评，并提供适当的咨询来优化产品的有效性、安全性，协助产品的注册上市；同时，药械管理机构一直会对纳米技术相关产品采取不变的上市后管理制度，并保持监管方法的全球化更新，不过产品的质量与安全性保证永远是企业的责任。

首先要确定产品是否为纳米技术相关的产品，需要明确：①材料或终产品的外部维度、内部或表面结构中，至少一个维度属于纳米尺度 (约 1~100 nm)；②材料或终产品是否存在因尺寸导致的特殊性质或现象，包括物理或化学特性或者生物效应，即使有些尺寸超出纳米级范围比如 1 μm，这也算是纳米技术相关产品。

在此前提下，纳米技术产品的理化表征、质量控制 (quality control，QC)、安全性目前已经设置了额外的评价法规，其本质上是在现有法规的基础上进行了建议或补充，主要由于以下三点原因：

(1) 不同于普通的化学药与生物药，多数医用纳米材料不具有与某种蛋白 (配体受体) 特异结合的能力，但基于其纳米尺寸的特性，能够与生物系统产生特殊互作形式 (比如与血浆蛋白的结合)，或者呈现出体内一些酶的活性 (纳米酶)，从而形成特殊的毒性。因此需要在现有传统的 (药物和医疗器械) 临床前安全性评价的法规框架下，予以补充。

(2) 由于这些材料的纳米特性，可能会改变 (由于物理吸附或化学反应) 试剂 (盒) 检测终点 (吸收、荧光、自发光) 的强度或波长特征，从而夸大或低估了它们的毒性；所以，需要在现有的法规中 (如体外细胞活力试验) 进行补充和提示。

(3) 医用纳米材料会使用到相对苛刻的起始物料、反应物、催化剂，涉及可控程度较低的合成路径，还会产生不可预知的降解产物。在涉及的高分子成品 (比如塑料类制品) 中，可能涉及如光稳定剂、增塑剂、润滑剂、硬化剂、着色剂、抗氧化剂、抗静电剂、增白剂等；这些杂质的控制，需要在现有质量规范法规基础上进行优化，以便在方法学开发与验证过程中，保证纳米产品中这类杂质的低限度，或者浸提沥滤物 (E&L) 的低限度，从而减少和避免产生安全性问题。

另外，还需要进一步了解纳米材料与更复杂生物系统的相互作用，比如内在因素 (如疾病、年龄、性别) 和外在因素 (如联合用药) 对纳米材料暴露的影响，以及生物系统中的酶和转运体对纳米材料的生物蓄积及免疫原性的影响。

以上陈述的医用纳米材料的三大特性适用于药物，也适用于医疗器械。在进行评价之前，需要了解产品的给药途径、适应证、纳米材料的功能、结构复杂性和技术成熟度 (包括制造工艺、分析技术和产品设计)。在纳米尺寸下，产品的化学、物理或生物性质与其对应的大尺寸同型产品的质量、安全性或有效性都会有很大不同。

因此，现设的安全性评价原则是基于对产品各种风险因素正确理解的情况下，组建的风险框架下的科学评价策略。评价纳米材料的因素包括材料结构与功能的充分表征、材料结构的复杂度、理解材料的理化性质影响生物学效应的机理 (例如粒径对于药代动力学参数的影响)、基于材料的理化性质来探索材料在体内的释放机制、基于体外的释放方法建立体内的释放预测方法学、理化稳定性、纳米技术的成熟度 (包括制造和分析方法学)、制造工艺变更 (包括过程控制和控制策略严格度) 对药品关键质量属性的潜在影响、给药时材料的物理状态、给药途径、基于物理化学参数和动物实验获得的溶出度/生物利用度/分布/生物降解/蓄积及其可预测性。

3.2　评价法规简介

医用纳米材料主要是涉及具有纳米结构及性质的药物载体或晶体，医疗器械中所含的纳米尺度的构件或组成。某些用于特殊化妆品中的纳米材料也能部分定义为医用纳米材料 (如祛斑、防晒等)。

对于药品而言，2017 年 FDA 颁布了 Drug Products, Including Biological Products, that Contain Nanomaterials 的行业指导原则，从产品的 CMC、非临床研究到临床开发都予以了一定的描述。NMPA 的 CDE (药品审评中心) 在 2021 年 8 月也正式颁布了纳米药物质量控制研究、非临床安全性研究、非临床药代动力学研究共三个指导原则，以促进中国纳米药物的转化与合规。对于医疗器械的评价，ISO 在 2017 年出台了一份有关纳米材料的医疗器械生物评价的技术报告，即 ISO/TR10993—22 的 Biological evaluation of medical devices—Part 22: Guidance on nanomaterials，系统全面地从纳米材料表征、样品制备、医疗器械的纳米物质释放、其毒代动力学、毒性评价及风险评估各方面进行了详细介绍，以规范对医疗器械涉及的纳米物质的安全性评价。对于化妆品的评价，美国 FDA 早在 2014 年颁布了 Safety of Nanomaterials in Cosmetic Products 行业指导原则，首次为化妆品相关纳米材料的安全性提供了有效的法规依据。本法规同样从化妆品纳米材料的物化表征、杂质研究到暴露途径、渗透吸收及毒性检测进行了概述。

除此以外，还有 OECD 有关工程化纳米颗粒安全性的专栏 [1]、美国国家癌症研究所 (NCI) 纳米技术表征实验室 (NCL) 建立的相关实验方法 [2]，结合 FDA 及欧洲药品管理局 (EMA) 的非法规与技术文件资料，可进一步对法规未来趋势进行解读。

3.3 安全性评价的原则与要点

本节首先简单介绍在 CMC 过程中对纳米技术产品的质量控制，以最小化其产品杂质、降解产物对产品安全性的影响；随后从 FDA 的纳米技术相关的药物评价、ISO 相关的纳米技术医疗器械产品两大指导原则展开，介绍纳米技术产品在非临床安全性评价中的原则与要点。

3.3.1 涉及安全性的产品质量相关的 CMC

与传统药物开发过程一样，纳米材料的关键质量属性 (critical quality attribute, CQA) 将包括纳米材料特有的属性系列参数 (比如粒径分布和物理稳定性) 以及不一定是纳米材料特有的 (比如与传统药物类似的杂质) 属性。开发人员应基于其质量属性对药物功能的影响、文献中公布的此类纳米材料的一般特征来判定该如何表征纳米材料，CQA 不需要对所有质量属性进行描述，但是应该列出那些可能影响终产品质量、安全性或有效性的属性。

一般情况下，如果产品中有纳米特性，则需要提供其化学结构、平均粒径大小与分布、形状与形貌、纳米特性的稳定性；另外，取决于药物的适应证和患者人群，纳米材料的其他特性包括游离的活性成分、核壳结构、表面特征、多孔性、粒子浓度、体外释放能力、晶体形式、杂质以及内毒素水平,都可以报告。需要注意的是,这些性质的体现,能够很好地反映出后期安全性评价相关值的准确性,如果不准确又该如何调整。

对于纳米材料的加工制造及过程控制,其工艺稳定性非常重要,最终涉及产品的品质恒定及安全性可控;涉及的原料、反应物、活性物质、辅料、降解产物都需要可控,从而保证杂质的恒定可控,并能依据国际人用药品注册技术协调会 (ICH) 指导原则中的 Q3A(原料药 API 的杂质)、Q3B(药品杂质)、Q3C(溶剂杂质)、Q3D(元素杂质) 对纳米技术产品予以充分的杂质控制,并依据 ICH M7(基因毒性杂质) 及毒理学关注阈值 (threshold of toxicological concern, TTC) 相关原则对这些杂质进行限度计算及风险管控。

3.3.2　纳米技术相关药物的安全性评价的原则及要点

ICH 针对药品及其成分的非临床安全性的指导通常适用于含有纳米材料的药品。像任何新药产品一样,应对含有纳米材料的新药产品进行全面的测试。然而,由于部分纳米材料的水溶性差或有聚集现象,一些体外的试验不一定适用,可能需要调整测试的条件,从而达到测试的准确可靠。

纳米材料的吸收、分布、代谢、排泄 (absorption, distribution, metabolism, excretion, ADME) 具有其特殊性。比如不可生物降解的组分比可生物降解的组分在体内存留的时间更长,因此长期或多次暴露下会导致安全性问题。纳米材料有时可以比大粒径材料更轻易地穿过生物屏障,比如血脑屏障甚至胎盘屏障。在某些情况下,纳米材料的反复作用还可能改变屏障特性,例如血脑屏障或胎盘的渗透增加。如果纳米材料在药品中作为辅料,包括作为药物载体的辅料,则除了关注主药的安全性,还需要确定纳米载体的降解途径及其安全性。还有,为了进行纳米材料的生物分布研究,可能需要对材料进行标记 (例如,放射性标记、荧光标记),并应出示相关数据来证明这种标记不会从本质上影响到纳米材料本该具有的生物分布特性。

纳米材料的特定给药途径也会表现出不同的风险。在评价含有纳米材料的药品的安全性时,应考虑以下特定路径的问题,除了进行常规的药品开发非临床研究之外,还可能需要进行特殊评估。

(1) 局部用药。纳米材料可能会经由毛囊透皮,并分布到局部淋巴结;此外,纳米材料与大尺寸材料不同,其与日光相互作用的能力更加显著,从而影响皮肤对日光的反应;纳米材料在人类皮肤的渗透能力可受到皮肤状况 (例如完整、受损或患病的皮肤) 的影响。在非临床研究中对效应和暴露的评估应考虑这种影响。

(2) 皮下 (subcutaneous, SC) 注射。与局部用药途径相比,皮下注射的纳米材料可以增强对过敏原的敏感性,因此需要考虑不溶性纳米材料的生物学命运。

(3) 吸入药物。纳米材料的局部/呼吸毒性可能与较大颗粒的同型材料不同,其会导致更严重的肺部沉积、呼吸系统中的组织分布和全身生物蓄积，因此应考虑不可溶的纳米载体在肺与其他组织的蓄积情况。

(4) 静脉注射。与不含纳米材料的同型药品相比，含有纳米材料的药物产品可具有不同的活性成分组织分布和不同的半衰期，还可能发生血液相容性的变化。

(5) 口服药品。对于口服给药的药品，纳米材料成分的使用通常旨在提高活性成分的生物利用度。不过，除了可能的局部效应和更有效的吸收剂量之外，若对应微米级材料已有足够的口服毒理学研究，那么对于可溶性纳米药物来说不会产生新的毒副作用。如果口服产品中包含不溶性纳米材料，毒理学研究应考虑到这个问题，比如需要评估这种材料可能在哪些组织中蓄积。

在对纳米材料进行毒理试验之前，需要理解体外和体内条件下，影响药物聚集和表面特性的不同因素、溶媒和培养液；还需要用经过验证的分析方法来表征纳米材料。一般来说，用于常规药物产品开发的非临床评估方法一般是足以评估含有纳米材料的药物产品的，然而，一些体外试验可能不适用于含有纳米材料的药物，因此可能需要调整这些试验的条件，来获得准确的结果。

某些药物一开始用于临床仅仅是小分子物质，后来被优化为纳米剂型，那么根据 ADME 及利用桥接毒理学研究能够将之前的非临床信息予以转换利用。比如在纳米剂型的存在下，就需要考虑是否有更多胎盘渗透、血脑屏障渗透的可能性；这时候如果不确定，则需要对特定的组织进行额外的研究。

3.3.3 现有安全性评价体系的适用性

现有的安全性评价程序、规范和指南是否适用于医用纳米材料的安全性评价，这是目前纳米毒理学与管理毒理学研究亟需回答的问题。从已知的研究进展看，现有的毒理学评价体系大部分可适用于纳米物质。但由于纳米材料的特殊性质，如何对现有指南进行补充和修改，仍然是一个需要长期探索的课题。相信在未来能够有更多的法规推出，来支持医用纳米材料的进一步发展。

(张乐帅，陈宽，陈春英)

参 考 文 献

[1] Organisation for Economic Cooperation and Development. Publications in the Series on the Safety of Manufactured Nanomaterials. https://www.oecd.org/science/nanosafety/publications-series-safety-manufactured-nanomaterials.htm[2022-7-28].

[2] Assay Cascade Protocols. The Nanotechnology Characterization Laboratory of the National Cancer Institute, USA. https://ncl.cancer.gov/resources/assay-cascade-protocols.

第 4 章　医用纳米材料安全性评价前的资料收集

根据欧盟对于纳米材料定义的建议 (委员会建议 2011/696/EU, EC 2011), 材料或终产品的形貌维度、内部或表面结构中, 至少一个维度的尺寸范围在 1~100 nm 之间, 就被认为是纳米材料。这些纳米材料显现出与相同化学成分的大尺寸颗粒不同的理化特性。医用纳米材料的安全性决定了其能否得到广泛应用和未来的发展方向, 对医用纳米材料进行合理的毒性和安全性评价至关重要。建立医用纳米材料的安全性评价体系是各国科学家的共识, 大家务必同心协力, 资源共享, 团结协作, 建立一个全面高效的安全性评价体系。

为了保证医用纳米材料安全性评价过程的规范性和结果的可靠性, 申请人或研发主办方应在安全性评价之前做好充分准备, 完成相关医用纳米材料的信息资料收集和报备, 而监管部门应就相关准备工作提供相应的指导性建议。本指导原则是对申请人和审查人员的指导性文件, 但不包括注册审批所涉及的行政事项, 亦不作为法规强制执行, 如果有能满足相关法规要求的其他方法, 也可以采用, 但是需要提供详细的研究资料和验证资料。应在遵循相关法规的前提下使用本指导原则。

为了更好地理解纳米材料在使用过程中可能的风险或波及的范围, 纳米材料的理化特性表征, 与纳米材料使用相关的危害确定, FDA 已经采纳了几种典型的方法来深入了解纳米材料在规定产品中的用途。第一步: 建立一个涵盖所有含纳米材料的已报批或已批准药物的内部数据库, 以便更好地了解药物评价与研究中心 (Center for Drug Evaluation and Research, CDER) 正在审议的相关产品的概况。第二步: 评估纳米材料对药物类产品的研发和使用过程可能带来的潜在影响和效应。为此, CDER 启动了风险评估工作。更进一步地, 为了满足对纳米材料评估方法的日益增长的需求, FDA 的国家毒理学研究中心 (National Center for Toxicological Research, NCTR) 开发并配备了一个专业的实验室, 与合作伙伴对纳米材料进行表征并进行了临床前安全性评价研究。该实验室及其相关基金支持了 NCTR 和其他许多项目。我国也建立了相关的用于评估纳米毒理学的委员会, 相关管理部门对医用纳米材料的原料本身及由纳米原材料制备、生产的人体直接接触的产品应给予和做出规范化的管理, 并且应该组织、制定相关的 "医用纳米材料的安全性评价程序" 的指导型文件或指南, 同时, 开发新的纳米技术表征和生物安全性研究的工具, 支持精准医疗的应用, 并加强监管科学。

FDA 基于《联邦食品、药物和化妆品法案》(Federal Food, Drug, and Cosmetic Act，FD&C Act) 和《公共卫生服务法案》(Public Health Service Act，PHS Act)，制定了针对纳米药物的行业指南 (Drug Products, Including Biological Products, that Contain Nanomaterials: Guidance for Industry，以下简称《FDA 行业指南》)。该指南草案主要关注纳米药物产品的使用和管理规范，并向安评申请人或主办方就安评过程中、上市前、上市后的信息披露提供建议，包括医用纳米材料产品开发和生产过程中的必要指导。

在上述行业指南草案中，FDA 强调了指南仅作为一个讨论纲要，供政府职能部门、行业界和学术界的研讨与参考，暂不会考虑进入实施阶段。该指南讨论了开发含有纳米材料的药物产品的一般原则和具体考虑 (例如，纳米材料作为载体、非活性成分和活性成分等)，包括确定此类产品与其他药物的等效性的考虑。讨论了质量、非临床和临床研究方面的因素，因为这类因素涉及了贯穿开发和生产的含纳米材料的药物产品。该指南还包括关于含有纳米材料的产品应用的具体内容的建议，其中，纳米材料以成品剂型存在。该草案对可用于药品的纳米材料的类型未加以限制或分类。相反，草案的关注焦点是为获得特定性质而对医用纳米材料尺寸所采取的有意识的、有目的的操纵和控制，以及这些操纵和控制对纳米材料安全性、有效性、性能和质量评估所提出的新的要求。

该草案指南不适于组成生物制品的蛋白质、细胞、病毒、核酸或其他的基因治疗产品或疫苗产品。另外，根据 FDA 的指南，由于常规生产或者存储，药品中偶然含有或者可能含有纳米级颗粒，该指南也不适用于这些药品。

FDA 没有说明或者假设，对于含有纳米材料的特定药物产品，最终的监管结果是什么。目前，使用 FDA 现有的审查流程，对包含纳米材料的药品的安全性、有效性、公共卫生影响或监管状况等问题逐一进行处理。现行的 CDER 与生物制品评价和研究中心 (Center for Biologics Evaluation and Research，CBER) 指南文件以及对质量、安全性和有效性的评估与维护的要求，适用于含有纳米材料的药品，否则不属于该指南范围。因此，该指南应被视为对其他药品指南的补充。此外，相关机构可继续制定指导医用纳米材料产品的相关指南，处理某些特定的常用医用纳米材料的类型，例如某些脂质体，以更好地处理在评价和表征包含这些纳米材料的药物产品的质量与性能方面所面临的挑战。

本章将参考《FDA 行业指南》，就医用纳米材料安全性评价前的资料文件的创建和维护，以及相应准备工作，进行展开说明。

4.1 信息披露要求

药品中如含有纳米材料，应在药品的说明材料中予以披露，并对所涉及纳米材料进行细致而全面的描述，作为药物安全性评价申请材料中产品组成和描述的一部分，例如通用技术文档 (common technical document，CTD)3.2.P.2.1。

纳米材料的描述应包括在适合产品开发阶段的水平下充分描述产品的理化特性信息，例如，尺寸、表面电荷、形态、组成和络合等。在新药临床试验申请 (investigational new drug application，INDA) 阶段，必须充分描述纳米材料，以确保其在临床试验中使用的安全性，并收集足够的数据，以便将早期开发批次与晚期临床试验材料和拟议的商业材料联系起来 [1,2]。对简略新药申请 (abbreviated new drug application，ANDA，又称仿制药申请)、新药申请 (new drug application，NDA) 或生物制品许可申请 (biologic license application，BLA) 中的纳米材料的充分描述可用于控制材料的理化性质，以确保药物产品的质量一致。还应包括纳米材料的结构的描述和补充图。对于涉及多组分或者形貌 (例如，多层、核壳结构)，配体、涂层和表面包覆的复杂结构，纳米材料结构的描述尤其重要。仅提供成分列表可能不足以解释在合成、组装、配制和/或处理之后所得纳米材料的结构。除了纳米材料结构描述之外，还应包括纳米材料功能性的描述 (例如，用于溶解的活性成分、药物载体、药物的活性成分、靶向和递送)。

FDA 认为，随着产品开发的进展，有关纳米材料结构和功能的更多信息将会出现。例如，在开发的早期阶段，可以在描述部分中提供纳米材料粒径大小或涂层厚度的数值范围。然而，随着产品进入后期开发 (例如，关键的临床和安全试验)，对材料特性的描述和材料功能的理解应当在适当时候进行修订，并相应地用特征数据加以支持。

通常，有合理授权书时，关于特定纳米材料结构的信息也可以被其他应用或药物主文件 (drug master file，DMF) 合理引用。然而，与其他产品一样，申请人需对所有成分的质量负责 [1]，包括产品中使用的纳米材料，这对高度复杂的材料结构可能是一个挑战。

在申请安全性评价之前的材料准备阶段，就应该考虑评价的入手点、框架内容、评估方法和涉及的范围等问题。

首先，重要的安全性评价和分析应考虑：①与研究纳米药物的药理学分类相关的不良反应；②特殊的不良反应 (如心电图 QT 间期 (心电图中 q 波到 t 波之间的时间) 延长)；③与动物毒理相关的不良反应信息；④试验组与对照组的受试动物特征和纳米药物的暴露程度，由于安全性数据的局限性，以其预测产品上市后的安全性，应做出适当的评价；⑤常见的不良反应，仅对高发不良反应进行简要讨论，严重不良反应、重要不良反应和具有重要临床前应用意义的实验室指标异常，应对其发生的绝对活体动物数量和发生率进行分析与评价；⑥试验结果与文献有明显的差异时，应做出相应的解释；⑦分析受试活体动物中 (体重、并发症、合并用药、遗传基因多态性等) 任何不良事件 (adverse event，AE) 发生率的差异；⑧不良反应与用药剂量、用药间隔、用药周期及给药方式的关系；⑨长期用药的安全性；⑩预防、减轻或处理不良反应的方法；⑪过量反应、反跳现象、药物依赖性、滥用情况；⑫任何已经证实的新的或不同的安全性问题；⑬管理部门对安全性问题的反应。

其次，总结纳米材料在药理毒理方面的研究结果，并对结果进行综合分析评价。简述各项医用纳米材料毒理研究的结果及文献报道，包括急性毒性、长期毒性、特殊安全性 (如过敏性、溶血性、局部刺激性等)、遗传毒性、生殖毒性、致癌性、依赖性等方面。申报生产时，除阐明上述内容外，还应说明临床试验批件中药理毒理方面的相关问题及补充研究情况，以及在临床试验期间进行的其他药理毒理补充研究情况。在总结研究结果的基础上，应对其进行全面的分析和评价。包括试验结果与相关文献的比较以及各项药理毒理研究结果之间的相关性，以获得对所申报药品药理毒理研究的综合评价。在有效性方面，应分析药物可能的作用靶点和机制以及在动物模型中的治疗特点 (起效和维持时间、活性强度、量效关系和有效剂量等)，并根据动物实验结果预测药物在临床上的有效性特点以及与现有药物相比的潜在优势和不足。在安全性研究方面，申请人应分析药物在实验动物中的毒性靶器官或靶组织，毒性反应的性质、程度和可恢复性，并确定无可见有害作用剂量 (no observed adverse effect level，NOAEL)，同时根据动物实验结果预测药物在临床上的毒性靶器官或靶组织，毒性反应的性质、程度和可恢复性，以及安全范围等，并预测其与现有药物相比的潜在优势和不足。对于申请临床试验的药品，应对药理毒理研究结果是否支持临床试验以及临床试验中需注意的安全性问题等进行分析并提出建议。对于申报生产的药品，应关注药理毒理研究和临床试验结果之间的相关性；按相关指导原则的要求，提供撰写说明书所需的非临床有效性和安全性信息。

总的来讲，这部分内容主要介绍了纳米材料在药物产品中使用时的安全性评价的入手点、框架内容、评估方法和涉及的范围。我们预计，该指南草案将会引发相关行业与监管部门之间的深入讨论，并增进各参与方对纳米技术相关产品开发和产品评审的共识，从而确保产品的质量、安全和功效。以下几个方面是科研工作者需要关注的方向，供研究者参考：①研究过程中，加强医用纳米材料的生物效应与安全性的战略性研究，树立纳米安全性及其评价必须性的理念；②将研究的重点深入到分子水平，构建整体可预测医用纳米材料潜在影响的理论模型，将理论结果与实验结合，实施纳米技术安全标准战略，构建纳米技术风险评价新体系；③构建评价医用纳米材料造成生命体潜在影响的方法和标准；④建立有毒医用纳米材料的化学数据库，防范医用纳米材料在生产和应用过程中对机体造成的副作用及对环境的危害。对于医用纳米材料的潜在危害，尚需投入大量的人力、物力和财力进行深入细致的研究，预期在不久的将来，其安全评价体系和评价机制将不断成熟和完善。

4.2　材料常规参数与纳米特性相关参数

任何药物剂型都必须提供对药物理化特性的完整描述 [3]，包括产品的特性、强度、稳定性等的合理表征。纳米材料的关键质量属性 (CQA) 应根据其功能和对产品性能的潜在影响来确定。无论是作为最终产品质量属性还是作为中间材料属性，都应定义可影响产品性能的纳米材料特性以及由于这些特性的变化而产生的潜在风险。申请人应利用风险评估将纳米材料的结构-功能关系与在开发过程中需要检查的属性联系起来，并在最终产品配方或制造过程的开发中进行控制。

一般来讲，块体材料的常规参数主要包括：表面积、表面特征、电荷形态、形貌、缺陷、溶解度、解离常数和稳定性等。现有的科学证据表明，通过纳米技术在纳米级水平加工材料可能导致纳米材料具有不同于块体材料的新的理化性质。纳米材料的特定理化性质包括：比表面积、形态、表面特征和电荷变化，这些特性均可能影响纳米材料的生物学行为。此外，通过纳米技术在纳米级别上加工材料可能会影响纳米材料的生物分布和生物相容性。例如，改变医用纳米材料的尺寸可能影响其在体内的吸收和转运 [4]。针对特定的纳米材料应使用具体的实验数据作为证据，表明纳米材料的存在形式对其预期用途是安全的，即使它与块体材料相比具有相同的化学成分，且该成分被确定为预定用途，或者是批准用于该预定用途的添加剂，也很有必要研究纳米级别的理化特性引起的特定生物学行为。开发者应基于其质量属性对药物功能的影响以及文献中公布的纳米材料的一般知识来判定纳米材料表征的水平。CQA 不必是一个详尽的质量属性目录，但是应该准确记录那些可能影响最终产品质量、安全性或有效性的属性。

对于药品中的任何纳米材料，应描述和测量以下属性：①化学结构；②平均粒径大小；③粒径分布 (PSD)(d10、d50、d90 或多分散性、形态)；④一般的形状和形貌；⑤物理的 (例如聚集或分离) 和化学的稳定性。另外，以下属性也可以应用于含纳米材料的药物中，这取决于特定的药物产品 (例如给药途径)、适应证和患者群体。示例可包括但不限于：①与纳米材料有关的、游离于溶液中的全部活性成分的测定和分布 (例如表面结合或脂质体包封相对于游离活性成分);②与功能相关的结构属性 (例如层状、壳核结构)；③表面特性 (例如表面积、表面电荷、化学活性、配位键、疏水性和粗糙度)；④涂层性能，包括涂层与纳米材料结合的方式；⑤多孔性 (多孔性可能与某些功能相关，例如载药能力)；⑥粒子浓度；⑦体外释放；⑧晶型；⑨其他杂质；⑩细菌和内毒素水平。

4.3 纳米特性参数的表征方法

纳米材料检测的复杂性对表征和分析方法提出了特殊的要求和挑战。应采用科学有效的表征和分析方法,确定各种医用纳米材料在特定体系中的化学成分和含量。分析方法应根据相关物理化学特性,详细说明用以确定医用纳米材料作为特定药物载体或者添加剂的特性、纯度、质量和强度的分析方法。以便审查者能够确定这些方法的有效性,从而验证纳米材料的纯度、质量和强度。分析方法可能需要在具有代表性的纳米药物产品基质中进行分析。

根据纳米药物的理化性质 (如表面积、溶解性、表面修饰、尺寸和形状、电荷分布、解离常数和稳定性等)、生物学性质 (如药效学、生物利用度和药代动力学特点等),结合临床拟用的适应证,简述纳米材料选择的合理性。在此基础上,利用各种纳米特性参数的表征方法来表征其理化特性。除了目前已有的表征的标准化方法外,也有一些处于待开发状态 (例如,ISO 22412:2017,ASTM E2859-11(2017))。与支持应用程序所使用的任何方法一样,标准化方法的妥善性应针对所测试的产品进行论证和证明 (例如,粒径分布范围或样品的外观描述)。此外,应根据 FDA 关于方法验证的指南提供相应的验证及协议 [5-7]。

在选择和使用特定的表征方法时,研究者应考虑以下因素:

对表征方法适用性的考虑:①该表征方法是否可在特定的尺寸范围内检测和表征材料 (例如激光衍射、光散射或各种类型的显微镜)?②在分析过程中,该表征方法的样品制备 (例如稀释、干燥或超声) 是否可能显著改变被测纳米材料的属性?③分析设备 (例如过滤器) 是否可能与纳米材料发生相互作用?

补充方法:在某些情况下,可以使用几种不同的分析技术来表征给定的纳米材料的性能,例如粒径或形态。由于用于测量给定属性的分析技术的固有差异,不同的仪器可以提供有一定差异的测量结果。为了解决与技术相关的差异,建议在测量已确定为关键属性的材料性能时使用互补方法 (例如,同时使用动态光散射和透射电子显微镜观察材料尺寸)。此外,还应提供对测量内容的描述 (例如,流体动力学半径还是投影半径,颗粒团聚体的结果还是单个颗粒的结果),以便考虑潜在的差异。如果在加工处理的不同阶段 (例如,制造过程中、使用中的产品释放与稳定性) 需要不同的技术,应讨论理由和测量的相关性。原始数据的分析还需要考虑纳米材料的其他行为 (例如,扩散)。

采样:只要有可能,纳米材料的测试应在最能代表被评估的工艺阶段的状态下进行 (例如,在制造过程中、分离的中间体、最终配方、在储存期间和使用中的条件),以考虑每个过程阶段如何影响质量。

样品制备:稀释或干燥用于分析的配方可能使医用纳米材料发生巨大变化,使其不再代表终产品中所含有的医用纳米材料。因此，对原始样品的材料所做的任何改变都应根据与测量属性的相关性进行评估。过滤步骤也可能影响结果。医用纳米材料可能与过滤介质相互作用，导致样品损失。或者在一些方法中，过滤步骤可能导致错误的结论，即通过过滤器的所有材料都处于溶解状态，而纳米材料可以通过过滤器同时保持离散的状态 (例如，作为纳米晶体而不是溶解的分子)。因此，应充分控制纳米材料的样品制备步骤，以确保这些步骤基本上不会使产品改变预期状态。

除上述要点外，其他待分析的一般考虑因素包括：①在分析中的形状假设 (例如，假设一个球形)；②足够的样本大小 (分析样本的数量以确保充足的统计分析)；③合理的结果报告 (例如，累积量分析或分布分析，强度、体积或数量加权分布，动态光散射数据的数量或直方图)；④在粒径测量中适当使用黏度 (例如，动态黏度或表观黏度)；⑤样品制备方法 (例如，显微镜)。

用于质量检测的溶出/体外释放方法：溶出/体外释放方法是确保在药品的整个生命周期中保持质量和临床性能的主要方法之一。例如，体外释放方法可能有助于脂质体完整性的表征，以及量化游离与包封的药物。与不含纳米材料的药物产品一样，含有纳米材料的药物产品的溶出/体外释放同样需要建立相应的测定方法，能够区分可能影响药物产品临床性能的配方和工艺差异。一般而言，溶出/体外释放测试应在制造的药物产品中进行，并与配方和工艺参数进行过变更的药物产品进行比较，例如粒径、载药量、非活性成分的数量和/或类型。理想情况下，溶出/体外释放方法应该能够区分具有有效性和安全性的临床批次与不具有有效性和安全性的批次。申请书中应包括拟议的溶出/体外释放试验和研发参数 (设备/装置的选择、培养基、搅拌/转速、pH、漏槽条件、表面活性剂类型和浓度) 的详细描述，以及完整的药物释放曲线；也就是说，药物释放应达到稳定水平 (连续三个时间点没有显著增加) 并且达到至少 85% 的活性成分的释放，或者，如果不完全释放，应提供额外的数据来解释不完全释放的原因。如上所述，可能需要修改在开发和质量控制 (例如溶解和测定) 期间涉及过滤的体外方法，以适用于含有纳米材料的制剂。例如，现行的美国药典 (United States Pharmacopeia, USP) 中提出的溶出方法需要过滤，可能导致对结果的错误解读。

由于含有纳米材料的药物产品的复杂性质，开发者可能需要为其产品研制一种新的体外药物释放/溶解方法。我们建议开发者与机构对新的体外药物释放/溶解方法就可行性、科学原理和方法验证进行协商，以确保这种方法是可重复的、可靠的，并且对产品配方和制造过程中的变化是敏感的。

4.4 医用纳米材料的质量属性与表征

FDA 规定，所有药物，包括含有纳米材料活性成分的药物和成品药物，必须按照《联邦食品、药物和化妆品法案》(FD&C 法案) 第 501(a)(2)(B) 条规定的药品生产质量管理规范 (GMP) 生产。此外,《美国联邦法规》第 21 篇 "食品与药品"(Code of Federal Regulations Title 21. Food and Drugs, 21CFR) 部分 210~212 中的 GMP 法规和 21CFR 部分 600~680 中的 GMP 法规也适用于成品药品,还包括受非处方药 (over-the-counter drug, OTC) 法规管理的药品 (见 21 CFR 330.1(a))。纳米材料的种类及其在药品中的用途也在持续增加。目前,还没有关于纳米材料属性及其对药品质量和生产过程影响的全面知识体系。在生产含有纳米材料的药品时,建立一个知识库以便更好地了解含有纳米材料的产品的安全性、特性、强度、质量和纯度特征的潜在风险,这对于构建稳健的控制策略和实施有效的工艺验证方案至关重要。因此,申请人定期应用制造工艺的经验和增加对潜在风险的理解来改进纳米材料的制造过程和控制策略也很重要。申请人还应该利用风险评估将纳米材料的结构-功能关系与需要在开发过程中检验的属性联系起来,并在最终产品配方或制造开发过程中进行一定的控制。

与大多数药物产品的开发过程类似,纳米材料的 CQA 信息应该体现出产品的特性,并且很可能包括纳米材料的特有属性的组合 (例如,粒径分布和物理稳定性) 以及纳米材料的非特有的属性 (例如,杂质)。申请人应基于其质量属性对药物功能的影响以及文献中公布的纳米材料的一般知识来判定纳米材料的表征水平。CQA 不必是一个详尽的质量属性目录,但是应该囊括那些可能影响最终产品质量、安全性或有效性的属性。

纳米材料经过精心设计和制造,可以产生新的特性和临床效果。然而,含有纳米材料的药物产品的质量、安全性或功效非常依赖于生产的工艺条件和生产规模。此外,应在开发阶段的早期就建立环境控制措施,以防止交叉污染。由于这种过程和规模的依赖性,加上特定纳米材料的固有多分散性,与纳米材料属性相关的质量风险需要得到优先评估。因此,在开发期间越早识别 CQA,则可以在制造过程中更快地设计和实施进程控制。一个有效的设计控制方法可以积累关键的过程知识,特别是在缺乏全面了解的、变化不可预测的、规模效应未知的、结果不能推断以证明安全性和有效性的领域。

如果同一批次的纳米材料的形状或尺寸不同,则可将其视为批次一致性问题。这可能会影响产品的质量、安全性或功效。此外,具有缺失或不完整表面涂层的纳米材料载体可被视为含有杂质,这类型的纳米载体可能需要加以量化。

对于含有纳米材料的药品,分析方法、制造工艺、规模和生产现场的变化可能使早期开发批次与商业规模批次的衔接变得困难。重要的是,确保从所有批次中保留足够量的产品,以允许通过更新或补充的方法进行分析。这将有助于在开发批次和商业批次之间建立连接。这适用于稳定性好的样品以及稳定的工艺中间体。

毒理学测试的合理性取决于一种成分或配方的预期用途、暴露水平和潜在毒性。制造商在选取适当的毒理学测试时，应考虑每种成分的化学结构和组成、物理化学性质、纯度、粒径分布、稳定性、暴露条件、摄取和吸收、生物利用度、毒性以及其他任何可能影响产品预期用途的安全性因素。制造商应该考察纳米材料的短期和长期毒性，并考虑评估成分-成分的相互作用或成分-包装的相互作用的可能性。

　　使用传统的毒性测试方法时，制造商应考虑测试方法的适用性，如果需要，应对其进行优化以适应诸如溶剂以及含有纳米材料的化妆品相关的剂量配方、溶解度、颗粒的团聚以及稳定性等因素。例如，纳米材料的溶解度 (可溶、不可溶或者部分可溶) 可能影响传统毒性测试方法的适用性。传统的体内测试方法只适用于可溶性纳米材料，这类测试方法需要调整到用于测试不溶性或部分可溶的纳米材料。因为纳米颗粒间倾向于相互作用形成更大的聚集体，这可能导致其更不溶解，所以调整这类测试方法至关重要。因此，在配料或试验介质中，纳米材料可能以分散体的形式存在，而不是以溶液的形式存在。颗粒的团聚是影响传统毒性检测方法适用性的另一个因素，制造商应确保检测能恰当涵盖药物配方中存在的游离颗粒和团聚体。对游离纳米颗粒和团聚纳米颗粒分别进行毒理学测试，因为它们可能具有不同的化学和生物学特性。另外，由于纳米材料具有较高的表面能，可能与测试介质相互作用或与测试介质中的不同物质 (包括蛋白质) 结合，从而改变生物活性。因此，制造商应该考虑到纳米材料在药物中使用的具体特性，对传统的毒性测试方法做出必要的调整。在对传统毒性测试方法进行改进不能达到令人满意的效果的情况下，FDA 建议开发新的方法来充分评估纳米材料的毒性，并确保产品的安全性。

　　长期以来，体内毒性试验被认为是获取吸收、分布、代谢、排泄 (ADME) 信息不可或缺的手段。如前所述，在对纳米材料进行体内毒性测试时，应注意剂量指标 (质量、体积)。用于传统化学物质的毒理学测试的剂量指标 (质量、体积或颗粒数，如 mg/kg 或 mg/L) 可能不适合纳米材料，因为它们单位质量或体积的表面积大。除了质量/体积指标外，对纳米材料安全性的评价还应考虑其他指标，如质量/体积浓度、颗粒数浓度和表面积，从而选择最合适的剂量参数。通过真皮给药途径进行体内研究时，应将药品直接应用于皮肤；口服给药时，应通过灌胃或饮食给药。纳米材料在局部介质、灌胃或饲料基质中的团聚特性是开展这些安全性评价研究之前需要评估的重要因素。此外，在评估暴露风险时，还应考虑纳米材料穿透皮肤或被肠道吸收后的生物分布。纳米材料的暴露途径主要包括以下几个方面：

　　(1) 接触途径。纳米药物成分的安全性在一定程度上取决于是否有暴露的可能性，以及由其预期用途和应用决定的接触途径。虽然大部分化妆品都是直接涂抹在皮肤上的，但也有一些是通过喷雾的方式使用，因而存在吸入暴露的可能性。

此外，某些化妆品有可能出现口服暴露的情况。由真皮、吸入、眼睛和口服暴露还可能引起全身暴露。因此，在制定或修改毒理学检测方法和评价检测数据时，应考虑纳米材料对主要暴露器官和次要靶器官的暴露剂量。

(2) 摄取和吸收。如上所述，纳米材料具有的独特物理化学性质可能会影响其潜在毒性 (例如，小粒径可以增加纳米材料被吸收的能力)。因此，安全性评价应关注纳米材料的理化特性是否会增加细胞的摄取、吸收、运输和跨屏障运输 (如血脑屏障)，改变生物利用度、生物半衰期。例如，由于纳米材料通过血脑屏障能力的增强，其传递到敏感组织的剂量也可能增加。

除了上述几条以外，以下几个规则在申请医用纳米材料临床前应用时可供参考：

(1) 简述质量研究的内容及其确定依据 (例如，可根据原料药的质量控制指标、剂型要求，结合纳米材料的特点、制备工艺、给药途径及稳定性研究结果等方面进行分析)。

(2) 简述采用的分析方法和依据，以及验证的内容和结果。

(3) 简述质量标准起草和修订的过程，以及各项目设置的依据。列表简述非临床研究和临床试验用样品，以及工业化产品的实测结果，并阐述其质量差异、质量标准在执行过程中需注意的问题。

(4) 列表叙述质量标准的项目、测定方法和范围。

4.5 辅料与佐剂

纳米材料可以作为药物产品中的辅料 (佐剂)，并且可以起到特定功能以增强药物产品的性能。就 FDA 指南而言，辅料是有意添加到治疗或诊断产品中的非活性成分，尽管它可能起到改善产品递送的作用 (例如，增强药物的吸收或控制释放)，但并非旨在以预期剂量发挥治疗效果。例如，纳米材料的辅料可用作疫苗的佐剂或用于递送抗原或遗传物质。聚合物、靶向剂、包衣剂和脂质体等作为辅料，也被用作基质或用以稳定纳米材料。这些辅料的属性是控制纳米药物产品性能的关键。例如，脂质体中使用的脂质的纯度或纳米材料药物递送系统中使用的聚合物的分子量分布可能是关键。因此，需要基于其功能和预期用途来充分表征纳米材料辅料的性质。在应用中定义测试方法和验收标准、材料等级，并说明这些验收标准如何使产品满足其质量指标。纳米材料辅料在开发过程中的等级和来源有变化时，应该考虑这些变化如何影响产品的安全性或功效。

单个纳米颗粒或者聚集态纳米颗粒通常用作辅料 (例如稀释剂、表面活性剂、助流剂、乳化剂和润滑剂)，以改善产品的可加工性和配方性能。一般而言，与其他常用辅料一样，对于拟议用途 (包括相同的给药途径、剂型、功能和最大效力)

下曾有人体暴露记载的纳米辅料来说，可在辅料的总体功能和控制规范方面对其进行充分描述。这些常见的纳米辅料有助于提高产品安全性和有效性。

将辅料掺入纳米材料结构中或将辅料的尺寸减小至 1000 nm 以下可能对最终纳米药物产品的安全性和/或功效有影响。目前，FDA 关于评价新辅料安全性的指导适用于将常用辅料有意修改为纳米辅料的情况。当暴露水平、暴露持续时间和给药途径的现有安全性数据未充分证明纳米材料的安全性时，应提供足够的安全性评价数据。如果将一种常见的辅料有意制作为纳米材料，我们建议申请者全面了解其对医用纳米材料潜在暴露和安全性的影响。

虽然有许多分析技术可用来测量材料的物理化学性质，但这些方法中有许多还没有在医用纳米材料的评价中应用。因此，应选择适合于特定纳米材料的分析方法，并对这些测试结果进行合理分析，恰当描述该材料的表征结果。与其他纳米材料类似，用于医用纳米材料配方的原料的改变可能会导致最终产品成分的改变，进而可能引入不同的杂质。应考虑诸如纯度或原料等变量。开发者应识别出杂质并定量，从而确定它们如何影响最终产品的安全性。

4.6　生产质量与过程控制

了解医用纳米材料的制造途径也很重要。纳米级的杂质可能产生于制造过程中。生产工艺的变化，包括使用不同溶剂、时间/温度条件和起始化学品的变化(例如，替代起始材料、过程中使用不同纯度或不同浓度的化学品)，可能会改变最终产品中杂质的种类或数量。在纳米材料的制造中，经常使用分散剂和表面改性剂等附加剂。在医用纳米材料的安全性论证中也应考虑这些附加剂和杂质。

所有药物，包括含有纳米材料活性成分的药物和成品药物，必须按照《食品、药品和化妆品法案》(FD&C 法案) 第 501(a)(2)(B) 条规定的药品生产质量管理规范 (GMP) 生产。此外，21CFR 部分 210~212 中的 GMP 法规和 21CFR 部分 600~680 中的 GMP 法规适用于成品药品，包括受控于 OTC 专著法规的药品(见 21 CFR 330.1(a))。纳米材料的种类及其在药品中的用途在不断持续增长，目前还没有关于纳米材料属性及其对药品质量和生产过程影响的全面知识体系。在制造含有纳米材料的药品时，建立知识库以更好地了解产品安全性、特性、强度、质量和纯度等特征的潜在风险，对于建立稳健的控制策略和实施有效的过程验证至关重要。因此，申请人应增强使用制造工艺的经验并增加对潜在风险的理解，以便随着时间的推移改进制造过程工艺和相关的控制策略。

纳米材料经过精心的设计和制造，可以产生新的特性和临床效果。然而，含有纳米材料的药物产品的品质、安全性或功效对工艺条件和生产规模非常敏感。充分了解生产过程的细节将有助于了解和评价纳米材料的安全性，从而更深入地了解其特定的物理化学性质。通过全面评估医用纳米材料的物理化学性质，以确定纳米技术生产的物质是否适合预期的用途。视情况选取以下的表征，包括：粒径和粒径分布、聚集和聚集特性、表面化学 (包括：Zeta 电位/表面电荷、表面涂层、功能化、催化活性)、形态 (包括：形状、表面积、表面拓扑、结晶度、溶解度、密度、稳定性、孔隙度)。

此外，应在开发阶段的早期建立环境控制措施，以防止交叉污染。这种生产过程和规模的依赖性，加上一些纳米材料的多分散性，使其需优先评估与纳米材料属性相关的质量风险，并充分发展纳米材料的可检测性。因此，在开发期间越早识别 CQA，则可以在生产过程中更快地设计和实施进程控制。一个可靠的设计控制方法可以积累关键的生产过程知识，特别是在缺乏全面了解、变化不可预测、未知规模效应、结果不能推断或证明安全性的领域。

如果纳米材料的形状或尺寸影响产品的质量、安全性或功效，则可将其视为批次一致性方面的问题。此外，具有不完整表面涂层或者涂层缺失的纳米材料载体 (即载体是一种纳米材料) 可能含有杂质或者不纯物，使用前需要被量化。

对于含有纳米材料的药品，分析方法、制造工艺、规模和生产现场的变化可能使早期开发批次与大型商业规模批次的桥接变得困难。重要的是确保从所有批次中保留足够量的产品，以便于通过更新或补充方法进行后续的相关分析。

4.7 稳 定 性

建议申报人从简述医用纳米材料稳定性的研究方法入手，考察包括纳米材料的批次、规模、包装、放置条件、测试方法和测定结果等，全面评价医用纳米材料的稳定性。拟定贮藏条件、包装材料或容器、有效期，以及后续稳定性研究的思路和方案。提示医用纳米材料在贮藏过程中需注意的问题。

目前，支持药品应用[8] 涉及的稳定性数据范围和测试条件相关的 FDA 指导文件适用于含有纳米材料的药品。含有纳米材料的药品的容器封闭系统适用性、储存条件、保质期和使用条件的确定将基于该产品的化学和物理稳定性的合理数据证明，该产品的稳定性符合当前 FDA 关于这一问题的指导意见。

特别是在评估纳米药物的稳定性时，开发人员应考虑影响纳米药物性能的潜在因素，包括纳米材料性能间的相互作用。纳米材料在产品中的稳定性研究应包括在处理和储存过程中的物理和化学变化，对纳米材料的物理稳定性更具影响的一些特定的风险因素也应考虑在内。应力稳定性研究对于阐明纳米材料中应力的变化和变化途径具有重要意义。影响纳米材料特性的稳定性因素可能包括但不局限于以下几个方面：①粒径和粒径分布的变化；②颗粒形态的变化；③交联状态 (聚合/聚集)；④表面电荷的变化 (例如，Zeta 电位)；⑤溶解度的变化/活性成分的释放速率；⑥药物从纳米材料载体中的释放；⑦颗粒的降解 (例如，表面配体的移除或交换)；⑧纳米药物与密闭容器的相互作用 (例如，生物相容性、蛋白质的变性)；⑨产品结构特性的改变；⑩纳米药物相结构的变化 (例如，晶体结构)。

此外，如果纳米药物产品必须在使用前稀释，则稀释介质可能影响其表面电荷和/或粒径，从而改变纳米药物的胶体稳定性并引发活性成分的释放。因此，还可以对在临床相关浓度和相关储存条件下进行稳定性的研究方面提出要求。此类研究可能还需要评估纳米材料与其初级包装材料的界面相互作用，因为这些可能会导致 CQA 的变化。另外，纳米药物储存期间的稳定性问题包括与储存容器的相互作用，与递送装置 (例如，注射器壁、医用导管) 和分散介质的相互作用。

(尹文艳，陈春英)

参 考 文 献

[1] FDA's guidance for industry Content and Format of Investigational New Drug Applications (INDs) for Phase1 Studies of Drugs, Including Well-Characterized, Therapeutic, Biotechnology-derived Products.

[2] FDA's guidance for industry INDs for Phase 2 and Phase 3 Studies Chemistry, Manufacturing, and Controls Information.

[3] 21 CFR 314.50(d)(1)(ii)(a); 21 CFR 314.94(a)(9) (requiring, among other things, an ANDA to contain the information required under 2 CFR 314.50(d)(1)); 21 CFR 601.2.

[4] https://www.fda.gov/science-research/nanotechnology-programs-fda/nanotechnology-task-force-report-2007[2021-8].

[5] FDA's guidance for industry Analytical Procedures and Methods Validation for Drugs and Biologics.

[6] 国家市场监督管理总局，国家标准化管理委员会. 纳米技术纳米材料毒理学评价前理化性质表征指南 (GB/T 39261—2020). 2020.

[7] ISO/TR13014:2012. Nanotechnologies—Guidance on physico-chemical characterization of engineered nanoscale materials for toxicologic assessment.

[8] See FDA's guidances for industry ICH Q1A(R2) Stability Testing of New Drug Substances and Products; ICH Q5C Quality of Biotechnological Products: Stability Testing of Biotechnological/Biological Products; ANDAs: Stability Testing of Drug Substances and Products; and ANDAs: Stability Testing of Drug Substances and Products, Questions and Answers.

第 5 章 医用纳米材料新型检测方法及药代动力学研究技术

纳米尺度的医用纳米材料 (包括纳米药物) 具有独特的理化性质,因此其在组织工程、药物与蛋白及基因载体、生物传感、纳米诊疗、疾病检测、免疫佐剂等医学领域有着广泛的应用前景,在重大疾病的精准医疗方面具有巨大潜力 [1]。由于纳米尺寸物质的结构和性质与传统材料和药物分子明显不同,因此,医用纳米材料的设计、制备、生产及应用都需要建立和发展与之对应的分析手段,从而能够系统地表征其形貌、粒径、结构、表面性质及其在生物环境中的物理与化学行为 [2]。

医用纳米材料的设计、制备与标准化体系的建立依赖于合适的纳米检测分析方法。通过了解纳米材料的形貌、粒径、表面性质、化学结构等信息,可指导功能性纳米材料的设计、性能优化,还可提高靶向性、血液循环时间,改善生物相容性,达到更好的治疗、成像、检测等目的。同时,不同批次生产的纳米材料的性质可能存在差异,通过检测分析可及时地表征其理化性质,以保证纳米材料功能稳定性 [3]。

医用纳米材料安全性与药效学评价同样也离不开纳米检测分析方法。医用纳米材料在体内应用的过程中,经吸收、分布、代谢、排泄 (ADME) 等途径,与生物体发生作用,最终发挥其功效。纳米材料经过血液注射进入体内后,通过血液循环富集在特定脏器,也可在主要代谢器官 (如肝脏等) 发生氧化、降解、催化、转化,还可能通过粪便和尿液排出体外 [4]。在这些过程中,纳米材料的状态和行为影响到其在体内的状态、生物安全性、功效等;因此,在纳米材料生物效应及其机制的研究中,既需高灵敏的定量方法监控纳米材料的代谢动力学,也需高分辨的成像手段捕捉纳米材料的蓄积和分布,还需通过原位分析手段揭示纳米材料的物理化学行为及其与生物分子的界面作用过程,从而有助于安全性与药效学评价研究 [5]。

医用纳米材料与生物体系的相互作用非常复杂,因此给体内、体外纳米材料的分析提出很高的要求和挑战 [6]。例如,生物体系与纳米材料呈现复杂性、多组分及高度异质性、极低含量、空间尺度跨越大、游离非平衡生理液体环境等特点。虽然传统的分析手段能较系统地研究医用纳米材料与生物体系的相互作用,但是仍面临着灵敏度、分辨率、化学状态分析等的局限与挑战。随着纳米科技和分析科学的发展，新型检测方法给相关研究带来了机遇，在原位化学分析、高灵敏、高分辨等方面表现出更多的优势[3,5,6]。本章主要围绕医用纳米材料的表征、纳米材料与生物分子作用、药代动力学过程分析等方面，系统地介绍常规的表征方法和新型检测方法。

5.1　医用纳米材料的属性表征技术

5.1.1　形貌分析和粒径表征

1. 透射电子显微镜

显微镜常用于观察和表征纳米材料表面形貌、内部结构、表面与界面等信息。这些显微镜包括扫描电子显微镜 (SEM)、透射电子显微镜 (TEM)、原子力显微镜 (AFM) 和扫描隧道显微镜 (STM)。电子与物质相互作用可产生透射电子、弹性散射电子、能量损失电子、二次电子、背散射电子、吸收电子、X 射线、俄歇电子等电子信号，电子显微镜利用这些信息来观察样品的形貌、分析化学成分、测定物质结构[7]。

TEM 加速电压高，包括超高压 (1 MV)、中等电压 (200~500 kV) 透射模式。在高电压下的电子能量高，穿透能力强，可观察样品表面和内部的显微结构，常用于表征纳米材料的大小与粒径分布、表面形貌和内部结构、纳米晶结构 (晶体的相、取向、晶界和缺陷等)、表面原子分布、化学成分分布等信息。TEM 分辨率高达 0.24 nm，晶格分辨率达到 0.1~0.2 nm。基于 TEM 的用途，可以划分为高分辨电镜、分析电镜、能量选择电镜、生物电镜、冷冻电镜、环境电镜、原位电镜等。利用吸收衬度像，对样品进行形貌观察；利用衍射衬度像和高分辨电子显微像技术，观察材料的宏观性能、原子级的化学成分分布、晶体缺陷中原子的位置等；利用电子衍射、微区电子衍射、会聚束电子衍射等技术，可以表征纳米材料的物相、晶系，甚至空间群[8-10]。

TEM 是一种测定纳米材料尺寸或粒径的常规方法，通过尽可能多地拍摄纳米材料样品的代表性形貌像，然后使用图像分析软件，针对多张电镜图片中的样品粒径进行测定，最终获得纳米材料的平均直径或粒径分布，较为可靠和直观。电镜观察法的缺点是分析的样品少，测量结果缺乏统计性；不适合于性质不稳定的纳米材料测量，例如，在电子束轰击下容易分解和破坏的纳米材料、生物大分子或高分子纳米材料、容易发生团聚或聚集的纳米材料、含有多种杂质颗粒的纳米材料[11]。

近年来，TEM 在高分辨成像、原位分析、低温表征等方面取得进展，可以实现在液体环境中纳米材料的动态过程、化学态等过程和状态分析及软物质结构表征。高分辨像差校正电子显微镜可获得单原子信息，其分辨率达到 0.14 nm，可以表征纳米材料中所关注元素的原子分布信息，表征其缺陷位点 [12,13]。TEM 与附带的能量色散 X 射线谱仪 (EDS) 或电子能量损失谱仪 (EELS) 等谱学技术联用，结合扫描附件、能量过滤器等，可实现纳米材料微区化学成分和元素分布成像 [14]。

原位液体电镜 (in situ liquid TEM) 技术能够实现液体环境下纳米材料成像与动态分析 [15]。电镜通常在真空下工作，要求所观察的样品无水且无易挥发的溶剂体系；而生物微环境通常是含水状态，使用 in situ liquid TEM 可以观察液体环境中纳米材料的真实状态和性质。要进行原位液体电镜成像，先将纳米材料注射到液体样品池 (liquid cell)，然后观察样品。样品池的观察窗口和液层的厚度小，且样品厚度小于 0.5 μm，具有良好的密封性和机械强度。最为常见的是氮化硅材质的样品池，可外加流动样品控制液体的循环流动 (图 5.1)。液体溶剂对入射电子的散射作用增大了电子束的能量散射，导致分辨率降低。成像分辨率也受样品液层厚度和加速电压的影响：样品池的液层越厚，分辨率越低；加速电压越高，分辨率越高。在液体环境下，in situ liquid TEM 既能观察纳米材料的形貌和聚集状态、内部结构改变等，也能动态地观察溶液中的物理化学过程，如纳米材料的成核与生长、表面吸附、自组装过程、金属溶出和降解等。除 in situ liquid TEM 外，in situ SEM 和 in situ STEM 等技术也具有高分辨成像本领，适合液体环境下的纳米材料形貌和结构表征 [16,17]。

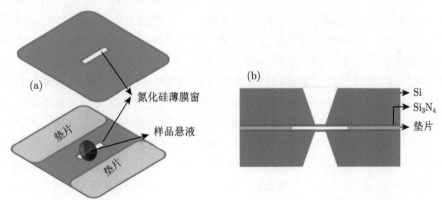

图 5.1　利用电子可穿透的氮化硅窗制作的液体原位样品池 [16]。氮化硅薄膜厚度 25 nm，液体层厚度约 400 nm，加速电压 200 kV，电子束流强 1~30 pA /cm^2，曝光时间 0.4 s

冷冻电镜 (cryo-TEM) 技术在医用纳米材料的表征方面也有着重要用途。聚合物、有机-无机杂化纳米材料、生物大分子 (如 DNA、蛋白质) 等纳米材料属于软物质，由于它们对温度及电子敏感，传统的透射电镜不适合于表征其高分辨结构 [18-21]。冷冻电镜与低电子剂量 (low-dose) 技术结合，在低温下，将纳米材料冷冻并固定在天然状态，最大限度地减少电子束对样品的辐射损伤，从而获得纳米材料的高分辨结构信息。相对于传统 TEM，冷冻电镜可观察更厚的生物材料。传统的 TEM 依靠样品下面的物镜成像，而厚样品会导致很强的电子能量损失，产生很高的色差，显著地降低了分辨率，难以测试微米级厚样品的内部结构；冷冻电镜通过高角散射探测器接收信号，探针受到样品或者物镜的影响很小，结合明场扫描透射电子显微 (BF-STEM) 相衬度，更适合几百微米到几微米厚度生物材料的结构表征 [22]。冷冻电镜也适合于硬-软物质的界面结构 (如无机材料表面修饰物结构、纳米材料-蛋白冠复合物结构、DNA 折纸纳米结构)、有机-无机杂化纳米材料 (如金属纳米簇) 及其组装体的表征 [18]。

2. 扫描电子显微镜

SEM 是对纳米材料表面超微结构进行分析的主要工具之一，它能提供表面形貌、几何尺寸、化学组成和晶体结构等信息。SEM 分辨率高，达到 1 nm；放大倍数可达到 30 万倍及以上；具有景深大、成像直观、立体感强等优点，能提供微米或亚微米的形貌信息。针对纳米材料的粒径分析，与 TEM 类似，仍然需要检测足够多的纳米材料以保证其粒径大小和形状在统计上具有代表性，其缺陷是测试费时，可能需逐一分析多个颗粒。目前，结合自动图像分析系统能够提高分析和统计速度 [23]。

SEM 将电子枪发射出的电子束经过聚焦后会聚成点光源，入射电子束与样品表面作用，激发出二次电子。通过二次电子收集器将各个方向的二次电子汇集，转变为光信号、电信号，最终经过视频放大器放大并输送至显像管，在荧光屏上呈现一幅亮暗程度不同的、反映样品表面形貌的二次电子像。电子束按照一定的空间和时间顺序做光栅式逐点扫描，获得样品的整体图像。SEM 成像通过接收从样品中“激发”出来的信号而成像，它不要求电子透过样品。对于导电性较差或者绝缘的样品，通过喷镀金、银等贵金属或碳真空蒸镀等手段处理表面，使其具有良好的导电性；然而这种导电处理可能会破坏表面形貌和状态。因此，应尽可能使样品的表面结构保存好，没有变形和污染，使其保持良好导电性 [24]。环境扫描电子显微镜 (environmental scanning electron microscope，ESEM) 是一类重要的 SEM。ESEM 既能在高真空下观察导电的固体样品，还可以在低真空下直接检测非导电导热样品，但是低真空状态下只能获得背散射电子像。ESEM 适合湿环境下的医用纳米材料的形态观察和元素定性定量分析，观察溶液中纳米材料的团聚与聚集、组装、结构崩解、表面吸附等过程的形貌与结构信息 [23]。

SEM 具有以下性能特点：①焦深大，适合观察凹凸不平的形貌，得到的图像富有立体感；②成像的放大范围较广、分辨率较高；③样品制备简单；④成像电压低，对真空度要求低，电子辐射损伤小，便于观察聚合物和生物大分子等样品；

⑤适合作微区成分分析和晶体结构分析。配置波长色散 X 射线谱仪 (WDX) 或能量色散 X 射线谱仪 (EDS) 等谱学分析仪后, SEM 具有电子探针的功能, 能检测样品发出的反射电子、X 射线、阴极荧光、透射电子、俄歇电子等结合电子能谱, 同时实现形貌成像与成分分析 [11,24]。

3. 原子力显微镜

AFM 是对纳米材料表面超微结构分析的另一个重要工具, 它能提供表面形貌、几何尺寸、应力等信息。AFM 利用微小探针与待测物之间的相互作用力来呈现待测物表面的物理特性。由压电陶瓷管制作的扫描器精确控制微小的扫描移动, 将代表 X、Y、Z 三个方向的压电陶瓷块组成三角架形状的微小悬臂。测试时, 针尖与样品之间相互作用; 微小悬臂感测相互作用力进而摆动。由于激光照射在悬臂的末端, 悬臂摆动会改变反射光的位置而造成偏移量, 此时激光检测器会记录此偏移量, 并将信号给反馈系统, 最后以影像的方式呈现样品的表面特性 [25]。

基于探针针尖与样品间的作用力类型 (斥力与吸引力), 发展出三种操作模式: 接触模式 (contact mode)、非接触模式 (non-contact mode) 和轻敲模式 (tapping mode)。①接触模式是最直接的成像模式: 在扫描成像过程中, 针尖与样品表面保持紧密接触, 样品与探针距离约几埃, 作用力主要是排斥力; 根据原子斥力的变化产生表面轮廓图像。优点是扫描速度快, 获得 "原子分辨率" 图像。不足是扫描时的横向力影响图像质量; 样品的表面结构易被针尖破坏, 不宜对柔软的样品表面成像。②非接触模式较为间接: 悬臂针尖在距离样品表面上方 5~10 nm 处振荡, 将两者间的范德瓦耳斯力作用转变为轮廓图像信息。优点是测试时样品表面不会被破坏, 可用于表征柔软物体的表面, 针尖也不会被污染。不足是横向分辨率低, 扫描速度慢, 测试样品的吸附液层尽量薄, 否则针尖陷入液面, 容易刮擦样品。③ 轻敲模式是介于两种模式之间, 悬臂在样品表面上方以其共振频率振荡, 针尖周期性地、短暂地接触/敲击样品表面, 使得针尖接触样品时所产生的侧向力被明显削弱。该模式可以实现样品表面分析和形貌成像, 获得表面粗糙度、平均高度、峰谷峰顶之间的最大距离等信息, 还可以完成力的测量。优点是消除了横向力的影响; 降低了由吸附液层引起的力, 图像分辨率高, 适于观测软、易碎或胶黏性样品, 不会损伤其表面。不足是比接触模式扫描速度慢。对于 AFM 测试, 样品制备一般要求纳米材料粉体尽量以单层或亚单层形式分散并固定在基片上。在三维方向上, AFM 均可测量纳米材料的尺寸, 纵向分辨率可达到 0.05 nm。在横向尺度, 由于针尖放大效应常造成检测尺寸偏大, 需要结合 TEM、SEM 等对纳米材料进行分析 [11,26]。

基于上述特点, AFM 适合于表征固体表面、液体环境下的医用纳米材料形貌、粒径与力学性质、表面吸附等。针对干燥样品、湿样品, 均可实现纳米材料表面形貌与力学分析、纳米材料表面修饰物的表征、纳米材料硬软界面 (表面吸附)、纳米组装结构的表征；也可以观察纳米材料与细胞、细菌作用过程，细胞或细菌表面的吸附及其表面结构的变化。近年来，AFM 与表面增强拉曼、表面增强红外等谱学技术联用，在形貌成像、力学测定的同时，还可获得化学结构 (官能团类型、纳米与分子作用方式) 等信息 [27,28]。

4. 激光粒度分析法

前述的粒度分析方法如 TEM、SEM、AFM 等属于一次粒度分析，采用显微镜直观观测、采集样品粒度范围信息，得到单个颗粒的原始粒径及形貌。除此之外，纳米材料的二次粒度分析主要涉及三种方法：高速离心沉降法、激光粒度分析法和电超声粒度分析法。激光粒度分析法按其分析粒度的范围不同，划分为光衍射法 (微米、亚微米级颗粒) 和动态光散射法 (纳米、亚微米级颗粒)。动态光散射法 (dynamic light scattering, DLS) 是一种检测胶体纳米材料整体粒径分布的有效手段，合适的粒径检测范围为 4 nm~6 μm，可结合 Zeta 电位测试同一样品的表面电位。其测试原理是纳米颗粒在液体中进行布朗运动，当激光照射到纳米颗粒时会发生散射，散射光的相位互相叠加，将引起光亮区域光强增强、黑暗区域光强减弱，最终得到波动的光散射强度。DLS 技术就是通过激光照射纳米颗粒，分析散射光的光强波动，然后计算得到粒径的分布信息，通常表示为强度、体积和数量分布，但是该方法不能得到颗粒浓度的准确信息。在 DLS 测试时，需要注意的是测到的不是纳米颗粒的真实尺寸，而是其在溶液中的水合粒径，比电镜测得的数据偏大一些。DLS 最适合测试球形纳米颗粒的粒径，对非球形纳米材料的直径，尤其是各种片层材料、棒状材料的直径并不十分准确，仅仅能通过对比同类材料来给出一个范围和趋势。此外，纳米颗粒跟踪分析 (nanoparticle tracking analysis，NTA) 是一种在液体中原位观察与分析颗粒的技术。该技术将单个颗粒跟踪技术与经典微电泳技术 (Zeta 电位) 和布朗运动相结合，在单颗粒水平跟踪粒子运动并经过图像分析进行测量，然后根据 Stockes-Einstein 方程式，计算出纳米颗粒的流体力学直径和浓度。最后，基于单个颗粒的运动与粒径的关系，通过视频图像直接查看，获得高精度的粒径分布 [11,29]。

5. 小角 X 射线散射法

在医用纳米材料制备过程及其与生物体作用过程中，纳米材料的粒径改变，也可能发生自组装。小角 X 射线散射法 (SAXS) 是一种简单有效并且准确度高的方法，可表征液体环境中纳米材料的粒径分布及其组装结构。

一束极细的 X 射线穿过一层超细粉末/颗粒时，通过颗粒内电子的散射，在原光束附近的极小角域内 (在靠近原光束 2°~5° 小角度范围内) 分散开来，这种现象叫做小角 X 射线散射。同步辐射 X 射线经过聚焦单色镜之后，照射在样品上，通过测量散射 X 射线强度随散射角的变化，从中获得有关微颗粒大小、形状和尺寸分布、长周期排列结构信息 [26,30,31]。SAXS 获取的信息是来自物质内部 1~100 nm 量级范围内电子密度的起伏，根据谱学信息如结构因子和形状因子获得颗粒的粒径分布、形状等 (图 5.2)[30]。SAXS 可用于表征纳米材料的形状和大小，首先将纳米材料制备为稀疏分布的固体样品或液体样品后测试 SAXS，然后通过 Guinier 分析法、反复试验法或从头开始法等进行分析，获得纳米材料的形状等理化参数。SAXS 也适合表征由形状和电子密度相同但尺寸不同的纳米颗粒所组成的多分散体系，也可以获取复合无机纳米材料/合金纳米材料、纳米颗粒表面大分子修饰物、纳米颗粒组装体、聚集体等组分的粒径与形貌信息 [26,32]。这些材料通常包括核壳结构 [33,34]、小分子自组装的胶束纳米颗粒与磷脂纳米结构 [35]、超颗粒结构 (单分散超颗粒、核壳结构的超颗粒)[36]、多孔结构 [37] 及纳米颗粒聚集体等 [38]。

SAXS 能够研究部分或全部无序体系，表征接近生理环境下的天然纳米材料及纳米材料随外界条件改变而引起的结构变化。在聚合物或生物样品中，经常会出现由结晶区、非晶区交替排列而成的长周期结构。如果周期长度在纳米尺度，这种长周期结构产生的布拉格衍射峰落在小角散射区，也适合 SAXS 解析结构。此外，SAXS 也适合于研究微纳米尺度的介孔结构平均粒径、比表面积、界面层特性以及聚合物的微结构等 [26,30]。

针对医用纳米材料，SAXS 可以测试在不同分散体系中纳米材料的粒径、稳定性。TEM 和 SAXS 都是纳米尺寸和形貌表征方法。相比而言，TEM 不适合大尺寸样品表征，获得的形貌和结构信息具有随机性，不具有统计意义；而 SAXS 表征，能够获得较宏观样品内部的统计平均、无损的尺寸与结构信息，能够表征液体、缓冲液、生物培养基等复杂环境下纳米材料的结构和性质，也适合于原位、动态地研究纳米材料尺寸与结构变化 [30]。例如，通过 SAXS 表征纳米 Fe、Fe_2O_3、Fe_3O_4 颗粒粒度分布，并与 TEM 成像结果比较，用 SAXS 表征能准确给出几种纳米颗粒的粒径分布信息，且不受分散体系、分散浓度的影响；而若样品发生明显聚集或团聚，TEM 难以给出明确的分布，也难以获得统计信息 [39]。

6. 色谱法

传统的医用纳米材料的粒径表征主要采用显微镜及相关技术,如 SEM、TEM、AFM 等，但这些表征方法往往难以实现液体环境下的纳米材料的粒径表征 [40-42]。近年来，色谱技术已用于医学纳米材料的分离、粒径表征研究。色谱技术是分离复杂混合物中各个组分的有效方法，它利用不同物质在某一体系中的不同分配系数的差异，达到物质分离的目的。常见的色谱技术包括高效液相色谱 (high-performance liquid chromatography，HPLC) 技术、流体动力色谱 (hydro-

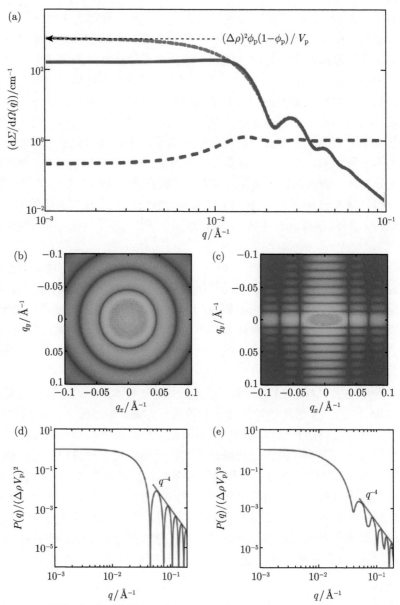

图 5.2　SAXS 图谱可提供的结构与形状信息。(a) SAXS 能够表征颗粒的形状因子和结构因子。基于 Schultz-Zimm 粒径分布函数，获得 10%多分散度的球形颗粒的拟合 SAXS 谱强度信息。其中平均粒径为 40 nm，体积分数为 0.2，$\Delta\rho/r_e = 0.04\ \text{Å}^{-3}$，平均颗粒体积 $V_p = 3.452 \times 10^4\ \text{nm}^3$。实线是绝对强度，点划线是形状因子 $P(q)$，虚线是结构因子。(b)，(c) 球形与圆柱形纳米颗粒的二维 SAXS 散射曲线。(d)，(e) 球形颗粒与圆柱形纳米颗粒的一维 SAXS 散射曲线。球形纳米颗粒的粒径为 20 nm；圆柱形纳米颗粒直径 20 nm，长度 50 nm[30]。q：散射矢量；$\Delta\rho$：电子密度起伏

dynamic chromatography，HDC) 技术等。进一步利用流体与外加场联合作用于样品，可实现对液相介质中的医用纳米颗粒的粒径表征，称为场流分离 (field-flow fractionation，FFF) 技术。而电泳技术是利用纳米颗粒在电场中的迁移速率不同，从而实现对医用纳米颗粒的粒径表征，如毛细管电泳 (capillary electrophoresis，CE) 技术等。通过与各种检测设备的联用，上述技术即可用于医用纳米材料的分离和表征。

1) 高效液相色谱技术

高效液相色谱以液体为流动相，采用高压输液系统，将具有不同极性的单一溶剂或不同比例的混合溶剂、缓冲液等流动相泵入装有固定相的色谱柱，在柱内各成分被分离后，进入检测器进行检测，从而实现对试样的分析。根据固定相的不同，液相色谱分为液固色谱、液液色谱和键合相色谱，其中应用最广的是以硅胶为填料的液固色谱和以微硅胶为基质的键合相色谱。根据吸附力的不同，可分为吸附色谱法 (adsorption chromatography)、分配色谱法 (partition chromatography)、离子色谱法 (ion chromatography)、尺寸排阻色谱法 (size exclusion chromatography，SEC)、键合相色谱法 (bonded phase chromatography) 及亲和色谱法 (affinity chromatography) 等，其中尺寸排阻色谱法在纳米材料的分离与粒径表征中应用最为广泛。

高效液相色谱常用于富勒烯 (C_{60} 及 C_{70}) 及其羟基化衍生物等碳纳米材料的分离 [43]，该法是制备此类碳纳米材料的基础，但无法直接表征碳纳米材料的粒径。Jimenez 等 [44] 通过使用高效液相色谱成功对不同尺寸的金纳米簇进行了分离，被分离的金纳米簇的表观尺寸为 1.3~2 nm，这实际上是利用了色谱柱的尺寸排阻效应：当不同尺寸的纳米颗粒随载流液进入色谱柱时，大尺寸的纳米材料无法进入凝胶的小孔穴，而小尺寸的纳米材料可以进入凝胶的小孔穴，这样大尺寸纳米颗粒先于小尺寸纳米颗粒被洗脱，从而实现对纳米颗粒尺寸的表征 [45]。尺寸排阻色谱也已应用于分离和表征 100 nm 以下的金纳米簇 [46]、量子点 (QD)[47]、单壁碳纳米管 [48] 及二氧化硅纳米颗粒 [49] 等医用纳米材料。

2) 流体动力色谱技术

HDC 是 Pedersen [50] 于 1962 年提出，Small[51] 于 1974 年开发成功的一种可同时测定颗粒直径及其分布的方法。HDC 采用无孔刚性颗粒填充色谱柱，或者采用管径不同的毛细管作为色谱柱，待测物在高压下通过色谱柱，由于不同大小的物质受到的流体动力效应不同，在流动相中的移动速度也不同，大粒径物质倾向于远离管壁附近的低流速区而能够更快地穿过填料间隙，更早地洗脱出来，从而实现了不同粒径的颗粒物的分离，具有操作简单、适用粒径范围广 (5~1200 nm)、可分离部分团聚的纳米材料等优点 [52,53]。

Blom 等 [54] 利用 HDC 结合紫外检测芯片，成功分离了粒径为 26~155 nm 的荧光分子和聚苯乙烯的混合物，表明 HDC 可用于纳米材料的粒径表征。Pergantis

等利用 HDC 结合在线单颗粒电感耦合等离子体质谱 (SP-ICP-MS) 发展了同时测定金纳米颗粒粒径、数量浓度及金含量的方法 [55]。Rakcheev 等 [56] 进一步利用 HDC 结合在线 SP-ICP-MS 建立了分离复杂介质中团聚金纳米颗粒的方法,从而为研究纳米颗粒在复杂介质中的团聚过程打下了基础。Philippe 等 [57] 则综合利用 HDC 结合紫外可见光、荧光以及电感耦合等离子体质谱 (inductively coupled plasma mass spectrometry,ICP-MS) 技术对化妆品中的 TiO_2 及 ZnO 纳米颗粒的粒径进行了表征。Lewis 发展了 HDC-柱后注射-ICP-MS 方法,可同时测定纳米颗粒的粒径、质量浓度及数量浓度,可用于医用纳米材料生产过程监测 [58]。Tiede 等 [59] 已成功利用 HDC 与 ICP-MS 研究了污泥等复杂介质中银纳米颗粒的迁移转化,整个分析过程不需任何的前处理操作,且耗时短 (<10 min),展示了 HDC 在分离金属纳米颗粒方面良好的应用潜力。

3) 场流分离技术

FFF 技术最早由 Giddings 提出,其原理是当载流液负载待分离物流经超薄分离流道 (一般小于 127 μm) 时,在垂直于样品流动的方向施加一个可控的外加场,样品在流动相的作用下经过分离流道,样品组分除随流动相纵向流动外,还受到垂直于分离流道的分离场力作用向流道的一侧移动。不同组分受分离场力作用不同,小颗粒受到的场作用力小,处于流道中心附近,流速快,大颗粒受到的场作用力大而向流道侧壁聚集,流速慢,因而通过流道所需时间不同,从而实现不同尺寸组分的分离 [60,61]。

FFF 可实现几乎任何液相介质中微粒组分的快速、温和与高分辨的分离,可分离、提纯以及收集样品组分尺寸在 1 nm~100 μm 的大分子、胶质及纳米颗粒,也可完成对样品组分其他物理参数 (如质量、密度和电荷等其他性质) 的准确表征。根据所施加外场的不同,可将 FFF 分为沉降场流分离 (SdFFF)、流场流分离 (FlFFF)、磁场流分离 (MFFF) 和重力场流分离 (GFFF) 等 [62],其中以 FlFFF 特别是非对称流场流分离 (asymmetric flow-field flow fractionation,AF4) 技术应用最为广泛 [63,64]。

Bouby 等 [65] 利用 AF4 与 ICP-MS 联用技术对 CdSe/ZnS 量子点进行了研究,既测定了量子点元素含量,又表征了量子点的水合粒径。Contado 等 [66] 利用 AF4 与电感耦合等离子体原子发射光谱法 (ICP-AES) 联用,成功对化妆品中的 TiO_2 纳米粒子的尺寸进行了表征。Schmidt 等 [67] 综合利用 AF4、光散射技术及 ICP-MS 技术对三种聚苯乙烯小球及三种金纳米颗粒进行了分离,而 Tan 等 [68] 利用中空纤维流场流 (hollow fiber flow field-flow fractionation,HF5)-微柱富集与紫外-可见吸收光谱 (UV-Vis)、DLS 和 ICP-MS 等多重检测器联用,实现了环境水体中 Ag^+ 和不同粒径纳米 Ag(1.4~100 nm) 的分离、粒径表征和定量分析。Ramos 等 [69] 利用 AF4 与 ICP-MS 技术表征了保健品中 Ag NPs 的尺寸，发现所得结果与利用 TEM 获得的结果吻合，进一步证实了该方法的可靠性。Mudalige 等 [70] 还成功对表面吸附蛋白形成蛋白冠的 Ag NPs 及 Ag+ 进行了分离。

4) 电泳技术

电泳是指在电场作用下，带电颗粒向着与其电荷相反的方向迁移的现象。由于在纳米材料的合成过程中，通常需要加入稳定剂以增强其分散性和稳定性，因此其表面带有一定的电荷，这使得利用电泳技术分离纳米材料成为可能。纳米材料分离中，常用的电泳技术有凝胶电泳 (gel electrophoresis，GE)、毛细管电泳 (CE) 等 [71]，其中 CE 应用范围广，可用于金属纳米材料、单壁碳纳米管和量子点等的分离与粒径表征。

Liu 等 [72] 将 CE 与 UV-Vis 以及 ICP-MS 联用，成功对不同粒径和形貌的纳米 Au、Ag 和 Au@Ag 核壳结构纳米球进行了表征。为防止纳米颗粒在管壁上的吸附以及纳米颗粒在分离过程中的团聚，通常需要在分离前对毛细管内壁进行预处理，使管壁带电，以增加管壁与颗粒之间的排斥力。同时，可在电解液中加入适量的表面活性剂，促进纳米颗粒的分离。Qu 等 [73] 在电解液中加入十二烷基苯磺酸钠 (SDBS)，从而大大提高了针对不同尺寸金纳米颗粒的粒径检测分辨率；此外，他们还检测了保健品中金、铂及钯纳米颗粒尺寸，且与 TEM 获得结果相吻合。Liu 等进一步利用该技术同时检测了复杂介质中纳米材料成分及其粒径 [74]，例如，他们识别了抗菌洗液中 Ag NPs 的粒径，所得结果与 TEM 结果吻合。

综上所述，尺寸排阻色谱技术、流体动力色谱技术、场流分离技术及电泳技术等色谱技术均可实现对医用纳米材料的分离与粒径表征。与电镜技术相比较，这几种色谱技术在小尺寸医用纳米材料表征能力方面尚需要加强，检出限偏高，但其优点是可以直接对复杂介质中的纳米粒子进行分离与表征，从而能更真实地反映医用纳米材料的真实状态 (图 5.3)。

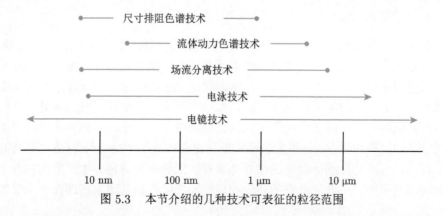

图 5.3 本节介绍的几种技术可表征的粒径范围

目前，在医用纳米材料的粒径表征应用中，高效液相色谱技术应用较多，流体动力色谱技术、场流分离技术及电泳技术在医用纳米材料生物效应方面研究尚较少，亟待进一步加强。而通过与其他检测技术结合，还可以进一步研究医用纳米材料在机体内的动态变化，即医用纳米材料的药代动力学过程。

5.1.2　纳米材料表面性质分析

1. 表面电荷分析

医用纳米材料处于液体微环境，由于表面缺陷、表面的吸附和修饰等原因，其表面通常携带电荷。纳米材料表面具有一层电位离子，电位离子层通过静电作用，把溶液中电荷相反的离子吸引到胶核周围，吸附正离子带正电，吸附负离子带负电。由于整个体系是电中性的，有等量的正、负离子存在。这样，在纳米材料周围介质的相间界面区域就形成双电层：内层为 Stern 层，其中离子与纳米材料紧紧地结合在一起；外层是扩散区，其中离子与纳米材料的吸附不紧密。当纳米材料运动时，在此边界内的离子随着其运动，但边界外的离子不随着其运动从而形成流体力学剪切层或滑动面 (slipping plane)。Zeta 电位就是指从流体力学剪切层处到体相溶液之间的电位，它也反映了纳米颗粒之间相互排斥或吸引力强度的度量，是用于评估纳米粒子在介质中能否稳定分散的重要指标 [75]。Zeta 电位绝对值越高，体系越稳定，即更容易溶解或分散，可以抵抗聚集；反之，Zeta 电位绝对值越低，越倾向于凝结或凝聚，即吸引力超过了排斥力，分散被破坏而发生凝结或凝聚。一般而言，Zeta 电位绝对值达到 25 mV 就认为体系比较稳定，当然还要综合考虑并评价其他指标 [29]。

测量 Zeta 电位的方法主要有电泳法、电渗法、流动电位法以及超声波法，其中电泳法应用最广。微量电泳法是用显微镜观察单个粒子在已知电场影响下的运动情况，通过电泳速率 Helmholtz-Smoluchowski 方程计算出 Zeta 电位。电泳光散射法是通过测量散射激光的多普勒位移来测定电泳速率的技术 [29]。

2. 表面官能团分析

纳米材料内部或表面的有机物分子和官能团可通过红外光谱进行表征分析。有机物分子及组成的化学键或官能团原子处于不断振动状态，其振动频率与红外光的振动频率相当。所以，当红外光照射时，分子中的化学键或官能团可发生振动吸收。由于不同的化学键或官能团吸收频率不同，在红外光谱上将处于不同位置，从而获得分子中的化学键或官能团类型等信息。因此，红外光谱分析可用于研究分子的结构和化学键，作为表征和鉴别化学物种的方法 [11]。红外光谱具有高度特征性，可以与标准化合物的红外光谱对比来做分析鉴定。由于基团在分子中所处的环境不同，不同化合物的同一种官能团的吸收振动通常出现在一个窄的波数范围内，但不在一个固定的波数。引起基团频率位移的因素包括外部因素，如物理状态和化学环境 (如温度效应和溶剂效应等)；也包括内部因素，如分子中取代基的电性效应、机械效应、氢键效应与配位效应等 [76-78]。

红外光谱是根据分子内部原子间的相对振动与分子转动等信息来确定分子结构与鉴定化合物。只有当振动时，分子的偶极矩发生变化，该振动才有红外活性。红外光谱分为三个区域：近红外区 (0.75~2.5 μm)、中红外区 (2.5~25 μm) 和远红外区 (25~1000 μm)。绝大多数有机物和无机物的基频吸收带都出现在中红外区，此区红外光谱图大体上分为特征频率区 (2.5~7.7 μm) 以及指纹区 (7.7~16.7 μm) 两个区域。特征频率区的吸收峰是由基团的伸缩振动产生，数目不多，但特征性很强，因此，非常适合于官能团的鉴定。如酮、酸、酯或酰胺等类化合物中的羰基，伸缩振动都在 5.9 μm 左右出现一个强吸收峰，可用于鉴定羰基。相比而言，指纹区峰多而复杂，无强特征性，主要由单键 C—O、C—N 和 C—X(卤素原子) 等伸缩振动及 C—H、O—H 等含氢基团的弯曲振动以及 C—C 骨架振动产生。当分子结构稍有不同时，该区的吸收就有细微的差异，非常适合区别结构类似的化合物 [77-79]。

红外吸收峰的位置与强度反映了分子的结构特点，可以用来鉴别未知物的结构组成或确定其化学基团；而吸收谱带的吸收强度与化学基团的含量有关，可用于进行定量分析和纯度鉴定。红外谱的解析提供官能团的信息，可帮助确定部分乃至全部分子类型及结构。其定性分析的优点是特征性高、分析时间短、样品量少、不破坏试样、测定方便等。但是大多数化合物的红外谱图复杂，不能保证从红外谱图上得到全部分子结构信息；因此需要借助核磁、质谱、紫外光谱等分析手段。定量分析依据朗伯-比尔定律，选择的定量分析峰应有足够的强度且不与其他峰相重叠；采用直接计算法、工作曲线法、吸收度比法和内标法等进行异构体的分析。此外，结合最小二乘回归、相关分析、因子分析、遗传算法、人工神经网络等算法，可实现复杂多组分体系的定量分析 [77]。

将红外光谱仪与红外显微镜联用可开展显微红外光谱分析，其空间分辨率可以达到几微米。在生物检测中，显微红外可以实现收集单细胞、单菌落的红外响应，通过改变环境因素进行实时、原位、无标记的生理过程检测，对理解一些生理反应有重要作用。或者结合增强红外技术，达到纳米尺度的检测，比如可以实现在液相中对蛋白质的二级结构变化的检测 [76]。

为了提高分辨率，科学家利用散射型近场光学技术发展了纳米傅里叶红外光谱 (nano-FTIR)，使得纳米尺度化学鉴定和成像成为可能 [80]。该技术通过干涉性探测针尖扫描样品表面时的反向散射光，可同时得到近场 (near field, NF) 信号的光强和相位信号。当使用宽波红外激光照射 AFM 针尖时，可获得针尖下方 10 nm 区域内的红外光谱即 nano-FTIR。该技术综合了 AFM 高空间分辨率与傅里叶红外光谱的高化学敏感度，在纳米尺度下实现对纳米材料的化学分析。nano-FTIR 光谱仪获得的近场吸收光谱所体现的分子指纹特征与使用传统 FTIR 光谱仪获得的分子指纹特征吻合度很高，它具有高灵敏、高空间分辨的特点，可以快速地进行医用纳米材料的原位化学分析[81]。利用 nano-FTIR 光谱仪，可以鉴定纳米材料表面吸附物的化学成分。例如，nano-FTIR 技术可以通过 AFM 相位图显示在 Si 片和聚甲基丙烯酸甲酯 (PMMA) 薄膜的界面存在一个 100 nm 尺寸的吸附物，但是无法判断其化学成分；而使用 nano-FTIR 针对吸附物的红外光谱分析，并与标准 FTIR 数据库中的谱线比对，可以确定其为聚二甲基硅氧烷 (PDMS) 颗粒[82]。

此外，同步辐射红外 (IR) 谱学显微分析基于同步辐射光的亮度高、光谱范围宽、发散角小以及信噪比高等优点，将同步辐射技术与传统红外谱学技术相结合而发展的新技术，适合于采集生物样品、纳米材料的微区化学信息，可以获得生物样品与纳米材料的化学组分的光谱学信息以及化学组分的分布 (图 5.4)[83]。目前该技术被应用于生物组织、湿环境下的细胞、细菌的化学成分 (蛋白质、脂类、核酸、糖类等) 原位成像，通过采集纳米材料官能团的特征谱学信息，该方法可以观察纳米材料在组织内的分布与富集情况[84]。同步辐射 IR 谱学也用于定量研究在湿环境下的蛋白质二级结构及纳米材料与生物分子相互作用。将蛋白质、纳米材料-蛋白质复合物等溶液样品注入微量液体 CaF_2 样品池，厚度约 5~20 μm，采集同步辐射 IR 谱学信息[85,86]。其中，1650 cm^{-1} 和 1540 cm^{-1} 对应的波数为酰胺 I 和酰胺 II 等指纹信息，将采集数据与标准谱学比对和拟合分析，得到蛋白质不同二级结构的组成信息[83,85,87]。

5.1.3　化学组成与化学形态分析

1. 常规分析

化学组成分析对纳米材料性质的研究非常重要，也必不可少，常包括光谱分析、质谱分析和能谱分析。光谱分析包括原子吸收光谱 (AAS)、电感耦合等离子体原子发射光谱 (ICP-OES)、X 射线荧光光谱 (XRF) 和 X 射线衍射 (XRD) 光谱等；质谱分析包括 ICP-MS 和飞行时间二次离子质谱 (TOF-SIMS)；能谱分析包括 X 射线光电子能谱 (XPS)、俄歇电子能谱 (AES) 以及 EDS 和 EELS 等[11]。在与生物体系作用过程中，医用纳米材料本身的行为和状态如催化过程、氧化还原、化学吸附等都与其表面化学组成密切相关。所以对纳米材料表面化学分析、能谱与质谱分析有着重要应用。这些方法包括 XPS 法、AES 法、电子探针法和二次离子质谱 (SIMS) 法等，主要功能是测定纳米材料表面的化学成分、分布与价态、表面与界面的吸附和扩散情况等信息。

电子探针分析法是研究样品近表面化学成分的能谱分析方法。利用电子束与

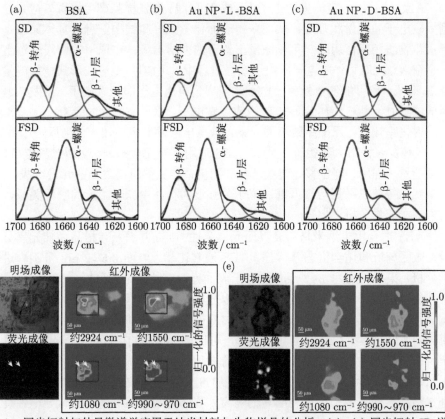

图 5.4 同步辐射红外显微谱学应用于纳米材料与生物样品的分析。(a)~(c) 同步辐射 IR 谱学表征酰胺 I 区和酰胺 II 区，可定量解析蛋白质的二级结构，表征金纳米颗粒 (Au NP) 表面吸附的牛血清蛋白 (BSA) 的蛋白冠二级结构 [85]。(d), (e) 同步辐射 IR 显微成像与荧光显微镜观察神经细胞分化前 (d)、分化后 (e)，磷酸化的蛋白质分布。磷酸化的蛋白质经过绿色荧光蛋白标记，发绿色荧光；基于同步辐射 IR 谱学分析获得不同化学组分分布变化情况。其中，$2924\ cm^{-1}$ 对应于脂质，$1550\ cm^{-1}$ 对应于蛋白质的酰胺键，$1080\ cm^{-1}$ 对应于磷酸根及含 P—O 的官能团 (DNA、蛋白质磷酸化、磷脂等)[83]

物质相互作用产生特征 X 射线，根据 X 射线的波长和强度进行分析。以此为基础，发展了电子探针显微分析 (EPMA)，该方法用高能电子束照射样品表面，在离表面约几微米处的原子将被激发产生特征 X 射线，这种 X 射线既可以用 EDS 检测，也可用 WDS 检测；接着，通过能谱精确地推算出材料中近表面主要、次要及微量的元素成分。该方法将微区化学成分与显微结构成像结合起来，进行材料表面显微分析，获得定量与定性信息，能够分析元素周期表里几乎所有的元素 (氢、氦及锂元素除外)；灵敏度高，定量准确，能量色散电子探针显微分析 (ED-EPMA) 的检测限可达到几微克/克 (ppm)，分析过程基本不损坏纳米材料 [88]。

　　AES 法是用一定能量的电子束 (或 X 射线) 激发样品产生俄歇效应, 通过检测俄歇电子的能量和强度, 从而获得表面化学成分和结构信息。具体原理是当电子束与物质相互作用时, 可以激发出原子的内层电子, 在原子的内层轨道上产生一个空穴。同时, 外层电子向内层跃迁过程中, 可能以 X 射线形式释放能量即特征 X 射线; 也可能使核外另一电子激发成为自由电子即俄歇电子。激发态原子在释放能量时, 通常发射特征 X 射线或俄歇电子。原子序数大的元素, 特征 X 射线的发射概率较大; 原子序数小的元素, 俄歇电子发射概率较大。当原子序数为 33 时, 两种发射概率大致相等。因此, AES 适用于轻元素的分析。通过测定 AES 的特征能量、强度、峰位移、谱线形状和宽度, 能获得材料表面的元素组成、浓度、化学状态等信息; 还可根据俄歇电子的强度和样品中原子浓度的线性关系, 进行元素的半定量分析[89]。

　　AES 适合用于纳米材料表界面元素定性、半定量分析, 样品内部元素分布分析, 微区分析和化学价态分析等。AES 通常在靠近表面 0.5~2 nm 范围内进行化学分析, 采样深度为 1~2 nm, 适合于表面元素定性和定量分析; 其灵敏度高、数据分析速度快、测量元素范围宽, 可以分析除氢、氦以外的所有元素。与离子束剥离技术结合, AES 还可以进行纳米材料的深度剖析和界面分析; AES 的电子束束斑非常小, 具有很高的空间分辨率, 可以进行样品的微区分析; AES 还具有化学价态分析本领, 根据俄歇电子峰位置的位移、形状、强度变化可以判断元素化学状态与原子所处的化学环境。使用 AES 表征需要注意在样品制备过程中避免外来污染, 通常用真空包装或其他隔离外界环境的包装; 适合测试导电性良好的无机纳米材料, 不适合测试有机物纳米材料, 检出限为 0.1%[11,90]。

　　XPS 是一种高灵敏、超微量表面分析技术, 适合医用纳米材料表界面化学分析。其样品分析的深度约 2 nm, 信号来自表面几个原子层, 可用于鉴定除氢和氦外的多种元素类型; XPS 可进行半定量分析, 既可测定元素的相对浓度, 又可测定相同元素的不同氧化态的相对浓度。原理是当特定波长的 X 射线光子照射样品时, 能量被样品中某一元素的原子轨道上的电子吸收, 导致该电子脱离原子, 激发出光电子, 原子本身变成一个激发态的离子。在 X 射线作用下, 各轨道电子都可能从原子中激发成为特征性的光电子。由于各种原子、分子的轨道电子的结合能是确定的, 因此可用 XPS 来测定纳米材料表面的电子结构, 鉴定表面组分的化学成分。在电子结构分析时, 纳米材料所含的元素所处化学环境不同, 导致元素内层电子的结合能不同, 在谱图上就会产生峰的位移 (化学位移) 和峰形变化。通常, 元素化学位移范围在 0.1~10 eV。化学位移能提供非常有用的信息, 如元素的化学价态、存在形式、化学环境以及分子结构等[91]。对有机纳米材料、无机纳米材料而言, 同样的原子在具有强电负性的置换基团中比在弱电负性基团中可能会呈现出较大的结合能; 金属原子发生氧化时, 也会出现向高结合能方向的化学位移的现象。当被测样品原子的价态增加或与电负性大的原子结合时，都会导致结合能的增加，从而可以根据被测原子内层电子结合能的变化来了解其价态变化和所处化学环境[11]。

针对医用纳米材料，XPS 可以表征氧化铈、四氧化三铁纳米颗粒、氧化石墨烯、石墨炔、硫化钼、金属有机框架等多种医用纳米材料表面原子化学价态和化学形式[26]。例如，XPS 可以表征氧化石墨烯、石墨烯、石墨炔等碳材料的碳原子化学形式，如羰基、羧基、羟基、环氧基等，并定量各种含碳官能团的比例[86,92,93]。XPS 还可研究金属、金属硫化物纳米材料氧化与还原行为、降解行为。在接触氧气分子过程中，硫化钼纳米材料表面的原子易氧化，化学形态发生变化。位于 163 eV 和 162 eV 的 XPS 峰分别对应 S $2p_{1/2}$ 和 S $2p_{3/2}$ 轨道，为 S^{2-} 化学态，两个峰相对强度无明显变化，暗示着材料表面残留的硫元素为 S^{2-}；但通过原子吸收光谱测试溶液中硫元素化学态，发现溶液中溶出的硫为硫酸盐。关于 Mo 的 XPS 谱学信息，位于 229 eV 和 232 eV 的 XPS 峰分别对应于 Mo(IV) $3d_{5/2}$ 与 Mo(IV) $3d_{3/2}$，位于 232.68 eV 的 XPS 峰对应于 MoO_3 的化学态；这也与 530.6 eV 能量处 MoO_3 O 1s XPS 谱对应，说明在空气中 Mo 的价态随着氧化而增高；接着用原子吸收光谱分析溶出的 Mo 化学态，发现溶液中存在较多的 MoO_3(图 5.5)[86]。因此，XPS 与相关定量方法结合，能够高灵敏地揭示医用纳米材料的界面化学作用。

2. 同步辐射 X 射线吸收谱

同步辐射 (synchrotron radiation) 是相对论性带电粒子在电磁场的作用下沿弯转轨道行进时发出的电磁辐射。同步辐射是电磁辐射或是一种光子，又称为同步辐射光，其波长范围一般包含红外线、可见光、紫外线和 X 射线。将带电粒子加速到并维持在相对论状态的离子加速器是同步光源。由于同步辐射涵盖从远红外到 X 射线范围内的连续光谱，是具有高亮度、宽波段、高准直、高度极化、高偏振、高纯净、可精确预知等优异性能的脉冲光源，可以开展其他光源无法实现的前沿科学研究。在几乎所有的高能电子加速器上，都建造了同步辐射光束线及实验装置[31]。

由于同步辐射光具有单色性好、偏振性高、亮度高、能量可调、能量范围宽等优点，可作为强大的分析工具，实现纳米尺度的物质结构表征和成分分析。同步辐射技术与其他分析手段结合，可以表征纳米材料体相及表面电子结构与配位信息、纳米材料的组装结构、纳米材料与生物大分子的界面作用与结构；基于元素指纹信息实现体内与单细胞水平的极低含量纳米材料的检测与高分辨成像，实现生物体系纳米材料的原位行为分析如力学应答、氧化还原及降解、催化反应等[5]。在本部分将介绍几种同步辐射分析方法在医用纳米材料表征、生物体系纳米材料分析方面的应用。其中，X 射线吸收精细结构 (XAFS) 谱学可作为元素指纹谱用于鉴定元素类型、化学组成、化学形态等的分析。XAFS 描述的是物质特定原子吸收边的高能侧 X 射线吸收系数 $\mu(E)$ 振荡结构，XAFS 技术包括扩展 X 射线吸收精细结构 (EXAFS) 和 X 射线吸收近边结构 (XANES)，前者是指吸收边后 30~1000 eV 范围内的振荡结构，后者是指吸收边附近 −30~+50 eV 范围内的精细结构。从理论上，XAFS 实验的解释是一种短程有序效应，根据单散射理论和多重散射理论，科学家们提出了多种理论计算模型，解决了扩展边和近边的定量分析的难题，能够获得多种参数如温度、键长、键角、自旋依赖、化学价态拟合等 [5,94,95]。

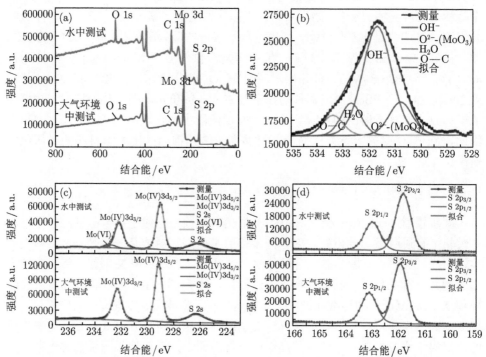

图 5.5　XPS 表征暴露于水和空气的 MoS_2 纳米片层的氧化和降解行为。(a)XPS 宽谱说明材料的元素类型；(b) 暴露于水之后的 MoS_2 材料高分辨 O 1s XPS 谱；(c) 分别暴露于空气和水之后的 MoS_2 材料高分辨 Mo 3d XPS 谱；(d) 分别暴露于空气和水之后的 MoS_2 材料高分辨 S 2p XPS 谱 [86]

　　XAFS 对中心的吸收原子的局域结构和化学环境敏感，能够在原子尺度上给出所关注原子的几个邻近配位壳层的结构信息，包括配位原子种类及其与中心原子的距离、配位数、无序度等，是一种强有力的结构探测手段。同步辐射 XAFS 的应用正在往高灵敏、高分辨、原位、动态、表面结构分析方面发展。使用固体多元探测器可显著提高 XAFS 分析灵敏度，可以检测目标元素含量低达百万分之几克/克 (ppm)，也可检测薄膜样品的几个原子层厚度的结构；将 XAFS 与高空间分辨率的微区成像结合，可原位研究材料的微区分布、元素价态及其动态变化过程；可以通过时间分辨的能量散射 XAFS 研究反应的动力学过程；通过电子产额探测技术检测表界面的电子结构 [95]。

XAFS 最常见的测量方法是透射法和荧光法。透射 XAFS 法的原理是当一束单色光穿过样品时，通过前、后电离室分别测量入射 X 射线 I_o 和出射 X 射线 I_t 的强度，获得吸收系数 $\mu(E) = In(I_t/I_o)$。通过旋转单色器晶体，得到波长连续可调的单色 X 射线，同时测量 I_o、I_t 后得到 $\mu(E)$。透射法一般适合测试待测元素含量高的样品 (建议 >5%)，也要求样品的均匀度、尺寸、厚度合适。荧光 XAFS 法的原理是单色 X 射线照射到达样品表面，样品发射的 X 射线包括待测元素的荧光发射线，其他元素荧光发射线，以及弹性、非弹性散射的 X 射线。由于荧光产率正比于吸收系数，可用于收集检测元素的 XAFS 信号。当样品放置在与入射光、探测器均成 45° 的位置，入射光与探测器成直角时，能够尽可能多地收集荧光信号。同时，为了降低背景信号，在荧光探测器与样品之间加上滤波片 (由原子序数低于靶元素序数的元素组成)，能有效地抑制散射峰和屏蔽其他元素荧光信号。荧光法测试，要避免厚的、不均匀的样品。全电子产额 (TEY) 是另一种重要的 XAFS 测量方法：在 X 射线与样品作用过程中，样品出射的所有电子都被收集，包括弹性光电子、俄歇电子、非弹性电子等。由于二次电子数与吸收系数成正比，俄歇电子数远远多于二次电子数，因此测量通过样品的俄歇电子可获得 XAFS 信号。此方法要求样品导电，且具有较高浓度。TEY 模式下，XAFS 测量对物质表面结构敏感，适合表面 EXAFS 探测 [31,95]。

XAFS 能够表征纳米材料内部、表面原子的配位结构。结合 EXAFS 和透射电镜可研究纳米颗粒的粒径与配位结构的关系。随着金纳米颗粒的粒径改变 (1.6 nm、2.4 nm、4.0 nm)，其表面的 Au-Au 配位距离和配位数明显改变，晶格分别收缩 1.4%、1.1%、0.7%。通过 Au L3 XANES 谱学结果发现，虽然样品 Au 局域环境与单质金类似，但随粒径增大，白线峰幅度减弱，暗示着 d 轨道空穴减少，空穴数与单质金比较，增加 11.2%、9.0%、7.2%[96]。实验结果揭示贵金属纳米材料的尺寸效应，即随着尺寸变小，其化学活性增强和产生自由基更多，导致更强纳米毒性的机制。贵金属纳米簇作为成像和生物检测的探针应用于生物医学领域，但是其粒径小、无固定晶型，难以通过 XRD 分析获得精细结构信息，不利于其功能的优化与应用开发；为了解决这些问题，可通过 EXAFS 解析金属纳米簇原子配位结构信息。巯基配位的金纳米簇 $Au_{19}(SR)_{13}$ 与 $Au_{25}(SR)_{18}$ 的金原子个数不同，导致形成的纳米簇具有不同配位结构。XPS 和 EXAFS 得到结构差异的明确证据，XPS 结果说明两种纳米簇 Au 的价态有差异，EXAFS 结果说明两种纳米簇中配位结构如键长存在不同 (图 5.6) [97]。这些方法相结合,将为多种金属纳米簇、超小金属纳米颗粒的结构表征提供分析手段。

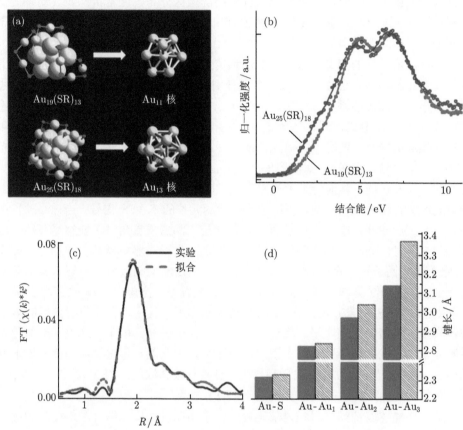

图 5.6　EXAFS 解析金纳米簇的结构。(a) 两种巯基配位的金纳米簇 $Au_{19}(SR)_{13}$ 与 $Au_{25}(SR)_{18}$ 的结构模型; (b) 两种纳米簇的 Au 元素 XPS 谱; (c), (d) 两种金纳米簇的 EXAFS 配位结构及其键长差异 [97]。R: 近邻原子的径向分布; $FT(\chi(k)*k^3)$: 傅里叶变换的加权 3 次方波矢空间函数

　　综上所述,XAFS 作为强大的分析工具,既能分析医用纳米材料整体的元素类型、化学组分及感兴趣元素的配位形式,也能在近纳米材料表面获取价态、配位信息,为纳米材料表界面吸附、化学反应等研究提供分析手段。目前,XAFS 已被广泛应用于纳米材料表征及纳米材料与生物体系作用的研究,例如能够解析金属纳米材料如纳米颗粒、纳米簇、二维纳米片、单原子纳米酶等原子的配位结构 [13,86,97,98]。在后续纳米材料的代谢动力学研究一节,也讲到 XAFS 可用于表征纳米材料的氧化、降解与转化行为。

5.2 纳米-生物分子相互作用分析

进入生物体系的纳米材料, 表面会立即吸附上蛋白质等生物分子, 形成 "蛋白冠"。蛋白冠通常位于纳米材料表面, 赋予其重要的生物学特性：蛋白冠既可以作为一层 "外衣", 屏蔽纳米颗粒的表面, 避免纳米材料与生物膜的直接接触、损伤, 从而降低细胞毒性, 或者可能覆盖表面修饰的靶向分子, 影响纳米载体的靶向识别, 也可能作为免疫细胞等识别的信号分子, 加速纳米材料被网状内皮系统识别、清除；纳米材料也可能改变吸附的蛋白结构, 后者激活免疫信号通路, 导致炎症反应[99]。因此, 为了揭示纳米生物医学效应的本质与规律、指导功能性纳米材料制备与应用, 迫切需要发展针对纳米材料与蛋白质等生物分子相互作用的分析方法。纳米材料与蛋白质作用分析方法, 包括吸附形貌表征、吸附量、吸附蛋白鉴定、吸附蛋白结构与构象、亲和力、吸附界面结构等方面。本节介绍几类重要的分析方法, 包括等离激元增强红外吸收光谱、石英晶体微天平、色谱-电泳技术、同步辐射 X 射线吸收谱、X 射线小角散射。

5.2.1 等离激元增强红外吸收光谱

红外光谱通过分析分子固有的振动模式引起的特征红外吸收, 进而识别分子中的化学键及官能团, 可以快速及无损地实现医用纳米材料的定量分析和结构鉴定, 在生物医学领域具有重要的应用。为了研究医用纳米材料在细胞层次的结构及行为, 研究微量的纳米材料 (如单分子层材料) 有指导意义。纳米材料的分子尺寸一般为 1~100 nm, 而红外光波长在微米量级, 这样巨大的尺寸失配导致纳米材料的红外吸收信号极弱, 常被噪声及杂质信号淹没, 因此传统红外吸收光谱难以应用于微量医用纳米材料的检测。将红外吸收光谱与等离激元结合的分析方法克服了这一限制, 可以快速无损地检测微量医用纳米材料的成分及结构变化。

表面等离激元是在入射光激发下导体表面自由电荷的集体振荡现象, 并在导体表面几十纳米范围内获得强局域电磁场。随后, 随着等离激元理论的不断深入与新材料体系的发现和构建, 等离激元增强红外光谱的探测极限也在不断提高。早在 1980 年, IBM Thomas J. Watson 研究中心的 Hartstein 等发现吸附在金和银纳米颗粒表面的分子红外吸收强度提高了约 20 倍, 由此提出表面增强红外吸收 (surface enhanced infrared absorption, SEIRA) 这一概念[100]。2008 年, Neubrech 等通过设计一系列尺寸的金纳米天线结构, 实验证明了红外共振型的金纳米天线可以检测到 1 attomol (10^{-18} mol) 的分子, 并在红外光谱上表现出不对称线形信号[101]。一方面, 吸附在等离激元材料表面的分子受强局域电磁场影响, 分子的有效偶极矩增大；另一方面, 当表面等离激元共振频率与分子振动频率接近时, 两者之间发生耦合共振, 相位相反, 出现干涉相消, 增强的分子振动信号以谷的形式出现在等离激元共振吸收峰上。通过分析这些等离激元共振峰上谷的位置和强度，就可以得到纳米材料的分子结构信息。除了分析谱线的形状改变之外，等离激元的共振频率对分子的种类及浓度也有不同程度的响应，原因是分子的种类和浓度改变了等离激元介电环境的折射率，表现为等离激元共振峰频率的红移。

解释等离激元增强红外吸收的理论模型有很多，例如法诺共振模型、耦合谐振子模型、含时耦合模式理论、耦合点偶极子模型等 [102,103]。其中，法诺共振模型和耦合谐振子模型可以帮我们直观理解 SEIRA 的原理，也常被用于 SEIRA 实验数据的拟合和分析。

法诺共振模型：1961 年，法诺指出，当分立态能级与连续态能带干涉时，由于这两种模式具有反向相位，相互耦合会形成非对称的线形 [104]。通俗地讲，出现法诺共振的条件都需要一个宽的吸收峰 (如等离激元共振吸收峰，量子力学中解释为连续态) 和一个窄的吸收峰 (如分子共振吸收峰，量子力学中解释为离散态)，当这两个峰发生共振时，会发生干涉相消，表现为红外吸收光谱中的分子共振吸收峰是等离激元共振吸收峰上面的谷而不是简单的谱线强度的叠加 (图 5.7)。

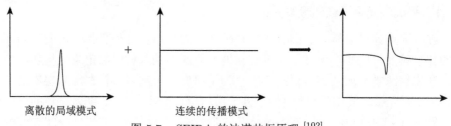

离散的局域模式　　　　　连续的传播模式

图 5.7　SEIRA 的法诺共振原理 [102]

耦合谐振子模型：在经典力学中，两个电磁振动模式的耦合可以被描述为两个谐振子的耦合。等离激元与分子振动模式的耦合也可以利用该模型进行直观的解释，我们可以将等离激元和分子振动近似为两个相互作用的一维驱动阻尼谐振子。如图 5.8 所示，在自由空间电磁场的驱动下，导体表面的自由电子做简谐振荡；虽然分子振动由于尺寸失配导致其无法被远场入射红外光有效驱动，但是等离激元的简谐振荡可以有效驱动分子振动，并与分子振动模式相互耦合，由于共振时相位相反，等离激元增强的分子红外吸收光谱呈现非对称的透射峰。

红外表面等离激元材料包括金属 (如 Au、Ag、Na、Cu、Al 等)、半导体 (如 InAsSb、Si、Ge、ZnO、氧化铟锡 (ITO) 等)、低维纳米材料 (如石墨烯、碳纳米管、h-BN 等)、超导体和拓扑绝缘体等。其中，基于金属、半导体和低维纳米材料的等离激元红外传感器发展较为成熟，而一些新型材料如拓扑绝缘体和超导体，由于制备成本和表征手段的限制，还没有成熟地应用于 SEIRA 领域。因此，就

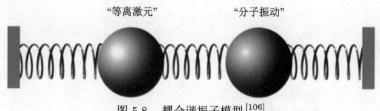

图 5.8　耦合谐振子模型[106]

以 Au、InAsSb 和石墨烯分别作为金属、半导体和低维纳米材料的代表，介绍等离激元增强红外吸收光谱在医用纳米材料检测领域的应用价值。

通过设计和制备金属天线结构，金属可以很好地捕获并聚焦入射光束，且兼容红外光谱的透射和反射探测模式；此外，通过化学方法可以修饰金属表面，被修饰的金属表面可以特异性吸附复杂生物体系的目标分子，进而被灵敏探测。其中金具有较低的光学损耗且化学稳定性好，被广泛应用于基于 SEIRA 的生物分子检测。蛋白质和脂质是构成细胞膜的主要成分，而细胞膜是传导细胞信号以及与药物和病原体相互作用的主要生物学界面，因此研究蛋白质和脂质与纳米材料的相互作用对医用纳米材料的开发和探索有重要意义。2013 年，Ronen 等通过硫醇修饰金纳米天线表面，使其具有特异性吸附链霉亲和素 (streptavidin) 的能力，金等离激元的强局域电磁场结合金表面的特异性吸附能力对约 80 nm 范围内的蛋白质响应及微妙构象变化敏感，可以实时高灵敏地监测蛋白质和纳米粒子之间的相互作用[105]。此外，表面修饰的金属纳米天线能够吸附脂质分子，在天线表面形成脂质双分子膜结构并捕获脂质分子的振动指纹信号，进而实时监测在水性环境中脂质膜的形成动力学，如图 5.9 所示[106]。不难看出，基于金属等离激元的 SEIRA 是研究医用纳米材料在细胞层次相关性质的有力手段之一。

然而，金属等离激元具有高的辐射损耗，且其共振频率主要由金属结构的尺寸和形状控制，难以动态调制。这时，半导体等离激元引起了研究人员的关注。通过电学或化学掺杂等手段能有效改变半导体的载流子浓度 ($10^{19}\sim10^{21}$ cm^{-3})，其等离激元的共振频率可以被动态调控。香兰素是合成药品的常用中间体，在中红外波段具有取代苯环的典型分子振动模式，Franziska 报道了一种高硅掺杂的 InAsSb 纳米天线阵列结构，如图 5.10 所示，该天线在中红外波段中分别具有纵向和横向两种等离激元共振模式，实验结果表明，沉积在 InAsSb 纳米天线结构表面的香兰素分子 (平均一个天线周围有 5×10^7 个香兰素分子) 的红外特征吸收被增强了约 5.7 倍[107]。半导体等离激元的关键优势在于具有可动态调控、易于集成以及兼容 CMOS 工艺等优异性质，未来可以实现基于半导体等离激元的红外传感器大批量的生产工艺。

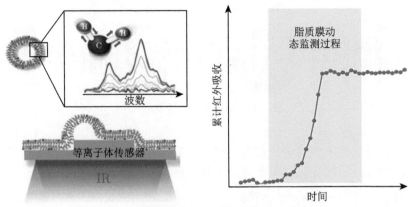

图 5.9　金属纳米天线监测脂质膜的形成动力学

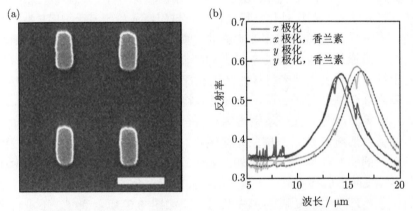

图 5.10　半导体等离激元增强红外光谱。(a) InAsSb 增强红外探测香兰素分子；(b) InAsSb
天线扫描电子显微镜图像 [107]

　　除了半导体以外，低维纳米材料石墨烯是一种具有原子级平整表面的半金属
材料，其中石墨烯的导带和价带相交于布里渊区的狄拉克点，石墨烯的特殊能带
结构使其可以通过电学或化学掺杂等手段动态调控石墨烯等离激元的红外响应。
在中红外波段，通过分析蛋白质的四种典型的分子振动模式 (酰胺 I 带、酰胺 II
带、侧链、端点) 可以帮助研究不同环境中蛋白质的结构和行为。2015 年，Rodrigo
等制备了单层石墨烯纳米条带阵列，将这种基于 SiO_2 基底的石墨烯等离激元红
外传感器和傅里叶变换红外光谱方法结合，成功增强探测到重组蛋白 A/G 和山
羊抗小鼠免疫球蛋白 G(IgG) 双层蛋白质层的酰胺 I 带和酰胺 II 带两种振动模
式，而这两种振动模式对分析蛋白质的二级结构及二级结构变化等信息有指导作
用 [108]。吴晨晨等利用 MgF_2 基底的双层石墨烯等离激元红外传感器同时观测到
标准样品牛血清蛋白的酰胺 I 带、酰胺 II 带、侧链和端点四种分子振动模式，如

图 5.11 所示,其中侧链和端点分子振动模式对蛋白质的化学反应敏感,可用于监测蛋白质的化学反应过程[109]。与金属和半导体等离激元相比,石墨烯的载流子迁移率、生物相容性和化学稳定性皆优于金属和半导体,在生物传感和临床检测领域有着重要应用。

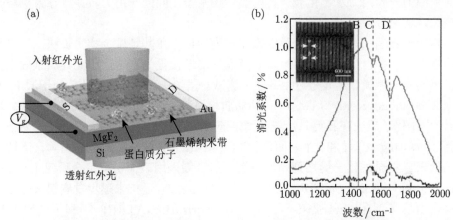

图 5.11 石墨烯等离激元增强红外探测牛血清蛋白。(a) 石墨烯等离激元红外传感器示意图;(b) 石墨烯等离激元增强红外光谱及条带扫描电子显微镜图像[109]

除此之外,随着近年来涌现出很多新型红外光谱技术,例如基于原子力显微镜的纳米红外光谱、基于散射型近场光学显微镜的纳米红外光谱以及红外辐射光谱等,等离激元也展示了在新型红外光谱技术中的应用潜力。相信未来随着等离激元材料和结构的不断探索以及光谱技术的不断发展,结合等离激元和新型红外光谱技术会展示给我们更多的惊喜。

5.2.2 石英晶体微天平

石英晶体微天平 (QCM) 是一种质量传感器,具有灵敏度高 (其测量精度可达纳克级,理论上可以检测到的质量变化相当于单分子层或原子层的几分之一)、实时测量能力强、集成简单、生产成本低等优点,是生物体系与纳米材料相互作用表征分析的一种强有力的工具。

1. 石英晶体微天平传感器检测原理

QCM 的运行基于压电效应,当对石英晶片施加电压时,由于其具有压电效应,所以会发生振动,当振动频率和石英晶片的固有频率保持一致时,就会发生共振,从而产生稳定的振荡。共振频率通常约为 MHz 量级,与晶片厚度成反比。当石英晶片表面吸附上其他物质时,晶片的固有频率会随着吸附质量的变化而改变。

在石英晶片表面固定敏感膜是制备 QCM 传感器的必经步骤,也是传感器测量过程中最重要的一步。常用的 QCM 传感器敏感膜有: 金属氧化物薄膜[110]、聚合物薄膜[111]、纳米材料薄膜[112]、有机高分子薄膜[113] 等。

常用的涂膜方法主要分为物理法和化学法。物理法包括: 滴涂法、浸涂法、旋涂法[114]、喷涂法[115]、真空溅射法[116]、静电纺丝法[117] 等。物理法是目前比较简单的薄膜固定方法, 但聚合物与晶体振荡器之间的作用力较差, 导致响应时间较长, 使用寿命短[118,119]。

相较于物理法, 化学法镀膜的操作较为烦琐。尤其是聚合物生长法, 一般需要惰性气体保护, 但是由于薄膜与石英晶片的连接更为紧密, 因此其测试效果一般优于物理法镀膜, 尤其是液相条件下测试。化学法分为: 自组装单分子层 (self-assembled monolayers, SAMs), 包括脂肪酸及其衍生物、有机硅烷类、烷基硫醇类[120-122] 化学反应在石英晶片表面固定薄膜的方法; 聚合物生长方法, 分为 "接枝到" (grafting to) 法和 "由表面接枝" (grafting from) 法, 前者是指具有活性官能团的聚合物通过化学键接到晶片表面; 后者则采用表面引发聚合反应 (surface initiated polymerization, SIP) 来实施[123]。除此之外, 近年来逐步发展起来的原子转移自由基聚合 (atom transfer radical polymerization, ATRP)[124] 和可逆加成-断裂链转移聚合 (reversible addition-fragmentation chain transfer polymerization, RAFT) 等方法[125]。

典型的 QCM 系统由石英晶片, 一个用于固定石英晶片并提供电连接的支架, 一个将晶体驱动到其共振频率的振荡器, 以及一个读取数据的频率计组成 (图 5.12)。

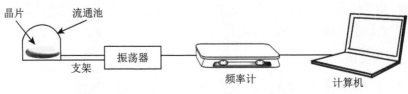

图 5.12　典型 QCM 设备示意图

由于振荡频率的稳定性会受到温度变化的影响, 因此通常将石英晶片支架放在一个封闭的、温度可控的室内。该室可定制, 用于在空气、真空或液体介质中进行测量。QCM 的基本组件相对便宜, 因此当今商用 QCM 仪器的许多发展和功能都是在实验室中采用定制仪器来满足特定研究需求的, 例如使用参考电极消除液体环境对膜样品的干扰[126,127]。

对于在液体介质中工作的 QCM, 主要受液体本身的密度和黏度的驱动, 黏弹性效应的贡献更大。因此, 采取了其他措施来克服液体 QCM 大阻尼的影响。QCM-D 是近年来流行的一种技术。通过记录石英晶片的振荡衰减曲线 (即自由振荡晶体的输出电压幅度随时间变化的曲线) 来测量能量损失。

石英晶片的激发以及衰减曲线的记录和拟合的整个过程都以毫秒为单位。因此，使用 QCM-D 方法可以实现实时数据采集。QCM-D 还可以在晶体基本谐振频率的多个泛音处进行数据采集。这些参数允许通过各种建模理论分析实验数据，从而获得黏弹性膜的吸附质量、厚度、密度、剪切模量、黏度等动力学信息[128,129]。由于可以通过 QCM-D 进行快速数据采集，因此可以对在石英晶片表面发生的分子相互作用 (吸附、反应、解吸等) 进行实时表征和动力学分析。

基本的 QCM-D 仪器包括：石英晶片，可容纳石英晶片并使液体介质流过其顶部表面的组件，用来输送样品溶液的泵，温度控制室，通过施加适当电压并记录频率和损耗变化来驱动晶片的电子元件。最常见的 QCM-D 仪器包含四个组件 (图 5.13)，每个组件都包含一个石英晶片，可以同时测量最多四个 QCM-D 传感器的频率和耗散变化。

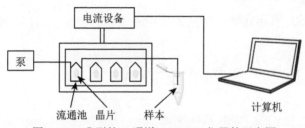

图 5.13 典型的 4 通道 QCM-D 仪器的示意图

Sauerbrey 证明了在厚度剪切振动模式下，石英晶片基础振动频率的减少量正比于其晶片表面吸附沉积的质量，进而推导出了 Sauerbrey 方程[130]。该方程奠定了 QCM 作为传感器应用的基础。但是该模型存在严格的应用条件，即被测物应是以薄膜的形式刚性、均匀地吸附在石英晶片上，并且在其表面不发生侧滑运动。

液态环境下检测到的 QCM 信号主要由表面多层结构决定。如图 5.14 所示，将 QCM 表面结构简化为两层[131]：层 I 为溶液环境，其厚度相对于声波的穿透深度是无限大的，溶液黏性为 η_1，密度为 ρ_1；层 II 为功能化膜层，其主要特征参数包括弹性 μ_f，黏性 η_f，密度 ρ_f 和厚度 h_f。下标 1 和 f 分别指代溶液和功能化膜层。这里根据研究对象的不同，将 QCM 的使用范围划分为三种情况，分别为固-气界面、牛顿流体和黏弹性薄膜，并根据对应边界条件，总结出合理简化的 QCM 定量数据分析模型。

1) 固-气界面

对于固-气界面吸附刚性物质的应用场景，可直接采用 Sauerbrey 方程计算：

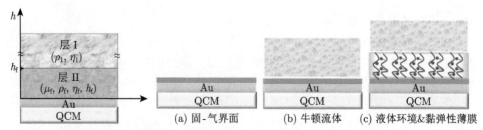

图 5.14 连续体力学模型和不同环境下 QCM 工作示意图。Au: 金电极；QCM: QCM 晶片

$$\Delta f = -\frac{2f_0^2}{A\sqrt{\rho_q h_q}}\Delta m \tag{5.1}$$

其中，Δf 为频移；Δm 为单位面积的质量；其余参数上述文字已经有介绍，下标 q 是指对应的气体中的参数。

2) 牛顿流体

当 QCM 晶片直接接触的溶液为牛顿流体时，如图 5.14(b) 所示，其简化数据分析模型为

$$\Delta f \approx -\frac{1}{2\pi\rho_q h_q}\sqrt{\frac{\rho_l \eta_l \omega}{2}} \tag{5.2}$$

$$\Delta D \approx -\frac{2}{\rho_q h_q}\sqrt{\frac{\rho_l \eta_l}{2\omega}} \tag{5.3}$$

其中，q 指石英晶片对应的参数，ω 为角频率。

上述两个公式表明 QCM 测得的频率变化与溶液的密度和黏度有关。利用两式子比值与常数的关系，可判定所测溶液是否为牛顿流体。

3) 黏弹性高分子薄膜

对于在液相环境中的黏弹性高分子薄膜，如示意图 5.14(c) 所示，当满足穿透渗透 δ 远大于功能化薄膜的厚度 h_f 时，对应 QCM 的简化数据分析模型为

$$\Delta f \approx -\frac{1}{2\pi\rho_q h_q}\left[h_f\rho_f\omega + \frac{\eta_l}{\delta_l} - 2h_f\left(\frac{\eta_l}{\delta_l}\right)^2\frac{\eta_f\omega^2}{\mu_f^2 + \eta_f^2\omega^2}\right] \tag{5.4}$$

$$\Delta D \approx \frac{1}{\pi f\rho_q h_q}\left[\frac{\eta_l}{\delta_l} + 2h_f\left(\frac{\eta_l}{\delta_l}\right)^2\frac{\eta_f\omega^2}{\mu_f^2 + \eta_f^2\omega^2}\right] \tag{5.5}$$

在此类条件下，QCM 测得的频率变化主要来自三个部分：①功能高分子层的贡献；②表层牛顿流体的贡献；③黏弹性的贡献。由此可见对 QCM 在液相中应用进行数据分析的干扰因素之多 [131]。

2. 石英晶体微天平的应用

QCM 在纳米材料与蛋白质、细胞相互作用研究及 DNA、RNA、蛋白质、分子及离子等检测方面均具有重要的应用 (见表 5.1)。

表 5.1 QCM 用于纳米材料与生物界面相互作用研究

研究领域	参考文献
纳米材料对蛋白质构象的影响	[133, 142, 152, 153]
纳米材料表面对蛋白质吸附的影响	[134, 135, 143, 154, 155]
蛋白质吸附行为和机制	[156]
细胞黏附过程的监测	[143-145]
DNA、RNA 分子杂交机理	[149, 157]
mRNA 翻译过程的研究	[150]
对生物分子的检测	[59, 61]

1) 纳米材料-蛋白质相互作用分析

利用 QCM 可以实时动态检测蛋白质吸附的整个过程,包括吸附的质量、吸附层的厚度、黏弹性变化以及准确定量非特异性蛋白质在生物材料表面的吸附作用力大小,也可以同时获得动力学和热力学参数 [132]。材料表面的黏度和亲疏水性、粒子电荷、离子浓度以及溶液的 pH 都会对蛋白质在材料表面的吸附有一定的影响。Wang 等 [133] 使用 QCM 监测人胚胎肾细胞 (HEK) 衍生脂质体中吸附的转铁蛋白与转铁蛋白受体的相互作用。研究发现,纳米粒子的手性表面决定了转铁蛋白的方向和构象,继而影响转铁蛋白与其在细胞膜上的受体的相互作用和识别。Phan 等 [134] 结合 QCM-D 技术和椭圆偏振光谱法研究了牛血清白蛋白 (BSA) 在中性、带电亲水性和疏水性表面等各种自组装单分子层表面的吸附和分离情况,结果显示,带电和疏水的表面对 BSA 表现出较强的吸附特性,被吸附的 BSA 分子在 pH 低于其电位点的水溶液中解吸附。通过研究蛋白质在纳米材料表面上的非特异性吸附可以选择合适的材料、环境,从而避免由于非特异性吸附带来的不利影响。Luan 等 [135] 使用 QCM 探索了三种类型的防污材料表面的黏度与蛋白质吸附之间的关系 (图 5.15),同时以表面等离子体共振 (SPR) 法测定吸附量作为参考。蛋白质在聚合物刷的吸附中最顶层的振荡将被首先调制,由于层之间的滑动,吸附效应将在传输期间逐渐衰减,当聚合物刷黏度足够低时,在到达晶片表面之前,吸附的蛋白质质量的影响可以完全消除。蛋白质的吸附可能会受到纳米粒子手性表面的影响,纳米粒子进入生物环境时,纳米粒子的表面立即吸附蛋白质并形成蛋白冠。蛋白质在不同的手性表面上的接触部位和吸附取向是不同的。例如,BSA 结合到 D-手性表面后比暴露于 L-手性表面暴露更多的负电荷,表明 BSA 吸附在两种具有不同取向的手性表面上 [85]。

2) 纳米材料-细胞膜及其他细胞结构的相互作用分析

借助于 QCM 可以研究靶细胞在周围溶液中发生化学、生物学和物理变化后的行为和动态过程,细胞骨架的改变和重塑,细胞形态的改变,以及在哺乳动物和人工表面或基底上的细胞的黏附和扩散行为[136-141]。Wang 等 [142] 发现纳米颗粒表面的物理吸附配体可以与脂质分子交换。在以配体交换为主的界面上,纳米颗粒通常会聚集在脂质双层中的有序单层中,随后影响细胞膜完整性、纳米颗粒吸收效率与内吞途径。Kushiro 等 [143] 利用 QCM-D 与显微镜相结合的手段,定量监测了各种自组装单层表面上整个细胞黏附过程,证明了表面蛋白或高度稀疏但具有生物活性蛋白质的分离/重排,从而促进了细胞缓慢的黏附过程 (图 5.16)。DA-Silva 等 [144] 利用 QCM 测量细胞生长期间传感器 Δf 和 ΔR 的变化,以监测细胞黏附过程。细胞层的存在主要增加了声波的阻尼,也使得吸附细胞的行为更像是黏弹性材料,而不是具有大量能量耗散的刚性质量膜。QCM 对黏弹性和机械性能的敏感性还可用来监测动物细胞在各种表面上的黏附力并记录各种条件

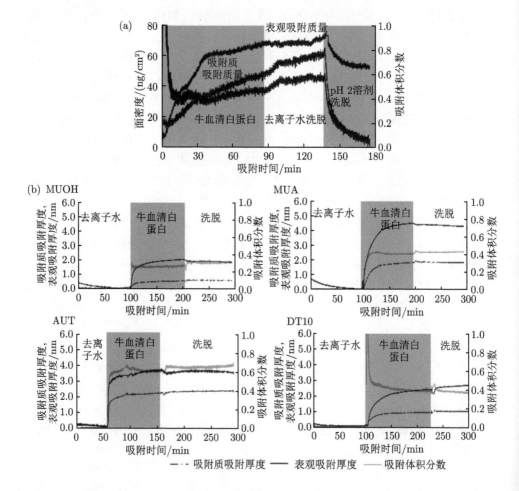

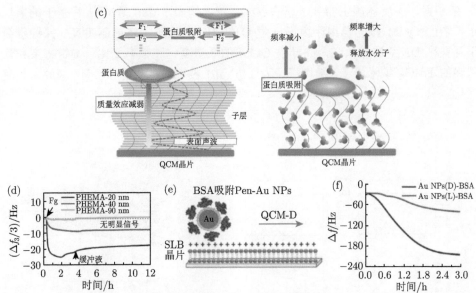

图 5.15 QCM 探索不同亲水表面和溶液 pH 对 BSA 吸附的影响 (a), (b) [134]; 聚合物刷衰减质量效应及蛋白质吸附后聚合物刷释放水的示意图 (c); 用 QCM-D 测量的厚度约为 20 nm、40 nm 和 90 nm 的 PHEMA 聚合物刷上的纤维蛋白原吸附 (d)[135]; 纳米手性表面对与蛋白质相互作用的影响 (e), (f)[85]。MUOH: 11-巯基-1-十一醇；MUA: 11-巯基十一烷酸；DT10: 1-癸二醇；AUT: 11-氨基-1-十一烷硫醇盐酸盐；PHEMA: 聚 (甲基丙烯酸羟乙基酯)；SLB: 负载型脂质双层膜；Pen: 青霉胺

下细胞层的行为，以及肌动蛋白微丝或微管的特定药物引起的细胞骨架重排 [145]。QCM 还可以应用于药物检测和药物发现等方面，例如通过监测细胞对特定药物的耐药性，检测抗癌药对恶性细胞的作用等 [146-148]。

3) 生物分子检测

QCM 在 DNA 的杂交过程、mRNA 翻译过程、蛋白质检测等方面具有重要的应用。Fawcett[149] 首次采用 QCM 技术测定 RNA /DNA 分子杂交反应，创建了第一个用于 DNA 检测的压电传感器。Takahashi 等 [150] 使用 QCM 来实时监测大肠杆菌无细胞翻译系统中的 mRNA 翻译过程，验证了翻译核糖体的时间取决于编码区的长度，还受到序列本身的影响。

值得注意的是，对于大多数 DNA 检测，单纯地用 QCM 对特定的 DNA 进行检测需要较高的 DNA 浓度而且检出限相对较差，一般只能做到定性分析，很难做到定量分析。而基于 QCM 的 DNA 传感器在定量分析时同样也需要对目标 DNA 进行信号放大，以提高其检出限。目前提高检出限的方法主要有以下几种：第一种是通过延长 DNA 的聚合酶链反应 (PCR) 或杂交链反应 (HCR) 进行放大；第二种是基于金属纳米颗粒偶联的信号放大；第三种是抗原-抗体、生物素-亲和素、脂质体等生物分子偶联放大系统。例如，Mao 等 [151] 将基于纳米粒子扩增的 QCM 传感器用于大肠杆菌 O157:H7 的检测。将单链 DNA 探针暴露于互补靶 DNA 诱导杂交，并导致 QCM 的质量变化和频率变化。与链霉亲和素共轭的 Fe_3O_4 纳米粒子 (平均直径为 145 nm) 被用作 "质量增强剂" 来放大频率变化。

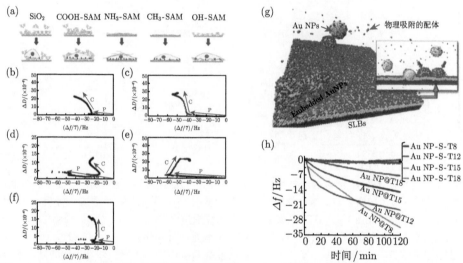

图 5.16　细胞在不同自组装单层表面的黏附过程 (a)~(f) [143] 和 QCM-D 监测单链 DNA 修饰的 Au NPs 在 POPC 双层上的吸附动力学 (g)，(h) [142]。COOH-SAM、NH_2-SAM、CH_3-SAM、OH-SAM 分别指末端为羧基 (—COOH)、氨基 (—NH_2)、甲基 (—CH_3)、羟基 (—OH) 的自组装单层；"P" 指蛋白质吸附期，"C" 指细胞黏附期；Au NP@T8、Au NP@T12、Au NP@T15、Au NP@T18 分别指由 22 个、15 个、12 个、10 个多聚腺苷 (T) 组成单链 DNA 链物理吸附在金纳米颗粒表面；Au NP-S-T8、Au NP-S-T12、Au NP-S-T15、Au NP-S-T18 分别指末端为巯基，由 22 条、15 条、12 条、10 条链组成的单链 DNA 链通过化学吸附作用锚定在金纳米颗粒表面

对特定蛋白质的检测主要通过在 QCM 石英晶片上修饰抗原或者抗体 [158,159]、适配体 [160,161]、特定官能团化合物以及分子印迹 [162,163] 等。例如，使用单克隆抗体修饰的 QCM 晶片直接检测了血清中的甲胎蛋白，将肽激酶抑制剂 (IP20) 用作适体肽固定在 Au 涂层的石英晶片上，通过 QCM 实时监测适体肽与激酶的相互作用，并通过 QCM 的 Δf 灵敏地测量蛋白激酶的浓度。

4) 其他分子检测

除上述应用外，还有通过在 QCM 石英晶片表面修饰不同的涂层材料以实现对有机分子、离子等分析物的检测。检测葡萄糖的浓度对于控制糖尿病患者的血糖具有重要的作用。通常在石英晶片表面修饰葡萄糖氧化酶、伴刀豆球蛋白 (ConA)、苯硼酸衍生物、环肽等单元作为葡萄糖分子识别的主体。例如，戴庆课题组将硼酸水凝胶膜和冠醚水凝胶固定在石英晶片上分别用于体液中葡萄糖和钾离子的检测 [164,165]。Li 等 [166] 设计了一系列环肽 (CP) 葡萄糖受体，并利用 QCM 检测葡萄糖浓度，发现具有 [—CNDNHCRDNDC—] 序列的环肽对葡萄糖检测具有最高的选择性和灵敏度。

5.2.3 色谱-电泳技术

电泳是通过在电场作用下，带电颗粒向着与其电荷相反的方向迁移的现象发展的分离与表征技术，既适合于纳米材料粒径分析，也适合于纳米材料与生物分子作用后的分析。在纳米材料与蛋白相互作用研究方面，Matczuk 等利用 CE-ICP-MS 研究了不同表面改性的 Au NPs 与血清蛋白的相互作用，发现脱铁转铁蛋白与 Au NPs 在 40 min 内形成蛋白冠，而白蛋白可以在 5 min 之内与 Au NPs 形成蛋白冠，但白蛋白会逐渐被血清中其他蛋白所取代，色谱-电泳技术是研究蛋白冠的有力工具 [167]。

5.2.4 同步辐射 X 射线吸收谱

XAFS 可以解析纳米材料与生物分子吸附的界面结构。纳米材料表面蛋白质的吸附对其性质和生物学效应有着很大程度的影响，其本质取决于两者吸附的界面结构。XANES 具有元素化学形态表征、高灵敏 (检出限 10 mg/kg) 的定量分析本领。当金属纳米材料与含巯基或二硫键的蛋白发生化学吸附时，通常会形成金属-硫键；通过 XAFS 解析蛋白与纳米材料作用前后硫元素化学形态的改变，可以定量地表征纳米材料表面的吸附方式。结合硫元素-XANES 与分子动力学模拟，可以原位、定量地揭示蛋白质稳定吸附的界面结构，包括成键数目、结合位点与结合面，发现每个牛血清白蛋白 (BSA) 在金纳米颗粒表面至少形成 12 个 Au—S 键，构成牢固结合面，最终形成稳定吸附的蛋白层。因此，结合 XANES 与理论模拟能够实现纳米材料与蛋白结合界面结构的高灵敏、原位的表征，获得与蛋白质稳定吸附有关的定量与定位信息 (成键类型、成键数、吸附位点等)，更好地揭示蛋白冠调控纳米生物效应的机制 [168]。

5.2.5 X 射线小角散射

SAXS 用于表征医用纳米材料表面修饰物、蛋白冠及生物大分子吸附结构，获得表面结构和形貌信息 [169-172]。Wang 等用 TEM 和 SAXS 表征了二氧化硅纳米颗粒 (SM，直径为 11 nm) 与 BSA、枯草杆菌蛋白酶 A(SC) 两种蛋白的相互作用 (图 5.17)。BSA 与纳米颗粒形成硬蛋白冠，其吸附力强、吸附量多，吸附量与蛋白含量具有浓度依赖性 (图 5.17(e))；相反，SC 蛋白在纳米颗粒表面形成软蛋白冠，吸附量少。虽然 TEM 在形貌上无法判断两种蛋白-纳米颗粒复合物的差异，

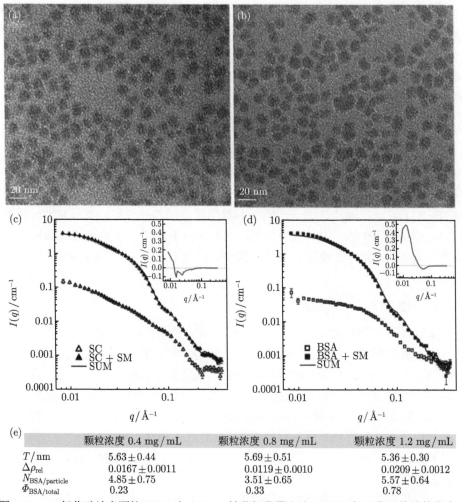

图 5.17　二氧化硅纳米颗粒 (SM) 与 BSA、枯草杆菌蛋白酶 A(SC) 相互作用的结构信息。
(a), (b) SM 与 SC、BSA 形成的复合物 TEM 图；(c), (d) SAXS 表征 SM 与 SC、BSA 相
互作用体系的散射强度信息，获得的纳米颗粒、蛋白质、纳米颗粒-蛋白复合物的结构表征；
(e)SAXS 谱提供纳米颗粒与 BSA 作用的定量结构信息 [172]。$I(q)$：散射强度；q：散射矢量；
T：纳米颗粒表面蛋白层厚度；$\Phi_{\mathrm{BSA/total}}$：纳米颗粒表面吸附白蛋白占总蛋白百分比；$\Delta\rho_{\mathrm{rel}}$：
纳米颗粒表面的蛋白吸附层散射长度密度；$N_{\mathrm{BSA/particle}}$：单个颗粒表面平均吸附白蛋白个数

但是 SAXS 可解析纳米颗粒表面的吸附结构的差异。SAXS 原位地研究了两种蛋
白的吸附作用，首先分别表征了纳米颗粒、蛋白 SAXS 散射强度谱，然后将纳米
颗粒与蛋白按照不同比例混合，测试蛋白与纳米颗粒吸附后的散射谱。通过傅里
叶变换处理，得到对距离分布函数 (PDF)，进一步得到散射长度密度；选择核壳
结构模型拟合，获得纳米颗粒表面的蛋白冠定量信息，包括吸附蛋白层厚度、单

颗粒表面蛋白吸附个数等[172]。

SAXS 也适合于研究医用纳米材料的组装体结构。Sun 等利用 DNA 自组装技术，将核壳结构的金纳米粒子或上转化纳米颗粒组装成手性四面体结构。每个结构单元由 5 个纳米颗粒组装而成，通过冷冻电镜和三维重构获得不同四面体的结构信息，包括不同颗粒间距离长短，但是无法获得统计意义的平均信息。通过同步辐射 SAXS 表征了组装体结构，获得具有统计意义的颗粒间距离长短等信息，该方法测定结果与冷冻电镜具有可比性[173]。此外，SAXS 具有原位、动态分析的优势，也适合于表征医用纳米颗粒在生理环境中的聚集/团聚、降解、溶出等行为[174,175]。

5.3 纳米材料的代谢动力学研究

纳米材料独特的物理化学性质 (如小尺寸、大比表面积、高反应活性及功能化表面修饰等) 影响其分子毒性、细胞摄取以及在环境生物有机体中的吸收、分布、代谢、排泄 (ADME) 等传输和归趋过程，同时也使纳米材料易与复杂的环境介质发生作用，从而渗透细胞膜/壁、突破生物屏障，甚至在环境暴露条件下沿着食物链进行传递和转化，可能导致潜在的环境健康效应和安全性的问题[176]。纳米材料经历体内的生物学过程及表面吸附、氧化还原、催化、降解、转化等复杂的物理化学过程，最终体现为纳米生物效应及医学功能[176]。生物体系纳米材料的物理化学、生物学过程的定量分析，对于我们理解其引起生物医学效应的机制，指导更安全、更优异性能的功能性材料的设计非常重要。寻找和建立针对环境生物体系中纳米材料高灵敏、本征的定量检测方法，是推动其纳米生物医学效应和安全评价研究的关键。本节内容将介绍几类重要的代谢动力学研究的分析方法及其在纳米材料与生物体系 (体内水平和细胞水平) 作用的定位、定量的分析表征等方面的应用。由于篇幅有限，小动物成像、光学成像等常规的成像分析方法不在这里赘述。

5.3.1 同步辐射分析

由于同步辐射光单色性好、偏振性高、亮度高、能量可调、能量范围宽，同步辐射谱学及成像技术正成为强大的分析工具，应用于纳米材料的结构表征，实现在组织、细胞、细菌层面的超高分辨成像与高灵敏的原位化学分析。通过同步辐射技术与其他技术结合，可以基于元素指纹信息实现体内与单细胞水平极低含量纳米材料的检测与高分辨成像，实现生物体系纳米材料的原位行为分析，如力学应答、氧化还原及降解、催化反应等。下面介绍几种同步辐射方法的应用。

1. 同步辐射 X 射线吸收谱

XAFS 适合于表征纳米材料的电子结构及其在生物体的氧化、降解、催化等行为。纳米银作为一种广谱抗菌材料被大量应用于日常生活之中，但由于容易降解、化学稳定性差、抗菌寿命短、生物毒性大，限制了其生物医学应用[177]。金银核壳纳米颗粒是较好的解决方案，通过控制纳米颗粒外层银的厚度 (分别为 2.4 nm，5.1 nm，7.9 nm，10.1 nm)，引起金纳米颗粒内核的差异性的电子补偿效应，从而精准地调控纳米银的氧化、降解、释放与生物毒性。基于金元素的 L2 边 XANES 谱学信息，确定金 L2 和 L3 边吸收谱表征 d 轨道的电子状态，电子从 2p 轨道向 5d 轨道跃迁过程中，吸收谱的白线峰结构和形状会有明显变化。其对应白线峰值高度的改变与空穴数相关，空穴数可表达为 $\Delta h_{3/2} + \Delta h_{5/2}$。金元素的 L2 和 L3 边吸收谱结果说明，随着银壳层厚度逐步变小，空穴数逐步增多，更多的 d 轨道电子能够对外层纳米银进行补偿。由于金核有助于银表面的电子富集，最终影响到银的氧化行为。通过银 K 边吸收谱及其线性拟合，可以观察到在不同厚度银壳包被情况下，纳米核壳结构中银元素化学形态明显不同。银层越薄，氧化态银的比例越低；反之，氧化态银比例越高；这个氧化态银比例与银在生物环境中的释放过程密切相关 (图 5.18)。结合银和金元素的 X 射线吸收近边结构，能够解释内核的金纳米颗粒如何提供电子以补偿表面银纳米层的缺陷、降低氧化速度的机制[178]。此外，超小、多元复合金属纳米颗粒常用于体内诊断与治疗，其在生物体内的降解和转化行为相当复杂。由于 XAFS 能够实现复杂样品、多元素背景、固体或液体环境的样品高灵敏表征，因此，能揭示纳米材料的化学变化过程和规律。例如硫铋铜三元纳米点颗粒可用于肿瘤的光热治疗和多模态成像，容易被机体清除，通过肾脏排出体外。通过铜元素 XANES 谱表征发现，纳米点在溶酶体模拟液等生理环境下的化学形态转变过程即铜价态由一价氧化到二价，继而转变为铜-氧配位的化合物，揭示了纳米点降解和代谢的化学机制[179]。在上述研究中，

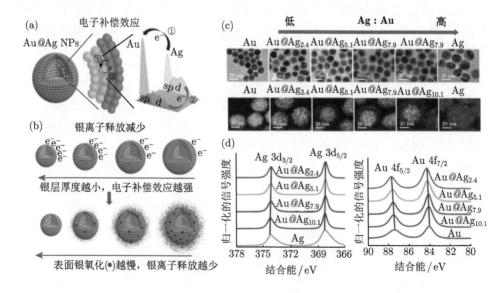

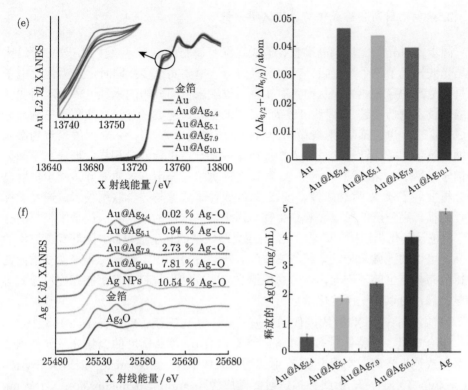

图 5.18 通过 XAFS 表征金银合金表面电子结构，揭示纳米颗粒表面纳米银厚度调控银的氧化、溶出、毒性的机制。(a)~(c) 金银核壳纳米颗粒的形貌、含量及其与表面电子补偿效应的关系；(d) 不同元素含量的金银核壳纳米颗粒金与银的 XPS 谱；(e) 不同元素含量的金银核壳纳米颗粒的金元素 L2 边 XANES 谱及 d 轨道的电子状态；(f) 不同元素含量的金银核壳纳米颗粒的银元素 K 边 XANES 谱及银化学价态、纳米银氧化和释放程度[178]

针对生物体系中的纳米材料，XAFS 实现了纳米材料的配位与电子结构、化学性质、化学行为等多层次表征，并在其他纳米材料性质表征、催化、氧化还原、生物转化与化学转化等过程研究中有着潜在应用[92,180-182]。

综上所述，XAFS 技术可以表征纳米材料结构与性质、生物体系纳米材料的状态和行为 (分子吸附、氧化、降解与转化等)，从而提供了结构证据，揭示了化学机制。同时，XAFS 技术与高分辨成像相结合，在细胞、组织水平上有望原位观察纳米材料与生物体作用过程[5,6]。在生物体系中的纳米材料含量低、处于液体环境，对 XAFS 的检测灵敏度、空间分辨率、低温、液体环境、快速表征等方面提出更高的要求。一些新技术如原位 XAFS、时间分辨 XAFS、高能量分辨 XAFS、冷冻 XAFS 等的发展给纳米生物效应的原位化学研究提供了契机。

2. 同步辐射高分辨成像与原位化学分析

同步辐射光源能提供高准直、波长连续可调的单色 X 射线。由于 X 射线比可见光波长低了三个数量级，其衍射极限分辨率要高很多；同时，X 射线比电子束具有更高的穿透能力，从而具有实现三维纳米空间分辨的本领[183]。X 射线显微成像技术包括通过 X 射线 "透镜" 发展的全场透射成像方法，实现了三维高分辨成像[184]；也包括 X 射线微探针的扫描透射成像方法，将 X 射线聚焦为微米和纳米量级的微探针，通过逐点扫描成像或某一点进行能量扫描，形成高空间分辨谱学[185,186]。根据不同能量 X 射线与物质相互作用方式的差异，同步辐射显微分析发展了软 X 射线成像、硬 X 射线成像、成像与谱学联用技术。通过无标记、无损、高分辨的成像，观察生物与组织样品本身的结构及医用纳米材料的分布、定位及其化学组成[6]。由于 X 射线显微成像的光子通量高，能够穿透较深的样品，可以实现微米和纳米级的高空间分辨率，可满足二维、三维成像要求；在获得分布与定位的基础上，结合原位谱学来研究纳米材料化学价态和配位形式等化学信息，可以实现原位化学分析[183]。

目前，高分辨 X 射线成像通过波带片、施瓦氏镜、Kirkpatrick-Baez(K-B) 镜、组合透镜、沃特镜、多层 Laue 透镜 (MLL) 等高精度的聚集光学元件聚集为微米或纳米光斑，实现全场 X 射线透射成像 (transmission full-field X-ray microscopy，TXM)、X 射线扫描透射显微成像 (scanning transmission X-ray microscopy，STXM)、扫描光子发射显微成像、X 射线荧光显微成像、相干衍射成像等。这些 X 射线成像系统能达到几纳米到几十纳米的空间分辨率，如波带片成像系统的理想分辨率为 10 nm，但受多种因素影响，分辨率实际约为几十纳米；而基于施瓦氏镜、MLL、多层膜 K-B 镜的成像系统，分辨率已超过 10 nm[187]。

在纳米生物学研究中，上述成像方法都有较为广泛的用途。其中，扫描光子发射显微技术常用于研究样品表面信息，包括表面原始化学状态、表面组成和成键类型。其光路系统主要是多层膜施瓦氏反射镜或菲涅耳波带片；前者成像时能量固定，获得成像信息；后者具有可调的能谱范围，样品表面发射的电子被电子能量收集器收集和分析，可获得样品元素的电子结构信息[188]。其他的显微成像技术，适合于较厚样品表面及内部纳米材料成像与分析，下文将做详细的介绍。

1) X 射线扫描透射显微成像

X 射线经过波荡器、狭缝、准直镜、单色器、聚焦镜、次级光源、X 射线聚焦光学元件，被聚焦成尽可能小的焦点探针入射到样品，与样品相互作用后产生的信号被样品后方或侧方放置的探测器检测。若放置荧光探测器，可探测样品的荧光，即 X 射线荧光 (XRF) 成像；若放置光强探测器，可探测样品的吸收或折射，即 STXM 或衍射成像；若放置光电子探测器，可探测样品的光电子，获得空间分辨的谱学信息[31,187]。同步辐射光源将高空间分辨探针成像与高能量分辨的 X 射线谱学相结合，形成 X 射线谱学显微术 STXM。STXM 是一种先进的 X 射线探针扫描成像技术，通常建立在第三代同步辐射光源上。STXM 常规方法包括元素二维分布成像、透射 X 射线近边吸收精细结构 (NEXAFS) (谱学)、化学成分成像 (堆栈分析)、纳米 CT 等[189-191]。这里着重介绍二维成像和化学成分成像。

软 X 射线波长很短，利用 STXM 二维成像可将经过波带片的软 X 射线探针聚焦为几十纳米 (20~50 nm) 的焦点直径，实现纳米分辨成像；探针在计算机控制下对样品逐点扫描，在样品后面探测透过样品的 X 射线信号。X 射线吸收谱近边结构作为元素指纹谱；在吸收边前后，元素对 X 射线吸收系数有较大差异。因此，基于不同化学组分对 X 射线的特征的吸收，通过 STXM 成像，采用吸收边前、吸收边的不同能量 X 射线探针逐步扫描样品，根据吸收衬度差异进行双能作图，获得样品的化学组分/元素分布成像信息。此外，结合 STXM 成像与堆栈分析，可以原位、无损地表征样品中特定元素、不同化学组分的分布。该方法首先在吸收边前、边上、边后的几十 eV 能量范围内的不同能量处，采集多张 STXM 成像图；然后从这些图像提取 X 射线的吸收信号，进行堆栈分析，获得同一元素、不同化学组分的空间分布信息[31]。

对于生物体系纳米材料的分析表征，STXM 有着显著优势[5,6,189,192]：①高空间分辨率 (<30 nm)。②无损、无标记、元素特异的化学成像，也可以提供特定元素的不同化学组分的成像。③成像灵敏度高，达到亚 $pg/\mu m^2$ 水平。④成像环境多样化，可对干燥细胞、液体环境或冷冻的细胞或较薄组织样品 (厚度不超过 10 μm) 成像。⑤化学成像可与光学成像联用确定纳米材料的空间定位；细胞器经过荧光探针标记后，在光学显微镜下观察；接着通过 STXM 化学成像，确定纳米材料化学组分分布；结合两种成像方法，确定细胞内纳米材料的定位。⑥可实现元素的三维成像。对样品进行旋转，获取不同角度的元素边前、边后双能 STXM 图像；通过等斜率层析算法对多张图像进行三维重构，获得纳米材料的特征元素三维分布成像信息[190]。由于不同类型细胞器化学成分及其含量不同，它们对 X 射线吸收存在差异而具有不同的线性吸收系数，从而可以实现细胞器的鉴定。因此，通过 STXM 成像，既能获得细胞内纳米材料的空间分布，也能获取精确定位信息。

STXM 已被广泛应用于研究纳米材料与生物体、细胞的相互作用[193]。内嵌钆多羟基富勒醇 $(Gd@C_{82}(OH)_{22})$ 是一种高效低毒抗肿瘤纳米材料，对免疫系统的调节是其发挥疗效的重要途径之一。为了阐明免疫激活和调控机制，需要评价免疫细胞对纳米材料的识别和摄入；然而，该纳米材料与细胞作用过程的空间分布和定位信息一直是研究难点，主要原因是其主要成分为碳、氢、氧原子，仅含一个钆原子，与细胞主要元素组分的衬度接近，电子显微镜难以观察到细胞内的纳米药物。针对这一难题，Chen 等采用 STXM 研究了巨噬细胞对 $Gd@C_{82}(OH)_{22}$

的摄入和定位。基于软 X 射线 NEXAFS, 选取 Gd 的吸收边 (1189 eV) 及边前 (1185 eV) 两种能量的 X 射线对巨噬细胞进行扫描透射成像 (STXM)，实现 30 nm 高空间分辨的 Gd 元素成像，首次观察到金属富勒醇纳米药物的细胞摄取随着时间推移逐步增多。这一结果为研究金属富勒醇的免疫调节机制提供了直观证据，同时拓展了 STXM 显微成像技术在纳米药物研究中的应用 [194]。在此基础上，Yao 等利用 X 射线谱学、STXM 三维成像、X 射线荧光成像等多模式成像，首先得到单个巨噬细胞的二维投影，结合等斜率层析算法，实现单个细胞内纳米药物的无损、三维、高分辨成像，空间分辨率可达到 75 nm。同时，根据不同细胞器对 X 射线的线性吸收系数的差异，利用同步辐射光源的能量可调特性，实现化学分辨成像，直接观测在单个完整细胞的细胞器内纳米药物精确定位，并获得分布的定量信息。该工作基于 STXM 发展了一种具备化学分辨能力的 X 射线三维高分辨成像技术，该技术为纳米尺度的物质结构及功能性作用机理研究提供直观可靠的观测手段 [190]。此外，利用 STXM 高分辨成像本领，可以观察医用纳米材料被肿瘤细胞膜受体识别和摄入等行为。STXM 清晰观察到透明质酸修饰的核心为金纳米棒、外壳为二氧化硅、壳层载带化疗药物与造影剂柠檬酸钆的复合纳米载体靶向乳腺癌的细胞膜受体 CD44，显著增加了细胞内药物蓄积量。为了验证纳米载体与细胞识别过程，先用透明质酸预处理细胞表面，然后将纳米载体暴露于肿瘤细胞，经过 STXM 成像观察细胞内的 Gd 元素。在透明质酸处理与不处理情况下，比较细胞内 Gd 含量差异，确定了细胞膜受体 CD44 可以介导肿瘤细胞摄取透明质酸修饰纳米载体 (图 5.19) [195]。

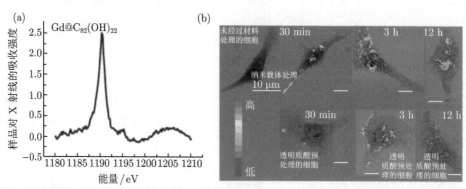

图 5.19 通过 Gd 元素 STXM 成像，研究纳米载体靶向识别肿瘤细胞膜受体，并被摄入和蓄积。分别在 Gd 元素吸收边前、吸收边的不同能量处 (a) 进行 STXM 成像，经过两个图像的吸收衬度相减，获得纳米载体所含元素 (伪彩色) 的二维分布信息 (b)[195]

由于医用纳米材料在生物体可能发生氧化、降解和转化，通过成像和原位化学分析可确定纳米材料如何发生化学变化并鉴定不同的化学组分，观察其空间分布。STXM 成像的特色是能够原位、无损地观察纳米材料化学组分，适合于研究纳米材料在细胞与组织内的化学行为 [6,189]。Zhang 等用 STXM、TEM、XANES 等技术研究了稀土氧化物纳米颗粒 Yb_2O_3 在植物根部的分布、沉积、吸收和转化过程。STXM 成像观察到根部 Yb_2O_3 纳米颗粒的 Yb 元素呈现多种化学形态；进而用 STXM 堆栈分析观察到纳米颗粒在根部转化为 $YbPO_4$ 的化学形态。结合 XANES 解释其在植物根部转化规律，即纳米颗粒先运输到根部、逐步溶解为钇离子；后者再与有机酸作用，形成 $YbPO_4$ 的化学形式 [196]。Peng 等也采用 STXM 等方法原位地研究 CuO 纳米颗粒暴露于水稻后的吸收和转化过程。XRF 微束成像 (μ-XRF) 观察到 CuO 纳米颗粒从根部输送到树叶，而输送过程与其在根部的转化密切相关。为了验证这一过程，通过 STXM 成像，发现在根部细胞、细胞间隙的 Cu 以不同化学组分存在；通过 XANES 分析，说明 Cu(II) 能够结合半胱氨酸、柠檬酸和磷酸盐等，最终被还原为 Cu(I) [197]。因此，STXM 成像作为一个化学成像和化学形态的原位分析工具，在医用纳米材料表征、生物体系的纳米材料分析等方面有着广泛的应用。

2) X 射线荧光成像

当入射到样品的 X 射线能量足以激发样品内层电子并将其逐出时，形成空穴，原子外层高能级电子自发向内层跃迁，填补空穴；同时，辐射出二次 X 射线，也称 X 射线荧光，其能量由原子壳层能级差决定，具有该元素的特征信息。特征 X 射线荧光常用于样品元素鉴定和无损定量分析 [5,186]。常规的 XRF 分析方法包括能量色散 XRF(energy-dispersive XRF) 分析和波长色散 XRF(wave-dispersive XRF) 分析。前者可采用低功率 X 射线激发，方法简单、快速、效率高，可同时进行多元素分析；但是测试时探测器需要在低温环境，能量分辨率低，具有较高的背景散射，对轻元素检测困难。后者利用 Bragg 衍射选择性收集荧光，使用高功率的 X 射线激发；在低能区也具有非常好的能量分辨率和信噪比，动态范围宽，也适合于分析轻元素，但分析费时、效率低 [31]。

同步辐射可提供能量连续可调的 X 射线，光子通量高、能量分辨率高，是提供高质量 X 射线光子的最好光源之一。同步辐射 XRF 显微分析，首先通过光源插入件提供高亮度、能量可调的单色 X 射线，再经过 X 射线聚焦光学元件 (如聚焦光学毛细管、K-B 镜、菲涅耳波带片透镜、复合透镜等) 实现微米或纳米分辨的聚焦；当 X 射线入射到样品表面后，相关信号经过高灵敏的 XRF 探测器 (如硅漂移探测器、Si(Li) 固体探测器) 检测。样品台安装高精度的步进马达，通过聚焦 X 射线对样品进行点扫描、线扫描、面扫描，可获得样品化学组分的空间分布信息。随着 X 射线光学、微加工技术的发展，硬 X 射线范围的高分辨成像已经实现；同步辐射 XRF 显微分析作为指纹技术，进一步与 X 射线精细结构 (XAFS、XANES 等)、STXM、TXM 等相结合，已经发展成高灵敏、高空间分辨、化学形态分辨的分析手段, 可以在大气、真空等环境下无损地检测样品形貌、成分与结构, 获得元素成分的空间分布, 也可以原位探测元素化学形态 [198,199]。

同步辐射 XRF(SRXRF) 可实现样品元素的高灵敏定量分析。当元素特征 X 射线从样品出射到表面后, 探测器检测荧光信号。根据已知含量的元素标样对应的荧光峰面积作图, 获得特定元素含量的标准曲线; 比较待测样品的荧光信号, 可无损地定量单颗粒或单细胞的多种元素含量 [199]。Ding 等用纳米束斑 XRF 定量雾霾单颗粒的金属含量, 首先在铜网上/Mylar 膜上滴加已知浓度的不同金属元素的标准溶液, 待其干燥, 获得元素荧光峰面积 (荧光信号强度) 与面积浓度 $(fg/\mu m^2)$ 的定量关系, 制备元素质量-荧光强度的标准曲线。进一步, 利用相同的基底承载待测样品, 通过 XRF 成像及其荧光强度分析, 获得单颗粒、单细胞样品整体的荧光强度总和, 计算获得该样品多种金属元素含量 [200]。XRF 定量与 ICP-MS 定量具有可比性。XRF 分析是无损分析, 非常适合对单颗粒、单细胞内多元素的同时定量及其分布成像, 可提供样品间异质性信息, 也可研究元素分布的相关性; 后续可进一步结合 XAFS 谱学, 针对感兴趣区域进行原位分析 (图 5.20); 但局限是标样制备复杂、费时、通量低。相比 XRF, ICP-MS 单颗粒质谱可实现高通量、统计意义的元素定量, 但会破坏样品, 不适合进一步化学分析。

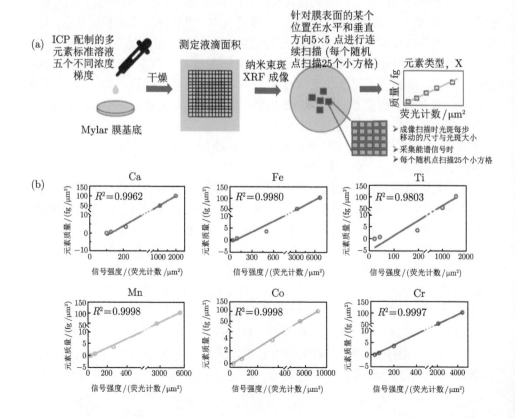

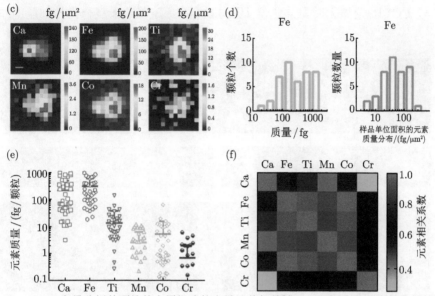

图 5.20　XRF 定量分析单颗粒的金属组分的含量及其相关性。(a), (b) XRF 定量分析的标准样品的制备和多元素标准曲线；(c) 纳米分辨 XRF 成像获得不同单颗粒中多种元素的二维分布；(d), (e) 单颗粒的不同金属含量的统计分布趋势；(f) 单颗粒的元素空间分布的相关性分析 [200]

除定量分析外，同步辐射 XRF 可进行纳米材料化学组分的高分辨空间成像。X 射线聚焦光学元件是实现高分辨成像的关键。欧洲同步辐射装置 ESRF 采用 K-B 镜实现了高通量 ($>10^{11}$ 光子/s) 和小光斑 (60 nm×60 nm) 的 nano-XRF 成像 [201,202]；美国布鲁克海文国家实验室 NSLSII 纳米探针成像站，通过菲涅耳波带片透镜聚焦实现 30 nm×30 nm 光斑成像，也可以通过 MLL 聚焦获得 11 nm×11 nm 光斑成像，实现多元素空间分布成像；但在高分辨成像的同时，光子通量显著降低，降低了灵敏度 [203,204]。为了精确标定单细胞、细菌结构和细胞器组分，Victor 等设计了镧系元素结合标签 (LBT) 用于识别和标记细菌表面的功能蛋白。由于细胞、细菌内稀土元素含量低，成像背景低，经过标记的细胞和细菌，通过纳米束斑 XRF 成像，可获得靶标蛋白质的高信噪比、高分辨的二维和三维空间分布信息 [205]。Yuan 等利用纳米分辨 XRF 显微成像 (70 nm×70 nm, 200 nm×200 nm 分辨率) 研究 B 环肽修饰的 $Fe_3O_4@TiO_2$ 纳米复合物与肿瘤细胞的表皮生长因子受体 (EGFR) 识别及纳米复合物的细胞内吞、核靶向信息 [206]。当肿瘤细胞与纳米复合物共培养 30 min 后，细胞固定，用携带金颗粒标签的 EGFR 抗体特异标记细胞膜 EGFR 分子，可以看到细胞摄入早期，经过靶向修饰纳米复合物本身的 Fe 和 Ti 元素与 Au (EGFR 受体) 很好共定位，说明纳米复合物能很好地靶向受体 (图 5.21(a))；而未经过靶向分子修饰的 $Fe_3O_4@TiO_2$ 纳米复

合物与 EGFR 受体无明显共定位 (图 5.21(b))。随着纳米复合物与细胞的作用,

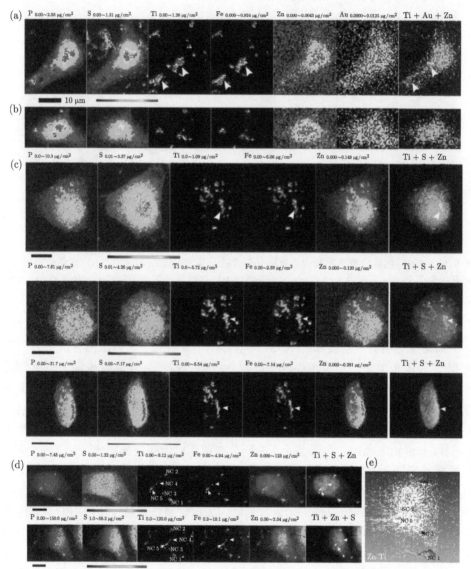

图 5.21　纳米分辨 XRF 显微成像观察 B 环肽修饰的 $Fe_3O_4@TiO_2$ 纳米复合物与肿瘤细胞相互作用及其在细胞内空间分布。(a),(b) 纳米复合物与细胞混合后,立即固定并通过 XRF 二维成像观察经过修饰、未修饰的纳米复合物与细胞膜受体的共定位;(c) 在 4℃ 下,当 B 环肽修饰的纳米复合物与细胞作用后,针对单细胞不同角度三维旋转并进行 XRF 成像,观察纳米复合物在细胞内的空间分布与成像,确定其在细胞膜和细胞质中的分布;(d), (e) B 环肽修饰的纳米复合物与细胞作用后,XRF 二维 (d)、三维 (e) 重构的多元素成像说明纳米复合物可以进入细胞核 [206]

nano-XRF 二维成像观察到 Fe、Ti 元素与细胞核高丰度元素 Zn 有着明显共定位，部分分布在细胞质，说明 B 环肽修饰的 $Fe_3O_4@TiO_2$ 纳米复合物分布在细胞质、细胞核 (图 5.21(c), (d))；实验结果也得到 XRF 三维重构成像的支持 (图 5.21(e))。因此，通过调节入射 X 射线束斑大小，可实现高达 12 nm 的超高空间分辨率二维与三维元素成像，有望在单细胞/单细菌水平上观察到单个蛋白、纳米颗粒、细胞器的空间分布。

此外，同步辐射 XRF 与 X 射线谱学联用，可开展原位化学分析。同步辐射 μ-XRF 在获得样品元素成像基础上，还可以针对样品中感兴趣区域，利用微束 X 射线近边吸收谱学 (μ-XANES)，原位地获取样品元素化学形态 [199,200,207,208]。Qu 等结合 μ-XRF 和 μ-XANES 技术，研究经硫化锌 @ 硒化镉量子点 (QDs) 暴露于模式生物——秀丽隐杆线虫 (*C. elegans*) 后，QDs 在线虫体内的蓄积、空间分布的高分辨成像；发现肠道内 QDs 本身的荧光成像和元素成像并不能较好地共定位，说明 QDs 可能降解。接着，通过 μ-XANES 表征不同部位 Se 的化学价态，发现肠道里 Se 发生氧化并转化为硒酸盐 [208]。Servin 等结合 μ-XANES 和 μ-XRF，系统地研究二氧化钛纳米颗粒暴露于黄瓜植株后，在不同组织的吸收、蓄积、分布、转运、清除等过程中，发现纳米颗粒经过根部向叶部的转运；更进一步通过 μ-XANES 表征不同组织的钛化学形态，发现在不同组织，仍然以二氧化钛存在 [209]。纳米银的生物学毒性可能源于其氧化、降解与化学转化过程，结合 μ-XRF 与 μ-XANES 方法，在组织 (肺脏、植物根部) 和细胞水平 (肺泡巨噬细胞) 可以清晰地观察到纳米银的组织分布、细胞内蓄积 [210,211]。Pradas del Real 等通过 μ-XRF 发现，小麦等植物根部暴露于纳米银颗粒之后，根部的内皮层和表皮层是银元素的主要富集位点。结合 μ-XANES 原位分析银的化学价态，发现在外皮层，银主要以单质形式存在；在表皮层、内皮层，银主要是以银-有机硫化物、银离子存在 (图 5.22)。结果说明，在植物根部，纳米银发生了溶出和化学转化 [210]。此外，基于 nano-XRF 高分辨化学成像与 μ-XANES (nano-XANES) 谱学分析，可以获得单颗粒/单细胞水平的特定元素空间分布与原位化学形态，确定不同颗粒组分、元素化学形态的异质性等化学信息 [200,212]。因此，将 μ-XRF(nano-XRF) 与 μ-XANES (nano-XANES) 相结合，能够在个体、组织器官、单细胞甚至单颗粒水平原位地研究纳米材料的分布及其化学形式。

3) X 射线透射全场成像

X 射线全场成像是指通过一次曝光即可获得样品的完整二维投影信息的成像手段。全场成像条件下，可以通过 X 射线对样品投影，在不同的投影角度下，采集图像并进行计算机重建以获得样品三维结构 [31,184]。几何放大成像和"透镜"放大成像是目前纳米分辨全场成像采用的两种主要技术方案。几何放大投影成像是通过波带片、K-B 镜和复合折射透镜等聚焦元件对 X 射线会聚，将样品放置在焦点之后利用光束的几何放大作用在探测器上获得放大的图像。几何放大成像的空间分辨率极限与聚焦光斑的大小相当，能实现十几纳米到几十纳米的高空间分辨率。但是，几何放大成像对光束线主要光学元件和聚焦元件的稳定性的要求很高，代表性光束线站包括 ESRF 的 ID16A 和 PETRA III 的 P10。"透镜"放大成像是指利用 X 射线光学元件对样品的结构信息进行"透镜"放大成像后投射在探测器上。"透镜"放大成像最主要的光学元件是波带片，X 射线通过波带片的"透镜"进行放大成像，并使用微米量级像素尺寸的探测器达到几十纳米的样品空间分辨率。该成像方法可实现多种成像模式：波带片放大成像可以实现吸收模式成像；当在波带片的后焦平面放置相移环时，可实现泽尼克相位衬度成像 [187,213]。

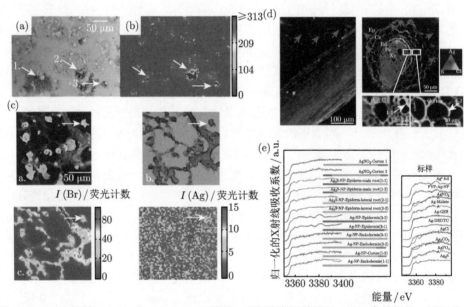

图 5.22　同步辐射 μ-XRF 与 μ-XANES 联用，研究纳米银暴露后，银元素的组织、细胞分布及其化学形态。大鼠经过支气管滴注并暴露银纳米颗粒后，用 μ-XRF 观察肺脏组织切片 (c) 和肺泡灌洗液巨噬细胞 (a), (b) 银元素成像 [211]；(d), (e) 小麦根部暴露银纳米颗粒后，用 μ-XRF 观察根部银元素的分布，并结合 μ-XANES 原位表征主要蓄积部位银的化学形态 [210]。I(Br)、I(Ag): 溴和银元素的相对荧光强度；Ag-NP-Epiderm: 银纳米颗粒处理后的植物表皮层；Ag-NP-Endodermis: 银纳米颗粒处理后的植物内皮层；Ag-NP-Cortex: 银纳米颗粒处理后的植物皮层；Ag$_2$S-NP-Epiderm-main root: 硫化银纳米颗粒处理后的植物表皮层主根之间区域；Ag$_2$S-NP-Epiderm-lateral root: 硫化银纳米颗粒处理后的植物表皮层侧根之间区域

波带片成像可在较宽 X 射线能量波段实现，如软 X 射线全场成像常在 200~600 eV 能量范围，硬 X 射线全场成像常在 5~14 keV 能量范围。能量范围为

$284\sim534$ eV 波段的软 X 射线又称 "水窗"。在该能量段 (碳元素吸收边之上和氧元素吸收边之下), 生物样品内部的生物分子富含碳元素, 碳元素对 X 射线的吸收系数大于氧元素, 导致其所处水环境中氧元素对 X 射线的吸收比碳元素要弱很多, 从而使 X 射线在水中的穿透深度比在蛋白质中的穿透深度大一个数量级, 实现很好的吸收衬度成像。在该能量范围进行含水环境的生物样品成像, 水在 10 μm 尺度内是透明的, 而富含碳、氮的细胞器或亚细胞结构对 X 射线吸收强烈, 无需借助于染色和化学固定, 软 X 射线全场成像便能达到天然衬度增强效果, 从而实现单个含水细胞的三维成像。通过软 X 射线全场成像及三维重构, 在单细胞/单细菌水平上可获得细胞/细菌的形貌信息, 可观察细胞膜、细菌壁等结构的完整性, 可观察细胞器、脂滴等结构及纳米材料的空间分布等[213,214]。相对于软 X 射线, 硬 X 射线穿透能力更强, 适合于更大尺寸样品的高分辨成像。由于纳米材料与生物样品所富含的生物分子的碳、氢、氧等元素对硬 X 射线吸收的差异, 即不同组分对 X 射线的线性吸收系数存在差异, 从而可通过 X 射线全场成像及三维重构获得细胞内纳米材料蓄积、外排及空间分布信息。

此外, 同步辐射纳米分辨全场成像和 X 射线吸收谱学相结合可实现纳米分辨谱学成像, 获取样品中元素及价态三维分布信息[215]。谱学成像使用不同能量 X 射线扫描样品, 通过成像获取样品形貌的同时, 根据样品中不同化学成分对 X 射线的吸收系数来提取化学成分信息; 从而得到一系列具有空间分辨的 X 射线吸收谱, 或一系列能量分辨的 X 射线透射图像[213,216,217]。针对单个细胞或细菌、单颗粒等样品, 分别使用元素吸收边前、吸收边的几个不同能量 X 射线进行全场成像; 在每个旋转角度下, 样品对不同能量 X 射线吸收明显不同, 体现为灰度值差异。经过对图像上像素点灰度 (吸收强度) 的扣除, 获得基于该像素的吸收谱曲线。由于 X 射线吸收谱学能提供元素及其价态的指纹谱学信息, 基于纳米分辨谱学成像既能获得每个像素点的元素类型和化学价态, 也能提供样品中元素及其化学价态的空间分布成像[216,218]。这种分析方法适合原位地研究纳米材料与生物体/细胞/细菌作用过程, 获得样品中纳米材料及其代谢物的空间分布信息, 通过元素化学价态变化可以了解纳米材料的降解与转化行为。由于谱学成像使用不同能量的 X 射线扫描成像, 所需时间长, 需要考虑 X 射线对生物样品的辐射损伤。因此, 谱学成像与低温冷冻装置相结合能够较好地解决相关难题。

X 射线透射全场成像适合于干燥样品和含水样品; 成像分辨率高, 能达到 30 nm 空间分辨率; 可进行元素及其化学组分特异成像; 此外, 样品制备简单, 无需荧光或金属染料标记, 也无需包埋切片, 就能获得完整样品中的纳米材料或化学组分空间分布, 能很好地实现单颗粒、单细胞、单细菌的无损成像[6]。基于这些优势, 我们基于 TXM 成像系统地表征了纳米材料与细胞、细菌作用以及单颗粒化学组分的分布。通过硬 X 射线 TXM 成像, 系统地研究了纳米银与单核细胞相互作用。由于银元素及其化合物与细胞的 C、H、O、N、S 等元素对 X 射线的吸收和折射具有显著差异，通过硬 X 射线 TXM 高分辨成像，可以观察到细胞内吞、纳米材料降解与外排过程的纳米材料分布、富集情况；并结合银元素 K 边 XANES 谱，表征了纳米银化学形态。成像与谱学相结合，阐明了纳米银被单核细胞摄入后，发生降解并被外排的过程，为理解纳米银毒性提供了成像证据 (图 5.23)[98]。我们还用软 X 射线 TXM 成像，研究了纳米材料与耐药细菌的相互作用。研究发现，石墨烯与氧化镧复合纳米片层 (GO@La₂O₃) 与细菌作用，通过吸附在细菌表面来高效杀伤耐药细菌。通过软 X 射线 TXM 的三维成像，可以观察到 GO@La₂O₃ 吸附在细菌表面的状态与结构，发现纳米片层插入细胞壁，一方面通过石墨烯的碳疏水作用，另一方面 La 与细菌外膜磷脂配位作用，导致细菌壁和外膜结构被破坏及细菌内容物释放，该成像结果为抗菌机制提供了关键证据 (图 5.24)[219]。通过软 X 射线 TXM 成像，研究颗粒物的元素空间分布信息。例如，针对单个雾霾颗粒物分别在吸收边前、吸收边的两个能量处进行全场成像；在每个旋转角度下，样品在不同能量对 X 射线吸收存在差异，经过对图像上像素点灰度 (吸收强度) 的扣除，获得该处元素特异的二维吸收成像，然后将不同角度的吸收成像进行重构，获得元素的空间分布信息 (图 5.25)[200]。

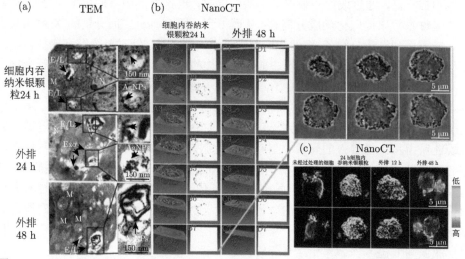

图 5.23 硬 X 射线透射显微镜 (TXM) 及断层扫描三维重构技术与生物透射电镜 (TEM) 相结合，观察纳米银被单核细胞摄入及细胞内的降解和外排过程。(a) 在不同时间点，TEM 观察细胞超薄切片的纳米银分布和定位，主要定位于溶酶体和内吞体。(b), (c) 在内吞和外排的过程中，NanoCT 单细胞成像观察银的空间分布。(b) 基于单核细胞 NanoCT 重构结果，比较内吞和外排过程中细胞内纳米银富集，并将单细胞从上到下进行随机切片分析，按照灰度成像 (右上) 和元素成像 (中) 来比较特定层面的纳米银二维分布；(c) 基于三维重构结果，比较细胞内纳米银蓄积情况[98]。NanoCT：纳米分辨 X 射线断层扫描显微成像

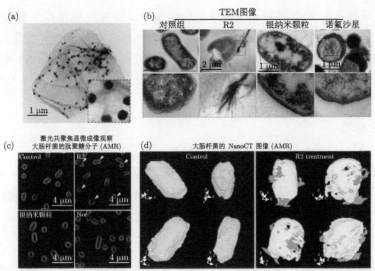

图 5.24　结合 TEM、共聚焦显微镜、软 X 射线 TXM(NanoCT) 成像研究纳米药物的抗菌机制。(a) GO@La$_2$O$_3$ 复合纳米材料的透射电镜图；(b) 生物透射电镜观察细菌与纳米材料相互作用；(c) 激光共聚焦显微镜观察不同纳米材料处理后，细菌壁结构的完整性；(d) NanoCT 成像观察纳米药物与细菌作用前后，纳米药物的分布及细菌壁/外膜的完整性。其中，蓝色为纳米药物，细菌体为黄色[219]。R2：GO@La$_2$O$_3$ 纳米药物

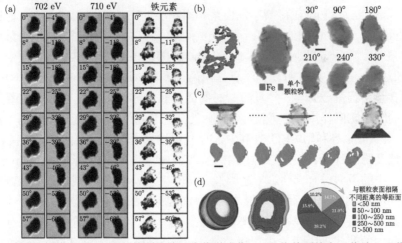

图 5.25　软 X 射线 NanoCT 对单颗粒铁元素化学成像。(a) 将单颗粒在吸收边、吸收边前能量处的吸收强度或光密度值相减，获得铁元素的分布信息。进一步，以及不同旋转角度的吸收成像，以及在多角度的铁元素全场成像信息。(b) 针对铁元素吸收成像和颗粒整体成像的三维重构，获得铁元素的三维分布信息。(c) 针对铁元素的三维空间分布，从上到下进行样品切割，获得多个切面上铁元素的分布。(d) 将单颗粒从表面到内部逐步分割为五个等距面，通过计算不同等距面之间铁的光密度值，获得铁元素从表面到内部的定量分布信息[200]

综上所述，X 射线透射全场成像能够快速地实现三维形貌与元素成像，样品制备简单，检测过程样品不被破坏，适合单颗粒、单细胞及单细菌成像，因此，在纳米生物效应及纳米医学研究中有着很大的应用潜力。通过与其他技术如透射电镜、共聚焦显微镜等结合，还可以获得多层次、原位的形貌与结构、化学组成与形态信息。

5.3.2　色谱法

近年来，色谱技术除了应用于纳米材料的分离、粒径表征之外，在纳米药物代谢动力学方面的研究也有诸多应用。Zhou 等通过 SEC 与 ICP-MS 联用 [220]，同时实现对血清中金属纳米材料的元素质量、颗粒组成及粒径分布的测定，为研究医用纳米材料在体内的转化提供了定量与定性分析手段。

1. 高效液相色谱

高效液相色谱与其他技术联用可用于研究医用纳米材料在体内的分布与转化。熊素彬等利用 C18 色谱柱，以甲醇-0.16 mol/L 甲酸铵缓冲液为流动相，建立了反相色谱法测定大鼠血浆及组织中米托蒽醌白蛋白纳米颗粒的方法，发现在血浆及心、肺、肾和淋巴结匀浆中，米托蒽醌浓度在 50~2997 ng/mL 范围，且米托蒽醌白蛋白纳米颗粒在淋巴结的摄取率是米托蒽醌注射液的 3.36 倍，表明前者具有更好的淋巴结靶向性 [221]。颜承云等建立了 5-氟尿嘧啶-N-琥珀酰壳聚糖纳米粒 (5-FU-Suc-Chi/ NPs) 在荷瘤小鼠血浆和组织中的高效液相色谱方法，他们发现 5-FU-Suc-Chi/NPs 中的 5-Fu 在荷瘤小鼠肿瘤、肝、血浆中分布较多，少量分布在肾、脾, 在心、肺分布极少 [222]。5-FU-Suc-Chi/NPs 中的 5-FU 能够在血中长时间滞留，长达 72 h，且具有明显的缓释作用。更重要的是，5-FU-Suc-Chi/NPs 在肿瘤中的含量明显高于原药，并且随着时间的延长能够有效地在肿瘤部位蓄积，具有明显的肿瘤靶向作用，还可使心、肾内的药物含量降低，从而降低心脏、肾脏的不良反应。Yang 等利用 SEC 与 ICP-MS 联用技术，研究了铜纳米颗粒 (Cu NPs) 的稳定性及降解行为，发现在血清中 Cu NPs 部分转化成 Cu^{2+}，且 Cu NPs 极易与血清中的蛋白结合 [223]。与之类似，Soto-Alvaredo 等发现，金纳米颗粒 (Au NPs) 在肝及脾中均发生降解，形成 Au^{3+}，这一结果也被 TEM 确认 [224]。

在确定医用纳米材料在体内不同组织、器官中含量的基础上，可以进一步研究其在体内的药代动力学。去甲斑蝥素 (norcantharidin, NCTD) 为斑蝥虫体内所含斑蝥素的合成衍生物，是我国首先合成的新型抗肿瘤药物，具有较强的抗肿瘤活性和增加白细胞数量的作用，适用于治疗肝癌、食管癌、贲门癌、肝炎和银屑病等，但其对泌尿系统毒性较大，被机体吸收后在各组织器官分布广泛，机体会产生明显的不良反应 [225]。纳米粒靶向制剂给药后能将药物最大限度地运送到靶区，使治疗药物在靶区富集程度远超过传统制剂，治疗效果明显提高；同时减少药物的用量, 降低药物的不良反应。丁信园等建立了 HPLC-MS/MS 测定大鼠血浆中 NCTD 浓度的方法, 发现 NCTD 的药代动力学过程符合二室模型, 而 PVP 包衣去甲斑蝥素-壳聚糖纳米粒制剂 (PVP coated NCTD-chitosan nanoparticles, PVP-NCTD-NP) 的相对生物利用度为 NCTD 的 325.5%, 且纳米粒释药更加缓慢, 能较长时间维持有效治疗浓度 [226]。Cong 等同样利用 HPLC-MS/MS 建立了测定血浆中达比加群 (dabigatran) 浓度的方法, 并发现达比加群酯纳米混悬剂 (dabigatran etexilate nanosuspension, DABE-NS) 的达峰浓度和曲线下面积均显著高于对照制剂, 表明该纳米混悬剂的口服吸收率显著提高 [227]。

多柔比星 (DOX) 是目前应用最广泛的抗肿瘤药物之一, 但其具有心脏毒性和骨髓抑制效应, 临床应用受到很大限制。不少学者将 DOX 制成纳米粒制剂, 从而提高了其肝脏靶向性并降低了其心脏毒性 [228]。童珊珊等建立了反相高效液相色谱-荧光检测法研究半乳糖化 DOX 白蛋白纳米粒在小鼠体内的药动学的方法, 并发现 DOX 白蛋白纳米粒和半乳糖化 DOX 白蛋白纳米粒具有良好的肝脏靶向性; 与白蛋白纳米粒相比, 半乳糖化白蛋白纳米粒的肝脏靶向性进一步提高, 具有自身被动靶向和受体介导的主动靶向的 "双靶向" 特征 [229]。

2. 流体动力色谱

流体动力色谱是一种可同时测定颗粒直径及其分布的方法, 非常适合于在不同生理环境下, 如生物分子吸附、降解和转化过程中, 纳米材料粒径变化的表征, 具体原理参考 5.1 节。目前, HDC 在医用纳米材料在机体内的迁移转化方面应用的报道尚较少。Roman 等利用 HDC 结合 SP-ICP-MS 方法研究了烧伤患者血液中银纳米颗粒 (Ag NPs) 尺寸、数量浓度及质量浓度, 发现 Ag NPs 可在血液中发生部分降解, 最初银离子主要与血液中的氯离子反应, 同时也会在 Ag NPs 表面形成蛋白冠, 但最终是血液中的硫对 Ag NPs 的降解起主要作用 [230]。

3. 场流分离技术

由于场流分离 (FFF) 技术可实现几乎任何液相介质中微粒组分的快速、温和与高分辨的分离, 可分离、提纯以及收集样品组分尺寸在 1 nm~100 μm 的大分子、胶质及纳米颗粒, 也可完成对样品组分其他物理参数 (如质量、密度和电荷等其他性质) 的准确表征, 因此, 不仅表征适合分散体系中纳米颗粒的尺寸, 也适合表征不同生理环境下如纳米颗粒与生物分子作用后形成复合物的尺寸, 还适合分离并表征在组织、脏器中由于纳米颗粒代谢和转化而导致的尺寸变化。

在医用纳米材料表征方面, Bartczak 等利用 AF4 及 ICP-MS 等技术建立了表征血清中二氧化硅纳米颗粒的尺寸及数量浓度的方法 [231]。Hawkins 等进一步利用此法研究了 Ag NPs 在黑头呆鱼 (fathead minnows) 体内的分布及转化情况, 他们在鱼的消化道及腮部均发现了 Ag NPs 的存在, 且在消化道的蓄积高于腮部,无论是 PVP 包被还是柠檬酸包被的 Ag NPs 在消化道处均发生了聚集，但它们在腮部几乎未发生聚集[232]。Coleman 等利用该技术研究了 Ag NPs 在蚯蚓体内的蓄积与转化情况，发现 48 h 后仍能在蚯蚓体内检测到不同尺寸的 Ag NPs，从而加深了对 Ag NPs 与机体的相互作用的认识[233]。同样，Jimenez-Lamana 等在暴露于 Ag NPs 的大鼠粪便中检测到 Ag NPs[234]。Gray 等以金纳米颗粒为例比较了 HDC-ICP-MS 与 AF4-ICP-MS 在分离与表征纳米颗粒方面的差异[235]。他们发现与 HDC 相比，AF4 可以更好地分离并表征 5 nm、20 nm、50 nm 及 100 nm 的 AuNPs，而 HDC 可同时对发生降解的纳米颗粒进行表征。

综上所述，除高效液相色谱在医用纳米材料的表征中应用较多外，流体动力学色谱、场流分离技术及电泳技术在医用纳米材料生物效应方面的研究尚较少，亟待进一步加强。

5.3.3　电感耦合等离子体质谱技术

电感耦合等离子体质谱 (ICP-MS) 可以分析元素周期表中大部分元素，具有检出限好 (低至亚 fg 量级)、线性范围广 (可达 9 个数量级)、分析速度快等优点，是痕量元素分析的有力工具[236]。由于纳米材料通常含有无机元素，因此 ICP-MS 已经成为表征生物体系纳米材料的理想工具[237,238]。本节将简单介绍 ICP-MS 仪器和方法。

1. ICP-MS 发展

最初的 ICP-MS 的概念出现在 20 世纪 70 年代。20 世纪 80 年代以后，市场上出现了商用化的仪器，标志着 ICP-MS 时代的开始[239]。Koppenaal 等以不断涌现的新技术为标准[240]，回顾了 ICP-MS 的发展历史 (表 5.2)。

表 5.2　ICP-MS 发展的六个阶段 *

时间	事件	发展
1978~1983 年	诞生	ICP-MS 的最初设计和发展
1983~1988 年	四极杆	四极杆 ICP-MS 统治期
1988~1993 年	扇形磁场	高分辨的扇形磁场 ICP-MS 出现
1993~1998 年	分析器	各种质量分析器流行 (离子阱、飞行时间、多接收等)
1998~2011 年	碰撞反应池	碰撞反应池广泛应用
2011 年至今	单细胞分析	单细胞分析和多标记免疫成像

注: * 改自文献 [240]，加入了 ICP-MS 发展的新阶段。

从仪器的构思到 1983 年第一台商用 ICP-MS 的出现，是 ICP-MS 发展的第一个阶段。之后的五年，是四极杆 ICP-MS 的时代。由于四极杆滤质器不足以分辨 ICP 离子源中产生的多原子离子和同量异质素的干扰，使用双聚焦扇形磁场的高分辨 ICP-MS 在 1988 年出现了，现在大多数商品化的高分辨 ICP-MS 已经可以达到 10000 的分辨率 $(m/\Delta m$, 5％峰高), 足以消除测量时的大多数干扰; 到了 20 世纪 90 年代中期, ICP-MS 从原来单一的四极杆滤质器, 发展到拥有离子阱 (IT)、飞行时间 (time of flight, TOF) 等多种分析手段, 并出现了拥有多个检测器的多接收 ICP-MS(MC-ICP-MS); 1998 年, 出现了碰撞反应池技术, 这种技术利用池体中发生的离子-分子反应, 可以很方便地消除在测量过程中多原子离子和同量异质素的干扰。2011 年, 斯坦福大学的 Nolan 组在 *Science* 发表利用 ICP-TOF-MS(CyTOF) 同时检测单个正常人骨髓细胞中 34 个参数的文章 [241]。以此为标志, ICP-MS 迅速地应用于单细胞分析和原位多标记免疫分析, 上述发展参见表 5.2。

从现在分析技术的发展来看, 可能还没有一种更好的方法在短时间内可以取代 ICP-MS 在痕量和超痕量元素分析领域的主导地位。随着纳米技术的快速发展, ICP-MS 已经在纳米材料表征、纳米生物分析、纳米生物效应与安全性研究等方面得到更广泛的应用。

2. ICP-MS 仪器结构

ICP-MS 仪器结构示意图见图 5.26。

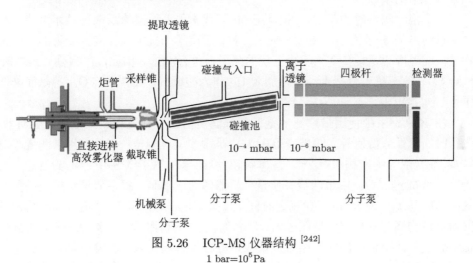

图 5.26　ICP-MS 仪器结构 [242]

1 bar=10^5Pa

样品溶液的气溶胶一般是由气动雾化器 (nebulizer) 产生的, 但这种雾化方式大约只有 2％的样品能进入等离子体, 被认为是 ICP-MS 仪器中最薄弱的一环。在分析纳米颗粒时, 如果包裹纳米颗粒的液滴大小不均一, 可能造成液滴中相同粒径纳米颗粒的原子化和离子化过程不同, 从而引入分析误差。为了解决这种问题, Günther 小组采用压电喷墨打印技术作为 ICP-MS 的溶液样品引入系统, 喷墨打印技术可以产生尺寸均一的液滴, 从而使液滴中尺寸相同的纳米颗粒具有同样的原子化和离子化过程，得到可靠的纳米材料分析结果 [243]。

除了溶液进样，ICP-MS 利用激光烧蚀 (laser ablation，LA) 技术实现对固体样品的直接原位分析 [244]。在 LA 系统方面，新开发的冷冻剥蚀更适合生物组织的成像分析 [245]；双体样品池可以实现小于 10 ms 的洗脱时间，降低了样品气溶胶的扩散和稀释，大大提高了分析速度和灵敏度 [246,247]；近场 (NF) 技术让激光光斑降低到亚微米级，使得基于 NF-LA-ICP-MS 的单细胞元素成像成为可能 [248]。在质谱系统方面，随着新一代的 ICP-MS，特别是采用飞行时间 (TOF) 质量分析器的商品化 ICP-TOF-MS 的出现，LA-ICP-MS 系统具有更快的数据采集速度，能够同时检测更多的同位素 [249,250]。

等离子体在被称为 "炬管"(torch) 的一组石英玻璃管内和开口端产生。炬管由三个同心管组成，中管和内管的开口都短于外管的开口，这种形状由 Scott 和 Fassel 设计 [251]。等离子体温度大约在 6500 K，而等离子体感应区域的温度可高达 10000 K。近年来也出现了一些其他类型的炬管设计。如 Alavi 等制造出小体积的锥形炬管 (conical torch)[252]，使得等离子体炬焰温度更高，电子密度更大，进入炬焰的样品能更充分地完成原子化和离子化过程，十分适合使用时间分辨模式分析单个纳米颗粒 [253]。

为了消除测量时的干扰，20 世纪 90 年代末引入了碰撞反应池技术 [254]。经过大量的离子-分子间的碰撞和反应后，多原子离子干扰可以转变为无害的非干扰物质，或者待测元素转变为不受干扰的离子后进行测量。例如，在测量 $^{56}Fe^+$ 时，$^{40}Ar^{16}O^+$ 的干扰十分严重，可以加入 He 作为碰撞气，将 $^{40}Ar^{16}O^+$ 消除而降低了 $^{56}Fe^+$ 检出限，参见 ICP-MS 仪器结构。

在 ICP-MS 中使用最广泛的是四极杆滤质器，此外还有双聚焦质量分析器、飞行时间质量分析器等。四极杆 ICP-MS 是顺序型检测器，开始应用于测量单颗粒/单细胞中的纳米颗粒 [237,255]。单颗粒/单细胞在 ICP-MS 中产生的信号大约为 0.3～0.5 ms [256]。由于四极杆质量分析器的速度限制，很多研究选用毫秒量级的驻留时间 t_d (如 10 ms) 和稳定时间 t_s (如 1 ms)[238]，此时驻留时间和稳定时间对颗粒物测定的影响参见图 5.27：驻留时间 A 内检测到两个纳米颗粒，得到的信号强度是两个颗粒的加和结果，造成颗粒粒径和颗粒浓度的分析偏差；驻留时间 B 是理想的单个纳米颗粒分析，在驻留时间 B 内只有一个颗粒物被检测，得到的信号强度反映了颗粒物的真实信息；在驻留时间 C 和 D 内，只检测到部分颗粒物的信号，得到的信号强度及对应的颗粒物粒径会低于真实值；纳米颗粒信号位于稳定时间内，驻留时间 E 内没有检测到纳米颗粒。

新一代的四极杆 ICP-MS 可以选择微秒量级的驻留时间，而且在测量单一核素时稳定时间可设为零，更有利于单颗粒 ICP-MS(SP-ICP-MS) 分析 [257,258]。如图 5.28 所示，由于驻留时间 t_d 短于单个纳米颗粒的信号长度，因此能得到单个纳米颗粒信号的时间分辨信息，可以更好地区分纳米颗粒信号与背景信号，并且消除由于驻留时间过长而导致的两个纳米颗粒信号重叠的情况 (图 5.27A)。稳定时间设定为零，实现连续检测，可以得到所有纳米颗粒的信号。

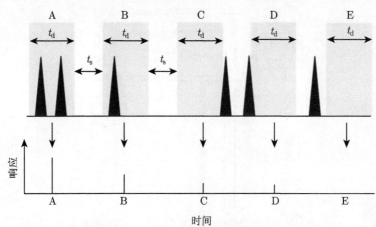

图 5.27　长驻留时间和稳定时间对 SP-ICP-MS 的影响[257]。A: 驻留时间 A 内检测到两个纳米颗粒；B: 驻留时间 B 内检测到一个纳米颗粒；C 和 D: 驻留时间 C 和 D 内检测到一个纳米颗粒的部分信号；E: 纳米颗粒信号在稳定时间内，驻留时间 E 内没有检测到纳米颗粒

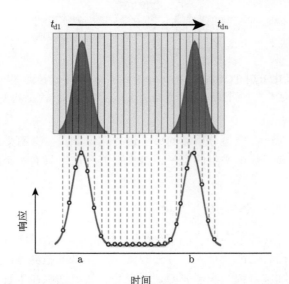

图 5.28　短驻留时间和稳定时间对 SP-ICP-MS 的影响[257]。图中驻留时间 t_d 短于单个纳米颗粒的信号，稳定时间 t_s 为零

近年来，基于飞行时间质量分析器的 ICP-MS 在市场上出现。这些 ICP-TOF-MS 采用直角加速式飞行时间技术 (图 5.29)，几十微秒就可以得到从 Li 到 U 的

全部谱图，并且具有超过 3000 的质量分辨率，可以消除多数常见的干扰信号。由于 ICP-TOF-MS 的分析速度快，适合分析单细胞中的多种元素、单纳米颗粒的多元素组成，若采用 LA 进样系统，可以实现样品的快速元素成像分析。

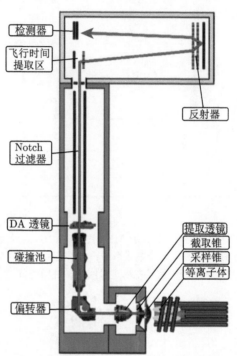

图 5.29　　一种商品化 ICP-TOF-MS 的结构示意图[259]。离子运行轨迹用红线标出；黄色方框为离子飞行区域；离子直角加速后，在反射式飞行管内飞行

检测器可以对来自质量分析器的离子进行定量测量，并有效地将其转换成电脉冲信号。在等离子体中产生的离子，每一百万个离子只有一个能够最终到达检测器[260]。

3. 基于 ICP-MS 的单细胞检测技术

细胞是生命活动的基本单位，要探索生命活动规律，阐明疾病发生机理，就必须理解细胞的结构、功能及行为。过去的研究往往以细胞群体作为研究对象，得到的结果是整个细胞群或组织层面的宏观表征。然而细胞在生长过程中会产生巨大的差异，这种差异是由于不同细胞个体内生化反应和外界条件的微小变化累积导致的，即所谓的细胞异质性 (heterogeneity)。单细胞分析 (single cell analysis) 可获得细胞在微环境中准确的个体信息，大量细胞个体呈现的差异性信息对于研究细胞的信号传导、生理病理和重大疾病的早期诊断具有十分重要的意义[261]。

单细胞分析中的研究对象多种多样，最常见的有核酸、蛋白质、多肽以及多种小分子代谢物。除上述生物活性分子外，微量元素特别是生命必需金属元素在细胞生命活动中也扮演了非常重要的角色。随着纳米技术的快速发展，更多的金属纳米材料在科学研究和工业产品中大量使用，在单细胞或组织水平研究这些纳米材料的生物效应也变得十分重要。元素分析涉及对细胞内全部金属离子和金属配合物的综合研究，对于理解生命活动的过程具有重要的意义，现有的单细胞和组织的元素分析方法很难满足研究的需要，因此，建立高通量、高灵敏度的元素分析方法，已经成为目前分析化学领域中的热点问题。

ICP-MS 是最常用的无机质谱，对痕量元素具有很好的检测能力，不但能够在单细胞水平上检测细胞内元素的含量，也可通过金属标签间接分析单个细胞中的生物分子 [262]。基于 ICP-MS 技术的单细胞分析，在最近几年发展很快，有望成为化学、生物学、医学等领域的重要研究工具。

1) 基于质谱流式细胞仪的单细胞分析

流式细胞术和荧光显微成像是单细胞分析最常使用的方法 [261,263]。该类方法通常利用荧光标记物 (如荧光素、量子点、绿色荧光蛋白等) 对细胞中生物分子特异性标记，通过检测荧光信号，最终得到细胞中生物分子的相关信息 [264]。但是，在使用荧光标记物时，由于存在光谱干扰，从而限制了同时检测的通道数量；加之荧光信号的线性范围较窄，从而给细胞成分的准确定量带来了很大困难。以流式细胞仪为例，一般可以同时检测 6~12 种不同颜色的荧光，但是因为存在着荧光的光谱干扰，增加了系统的误差，降低了检测结果的可靠性。此外，在研究纳米材料的生物效应时，纳米材料往往很难标记，而且标记常常会改变纳米材料的物理化学性质，从而导致不可靠的研究结果。

质谱是一种适合于单细胞分析的检测方法。它具有极高的灵敏度、多种元素同时检测的能力以及对所感兴趣的分子进行结构鉴定的能力 [265]。近年来，质谱流式细胞仪 (mass cytometry) 开始应用于溶液中单细胞分析，被认为可能成为下一代单细胞研究的实验平台 [266,267]。质谱流式细胞仪通过整合传统的流式细胞术和质谱技术，成功实现了单个细胞多参数的同时检测。与传统的荧光标记和检测方法不同，质谱流式细胞仪使用金属标签 (金属核素标记的生物分子，如 ^{151}Eu 标记的抗体) 识别细胞表面的蛋白质或细胞核中的核酸，通过分析金属标签间接得到细胞的相关信息 [267]。

质谱流式细胞仪实际上是一类用于单细胞分析的 ICP-MS[268,269]。与其他 ICP-MS 一样，使用高温 (约 7000 K) 氩气等离子体 (ICP) 作为离子源。进入等离子体后，细胞中的水分迅速蒸干，细胞所含核素原子化和离子化，得到的离子在质谱仪中完成分析。质谱流式细胞仪使用的飞行时间质量分析器，具有很高的扫描速度和分辨率，可以根据质核比的不同快速区分不同核素。由于有多种核素可供选择，理论上质谱流式细胞仪可以同时得到单个细胞中上百种分子信息 [268]。质谱流式细胞仪的实验流程见图 5.30。

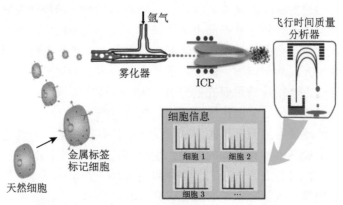

图 5.30　质谱流式细胞仪的单细胞分析实验流程 [268]

　　金属标签的选择和构建是质谱流式细胞仪分析单细胞的关键步骤 [270]。镧系金属由于生物背景值低、化学性质相近、质谱检测限好等优点，常被用作金属标签。双官能团试剂常被用来偶联生物分子和金属核素，如在金属编码亲和标签 (metal-coded affinity tag, MeCAT) 试剂中 (图 5.31(a)) [271]，一端的马来酰亚胺可以与抗体中的巯基结合，另一端的 1,4,7,10-四氮杂环十二烷-1,4,7,10-四羧酸 (DOTA) 大环可以螯合一个金属离子，这样每个抗体平均只能偶联 1~4 个金属离子 [272]。为了降低检出限，需要进一步增加金属标签结合的原子数。Lou 等设计了一种新的基于聚合物的金属标签 (图 5.31(b)) [273]，聚合物的每个单体可以螯合一个镧系离子，这样每个抗体可以结合约 100 个原子，从而提高了灵敏度。这种金属标签与荧光素相比，具有更高的稳定性，多参数分析时通道间没有相互干扰的问题。如果采用金属纳米颗粒作为金属标签，可以进一步降低质谱流式细胞仪的检出限 [274]。

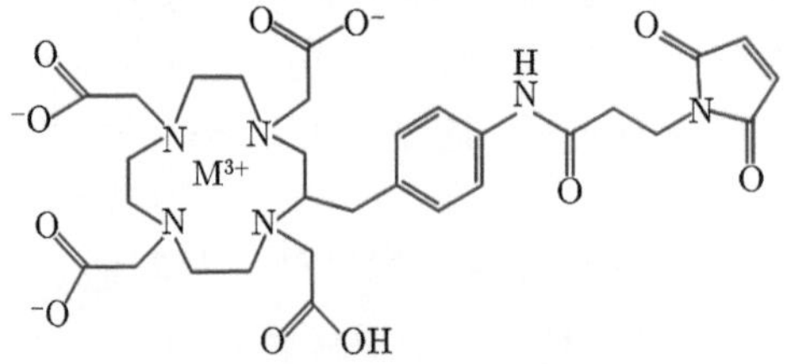

(a) MeCAT 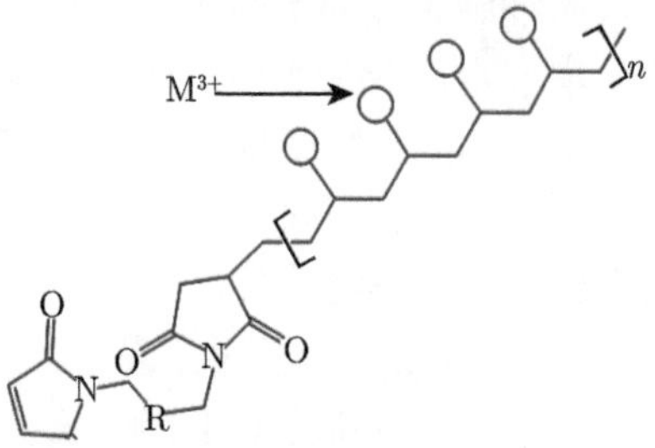　　　　　　　　　　　(b) Maxpar 聚合物金属标签

图 5.31　金属标签所使用双官能团试剂 (M^{3+} 代表镧系离子)

在 2011 年发表于 *Science* 的论文中，Bendall 等用质谱流式细胞仪同时检测了单个正常人骨髓细胞中的 34 个参数 (包括 31 个细胞表面蛋白和胞内蛋白)。测量结果将骨髓细胞样品分为 30 个细胞亚群，并可以进一步研究不同亚群细胞对刺激的反应，从而实现对细胞表型的精确观察和分类，更深入地理解各种细胞的生理过程和疾病的分子机制 [241,275]。之后，Bodenmiller 等使用七种金属标签作为质量标签细胞条码 (mass-tag cellular barcoding)，标记后质谱流式细胞仪可以快速检测 96 孔板中的不同样品，通过对其中 20 多个表面标志蛋白和信号分子的检测，得到各亚群细胞对药物的不同反应，实现了高通量药物筛选 [276]。近年来，质谱流式细胞仪在单细胞研究中得到了愈来愈多的应用，表 5.3 中列举了其中的部分实例。

表 5.3 质谱流式细胞仪的应用

研究方向	样品 (细胞)	分析对象	参考文献
特异性免疫和药物反应	人骨髓细胞	单细胞中 34 种参数同时分析	[241]
药物靶点验证	人外周血单核细胞	小分子调控因子带来的细胞状态扰动	[276]
细胞周期研究	HL-60、U937、NALM-6、A20、外周血单核细胞	5-碘-2-脱氧尿苷与其他 35 种功能参数	[277]
细胞活性研究	Jurkat、OVCAR-3、KG1、HL-60、HeLa、外周血单核细胞	采用顺铂标记区分活细胞与死细胞	[278]
肿瘤组织多参数成像	乳腺癌组织、人乳腺上皮细胞	在亚细胞水平上分析 32 种蛋白质和蛋白修饰物	[279]

2) 基于溶液 ICP-MS 的单细胞元素分析

商品化的四极杆 ICP-MS 通过改进数据采集方式和样品引入方式，可以实现溶液中单细胞的分析。在优化后的时间分辨模式下，质谱图中的信号数量可直接反映被检测细胞的数量，而信号强度正比于每个细胞内的元素含量 [262]。这种方法被称为单细胞电感耦合等离子体质谱 (SC-ICP-MS) 分析。

Li 等选用铀化合物暴露后的细菌作为研究对象，使用铀标准溶液定量分析了单个细菌中的铀元素含量 [280]。实验发现，在等离子体中，完整细胞中的金属 (U、Ca、Mg) 的电离效率低于金属溶液的电离效率，而且每种金属都具有独特的不同于溶液分析的电离效率。因此，Li 等认为 SC-ICP-MS 分析时可以使用金属标准溶液作为定量标准，但是必须根据元素在细胞中的实际电离效率加以校正 [280]。

Ho 等用四极杆 ICP-MS 分析了单细胞藻类细胞内 Mg 的含量 [281]。他们采用了 MgO 纳米颗粒悬浮液作为 Mg 的定量校准，单细胞中 Mg 元素含量的测量结果 (127 个细胞) 与酸消解的平均值非常接近，证明了该校正方法的可行性。但是作者没有对比 MgO 纳米颗粒与细胞内的 Mg 在等离子体中是否有相同的电离效率，没有论证是否需要做进一步的校正。

在方法学不断发展的同时，SC-ICP-MS 开始应用于金属药物、纳米毒理、金属相关疾病等研究。Tsang 等利用 SC-ICP-MS 方法研究了幽门螺旋杆菌对铋抗溃疡药物的摄取，展示出了幽门螺旋杆菌摄取铋的动力学过程[282]。此外，他们还发现幽门螺旋杆菌中存在一个竞争性运输途径，铁离子 (Fe^{3+}) 会阻碍幽门螺旋杆菌对铋的摄取。SC-ICP-MS 为在单细胞水平研究金属相关的生物过程提供了一个通用的策略。

Zheng 等为了研究量子点及其降解产物的细胞毒性，用 SC-ICP-MS 测定单个巨噬细胞中量子点，研究了细胞摄取量子点的过程[283]。与其他方法相比，单细胞 ICP-MS 可通过检测元素直接测量量子点及其降解产物，具有一定技术优势。Zheng 等还在单细胞水平上测定两种抗肿瘤药物顺铂和金属富勒醇，得到了基于单细胞分析的药物代谢曲线，为毒理学和药代动力学提供了不同于细胞群体分析的可以体现单细胞差异的研究数据[284]。Wang 等在单细胞水平上测量了癌症细胞 (HeLa 和 A549) 和正常细胞 (16HBE) 中的微量元素含量。研究工作得到了上述三种细胞内 Fe，Cu，Zn，Mn，P 和 S 六种元素的含量及细胞间元素含量的差异，为区分肿瘤细胞和正常细胞提供了一个新的可能途径，也为进一步理解微量元素在肿瘤细胞中的功能和作用提供了基础数据[285]。

尽管 SC-ICP-MS 针对溶液中单细胞的微量元素分析方面取得了快速发展，为在单细胞水平上研究金属相关的生物过程提供了一个通用的策略，但是由于缺乏单细胞元素定量标准物质，现阶段 SC-ICP-MS 常常被当作一种半定量的方法。

3) 基于 LA-ICP-MS 的单细胞分析

激光烧蚀 (LA) 是 ICP-MS 的固体进样方式。在聚焦的高能激光的照射下，微区样品受热解离形成气溶胶。产生的气溶胶由载气 (氦气或氩气) 运送至等离子体中完成解离、原子化和离子化过程，最终被质谱仪检测。与溶液的进样方式相比，LA-ICP-MS 具有原位 (*in situ*)、微区 (低至 5 μm)、快速等优点[286]。

Giesen 等用碘对细胞进行染色，再通过 LA-ICP-MS 原位分析，得到了较为清晰的碘成像图。结果显示碘进入细胞后，主要富集在细胞核中[287]。Managh 等利用含 Gd 造影剂标记了人外周血 CD4+ T 细胞后，将其经腹腔注入小鼠体内。在第 3、第 6 和第 10 天，分别收集小鼠体内血液样品，用 LA-ICP-MS 检测其中的 Gd 标记细胞，实现了单细胞的示踪。结果表明，在腹腔注射细胞 10 天后，在小鼠样品中仍可以检出 Gd 标记的人 CD4+ T 细胞[288]。

上述研究显示了 LA-ICP-MS 在单细胞分析中的巨大潜力。但是，准确定量单细胞中元素，仍然是 LA-ICP-MS 方法学的一个挑战。Drescher 等用移液器在硝基纤维薄膜上制备金属纳米颗粒液滴 (~0.5 μL)，作为基体匹配标准，实现了 LA-ICP-MS 对单细胞中金属纳米颗粒的定量分析[289]。然而，用移液器制备的液滴 (微升量级) 与细胞 (皮升量级) 的体积有巨大的差别，严重影响了结果的可靠性。

Wang 等使用喷墨打印机制备了与细胞大小和含碳量相似的标准溶液液滴，

作为基体匹配的单细胞外部定量标准，利用 LA-ICP-MS 定量分析了载玻片上单细胞中的金纳米颗粒[290]。Stigin 等采用微流控技术制备了含有不同浓度 Cu 的明胶微阵列作为外部标准，采用 LA-ICP-MS 定量分析了单个锥状斯氏藻细胞中的 Cu，并用同步辐射 X 射线荧光法验证了 LA-ICP-MS 的结果[291]。

为了提高 LA-ICP-MS 的单细胞分析通量，Zheng 等使用微加工技术制备了用于捕获细胞的微孔阵列，得到了整齐排列的人支气管上皮细胞 (16HBE) 单细胞阵列，因此可以采用网格方式剥蚀阵列中的单细胞，从而提高了 LA-ICP-MS 单细胞的分析通量 (图 5.32)[292]。

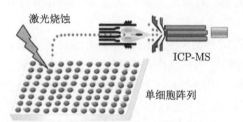

激光烧蚀

ICP-MS

单细胞阵列

图 5.32　LA-ICP-MS 分析单细胞阵列[292]

利用上述单细胞质谱方法，Zhai 等分析了人红白血病细胞膜上的 $\alpha_{IIb}\beta_3$ 整合素。他们用金团簇 (含 24 个金原子) 偶联整合素 $\alpha_{IIb}\beta_3$ 的靶向多肽分子作为金属标签，特异标记细胞膜上的 $\alpha_{IIb}\beta_3$ 整合素，通过 LA-ICP-MS 分析单细胞中金含量，得到了在单细胞上 $\alpha_{IIb}\beta_3$ 的表达量，其范围在 0.5~0.9 amol 之间[293]。

4. 基于 ICP-MS 的组织原位检测技术

微量元素在生物体内含量虽然很低，却起着至关重要的作用。例如微量元素作为蛋白质的活性中心或结构中心，参与了生物体内的许多重要化学反应。微量元素还与一些疾病的发生发展密切相关。因此，生物元素的原位分析，无论对于研究微量元素在生物体内的结构、功能和生物效应，还是对于阐明与微量元素相关疾病的发病机理，寻找这些疾病的预防和治疗策略，都具有重要的意义。LA-ICP-MS 最近越来越多地应用于生物样品中金属纳米颗粒的成像分析，表 5.4 列举其中部分应用实例。

表 5.4　生物样品中金属纳米颗粒的 LA-ICP-MS 成像

样品	纳米颗粒类型	文献
洋葱细胞 (onion cells)	银纳米颗粒，金纳米颗粒	[294]
明胶标准 (gelatin standards)	金纳米颗粒	[295]
成纤维细胞 (fibroblast cells)	银纳米颗粒	[296]
成纤维细胞	金纳米颗粒	[297]
小鼠成神经细胞瘤细胞 (mouse neuroblastoma cells)	二氧化钛纳米颗粒，银纳米颗粒	[298]

LA-ICP-MS 技术与免疫组织化学技术结合，可以实现生物切片中分子成像分析。首先使用元素标记的抗体特异性识别切片上的待测分子 (抗原)，然后通过 LA-ICP-MS 分析标记的元素得到待测分子的成像图。利用上述方法，得到多种生物分子的成像图，进一步拓展 LA-ICP-MS 的应用范围。

最近出现的基于飞行时间技术的 ICP-MS，由于使用飞行时间质量分析器，具有很快的扫描速度，可以检测瞬时信号中的多个元素，大大提高了元素成像的速度。Giesen 等将 LA 与质谱细胞仪联用，在亚细胞水平上对乳腺癌组织样品中 32 种蛋白同时进行了免疫成像，其结果与常规的荧光显微镜的结果相符 [279]。这种成像质谱细胞技术实现了对细胞亚群、细胞之间的相互作用以及肿瘤特异性的精准描述 [299]。

综上所述，基于 ICP-MS 的单细胞分析方法，可实现样品中多参数分析和准确的定量分析，为分析生物样品中的金属纳米材料及相关生物效应提供了一个通用的策略，具有广阔的应用前景。然而，ICP-MS 单细胞分析方法目前正处于发展阶段，还存在较多不足：ICP-MS 分析是有损分析；ICP-MS 只能提供元素信息，不能直接测定生物活性分子；ICP-MS 在灵敏度和采集速率方面还有待提高。未来应该不断探索新的研究途径，整合多种技术手段，才能进一步推动 ICP-MS 相关技术的广泛应用，服务于科学研究。

5.3.4　同位素标记和分析技术

在纳米毒理学研究中，同位素标记分析方法是一种不可替代的核分析方法，对纳米材料，尤其是针对高碳生物背景的碳纳米材料，具有独特的优势，结合现代分析技术，可本征、快速、准确、高灵敏地对其纳米生物效应与毒理学进行研究。这里，我们重点阐述典型碳纳米材料的放射性和稳定性两种同位素的标记技术、检测方法及其在碳纳米材料结构表征，以及定量研究生物体内吸收、分布、代谢/转化和排泄等纳米生物效应与毒理学方面的相关应用。纳米生物效应和纳米毒理学的机制研究复杂，主要因为传统适合小分子化合物体内代谢的分析方法 (如色谱、质谱和核磁等) 难以实现环境、生物样品中纳米材料的定量分析。建立针对纳米材料在生物机体代谢转化的安全、非破坏性的定量分析方法是个科学难题。纳米材料定量分析能够揭示纳米特性与纳米生物效应及其毒性关联的规律，有助于设计合成安全有效的纳米材料/药物，建立纳米材料暴露的预测模型，完善纳米毒理学的毒性机制和理论研究，制定出相应的纳米材料风险性管理策略。为了更好地理解和揭示纳米材料在纳米-生物界面发生的相互作用及其机制，迫切需要发展具有针对性的、新颖的、高灵敏度的方法和工具 [300-307]。

同位素标记方法是纳米材料生物效应和毒理学研究中不可替代的、高灵敏度的定量分析方法和工具，它能够显著区分样品中内源性和外源性的元素组成，尤其适用于在碳元素丰富的生物背景基质中的碳纳米材料的研究[300-303,308-310]。同位素标记碳纳米材料包括放射性同位素和稳定性同位素两种标记分析方法。例如，北京大学刘元方研究组曾在放射性核素 ^{14}C 和 ^{125}I 标记碳纳米管 (CNTs)、富勒烯、纳米金刚石、石墨烯等碳纳米材料方面做了大量工作，实现了碳纳米材料在实验动物体内的定量分析[303]。放射性同位素标记的主要缺点在于放射性标记和操作条件严苛，大多数研究者并不具备条件，且不可避免地会产生放射性废物，需要有针对性的处理。稳定同位素与放射性同位素相比，无放射性、对生物体无害，稳定同位素标记具有一定的优势。稳定同位素标记方法一直应用于研究地球或地质的演绎、动植物的营养来源以及法医鉴定等方面[311-315]；近年来，也被应用于蛋白质组学分析和纳米科学[316-320]。稳定同位素标记技术也有一定的局限性，如稳定同位素分离、纯化困难，价格昂贵，样品测试仪器及费用高昂，需要联合高分辨的质谱进行分析等。尽管如此，放射性和稳定性两种同位素的标记方法仍然是不可替代的、高灵敏的、互为补益的碳纳米材料的生物效应与安全性研究的可靠分析方法，都可以进行碳纳米材料的体内示踪和定量研究 (表 5.5)。

表 5.5 同位素标记方法优缺点比较

同位素标记	优点	缺点	检测方法和仪器
放射性同位素标记	高灵敏，专一，准确；相对灵敏度可达 10^{-18} 数量级	放射性损伤，不可逆；操作条件严苛，难以实现；放射性废物处置；放射性核素半衰期的局限性；易于引入外来元素	射线分析仪 液体闪烁计数器
稳定同位素标记	灵敏，准确，无损伤；相对灵敏度可达 10^{-12} 数量级；对机体无损伤；无放射性标记和操作严苛条件的限制；易操作，无放射性废物产生；对标记物易于实现本征标记；无放射性核素半衰期的问题，易于长期示踪	稳定同位素合成困难；稳定同位素价格昂贵，样品测试昂贵，测试仪器要求高；标记材料或样品需结合高分辨质谱进一步分析	同位素比值质谱仪 电感耦合等离子体质谱仪 热电离质谱仪 飞行时间质谱仪

1. 同位素标记

同位素标记碳纳米材料由放射性同位素标记和稳定同位素标记两种方法组成[300-303]。放射性同位素标记是应用最广泛的碳纳米材料体内定量方法。可以应用的放射性核素包括 ^{3}H、^{14}C、^{18}F、^{125}I、^{131}I、^{64}Cu、^{67}Ga、^{86}Y、^{99m}Tc、^{111}In 和 ^{166}Ho 等。根据核素的不同，采用的标记方法、检测方法各异，并具有迥异的优缺点 (表 5.6)。稳定同位素标记是近年来碳纳米材料应用研究比较好的选择，一般采用稳定同位素 ^{13}C 和 ^{2}H 进行碳纳米材料的骨架标记，研究碳纳米材料的结构和形成，以及定量其在生物体内的分布和行为。无论是放射性还是稳定同位素，同位素标记碳纳米材料的方法目前主要采用骨架标记、吸附或包覆 (非共价) 和侧

壁标记 (包括共价修饰等) 等三种标记方法, 总结如图 5.33 所示。

表 5.6　用于碳纳米材料标记定量的核素及其相关实验方法

标记核素	定量检测	成像方法	半衰期	标记方法	生物样品处理	文献
^{14}C	液体闪烁计数仪、加速器质谱	放射性显影	5730 年	侧壁修饰化学气相沉积电弧法	消解	[339-341][331-338][329, 330]
^3H	液体闪烁计数仪	放射性显影	12.33 年	化学修饰	消解	[351]
^{18}F	γ 计数器	γ 照相、放射性显影、PET	109.8 min	化学修饰	直接检测	[352]
^{64}Cu	γ 计数器	SPECT、γ 照相、放射性显影	12.70 h	络合	直接检测	[343]
^{67}Ga	γ 计数器	SPECT、γ 照相、放射性显影	3.2616 天	络合	直接检测	[348]
^{86}Y	γ 计数器	SPECT、γ 照相、放射性显影	14.74 h	络合	直接检测	[353]
^{99m}Tc	γ 计数器	SPECT、γ 照相、放射性显影	6.008 h	直接标记	直接检测	[347]
^{110m}Ag	γ 计数器	SPECT、γ 照相、放射性显影	249.95 天	包封	直接检测	[341]
^{166}Ho	γ 计数器	SPECT、γ 照相、放射性显影	26.8 h	包封	直接检测	[349]
^{111}In	γ 计数器	SPECT、γ 照相、放射性显影	2.8047 天	络合	直接检测	[342, 354]
^{125}I	γ 计数器	SPECT、γ 照相、放射性显影	60.14 天	氧化直接标记	直接检测	[321-325]
^{131}I	γ 计数器	SPECT、γ 照相、放射性显影	8.02 天	氧化直接标记	直接检测	[355]
^{188}Re	γ 计数器	SPECT、γ 照相、放射性显影	16.9 h	直接标记	直接检测	[346]
^{13}C	同位素比值质谱仪	拉曼成像	/	激光烧蚀、匀浆、冻干电弧放电		[356-358]

1) 放射性同位素标记

^{125}I 和 ^{131}I: ^{125}I 和 ^{131}I 是诸多放射性核素中标记和检测最方便的一类, 应用也最多, 适宜于各种碳纳米材料的标记示踪, 包括富勒烯[321]、CNTs[322,323]、石墨烯[324]、碳量子点[325] 等。目前 ^{125}I 和 ^{131}I 标记主要分为共价标记和非共价标记两类。完全未经修饰的碳纳米材料反应活性较低, 难以通过 ^{125}I 和 ^{131}I 进行共价标记[323]。非共价标记的稳定性较低, 很少被用于体内定量分析。

因为 ^{125}I 和 ^{131}I 共价标记的方法完全一致, 因此这里以 ^{125}I 为例进行介绍。在共价标记中, 将 $Na^{125}I$ 溶液与碳纳米材料混匀, 加入氧化剂氯胺 T 或者 Iodogen 将 $^{125}I^-$ 氧化成原子[322,323]。这些新生成的 ^{125}I 原子活性很高, 与碳发生氧化还原反应, 形成 $C—^{125}I$ 键实现标记。例如, Wang 等在 2004 年首次用 ^{125}I 对 CNTs 进行了标记并定量测定了羟基化单壁碳纳米管 (SWCNTols) 的生物分布情况[322]。$Na^{125}I$ 用氯胺 T 氧化后, ^{125}I 共价连接到 CNTs 管壁。C—I 键的形成通过 X 射线光电子能谱 (XPS) 分析验证[326]。此外, Nikolic 等报道了非共价 ^{125}I 标记富勒烯[327], Hong 等报道得到包封 $Na^{125}I$ 的 SWCNTs[328]。

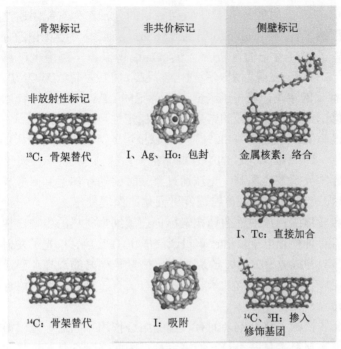

图 5.33 同位素标记碳纳米材料技术示意图

值得一提的是，^{125}I 和 ^{131}I 标记在实验产生的放射性废弃物处置方面具有较大的优势。^{125}I 的半衰期为 60.14 天，而 ^{131}I 更短，仅为 8.02 天。对于少量的废弃物，将其储存数个半衰期即可大幅降低其放射性计数。特别是 ^{131}I，其半衰期短，实验废物仅需存放半年左右。

^{14}C：^{14}C 是放射性核素中唯一一个用于骨架标记碳纳米材料的元素。根据标记方式不同，可以分为骨架标记和侧壁标记两类。骨架标记技术难度大，但是产品稳定性高、能本征反映碳纳米材料的性质。侧壁标记相对容易，但产品稳定性略有降低，不能本征反映未修饰碳纳米材料的性质。

目前已有报道 ^{14}C 骨架标记富勒烯、碳纳米管和石墨烯用于生物示踪。Bullard-Dillard 等制备了 ^{14}C$_{60}$ 用于体内生物分布定量分析[329,330]。Ba^{14}CO$_3$ 经过一系列化学反应制备 ^{14}C 骨架标记的聚糠醇，将其吸附到多孔石墨棒上，在 1000℃ 下高温裂解成无定形 ^{14}C 沉积在石墨棒上。石墨棒通过玻璃等离子体放电反应器制备 ^{14}C$_{60}$。^{14}C 骨架标记碳纳米管用于生物定量示踪主要由 Peterson 等完成[331-336]。以 ^{14}CH$_4$ 为原料，采用化学气相沉积法 (CVD) 制备 ^{14}C 标记的 CNTs。通过调节催化剂的组分、反应气氛和反应温度，可以分别获得 SWCNTs 和多壁碳纳米管 (MWCNTs)。另一个 ^{14}C 标记 CNTs 用于生物定量分析的工作来自 Czarny 等[337]，而 Guo 等利用 ^{14}C 骨架标记的苯酚为原料制备了 ^{14}C-石墨烯[338]。

侧壁标记 ^{14}C 的原理是将 ^{14}C 骨架标记的分子作为官能团通过共价修饰的方法连接到碳纳米管上。Yamago 等通过环加成反应将 ^{14}C 标记的分子修饰到富勒烯上，制备了 ^{14}C 标记的富勒烯[339]。Deng 等获得了侧壁 ^{14}C 标记的水溶性 MWCNTs[340]。Georgin 等利用一系列化学反应，将羧基化 MWCNTs 表面的羧基替换成 ^{14}C 标记的羧基，获得了侧壁 ^{14}C 标记的 MWCNTs。尽管 Georgin 等的方法是共价修饰，从生物分布的结果看标记稳定性可能并不高[341]。过快的体内清除速率和过高的尿排泄量（$\sim 30\%$）与文献报道的其他结果有较大的差异[303]。

与 ^{125}I 和 ^{131}I 不同，^{14}C 的半衰期非常长，达到 5730 年。因此 ^{14}C 标记产生的实验废弃物处置较为困难，无法通过有限时间的存储达到降低放射性计数的目的。^{14}C 标记产生的放射性废物需经过固化、深埋处理。

放射性金属核素：放射性金属核素标记在碳纳米材料的生物定量中应用也很多，特别是需要进行正电子发射计算机断层成像 (PET)、单光子发射计算机断层成像 (SPECT) 等成像研究时，放射性金属核素是很好的选择，已经有成熟的技术。放射性金属核素连接到碳纳米材料上的方法有三种，即通过络合剂连接、直接连接和包封。

放射性金属核素与络合剂之间有较强的络合作用，因而可以获得一定的标记稳定性。碳纳米材料本身并不是好的络合剂，因而络合剂是通过化学修饰连接到碳纳米材料表面。通常利用氧化处理产生的表面羧基，由酰胺键或酯键连接上末端具有氨基等反应性基团的分子链。络合剂，包括二乙基三胺五乙酸 (DTPA)[342]、DOTA[343]、1，4，7-三氮杂环壬烷-1,4-7-三乙酸 (NOTA)[344] 和 2,2-二甲基吡啶胺 (DPA)[345]，可以通过一小段分子连接到氨基上。再将连接了络合剂的碳纳米材料放到含有放射性金属核素离子的溶液中进行络合，从而实现放射性标记。产物可通过尺寸排阻色谱、PD-10 脱盐柱等进行纯化。血清稳定性测试表明通过络合剂标记的放射性金属核素的标记稳定性可达 2 天以上，放化纯度大于 90%。

直接连接标记主要是针对 ^{99m}Tc、^{188}Re 和 ^{67}Ga。在碳纳米材料存在的条件下，$Na^{188}ReO_4$ 用维生素 C 和氯化亚锡还原实现 ^{188}Re 标记[346]。标记物在血清中的稳定性较高，孵育 48 h 的放化纯度为 92%。^{99m}Tc 标记碳纳米材料的方法与 ^{188}Re 类似，即在碳纳米材料存在时将 $^{99m}TcO_4^-$ 用维生素 C 和氯化亚锡还原[347]。Li 等将羟基化富勒烯与 $^{67}GaCl_3$ 共孵育制备了 $^{67}Ga\text{-}C_{60}(OH)_x$。标记稳定性较高，212 h 后放化纯度仍高达 82%[348]。

包封是一种较少应用的标记方法，仅适合富勒烯和碳纳米管。放射性 ^{166}Ho 可以在电弧放电制备 C_{82} 过程中被包封进入富勒烯碳笼[349]。$^{166}Ho(NO_3)_3$ 浸泡多孔石墨棒后，900℃ 真空下转换成 $^{166}Ho_2O_3$。$^{166}Ho_2O_3$-石墨棒在氦气环境中电弧放电生成 $^{166}Ho_x@C_{82}$。产物用 HPLC 进行分离纯化。另一个包封的例子是 CNTs 包封 ^{110m}Ag。Wu 等将开口的 CNTs 浸泡在 $^{110m}AgNO_3$ 中过夜，在 CNTs

内检测到了 ^{110m}Ag 和 ^{110m}AgO 的共晶。但是这项技术尚未用于 CNTs 的生物定量分析 [350]。

放射性金属核素标记实验的废弃物处置较为简单,与 ^{125}I 标记废物类似。除了 ^{110m}Ag (半衰期 249.95 天) 外,其余常用核素的半衰期都较短,可以通过存储一定时间降低放射性活度。

其他非金属放射性核素: 另有一些非金属放射性核素,如 ^3H 和 ^{18}F,已经被用来标记碳纳米材料 [351,352]。但这些标记产物很少被用来做生物体内的定量分析。主要的原因是 ^3H 和 ^{18}F 标记在简便性、稳定性和可靠性上与上述的三大类方法相比并无优势。仅有的两个例子是 Liu 等在 2008 年报道 [351] 和 Rojas 在 2011 年报道 [352]。^3H 标记的紫杉醇连接到 NH_2-PEG-PL 分散的 CNTs 上实现标记 [351]。游离的 ^3H-紫杉醇通过过滤除去。^3H 实验废物的处置和 ^{14}C 类似,因为 ^3H 的半衰期为 12.33 年,同样难以通过短时间的储存达到降低放射性计数的目的。^{18}F 同样是通过侧壁修饰连接在纳米金刚石表面来进行标记 [352]。^{18}F 的优势在于半衰期特别短,仅 109.8 min,实验废弃物容易处置。

2) 稳定同位素 ^{13}C 标记技术

^{13}C 是自然界中广泛存在的稳定同位素,占 C 总量的 1.1%。^{13}C 标记具有无标记物脱落、检测方便、原料和实验废物无放射性等优势,是在生物体内定量研究中具有吸引力的一种同位素标记方法。

^{13}C 主要是通过骨架标记的方式标记到碳纳米材料中,主要的制备方法包括:激光烧蚀法、电弧法和化学气相沉积法 (CVD)。激光烧蚀法主要是由 Clemson 大学的孙亚平教授发展 [359]。将无定形 ^{13}C 粉与普通碳粉混合,在催化剂存在条件下用激光对碳粉加热,碳原子升华后组装成 CNTs、碳纳米颗粒等。电弧法可以用来制备富勒烯 [360]、石墨烯 [361]、碳纳米颗粒 [362] 等。将无定形 ^{13}C 粉和催化剂填充到空心石墨棒中作为阳极,实心石墨棒作为阴极,在特定气氛条件下电弧放电即可制得 ^{13}C 骨架标记的碳纳米材料。CVD 则是通过 $^{13}CH_4$ 等气体在特定气氛、温度和催化剂作用下分解产生碳纳米材料的方法 [320,363-365]。三种方法制备的碳纳米材料中往往都含有无定形碳、催化剂等杂质,需要经过氧化、酸化、退火等手段进行纯化。这三种方法中,电弧法在生物定量分析研究中应用最广,可能的原因包括电弧法设备简单、产量大、^{13}C 原料是固体。

由于 ^{13}C 是稳定同位素,没有放射性,因此 ^{13}C 标记示踪实验的废弃物可直接按照普通实验废弃物处理。

2. 同位素标记的检测方法

1) 放射性标记的检测方法

γ 计数: 对于发射 γ 光子的放射性核素而言,γ 计数是最为简便的定量方法。

将生物样品切成适合的小片，用铝箔包好，放进试管中即可检测。因为 γ 光子穿透力强，样品无需其他前处理。γ 计数的检测限低，检测灵敏度高，非常适合标记碳纳米材料的定量分析检测。

液闪计数：β 放射性核素释放的射线能量较低，不能用 γ 计数器检测，而是采用液体闪烁计数器。利用闪烁体吸收射线，将其能量转换成荧光光子，通过检测光子来测量放射性核素的量。液闪计数主要是用于 ^{14}C 和 ^{3}H 的定量分析检测。液闪计数检测要求对生物样品进行消解处理，以透明液体的形式进行检测，因而样品前处理比 γ 计数复杂。

成像技术：放射性核素标记都可以进行成像研究。对于发出 γ 光子的放射性核素，可以用 γ 照相术和 SPECT/计算机断层扫描 (CT) 等成像。放射自显影术可以用来成像发射 α、β 离子的放射性核素，因为 α、β 离子作用于感光材料的卤化银晶体，沉积银颗粒。发射正电子的放射性核素还可以用 PET。

2) 非放射性标记的检测方法

下文以 ^{13}C 标记检测方法为例介绍非放射性标记同位素检测方法。

同位素比值质谱 (IRMS)：稳定同位素比值质谱仪是定量测定 ^{13}C 的主要仪器，通过测定样品中 $^{13}C/^{12}C$ 比例来测量 ^{13}C 的含量。测量结果用 δ 值表示，δ 的定义如下：

$$\delta_{^{13}C} = \left(\frac{R_S}{R_{STD}} - 1 \right) \times 1000‰ \tag{5.6}$$

R_S 指的是样品的 $^{13}C/^{12}C$ 比例，R_{STD} 是标准品的 $^{13}C/^{12}C$ 比例。标准品包括 PDB (*Belimnitellaamericana Pee Dee Belemnite*, 美国南卡罗来纳州白垩系皮狄组地层内的美洲箭石) 和 VPDB (*Vienna Pee Dee Belemnite*, 维也纳-白垩系皮狄组地层内箭石) 两种，其 R_{STD} 值分别为 0.0112372 和 0.0111802。PDB 标准品已经消耗殆尽，因此国际原子能机构 (IAEA) 推荐使用 VPDB 标准品。

δ 值可以按公式 (5.7) 反算为 $^{13}C/^{12}C$ 比例，代入公式 (5.8) 中计算 ^{13}C 的质量分数 ($\omega_{^{13}C}$)，从而按公式 (5.9) 计算出 ^{13}C-碳纳米材料的质量。ω_{carbon} 指的是碳占样品干重的比例，可用稳定同位素比值质谱仪测定；m_{sample} 是样品的鲜重；m_{dry}/m_{wet} 是样品的干湿重比，$\omega_{^{13}C(nanomaterials)}$ 是 ^{13}C-碳纳米材料中 ^{13}C 的质量分数。

$$r = \left(\frac{\delta}{1000} + 1 \right) \times (^{13}C/^{12}C)_{standard} \tag{5.7}$$

$$\omega_{^{13}C} = \frac{r \times 13}{r \times 13 + 12} \times 100\% \tag{5.8}$$

$$m_{^{13}\text{C-nanomaterials}} = \frac{\left[\omega_{^{13}\text{C}(\text{sample})} - \omega_{^{13}\text{C}(\text{control})}\right] \times \left(\omega_{\text{carbon}} \times m_{\text{sample}} \times \dfrac{m_{\text{dry}}}{m_{\text{wet}}}\right)}{\omega_{^{13}\text{C}(\text{nanomaterials})}} \quad (5.9)$$

拉曼光谱检测：具有 sp^2 结构的碳纳米材料往往具有较强的拉曼信号。^{13}C 骨架标记会引起拉曼峰发生位移，因此可以用来做多波长的拉曼成像。Liu 等利用 CVD 制备了不同 ^{13}C 含量的 CNTs，实现了细胞水平的三波长标记成像[366]。

其他检测方法：^{13}C 标记还会带来质谱、核磁、红外等特征信号的变化，相关的生物定量分析方法还有待发展。

3. 同位素标记在碳纳米材料结构和性质研究中的应用

放射性核素标记多用于碳纳米材料的标记方法和示踪研究，稳定同位素标记常常用于碳纳米材料的结构和形成以及同位素效应研究。近年来，碳纳米材料的体内定量方法用于研究纳米材料的环境生物效应和毒理学效应。这里我们主要介绍 ^{13}C 标记碳纳米材料对其结构形成和性质的研究，总结如下。

^{13}C 和 ^{12}C 是自然界中碳的两种稳定同位素，它们具有相同的原子序数、质子数与核外电子数，仅中子数相差 1，不具有放射性。它们的天然丰度分别为 1.11% 和 98.89%，目前能够对 ^{13}C 富集到 99.5%。^{13}C 和 ^{12}C 之间这种核内中子数的差异性，在材料物质的结构上，能够引起它们的基本热力学性质发生变化，如扩散系数，分子中 ^{13}C 替代 ^{12}C 的反应动力学，反应中轻重同位素的选择性和反应平衡等，在这些过程中轻重同位素比值 (^{13}C/^{12}C) 将会产生变化。对于碳纳米材料，稳定同位素通常以骨架掺入替代的形式标记在碳网络骨架体系，这样不会破坏碳纳米材料的本征的结构和性质，稳定性强，无需考虑类似添加、共价或吸附链接的放射性标记和荧光基团标记的结构影响与稳定性问题。因此，稳定同位素 ^{13}C 骨架标记可被用于碳纳米材料的结构和性质研究，如富勒烯的形成机制研究、CNTs 和石墨烯纳米材料的性质研究等。而这些研究对今后发展基于同位素标记的碳纳米材料代谢检测方法至关重要。

1) 富勒烯

富勒烯电弧放电的形成机制一直以来是一个"黑匣子"的科学问题，目前存在两种可能的形成机制，一种是"自下而上"，另一种是"自上而下"。在富勒烯纳米材料的电弧放电和激光沉积形成过程中，^{13}C 常被直接标记在骨架碳笼上，原位示踪研究它们的形成机制、结构性质和同位素效应等。早期，Bethune 等利用同位素不同比例添加的无定形碳粉 (99.9% ^{12}C 和 98.1% ^{13}C)，通过激光蒸发表面沉积方法制备了 ^{13}C 标记的 C_{60} 和 C_{70}，以飞行时间质谱确认了 ^{13}C 的骨架碳笼的标记，质谱峰变宽，并且与未标记富勒烯相比，^{13}C 标记富勒烯的核磁共振信号增强[366]。他们也因此首次获得了 C_{60} 的碳-碳键长，直接揭示了 C_{60} 固体分子的转动动力学，为富勒烯的形成机制提供了有用的信息 [364,367,368]。进一步，Ebbesen 等基于一系列不同 $^{13}C/^{12}C$ 比例的等离子弧光电离蒸发石墨棒的试验，阐明了富勒烯初始阶段的形成机制。在稳态弧光电离中，^{13}C 标记 C_{60} 的质谱特征极其符合泊松正态分布，他们认为富勒烯初始以碳原子蒸发形成小的碳簇，结合形成富勒烯碳笼 [369]。他们也研究了稳定同位素对 Rb_3C_{60} 超导行为的影响，其超导转变温度 (T_c) 随 ^{13}C 量的增加而降低 [370]。同时，Ramirez 对 Rb_3C_{60} 超导同位素效应的研究也获得了相似的结果 [371]，Chakravarty 等计算了金属掺杂富勒烯超导性质的同位素效应 [372]。Hawkins 等通过 ^{13}C 核磁共振定量检验了 ^{13}C 标记 C_{60} 的 ^{13}C 分布。^{13}C 可能以 $^{13}C_2$ 的单元统计结合到碳笼上，形成了 C_{60} 分子，并获得了 C—C 键的耦合常数。这样，他们首次提供了富勒烯巴基球结构的决定性的数据，探索了 C_{60} 的形成机制 [373,374]。Lieber 等合成了纯的 $^{13}C_{60}$，并比较测定了富勒烯超导体 $K_3^{13}C_{60}$ 和 $K_3^{12}C_{60}$ 的同位素效应 [375]。随后，Michael 等调查研究了 ^{13}C 标记 C_{60} 固体的红外光谱的振动模式，^{13}C 的添加，激活了 C_{60} 分子的红外沉默的振动模式，红外光谱峰向低波数迁移，并且出现新的红外光谱峰或红外光谱峰劈裂 [376]。Horoyskiet 等呈现了 ^{13}C 标记 C_{60} 结晶体的高分辨一级拉曼光谱。他们发现，随着稳定同位素的添加，C_{60} 的振动拉曼光谱混乱度增加，谱峰变宽，对称性降低，振动模能量降低，并且明显出现 $Ag(2)$ 峰劈裂等现象 [377]。最近，Paul 等报道了富勒烯 "自下而上" 的形成机制，是由碳原子和小的碳簇 (C_2) 的摄入，通过闭环生长机制而成的。他们通过直接暴露在由石墨和 ^{13}C 富集的无定形碳产生的碳蒸气，检测 C_{60} 和高碳富勒烯的生长。^{13}C 原子直接被富勒烯碳笼摄取，导致 ^{12}C 原子排出，同时，碳原子催化 C—C 键重新排布，与富勒烯相互作用。他们确定了 C_{60+2n} 是由碳原子插入 C_{60} 自下而上形成的。这些实验数据对于解释碳星或超新星环境的天体物理学的过程非常重要，对于深入解密宇宙中 C_{60} 的形成也具有重要的价值 [378]。

Chang 等利用 ^{13}C 富集的碳粉为原材料，通过电弧放电，结合高效液相色谱法提取分离，大规模合成了 ^{13}C 标记的 C_{60}、C_{70} 等一系列的高碳富勒烯。^{13}C 稳定同位素被掺入替代碳笼骨架上的 ^{12}C 碳原子，保持了富勒烯的本征结构特征，标记量约 10 %。^{13}C 稳定同位素的引入，极大地提高了富勒烯的核磁共振信号和同位素比值检测信号，为富勒烯的新的检测方法开发提供了良好的基础。进一步通过光谱和质谱以及电化学检测研究了标记富勒烯的同位素效应，^{13}C 标记富勒烯呈现出显著的同位素效应，如同位素质谱分布符合泊松统计分布，红外和拉曼光谱随 ^{13}C 标记量的增加而向低波数迁移等，与文献报道一致。在同一电弧放电过程中，通过比较分析 C_{60}、C_{70} 等高碳富勒烯的标记和标记量，推测了电弧放电中富勒烯的形成过程，较小碳笼的富勒烯可能优先生成 [360]。此外，也制备了 ^{13}C 标记的水溶性富勒烯 (如羟基化和羧基化)，通过富勒醇的酸碱条件下的可逆反应实验, 进行质谱、红外和核磁表征, 结合理论计算, 建立了富勒醇的结构模型, 确定了富勒醇的碳笼外存在半缩醛、羟基和环氧的结构[379]。Hou 等也分析评价了 ^{13}C 标记的 nC_{60} 的光反应活性, 发现 nC_{60} 经过 947 h 的太阳光照, 产生一些水溶性衍生物, 如带有乙烯醚、羧基和羰基的含氧的功能基团, 这些基团的出现破坏了 C_{60} 本身的 π 电子共轭体系[380]。

2) 碳纳米管

Fan 等率先利用 ^{13}C 标记方法, 揭示了化学蒸发沉积法中 MWCNTs 的形成机制。他们成功引入 ^{12}C 和 ^{13}C 标记的乙烯, 设计制备了包含 ^{12}C-^{13}C 连接的 MWCNTs, ^{12}C 和 ^{13}C 在纳米管上的定位与乙烯原料 (^{13}C$_2$H$_4$ 和 ^{12}C$_2$H$_4$) 的添加顺序相关, 为深入理解 MWCNTs 的形成机制提供了直接的实验证据[320]。Dai 等利用 ^{12}C 和 ^{13}C 标记的甲烷, 通过 CVD 制备了 ^{13}C 标记 SWCNTs, 研究了它们的拉曼光谱的同位素效应, 其拉曼光谱峰 G 带随 ^{13}C 的添加而向低波数迁移。他们根据 ^{13}C-SWCNTs 的拉曼特征, 在 SWCNTs 上修饰不同的抗体, 成功用于活细胞的多色拉曼成像 (图 5.34)[363,365]。Plata 等也认为 ^{13}C-SWCNTs 突出的拉曼特征能够作为指纹图谱, 识别天然和人造 SWCNTs, 评估环境中 SWCNTs 的来源[382]。最近, Hanna 等利用 CNTs 中的金属杂质和碳同位素比值 (^{13}C/^{12}C) 示踪并评估了 CNTs 在海洋生物贻贝中的生物沉积、累积和清除[383]。

3) 石墨烯

Cai 等利用约 100%^{13}C 制备的氧化石墨 (GO), 通过固体核磁共振光谱首次报道了氧化石墨的结构。氧化石墨 C—C 网络化学键包含 sp^2 碳、C—OH 和环氧结构等。他们也通过 CVD 合成了不同比例稳定同位素 (0.01%、1.1%、50% 和 99.2% ^{13}C) 标记的石墨烯, 并研究了稳定同位素对石墨烯热导性质的影响[381]。Casabianca 等根据 ^{13}C 标记 GO 的二维 (2D) 单/双量子相关的固体核磁共振光谱构建了石墨纳米结晶材料的结构模型[386]。Tian 等通过电弧放电法制备了大量的 ^{13}C 标记氧化石墨烯[361], 并对其进行了表征, 出现明显的氧化石墨烯的拉曼 G 带和 D 带峰, 因为较重的稳定同位素的引入, 其拉曼频率降低。Kalbacet 等通过 CVD 在 SiO$_2$/Si 基质上蒸发沉积, 制备了双层石墨烯, 其中 ^{13}C 单层石墨烯在上层, ^{12}C 单层石墨烯在下层。他们分别单独研究了双层石墨烯和单层石墨烯的拉曼性质, 与 ^{12}C 单层石墨烯相比, ^{13}C 单层石墨烯拉曼特征频率发生明显的迁移, 并且基质不会掺杂在上层石墨烯中, 而会掺杂在下层石墨烯中[387]。他们也通过变化不同的沉积基质, 利用单晶硼氮基质增强了 ^{13}C 单层石墨烯的拉曼信号特征[388]。进一步地, 他们制备了包含 ^{12}C 上层、^{12}C/^{13}C 中间层和 ^{13}C 下层的三层石墨烯, 并分别研究了每层的拉曼特征, 除了含有 ^{13}C 稳定同位素的单层石墨烯发生拉曼迁移外, 每层石墨烯的掺杂水平也有赖于和基质之间的相对位置[389]。根据 ^{13}C 标记的拉曼特征, 他们利用拉曼光谱技术迅速识别 CVD 制备多层石墨烯的堆叠方向[390]。最近，他们也利用原位拉曼光谱技术，研究了这种双层石墨烯的热效应，发现同位素标记的拉曼声子频率发生迁移，因此可用来研究不同叠加顺序对石墨烯性质的影响[391]。以上的这些研究都是利用稳定同位素 ^{13}C 能够增强材料的核磁和拉曼特征信号的特点，对石墨/石墨烯相关的物理化学性质和结构进行探索研究，为深刻理解和认识石墨烯的应用和发展提供重要的基础实验数据。

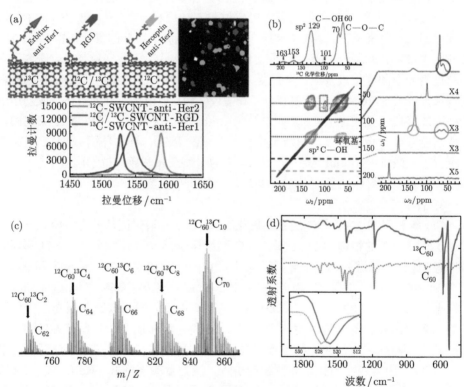

图 5.34　^{13}C 标记引起碳纳米材料拉曼信号 (a)[365]、核磁信号 (b)[384]、质谱信号 (c)[378] 和红外信号 (d)[381] 的变化。Erbitux：西妥昔单抗，一种抗癌抗体药物；RGD：由精氨酸、甘氨酸和天冬氨酸组成的三肽；Herceptin：赫赛汀，一种抗癌抗体药物；m/Z：质核比

4. 同位素标记定量碳纳米材料的体内蓄积与分布

碳纳米材料经过同位素标记后，可以定量研究其在体内蓄积和分布。将同位素标记的碳纳米材料通过不同给药方式染毒后检测组织器官中的含量，从而获得 ADME 相关信息，为毒性 (T) 研究提供重要的参考数据。

1) 碳纳米材料的吸收和蓄积

碳纳米材料的吸收和蓄积是衡量碳纳米材料毒性风险的重要指标。针对吸收和蓄积，目前的研究包括三个方面。

第一个方面是碳纳米材料在生物体内的血药动力学情况。主要方法是将同位素标记的碳纳米材料注射到动物体内，检测不同时间点的血药浓度，并用血药动力学模型对数据进行分析。已有的结果均表明碳纳米材料的血药动力学性质与表面修饰密切相关。例如，修饰聚乙二醇的 ^{13}C-SWCNTs[357]、^{125}I-石墨烯[392] 均具有较长的血液循环时间。这与聚乙二醇抗蛋白黏附的性质有关[393]，使得碳纳米材料有可能逃过调理素黏附，减少了调理作用引起的清除。相反，对于容易被蛋白黏附的碳纳米材料，如未修饰的 ^{13}C-富勒烯[381]、^{13}C-SWCNTs 等[356]，则快速从血液清除。

第二个方面是不同暴露方式下碳纳米材料在动物体内的蓄积。静脉注射的生物利用度最高为 100%。而经口、呼吸、气管滴注、皮肤暴露和腹腔注射等方式都需要对吸收进行定量分析。不同的暴露方式下碳纳米材料的吸收蓄积情况迥异。经口给药后，因为纳米材料的粒径较小分子而言比较大，主要通过小肠上皮细胞的吞噬作用进入体内。这使得大部分碳纳米材料经口的吸收利用度都比较低。呼吸暴露后，碳纳米材料可以经肺部吸收进入血液循环中，并分布到全身。例如，^{99m}Tc-富勒醇经气管滴注染毒后，可以在血液、肝、脾、胃、肾和骨中检测到富勒醇[394]。近一项研究表明，^{14}C-MWCNTs 呼吸染毒 7~360 天后可在肝、脾中被检测到，肾和骨髓中也有少量检出[337]。腹腔注射与上述暴露方式不同的地方在于腹腔内 (intraperitoneal, IP) 的器官可以直接与碳纳米材料接触。不同修饰的碳纳米材料在腹腔内的吸收情况也不同。SWCNTols 更容易被吸收和分布到全身[322]，而 ^{125}I-MWCNT-Tyr (酪氨酸-MWCNTs)[395] 和 ^{99m}Tc-MWCNT-G (葡糖胺-MWCNTs)[396] 的吸收蓄积水平则明显低很多。

第三个方面是环境暴露中碳纳米材料的生物蓄积水平。目前研究较多的是水环境中碳纳米材料暴露引起的水生物体内蓄积。这类研究采用了 ^{14}C 骨架标记，已有富勒烯、CNTs 和石墨烯的相关报道[331-338]。这些 ^{14}C 标记碳纳米材料通过土壤、水环境暴露后可在蚯蚓 (Eisenia fetida)、水蚤 (Daphnia magna)、鱼等生物体内被检测到。其生物蓄积水平低于小分子污染物，停止暴露后可以逐步排出体外。进一步研究发现，碳纳米材料的表面修饰情况也会影响其环境生物蓄积。聚乙烯亚胺 (PEI) 修饰会提高 MWCNTs 在蚯蚓体内的蓄积水平[336]，对水蚤则表现为低浓度促进、高浓度抑制[335]。此外，Parks 等[397] 利用 ^{14}C 标记 SWCNTs 的方法，发现 SWCNTs 通过沉积物和藻类富集暴露，在海洋底栖生物链底端的海底无脊椎生物 (Leptocheirus plumulosus, Ampelisca abdita 和 Americamysis bahia) 的肠道聚集而不会穿过肠道上皮细胞，并且很快从生物体内清除，浓度达

100 ppm，结果说明经过 28 天暴露，不会对三种底栖生物造成累积或毒性影响。Mao 等 [398] 利用 ^{14}C 标记石墨烯，研究了大型蚤对石墨烯的生物摄取和净化作用，250 μg/L 暴露 24 h，石墨烯可被大型蚤摄取并在肠道累积，累积量高达大型蚤干重的 1%，并达到摄取-净化平衡；添加藻类或腐殖酸，促进大型蚤对摄取物的净化，但仍有一部分留在大型蚤体内，成年大型蚤累积的石墨烯能被传递到子代。进一步利用 ^{14}C 标记石墨烯，示踪定量研究了其在水稻植株中的吸收、分布、转化和代谢，利用放射性标记证明了部分石墨烯最终可被叶面代谢而转化成 $^{14}CO_2$[399]。

Chang 等利用稳定同位素 ^{13}C 源头合成骨架标记的碳纳米材料——富勒醇，从初级—次级—高级不同营养层次级别的水生食物链：藻—大型蚤—斑马鱼，比较系统而完整地定量示踪研究了富勒醇在环境水生食物链的富集、传递、转化和代谢的规律。实验结果说明，富勒醇纳米材料能够在大型蚤体内进行生物聚集和净化，并能够从母代传递到子代 [400]；富勒醇不影响斜生栅藻的生长，能够进入藻细胞，在斜生栅藻内的累积具有浓度效应。大型蚤对富勒醇的摄取以直接水相暴露途径为主；藻的存在极大地干扰了大型蚤对富勒醇的摄取和累积，在 1.0 mg/L 暴露浓度下，平衡累积因子从水相暴露的 (39.04 ± 3.55) L/g 下降到食物影响水相暴露下的 (17.33 ± 1.41) L/g；同时加快了食物影响水相暴露下富勒醇在大型蚤体内的排泄速率；富勒醇能够通过藻—大型蚤的二级水生食物链进行转移和传递，但在 24 h 内并不具有放大作用。根据模拟计算，随着时间的延长、浓度的升高，富勒醇纳米颗粒能够在此藻—大型蚤二级水生食物链传递，可能有生物放大作用。这些结果表明，在复杂的自然条件下，碳纳米材料在从初级生产者到次级消费者或高级消费者的水生生态系统中将经历复杂的水生富集和转移，食物的存在将会抑制纳米颗粒向高级消费者的传递和放大 [401]。在实验条件下，富勒醇纳米材料在大型蚤—斑马鱼的二级食物链能够进行营养传递，并在斑马鱼的肝、肠、鳃、肌肉和脑中分布，其肠道和肝是主要累积器官，至少需要两个月才能彻底从鱼体中排出，尽管肌肉和脑不是纳米材料的主要累积器官，但是其摄取和净化速率都相对缓慢，长期的暴露仍然有可能在这些器官产生累积效应，但在高级营养生物鱼体的生物放大的潜在危险不会发生。然而，还不能排除长期、足够高剂量的碳纳米材料的排放对整个水生生态系统物种的数量和生态平衡的潜在影响 [402]。富勒醇纳米颗粒能够通过斜生栅藻—大型蚤—斑马鱼三级水生食物链进行传递，不会在高营养级别的鱼体生物进行累积和生物放大，低剂量的碳纳米颗粒在实际暴露环境中，更容易被绿藻和浮游生物所捕获同化或消化，可能被高营养级别的鱼体生物净化和排泄 [403]。

碳纳米材料的环境健康效应研究不仅仅关注其在单一生物的生物累积、生物效应和毒性，更为重要的是纳米材料在整个环境生态食物链的生物累积、营养传递和生物放大方面的可靠数据, 这将对环境纳米材料的风险评估具有重要的意义。尤其是, 不同生物级别之间的营养传递已经成为环境风险评估的重要指标之一。较高级别的生物对纳米材料的营养传递一般通过食物相摄取, 在生态系统导致生物放大, 进而增加其在环境暴露的危险和健康效应。在水生环境不同营养级别的累积、传递和放大的研究, 将为环境碳纳米材料环境生态安全性研究提供新的视角和完整的生态链的研究范例, 也将推进碳纳米材料的环境安全研究和风险评估的进程。

此外, Chang 等利用稳定同位素 [13]C 源头合成骨架标记的碳纳米材料 (富勒烯及其衍生物, 石墨烯及其衍生物等), 定量示踪碳纳米材料在环境植物如小麦和豌豆中的分布和累积, 得到以下结论: 如富勒醇主要分布在小麦的根中, 能够促进小麦根部的生长, 提高叶绿素的合成, 有利于小麦的光合作用 [404]; 氧化石墨烯纳米材料主要分布在小麦和豌豆根部, 并对植株根系发育具有抑制作用, 对植株幼苗生长具有毒性效应 (图 5.35)[405]。氧化石墨烯经过还原后, 能够提高其在豌豆植株中的迁移, 并在叶片中富集, 破坏叶片光合作用 [406]。因此, 同位素标记适合于测定生物体系或生态环境中纳米材料的累积、传递与放大行为, 是研究纳米材料环境效应与生物安全性及风险评价的重要定量方法。

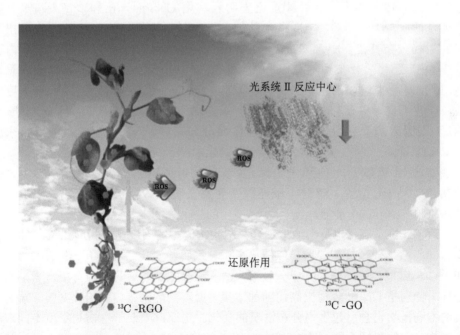

图 5.35　化学还原石墨烯纳米材料增强其在豌豆植株体内的迁移并抑制植株叶片光合作用 [406]。RGO: 还原的氧化石墨烯; GO: 氧化石墨烯; ROS: 活性氧自由基

2) 碳纳米材料体内分布研究

碳纳米材料进入血液循环后会分布到动物体的组织和器官中，研究碳纳米材料的生物分布对于毒理学研究而言至关重要。通过同位素标记示踪，已经对各类碳纳米材料生物分布的规律有了初步的认识。

静脉注射后，碳纳米材料的生物分布首先受到尺寸调控。大于 2 μm 的颗粒经过肺部时会被毛细血管截留，滞留在肺部。碳纳米颗粒本身的尺寸通常都小于 2 μm，然而分散状况不佳或者进入血液循环后与蛋白相互作用形成更大的颗粒，都容易引起肺毛细血管截留。例如，Yang 等通过 ^{13}C 标记定量测定吐温分散 SWCNTs 在小鼠体内的分布，发现大量的 SWCNTs 蓄积在小鼠肺部 [356]。类似的现象在氧化石墨烯、碳纳米颗粒等中也被观察到 [324,362]。小于 2 μm 的碳纳米颗粒则不容易被肺截留，分布到肝、脾中。肝脾富集是大多数小粒径碳纳米材料生物分布的主要特征 [407]。

对于小于 2 μm 的颗粒而言，影响其生物分布的主要因素是碳纳米颗粒的表面修饰。具体而言，带有大量正电荷的碳纳米材料毒性很大，导致动物死亡，不适合生物分布研究。正电荷数目适中的碳纳米材料生物分布上的特点是脏器中浓度通常较低，肝脾富集不明显。例如 Singh 等报道了 ^{111}In 标记的氨基化 CNTs 在小鼠体内的生物分布，该纳米材料在体内浓度很低，在肾、皮和肌肉中的富集稍高 [342]。后续报道表明氨基化 CNTs(^{111}In 和 ^{86}Y 标记) 肝脾富集较低 [353,354,408,409]。接近电中性的碳纳米材料根据修饰基团不同表现出不同的生物分布特点。SWCNTols(^{125}I 和 ^{131}I) 修饰度非常高，染毒后在体内可以"自由"迁移，分布到除脑以外的组织器官中 [321,355]。肝、肾和骨中含量较高，特别是骨中可以滞留很长时间。^{125}I-糖修饰 SWCNTs 可能因为修饰程度较低，分散不良，主要截留在肺中 [328]。聚乙二醇修饰 CNTs(^{13}C、^{125}I、^{64}Cu 等标记) 则因为抗蛋白特性和高分散性主要分布在肝、脾中，但富集浓度较未修饰 CNTs 下降 [343,357,410]。带负电的碳纳米材料通常肝脾富集较高。例如，牛磺酸修饰 MWCNTs(^{14}C 和 ^{125}I 标记) 静脉注射后迅速从血液清除，被肝、脾捕获 [323,340] (图 5.36)。透射电子显微镜观察表明 MWCNTs 通过调理作用被肝枯否细胞 (Kupffer) 捕获。

除了修饰，形状也是影响碳纳米材料生物分布的因素。富勒烯和 CNTs 的碳均为 sp^2 杂化碳，具有较为类似的物理化学性质。用吐温 80 将 ^{13}C-富勒烯 [381] 和 ^{13}C-SWCNTs[353] 分别制成分散液，两者在静脉注射后的体内富集水平有明显差异。特别是 CNTs 表现出高的肺部富集，而富勒烯则有更高的脾富集。给药方式的不同显然也会引起生物分布情况的变化。主要原因在于生物利用度不同，以及吸收分布的路径不同 (图 5.37)。

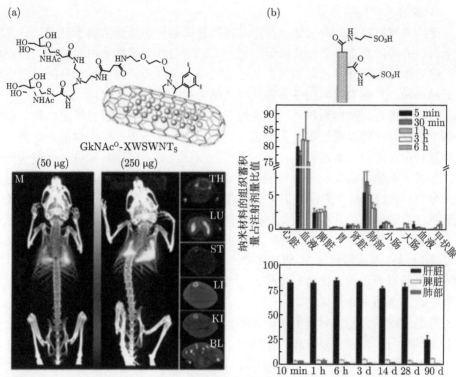

图 5.36 不同电荷碳纳米管的生物分布。(a) 糖修饰 SWCNTs[328]；(b) 牛磺酸修饰 MWCNTs[340]

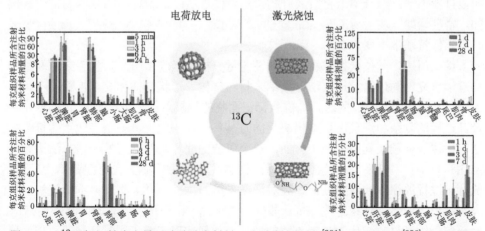

图 5.37 ^{13}C 标记技术定量示踪碳纳米材料。分别为富勒烯[381]、SWCNTs[356]、碳纳米颗粒[362]和聚乙二醇修饰 SWCNTs[357]

3) 碳纳米材料的排泄

碳纳米材料进入体内后如何排泄及排泄速率如何是重要的科学问题。研究碳纳米材料的排泄离不开同位素标记定量技术。专门针对碳纳米材料排泄的研究很少，通常都与生物分布一起展开。从已有的结果可以看出碳纳米材料的排泄主要有三种途径，受纳米材料的暴露方式和碳纳米材料性质的影响。

呼吸染毒后，碳纳米材料可以通过呼吸道直接将碳纳米材料排出体外。一部分碳纳米材料还可以通过咽进入食道，经胃肠道以粪便形式排出体外。此外，碳纳米材料也可能进入血液循环、淋巴系统分布到全身，进而从尿液、粪便排出体外。尽管呼吸暴露后碳纳米材料的排泄因排泄速度慢、样品难收集等原因缺乏定量的分析，碳纳米材料的排泄仍可从肺富集水平的下降看出。此外，Yuan 等还在气管滴注后的组织切片中观察到纳米金刚石外排现象 [411]。经口暴露的碳纳米材料主要通过粪便排泄。被胃肠道吸收的那一部分则在循环、分布后可能通过尿液或粪便排出体外。牛磺酸修饰 MWCNTs[340]、未修饰 MWCNTs[337]、碳纳米角 [412] 等均不被胃肠道吸收，直接从粪便排出。而其他一些碳纳米材料如富勒烯，则被部分吸收，其余通过粪便排出。

静脉注射、腹腔注射后的排泄类似，因为腹腔注射后碳纳米材料进入血液循环分布到全身，再通过尿液和粪便排泄。Wang 等报道 ^{125}I-SWCNTols 腹腔注射后 80% 的 SWCNTols 在 11 天内排泄出体外，其中尿液占 96%，粪便为 4%[322]。类似地，Singh 等发现 ^{111}In 标记的氨基化 CNTs 经静脉注射后通过尿液和粪便排泄，通过透射电镜观察证实 [342]。当 CNTs 容易被肝、脾捕获时，排泄会变得更为困难。^{14}C-牛磺酸修饰碳纳米管静脉注射后主要富集在肝、脾中，28 天内没有明显排泄 [340]。当碳纳米材料具有相似的表面性质时，粒径小的更容易排泄。例如，富勒烯静脉注射后 6 h，在肝脏的富集水平下降 [381]，而 SWCNTs 到 28 天时仍然保持基本不变 [356]。

综上所述，同位素标记纳米材料及定量分析可以应用于纳米生物效应和纳米毒理学研究，同位素标记方法是碳纳米材料结构、形状表征和安全性评价不可替代的、高灵敏的工具。同时，同位素标记面临的挑战总结如下：① 标记的安全性及其过程的复杂和烦琐。目前仍缺乏同时具备简便、稳定、安全等优点的标记方法，往往只能顾及其中一两个方面，一个可能的途径是对现有的一些方法进行标准化和自动化，开发集成化的自动标记仪器，通过机械来替代人工操作，从而降低标记过程的烦琐和放射性标记等对操作人员的危害。② 非碳元素的标记机制研究和标记物的体内外稳定性评价。非碳元素标记，特别是多元素的同时骨架标记，对研究碳纳米材料的代谢具有重要的意义。如何实现多元素同时标记是亟待发展的技术。③ 纳米材料的高反应活性，易在复杂环境体系中代谢、生态转化和传递等。如何避免碳纳米材料在储存、标记和暴露过程中发生化学变化，使标记示踪结果本征地反应碳纳米材料的生物行为是同位素示踪必须考虑的问题。④ 同位素标记示踪，需结合其他化学分析方法，如光谱和高分辨质谱等，才能准确地揭示纳米材料的环境生态吸收、代谢和转化的形式与规律。随着纳米分析和检测技术以及相关分析技术的飞速发展，把纳米材料与同位素示踪技术结合起来发展的定量分析方法，将大力地推动纳米生物效应研究和安全性评价以及纳米药物的研究与开发，如纳米药物的体内定量分布和代谢动力学研究等，同时也为环境中纳米颗粒 (如雾霾颗粒) 环境与健康效应研究奠定了定量分析基础。

(王黎明，李玉锋，王萌，常雪灵，杨晓霞，杨胜韬，窦倩，戴庆，陈春英)

参 考 文 献

[1] PEER D, KARP J M, HONG S, et al. Nanocarriers as an emerging platform for cancer therapy. Nature Nanotechnology, 2007, 2(12): 751-760.

[2] NEL A, XIA T, MADLER L, et al. Toxic potential of materials at the nanolevel. Science, 2006, 311(5761): 622-627.

[3] DIAZE C, CASES M V. Analytical methodologies for nanotoxicity assessment. Trac-Trends in Analytical Chemistry, 2016, 84: 160-171.

[4] ZHU M T, NIE G J, MENG H, et al. Physicochemical properties determine nanomaterial cellular uptake, transport, and fate. Accounts of Chemical Research, 2013, 46(3): 622-631.

[5] CHEN C Y, LI Y F, QU Y, et al. Advanced nuclear analytical and related techniques for the growing challenges in nanotoxicology. Chemical Society Reviews, 2013, 42(21): 8266-8303.

[6] WANG L, YAN L, LIU J, et al. Quantification of nanomaterial/nanomedicine trafficking *in vivo*. Analytical Chemistry, 2018, 90(1): 589-614.

[7] POWERS K W, BROWN S C, KRISHNA V B, et al. Research strategies for safety evaluation of nanomaterials. Part VI. Characterization of nanoscale particles for toxicological evaluation. Toxicological Sciences, 2006, 90(2): 296-303.

[8] WILLIAMS D B, CARTER C B. Transmission Electron Microscopy. New York: Springer, 2009.

[9] WANG Z L, HUI C. Electron Microscopy of Nanotubes. Boston: Springer, 2003.

[10] SCOTT M C, CHEN C C, MECKLENBURG M, et al. Electron tomography at 2.4-angstrom resolution. Nature, 2012, 483(7390): 444-U491.

[11] 张智勇, 等. 纳米毒理学与安全性研究方法. 北京: 科学出版社, 2010: 201.

[12] TIAN X Z, KIM D S, YANG S Z, et al. Correlating the three-dimensional atomic defects and electronic properties of two-dimensional transition metal dichalcogenides. Nature Materials, 2020, 19(8): 867-873.

[13] HUANG L, CHEN J X, GAN L F, et al. Single-atom nanozymes. Science Advances, 2019, 5(5): eaav5490.

[14] LU D W, LUO Q, CHEN R, et al. Chemical multi-fingerprinting of exogenous ultrafine particles in human serum and pleural effusion. Nature Communications, 2020, 11(1): 2567.

[15] DE JONGE N, ROSS F M. Electron microscopy of specimens in liquid. Nature Nanotechnology, 2011, 6(11): 695-704.

[16] LIU Y Z, LIN X M, SUN Y G, et al. *In situ* visualization of self-assembly of charged gold nanoparticles. Journal of the American Chemical Society, 2013, 135(10): 3764-3767.

[17] WU J B, SHAN H, CHEN W L, et al. *In situ* environmental TEM in imaging gas and liquid phase chemical reactions for materials research. Advanced Materials, 2016, 28(44): 9686-9712.

[18] TRAN N, MULET X, HAWLEY A M, et al. First direct observation of stable internally ordered Janus nanoparticles created by lipid self-assembly. Nano Letters, 2015, 15(6): 4229-4233.

[19] NICKEL A C, SCOTTI A, HOUSTON J E, et al. Anisotropic hollow microgels that can adapt their size, shape, and softness. Nano Letters, 2019, 19(11): 8161-8170.

[20] EYGERIS Y, PATEL S, JOZIC A, et al. Deconvoluting lipid nanoparticle structure for messenger RNA delivery. Nano Letters, 2020, 20(6): 4543-4549.

[21] LUECKHEIDE M, VIEREGG J R, BOLOGNA A J, et al. Structure-property relationships of oligonucleotide polyelectrolyte complex micelles. Nano Letters, 2018, 18(11): 7111-7117.

[22] HUTTER E M, BLADT E, GORIS B, et al. Conformal and atomic characterization of ultrathin CdSe platelets with a helical shape. Nano Letters, 2014, 14(11): 6257-6262.

[23] EATON P, QUARESMA P, SOARES C, et al. A direct comparison of experimental methods to measure dimensions of synthetic nanoparticles. Ultramicroscopy, 2017, 182: 179-190.

[24] HASSLER-GROHNE W, HUSER D, JOHNSEN K P, et al. Current limitations of SEM and AFM metrology for the characterization of 3D nanostructures. Measurement Science and Technology, 2011, 22(9): 094003.

[25] JALILI N, LAXMINARAYANA K. A review of atomic force microscopy imaging systems: application to molecular metrology and biological sciences. Mechatronics, 2004, 14(8): 907-945.

[26] MOURDIKOUDIS S, PALLARES R M, THANH N T K. Characterization techniques for nanoparticles: Comparison and complementarity upon studying nanoparticle properties. Nanoscale, 2018, 10(27): 12871-12934.

[27] SERRY F M, STRAUSSER Y E, ELINGS J, et al. Surface characterisation using atomic force microscopy. Surface Engineering, 1999, 15(4): 285-290.

[28] DENG X Y, XIONG F, LI X Y, et al. Application of atomic force microscopy in cancer research. Journal of Nanobiotechnology, 2018, 16(1): 102.

[29] BHATTACHARJEE S. DLS and zeta potential—What they are and what they are

not?. Journal of Controlled Release, 2016, 235: 337-351.

[30] LI T, SENESI A J, LEE B. Small angle X-ray scattering for nanoparticle research. Chemical Reviews, 2016, 116(18): 11128-11180.

[31] 麦振洪, 等. 同步辐射光源及其应用. 北京: 科学出版社, 2013.

[32] KRYCKA K L, BORCHERS J A, SALAZAR-ALVAREZ G, et al. Resolving material-specific structures within Fe_3O_4 |γ-Mn_2O_3 core| shell nanoparticles using anomalous small-angle X-ray scattering. ACS Nano, 2013, 7(2): 921-931.

[33] BALMER J A, MYKHAYLYK O O, SCHMID A, et al. Characterization of polymer-silica nanocomposite particles with core-shell morphologies using Monte Carlo simulations and small angle X-ray scattering. Langmuir, 2011, 27(13): 8075-8089.

[34] GOERGEN S, YIN C, YANG M, et al. Structure sensitivity of oxidative dehydrogenation of cyclohexane over FeO_x and Au/Fe_3O_4 nanocrystals. ACS Catalysis, 2013, 3(4): 529-539.

[35] FUTTERER T, VLIEGENTHART G A, LANG P R. Particle scattering factor of Janus micelles. Macromolecules, 2004, 37(22): 8407-8413.

[36] NAGAOKA Y, CHEN O, WANG Z W, et al. Structural control of nanocrystal super-lattices using organic guest molecules. Journal of the American Chemical Society, 2012, 134(6): 2868-2871.

[37] SPALLA O, LYONNARD S, TESTARD F. Analysis of the small-angle intensity scattered by a porous and granular medium. Journal of Applied Crystallography, 2003, 36(2): 338-347.

[38] WANG J A, WINANS R E, ANDERSON S L, et al. *In situ* small-angle X-ray scattering from Pd nanoparticles formed by thermal decomposition of organo-Pd catalyst precursors dissolved in hydrocarbons. Journal of Physical Chemistry C, 2013, 117(44): 22627-22635.

[39] 王云, 荆隆, 丰伟悦, 等. 同步辐射 X 射线小角散射法研究纳米铁材料在生物介质中的粒度分布. 核技术, 2019, 32(1): 1-5.

[40] PYRZ W D, BUTTREY D J. Particle size determination using TEM: A discussion of image acquisition and analysis for the novice microscopist. Langmuir, 2008, 24 (20):11350-11360.

[41] 周小霞, 刘景富. 环境中金属纳米材料分离及测定方法研究进展. 科学通报, 2017, 62(24): 2758-2769.

[42] 吕继涛, 张淑贞. 环境中纳米材料的分离与分析方法. 化学进展, 2012, 24(12): 2374-2383.

[43] CHAO T C, SONG G X, HANSMEIER N, et al. Characterization and liquid chromatography-MS/MS based quantification of hydroxylated fullerenes. Analytical Chemistry, 2011, 83(5): 1777-1783.

[44] JIMENEZ V L, LEOPOLD M C, MAZZITELLI C, et al. HPLC of monolayer-protected gold nanoclusters. Analytical Chemistry, 2003, 75(2): 199-206.

[45] FARRé M, SANCHíS J, BARCELó D. Analysis and assessment of the occurrence, the fate and the behavior of nanomaterials in the environment. TrAC-Trends in Analytical

Chemistry, 2011, 30(3): 517-527.

[46] WILCOXON J P, MARTIN J E, PROVENCIO P. Size distributions of gold nanoclusters studied by liquid chromatography. Langmuir, 2000, 16(25): 9912-9920.

[47] KRUEGER K M, AL-SOMALI A M, FALKNER J C, et al. Characterization of nanocrystalline CdSe by size exclusion chromatography. Analytical Chemistry, 2005, 77(11): 3511-3515.

[48] ZIEGLER K J, SCHMIDT D J, RAUWALD U, et al. Length-dependent extraction of single-walled carbon nanotubes. Nano Letters, 2005, 5(12): 2355-2359.

[49] TRUILLET C, LUX F, TILLEMENT O, et al. Coupling of HPLC with electrospray ionization mass spectrometry for studying the aging of ultrasmall multifunctional gadolinium-based silica nanoparticles. Analytical Chemistry, 2013, 85(21): 10440-10447.

[50] PEDERSEN K O. Exclusion chromatography. Archives of Biochemistry and Biophysics, 1962, Suppl 1: 157-168.

[51] SMALL H. Hydrodynamic chromatography a technique for size analysis of colloidal particles. Journal of Colloid and Interface Science, 1974, 48(1): 147-161.

[52] 李建军, 刘鹏, 耿信笃. 流体动力色谱法和障碍色谱法及其应用. 分析化学, 2009, 37(7): 1082-1087.

[53] STRIEGEL A M, BREWER A K. Hydrodynamic chromatography. Annual Review of Analytical Chemistry, 2012, 5(1): 15-34.

[54] BLOM M T, CHMELA E, OOSTERBROEK R E, et al. On-chip hydrodynamic chromatography separation and detection of nanoparticles and biomolecules. Analytical Chemistry, 2003, 75(24): 6761-6768.

[55] PERGANTIS S A, JONES-LEPP T L, HEITHMAR E M. Hydrodynamic chromatography online with single particle-inductively coupled plasma mass spectrometry for ultra-trace detection of metal-containing nanoparticles. Analytical Chemistry, 2012, 84(15): 6454-6462.

[56] RAKCHEEV D, PHILIPPE A, SCHAUMANN G E. Hydrodynamic chromatography coupled with single particle-inductively coupled plasma mass spectrometry for investigating nanoparticles agglomerates. Analytical Chemistry, 2013, 85(22): 10643-10647.

[57] PHILIPPE A, SCHAUMANN G E. Evaluation of hydrodynamic chromatography coupled with UV-visible, fluorescence and inductively coupled plasma mass spectrometry detectors for sizing and quantifying colloids in environmental media. PLoS ONE, 2014, 9(2): e90559.

[58] LEWIS D J. Hydrodynamic chromatography—inductively coupled plasma mass spectrometry, with post-column injection capability for simultaneous determination of nanoparticle size, mass concentration and particle number concentration (HDC-PCi-ICP-MS). Analyst, 2015, 140(5): 1624-1628.

[59] TIEDE K R, BOXALL A B A, TIEDE D, et al. A robust size-characterisation methodology for studying nanoparticle behaviour in "real" environmental samples, using hy-

drodynamic chromatography coupled to ICP-MS. Journal of Analytical Atomic Spectrometry, 2009, 24(7): 964-972.

[60] GIDDINGS J C. A new separation concept based on a coupling of concentration and flow nonuniformities. Separation Science, 1966, 1(1): 123-125.

[61] GIDDINGS J C, YANG F J, MYERS M. Flow-field-flow fractionation: A versatile new separation method. Science, 1976, 193(4259): 1244-1245.

[62] WILLIAMS S K R, RUNYON J R, ASHAMES A A. Field-flow fractionation: Addressing the nano challenge. Analytical Chemistry, 2011, 83(3): 634-642.

[63] GIGAULT J, PETTIBONE J M, SCHMITT C, et al. Rational strategy for characterization of nanoscale particles by asymmetric-flow field flow fractionation: A tutorial. Analytica Chimica Acta, 2014, 809: 9-24.

[64] 梁启慧, 吴迪, 邱百灵, 等. 非对称流场流分离技术的现状及发展趋势. 色谱, 2017, 35(9): 918-926.

[65] BOUBY M, GECKEIS H, GEYER F W. Application of asymmetric flow field-flow fractionation (AsFlFFF) coupled to inductively coupled plasma mass spectrometry (ICPMS) to the quantitative characterization of natural colloids and synthetic nanoparticles. Analytical and Bioanalytical Chemistry, 2008, 392(7-8): 1447-1457.

[66] CONTADO C, PAGNONI A. TiO$_2$ in commercial sunscreen lotion : Flow field-flow fractionation and ICP-AES together for size analysis. Analytical Chemistry, 2008, 80(19): 7594-7608.

[67] SCHMIDT B, LOESCHNER K, HADRUP N, et al. Quantitative characterization of gold nanoparticles by field-flow fractionation coupled online with light scattering detection and inductively coupled plasma mass spectrometry. Analytical Chemistry, 2011, 83(7): 2461-2468.

[68] TAN Z Q, LIU J F, GUO X R, et al. Toward full spectrum speciation of silver nanoparticles and ionic silver by on-line coupling of hollow fiber flow field-flow fractionation and minicolumn concentration with multiple detectors. Analytical Chemistry, 2015, 87(16): 8441-8447.

[69] RAMOS K, RAMOS L, Camara C, et al. Characterization and quantification of silver nanoparticles in nutraceuticals and beverages by asymmetric flow field flow fractionation coupled with inductively coupled plasma mass spectrometry. Journal of Chromatography A, 2014, 1371: 227-236.

[70] MUDALIGE T K, QU H O, LINDER S W. Asymmetric flow-field flow fractionation hyphenated ICP-MS as an alternative to cloud point extraction for quantification of silver nanoparticles and silver speciation: Application for nanoparticles with a protein corona. Analytical Chemistry, 2015, 87(14): 7395-7401.

[71] FRANZE B, ENGELHARD C. Fast separation, characterization, and speciation of gold and silver nanoparticles and their ionic counterparts with micellar electrokinetic chromatography coupled to ICP-MS. Analytical Chemistry, 2014, 86(12): 5713-5720.

[72] LIU F K, TSAI M H, HSU Y C, et al. Analytical separation of Au/Ag core/shell

nanoparticles by capillary electrophoresis. Journal of Chromatography A, 2006, 1133(1-2): 340-346.

[73] QU H, MUDALIGE T K, LINDER S W. Capillary electrophoresis/inductively-coupled plasma-mass spectrometry: Development and optimization of a high resolution analytical tool for the size-based characterization of nanomaterials in dietary supplements. Analytical Chemistry, 2014, 86(23): 11620-11627.

[74] LIU L H, HE B, LIU Q, et al. Identification and accurate size characterization of nanoparticles in complex media. Angewandte Chemie (International ed. in English), 2014, 53(52): 14476-14479.

[75] KASZUBA M, CORBETT J, WATSON F M, et al. High-concentration zeta potential measurements using light-scattering techniques. Philosophical Transactions of the Royal Society A—Mathematical Physical and Engineering Sciences, 2010, 368(1927): 4439-4451.

[76] LEVIN I W, BHARGAVA R. Fourier transform infrared vibrational spectroscopic imaging: Integrating microscopy and molecular recognition. Annual Review of Physical Chemistry, 2005, 56: 429-474.

[77] 陆婉珍. 现代近红外光谱分析技术. 北京：中国石化出版社, 2007.

[78] 徐广通, 袁洪福, 陆婉珍. 现代近红外光谱技术及应用进展. 光谱学与光谱分析, 2000, 20(2): 134-142.

[79] TITUS D, SAMUEL E J J, ROOPAN S M. Green Synthesis, Characterization and Applications of Nanoparticles. Amsterdam: Elsevier B. V., 2019.

[80] GAMAGE S, HOWARD M, MAKITA H, et al. Probing structural changes in single enveloped virus particles using nano-infrared spectroscopic imaging. PloS One, 2018, 13(6): e0199112.

[81] STERNBACH A J, LATINI S, CHAE S, et al. Femtosecond exciton dynamics in WSe_2 optical waveguides. Nature Communications, 2020, 11(1): 3567.

[82] HUTH F, GOVYADINOV A, AMARIE S, et al. Nano-FTIR absorption spectroscopy of molecular fingerprints at 20 nm spatial resolution. Nano Letters, 2012, 12(8): 3973-3978.

[83] CHEN L, HOLMAN H Y N, HAO Z, et al. Synchrotron infrared measurements of protein phosphorylation in living single PC12 cells during neuronal differentiation. Analytical Chemistry, 2012, 84(9): 4118-4125.

[84] LE NAOUR F, SANDT C, PENG C Y, et al. *In situ* chemical composition analysis of cirrhosis by combining synchrotron fourier transform infrared and synchrotron X-ray fluorescence microspectroscopies on the same tissue section. Analytical Chemistry, 2012, 84(23): 10260-10266.

[85] WANG X Y, WANG X F, WANG M Z, et al. Probing adsorption behaviors of BSA onto chiral surfaces of nanoparticles. Small, 2018, 14(16): e1703982.

[86] BAIMANOV D, WU J G, CHU R X, et al. Immunological responses induced by blood protein coronas on two-dimensional MoS_2 nanosheets. ACS Nano, 2020, 14(5): 5529-

5542.

[87] LIU Z X, TANG Y Z, CHEN F, et al. Synchrotron FTIR microspectroscopy reveals early adipogenic differentiation of human mesenchymal stem cells at single-cell level. Biochemical and Biophysical Research Communications, 2016, 478(3): 1286-1291.

[88] RINALDI R, LLOVET X. Electron probe microanalysis: A review of the past, present, and future. Microscopy and Microanalysis, 2015, 21(5): 1053-1069.

[89] THOMAS S, THOMAS R, ZACHARIAH A K, et al. Microscopy Methods in Nanomaterials Characterization. Amsterdam: Elsevier Inc., 2017: 432.

[90] RAMAN S N, PAUL D F, HAMMOND J S, et al. Auger electron spectroscopy and its application to nanotechnology. Microscopy Today, 2011, 19(2): 12-15.

[91] GRECZYNSKI G, HULTMAN L. X-ray photoelectron spectroscopy: Towards reliable binding energy referencing. Progress in Materials Science, 2020, 107: 100591.

[92] LIU J M, WANG L M, SHEN X M, et al. Graphdiyne-templated palladium-nanoparticle assembly as a robust oxygen generator to attenuate tumor hypoxia. Nano Today, 2020, 34: 100907.

[93] WU W, YAN L, WU Q, et al. Evaluation of the toxicity of graphene oxide exposure to the eye. Nanotoxicology, 2016, 10(9): 1329-1340.

[94] BRESSLER C, CHERGUI M. Ultrafast X-ray absorption spectroscopy. Chemical Reviews, 2004, 104(4): 1781-1812.

[95] SAYERS D E, STERN E A, LYTLE F W. New technique for investigating noncrystalline structures-fourier analysis of extended X-ray - absorption fine structure. Physical Review Letters, 1971, 27(18): 1204.

[96] ZHANG P, SHAM T K. X-ray studies of the structure and electronic behavior of alkanethiolate-capped gold nanoparticles: The interplay of size and surface effects. Physical Review Letters, 2003, 90(24): 245502.

[97] CHEVRIER D M, MACDONALD M A, CHATT A, et al. Sensitivity of structural and electronic properties of gold-thiolate nanoclusters to the atomic composition: A comparative X-ray study of Au-19(SR)(13) and Au-25(SR)(18). Journal of Physical Chemistry C, 2012, 116(47): 25137-25142.

[98] WANG L, ZHANG T, LI P, et al. Use of synchrotron radiation-analytical techniques to reveal chemical origin of silver-nanoparticle cytotoxicity. ACS Nano, 2015, 9(6): 6532-6547.

[99] CAI R, CHEN C. The crown and the scepter: Roles of the protein corona in nanomedicine. Advanced Materials, 2019, 31(45): 1805740.

[100] HARTSTEIN A, KIRTLEY J R, TSANG J C. Enhancement of the infrared absorption from molecular monolayers with thin metal overlayers. Physical Review Letters, 1980, 45(3): 201-204.

[101] NEUBRECH F, WEBER D, LOVRINCIC R, et al. Resonances of individual lithographic gold nanowires in the infrared. Applied Physics Letters, 2008, 93(16): 163105.

[102] NEUBRECH F, HUCK C, WEBER K, et al. Surface-enhanced infrared spectroscopy

using resonant nanoantennas. Chemical Reviews, 2017, 117(7): 5110-5145.

[103] YANG X X, SUN Z P, LOW T, et al. Nanomaterial-based plasmon-enhanced infrared spectroscopy. Advanced Materials, 2018, 30(20): 1704896.

[104] FANO U. Effects of configuration interaction on intensities and phase shifts. Physical Review, 1961, 124(6): 1866-1878.

[105] ADATO R, ALTUG H. *In-situ* ultra-sensitive infrared absorption spectroscopy of biomolecule interactions in real time with plasmonic nanoantennas. Nature Communications, 2013, 4: 2154.

[106] LIMAJ O, ETEZADI D, WITTENBERG N J, et al. Infrared plasmonic biosensor for real-time and label-free monitoring of lipid membranes. Nano Letters, 2016, 16(2): 1502-1508.

[107] BARHO F B, GONZALEZ-POSADA F, MILLA M J, et al. Highly doped semiconductor plasmonic nanoantenna arrays for polarization selective broadband surface-enhanced infrared absorption spectroscopy of vanillin. Nanophotonics, 2017, 7(2)：507-516.

[108] RODRIGO D, LIMAJ O, JANNER D, et al. Mid-infrared plasmonic biosensing with graphene. Science, 2015, 349(6244): 165-168.

[109] WU C C, LIU N, HU H, et al. Detecting molecular vibrational modes of side chains and endpoints in nanoscale proteins with graphene plasmon . Chinese Optics Letters, 2019, 17(6): 062401.

[110] HORZUM N, TAŞçıOGLU D, OKUR S, et al. Humidity sensing properties of ZnO-based fibers by electrospinning. Talanta, 2011, 85(2): 1105-1111.

[111] 严晓磊, 谢光忠, 杜晓松, 等. 聚苯胺/氧化铟复合薄膜 QCM 气体传感器. 传感技术学报, 2008, 21(12): 1963-1967.

[112] 刘晓为, 赵振刚, 王鑫, 等. 多壁碳纳米管湿度传感器频率特性. 纳米技术与精密工程, 2010, 08(4): 285-289.

[113] SURI C R, MISHRA G C. Activating piezoelectric crystal surface by silanization for microgravimetric immunobiosensor application. Biosensors & Bioelectronics. 1996, 11(12): 1199-1205.

[114] WASILEWSKI T, SZULCZYŃSKI B, KAMYSZ W, et al. Evaluation of three peptide immobilization techniques on a QCM surface related to acetaldehyde responses in the gas phase. Sensors, 2018, 18(11): 3942.

[115] ZHANG D Z, CHEN H N, ZHOU X Y, et al. *In-situ* polymerization of metal organic frameworks-derived $ZnCo_2O_4$/polypyrrole nanofilm on QCM electrodes for ultra-highly sensitive humidity sensing application. Sensors and Actuators A-Physical, 2019, 295: 687-695.

[116] IWAMORI S, YOSHINO K, MATSUMOTO H, et al. Active oxygen sensors used a quartz crystal microbalance (QCM) with sputter-coated and spin-coated poly (tetrafluoroethylene) thin films. Sensors & Actuators B Chemical, 2012, 171-172: 769-776.

[117] WANG X, DING B, YU J, et al. A highly sensitive humidity sensor based on a nanofibrous membrane coated quartz crystal microbalance. Nanotechnology, 2010, 21(5):

055502.

[118] REIMHULT K, YOSHIMATSU K, RISVEDEN K, et al. Characterization of QCM sensor surfaces coated with molecularly imprinted nanoparticles. Biosensors & Bioelectronics, 2008, 23(12): 1908-1914.

[119] FAN X, DU B Y. Selective detection of trace 1-butanol by QCM sensor coated with copolymer P(HEMA-co-MA). Sensors and Actuators B Chemital, 2011, 160(1): 724-729.

[120] 杨生荣, 任嗣利, 张俊彦, 等. 自组装单分子膜的结构及其自组装机理. 高等学校化学学报, 2001, 22(3): 470-476.

[121] GUNDA N S K, SINGH M, NORMAN L, et al. Optimization and characterization of biomolecule immobilization on silicon substrates using (3-aminopropyl) triethoxysilane (APTES) and glutaraldehyde linker. Applied Surface Science, 2014, 305: 522-530.

[122] HAO R Z, WANG D H, ZHANG X E, et al. Rapid detection of Bacillus anthracis using monoclonal antibody functionalized QCM sensor. Biosensors & Bioelertronics, 2008, 24(5): 1330-1335.

[123] WANG X M, LV B E, CAI G X, et al. A proton shelter inspired by the sugar coating of acidophilic archaea. Scientific Reports, 2012, 2(1): 892.

[124] MOYA S E, BROWN A A, AZZARONI O, et al. Following polymer brush growth using the quartz crystal microbalance technique. Macromolecular Rapid Communications, 2005, 26(14): 1117-1121.

[125] SUGNAUX C, KLOK H A. Glucose-Sensitive QCM-sensors via direct surface RAFT polymerization. Macromolecular Rapid Communications, 2014, 35(16): 1402-1407.

[126] BRUCKENSTEIN S, MICHALSKI M, FENSORE A, et al. Dual quartz crystal microbalance oscillator circuit. Minimizing effects due to liquid viscosity, density, and temperature. Analytical Chemistry, 1994, 66(11): 1847-1852.

[127] DUNHAM G C, BENSON N H, PETELENZ D, et al. Dual quartz crystal microbalance. Analytical Chemistry, 1995, 67(2): 267-272.

[128] RODAHL M, HööK F, FREDRIKSSON C, et al. Simultaneous frequency and dissipation factor QCM measurements of biomolecular adsorption and cell adhesion. Faraday Discussions, 1997, 107: 229-246.

[129] DOMACK A, PRUCKER O, RüHE J, et al. Swelling of a polymer brush probed with a quartz crystal resonator. Physical Review, 1997, 56(1): 680-689.

[130] SAUERBREY G J Z F P. Verwendung von Schwingquarzen Verwendung Von Schmingquarzen Zur Wagung Dunner Schichten und zur Mikrowägung. Zeitschrift Für Physik, 1959, 155(2): 206-222.

[131] 何建安, 付龙, 黄沫, 等. 石英晶体微天平的新进展. 中国科学：化学, 2011, 41(11): 1679-1698.

[132] CHEN Q, XU S M, LIU Q X, et al. QCM-D study of nanoparticle interactions. Advances in Colloid and Interface Science, 2016, 233: 94-114.

[133] WANG X, WANG M, LEI R, et al. Chiral Surface of nanoparticles determines the

orientation of adsorbed transferrin and its interaction with receptors. ACS Nano, 2017, 11(5): 4606-4616.

[134] PHAN H T M, BARTELT-HUNT S, RODENHAUSEN K B, et al. Investigation of bovine serum albumin (BSA) attachment onto self-assembled monolayers (SAMs) using combinatorial quartz crystal microbalance with dissipation (QCM-D) and spectroscopic ellipsometry (SE). PloS One, 2015, 10(10): e0141282.

[135] LUAN Y F, LI D, WEI T, et al. "Hearing loss" in QCM measurement of protein adsorption to protein resistant polymer brush layers. Analytical Chemistry, 2017, 89(7): 4184-4191.

[136] Chen J Y, Penn L S, Xi J. Quartz crystal microbalance: Sensing cell-substrate adhesion and beyond. Biosensors and Bioelectronics, 2018, 99: 593-602.

[137] NIVENS D E, CHAMBERS J Q, ANDERSON T R, et al. Long-term, on-line monitoring of microbial biofilms using a quartz crystal microbalance. Analytical Chemistry, 1993, 65(1): 65-69.

[138] ZHOU T, MARX K A, WARREN M, et al. The quartz crystal microbalance as a continuous monitoring tool for the study of endothelial cell surface attachment and growth. Biotechnology Progress, 2000, 16(2): 268-277.

[139] MARX K A, ZHOU T A, WARREN M, et al. Quartz crystal microbalance study of endothelial cell number dependent differences in initial adhesion and steady-state behavior: Evidence for cell-cell cooperativity in initial adhesion and spreading. Biotechnology Progress, 2003, 19(3): 987-999.

[140] FREDRIKSSON C, KHILMAN S, KASEMO B, et al. *In vitro* real-time characterization of cell attachment and spreading. Journal of Materials Science Materials in Medicine, 1998, 9(12): 785-788.

[141] STEFAN SINN L M, HARTMUT DRECHSEL, MICHAEL WANDEL, et al. Platelet aggregation monitoring with a newly developed quartz crystal microbalance system as an alternative to optical platelet aggregometry. Analyst, 2010, 135(11): 2930-2938.

[142] WANG X, WANG X, BAI X, et al. Nanoparticle ligand exchange and its effects at the nanoparticle–cell membrane interface. Nano Letters, 2018, 19(1): 8-18.

[143] KUSHIRO K, LEE C H, TAKAI M. Simultaneous characterization of protein-material and cell-protein interactions using dynamic QCM-D analysis on SAM surfaces. Biomaterials Science, 2016, 4(6): 989-997.

[144] DA-SILVA A C, RODRIGUES R, ROSA L F M, et al. Acoustic detection of cell adhesion on a quartz crystal microbalance. Biotechnology & Applied Biochemistry, 2012, 59(6): 411-419.

[145] SAITAKIS M, DELLAPORTA A, GIZELI E. Measurement of two-dimensional binding constants between cell-bound major histocompatibility complex and immobilized antibodies with an acoustic biosensor. Biophysical Journal, 2008, 95(10): 4963-4971.

[146] WEI W Z, HU C W, ZHU W H, et al. A selective pharmaceutical analysis technique with sensitive piezoelectric crystal quartz sensors. Analytical Letters, 1993, 26(11):

2371-2383.

[147] ATTILI B S, SULEIMAN A A. A piezoelectric immunosensor for the detection of cortisol. Analytical Letters, 1995, 28(12): 2149-2159.

[148] MARX K A, ZHOU T A, MONTRONE A, et al. A quartz crystal microbalance cell biosensor: detection of microtubule alterations in living cells at nM nocodazole concentrations. Biosensors & Bioelectronics, 2001, 16(9-12): 773-782.

[149] FAWCETT N C, EVANS J A, CHIEN L C, et al. A quartz crystal detector for DNA. Analytical Letters, 1988, 21: 1099-1110.

[150] TAKAHASHI S, TSUJI K, UEDA T, et al. Traveling time of a translating ribosome along messenger RNA monitored directly on a quartz crystal microbalance. Journal of American Chemical Society, 2012, 134(15): 6793-6800.

[151] MAO X L, YANG L J, SU X L, et al. A nanoparticle amplification based quartz crystal microbalance DNA sensor for detection of Escherichia coli O157:H7. Biosensors & Bioelectronics, 2006, 21(7): 1178-1185.

[152] PETRONE L, KUMAR A, SUTANTO C N, et al. Mussel adhesion is dictated by time-regulated secretion and molecular conformation of mussel adhesive proteins. Nature Communications, 2015, 6: 8737.

[153] WAN F, HERZBERG M, HUANG Z, et al. A free-floating mucin layer to investigate the effect of the local microenvironment in lungs on mucin-nanoparticle interactions. Acta Biomaterialia, 2020, 104: 115-123.

[154] MUMTAZ F, CHEN C S, ZHU H K, et al. Controlled protein adsorption on PMOXA/ PAA based coatings by thermally induced immobilization. Applied Surface Science, 2018, 439: 148-159.

[155] ZHANG J L, MEI L, CHEN N N, et al. Study on β-lactoglobulin microgels adsorption onto a hydrophobic solid surface by QCM-D. Food Hydrocolloids, 2020, 98(5): 105320.

[156] CHOI K H, FRIEDT J M, LAUREYN W, et al. Investigation of protein adsorption with simultaneous measurements of atomic force microscope and quartz crystal microbalance. Journal of Vacuum Science & Technology B: Microelectronics and Nanometer Structures, 2003, 21(4): 1433-1436.

[157] CARUSO F, RODDA E, FURLONG D N, et al. Quartz crystal microbalance study of DNA Immobilization and hybridization for nucleic acid sensor development. Analytical Chemistry, 1997, 69(11): 2043-2049.

[158] CARRIGAN S D, SCOTT G, TABRIZIAN M. Real-time QCM-D immunoassay through oriented antibody immobilization using cross-linked hydrogel biointerfaces. Langmuir, 2005, 21(13): 5966-5973.

[159] SVOBODOVá L, ŠNEJDáRKOVá M, POLOHOVá V, et al. QCM immunosensor based on polyamidoamine dendrimers. Electroanalysis, 2006, 18(19-20): 1943-1949.

[160] XU X H, ZHOU J, LIU X, et al. Aptameric peptide for one-step detection of protein kinase. Analytical Chemistry, 2012, 84(11): 4746-4753.

[161] MINUNNI M, TOMBELLI S, GULLOTTO A, et al. Development of biosensors with

aptamers as bio-recognition element: the case of HIV-1 Tat protein. Biosensors & Bioelectronics, 2004, 20(6): 1149-1156.

[162] LIN, T Y, HU C H, CHOU T C. Determination of albumin concentration by MIP-QCM sensor. Biosensors & Bioelectronics, 2004, 20(1):75-81.

[163] LEE M H, THOMAS J L, TSENG H Y, et al. Sensing of digestive proteins in saliva with a molecularly imprinted poly(ethylene-co-vinyl alcohol) thin film coated quartz crystal microbalance sensor. ACS Applied Materials & Interfaces, 2011, 3(8): 3064-3071.

[164] DOU Q, HU D B, GAO H K, et al. High performance boronic acid-containing hydrogel for biocompatible continuous glucose monitoring. RSC Advances, 2017, 7(66): 41384-41390.

[165] ZHANG Z X, DOU Q, GAO H K, et al. 30 s response time of K$^+$ ion-selective hydrogels functionalized with 18-crown-6 ether based on QCM Sensor. Adv. Healthcare Mater., 2018, 7: 1700873.

[166] LI C, CHEN X, ZHANG F Y, et al. Design of cyclic peptide based glucose receptors and their application in glucose sensing. Analytical Chemistry, 2017, 89(19): 10431-10438.

[167] CHETWYND A J, GUGGENHEIM E J, BRIFFA S M, et al. Current application of capillary electrophoresis in nanomaterial characterisation and its potential to characterise the protein and small molecule corona. Nanomaterials, 2018, 8(2): 99.

[168] WANG L M, LI J Y, PAN J, et al. Revealing the binding structure of the protein corona on gold nanorods using synchrotron radiation-based techniques: Understanding the reduced damage in cell membranes. Journal of the American Chemical Society, 2013, 135(46): 17359-17368.

[169] DIROLL B T, WEIGANDT K M, JISHKARIANI D, et al. Quantifying "softness" of organic coatings on gold nanoparticles using correlated small-angle X-ray and neutron scattering. Nano Letters, 2015, 15(12): 8008-8012.

[170] KEWALRAMANI S, ZWANIKKEN J W, MACFARLANE R J, et al. Counterion distribution surrounding spherical nucleic acid-Au nanoparticle conjugates probed by small-angle X-ray scattering. ACS Nano, 2013, 7(12): 11301-11309.

[171] SPINOZZI F, CECCONE G, MORETTI P, et al. Structural and thermodynamic properties of nanoparticle protein complexes: A combined SAXS and SANS study. Langmuir, 2017, 33(9): 2248-2256.

[172] WANG J, JENSEN U B, JENSEN G V, et al. Soft interactions at nanoparticles alter protein function and conformation in a size dependent manner. Nano Letters, 2011, 11(11): 4985-4991.

[173] SUN M Z, HAO T T, LI X Y, et al. Direct observation of selective autophagy induction in cells and tissues by self-assembled chiral nanodevice. Nature Communications, 2018, 9: 4494.

[174] ZHANG H Z, CHEN B, BANFIELD J F. Particle size and pH effects on nanoparticle dissolution. Journal of Physical Chemistry C, 2010, 114(35): 14876-14884.

[175] MARTIN M N, ALLEN A J, MACCUSPIE R I, et al. Dissolution, agglomerate mor-

phology, and stability limits of protein-coated silver nanoparticles. Langmuir, 2014, 30(38): 11442-11452.

[176] WANG Y, CAI R, CHEN C. The nano-bio interactions of nanomedicines: Understanding the biochemical driving forces and redox reactions. Acc. Chem. Res., 2019, 52(6): 1507-1518.

[177] Zhang T L, Wang L M, Chen Q, et al. Cytotoxic potential of silver nanoparticles. Yonsei Medical Journal, 2014, 55(2), 283-291.

[178] FENG Y, WANG G, CHANG Y, et al. Electron compensation effect suppressed silver ion release and contributed safety of Au@Ag Core-Shell Nanoparticles. Nano Letters, 2019, 19(7): 4478-4489.

[179] LIU J, WANG P, ZHANG X, et al. Rapid degradation and high renal clearance of Cu_3BiS_3 nanodots for efficient cancer diagnosis and photothermal therapy *in vivo*. ACS Nano, 2016, 10(4): 4587-4598.

[180] MA Y H, HE X, ZHANG P, et al. Xylem and phloem based transport of CeO_2 nanoparticles in hydroponic cucumber plants. Environmental Science & Technology, 2017, 51(9): 5215-5221.

[181] XU B L, WANG H, WANG W W, et al. A single-atom nanozyme for wound disinfection applications. Angewandte Chemie-International Edition, 2019, 58(15): 4911-4916.

[182] LI Y Y, HE X, YIN J J, et al. Acquired superoxide-scavenging ability of ceria nanoparticles. Angewandte Chemie-International Edition, 2015, 54(6): 1832-1835.

[183] COCCO A P, NELSON G J, HARRIS W M, et al. Three-dimensional microstructural imaging methods for energy materials. Physical Chemistry Chemical Physics, 2013, 15(39): 16377-16407.

[184] YUAN Q X, ZHANG K, HONG Y L, et al. A 30 nm-resolution hard X-ray microscope with X-ray fluorescence mapping capability at BSRF. Journal of Synchrotron Radiation, 2012, 19(6): 1021-1028.

[185] PUSHIE M J, PICKERING I J, KORBAS M, et al. Elemental and chemically specific X-ray fluorescence imaging of biological systems. Chemical Reviews, 2014, 114(17): 8499-8541.

[186] TSUJI K, NAKANO K, TAKAHASHI Y, et al. X-ray spectrometry. Analytical Chemistry, 2012, 84(2): 636-668.

[187] SAKDINAWAT A, ATTWOOD D. Nanoscale X-ray imaging. Nature Photonics, 2010, 4(12): 840-848.

[188] BARINOV A, DUDIN P, GREGORATTI L, et al. Synchrotron-based photoelectron microscopy. Nuclear Instruments & Methods in Physics Research Section A-Accelerators Spectrometers Detectors and Associated Equipment, 2009, 601(1-2): 195-202.

[189] HUNTER R C, HITCHCOCK A P, DYNES J J, et al. Mapping the speciation of iron in pseudomonas aeruginosa biofilms using scanning transmission X-ray microscopy. Environmental Science & Technology, 2008, 42(23): 8766-8772.

[190] YAO S K, FAN J D, CHEN Z Y, et al. Three-dimensional ultrastructural imaging

reveals the nanoscale architecture of mammalian cells. IUCrJ, 2018, 5(2): 141-149.

[191] FAN J D, SUN Z B, ZHANG J, et al. Quantitative imaging of single unstained magne-totactic bacteria by coherent X-ray diffraction microscopy. Analytical Chemistry, 2015, 87(12): 5849-5853.

[192] ZHU Y, LI W X, ZHANG Y, et al. Excessive sodium ions delivered into cells by nanodiamonds: Implications for tumor therapy. Small, 2012, 8(11): 1771-1779.

[193] ZHU Y, EARNEST T, HUANG Q, et al. Synchrotron-based X-ray-sensitive nanoprobes for cellular imaging. Advanced Materials, 2014, 26(46): 7889-7895.

[194] CHEN Z Y, LIU Y, SUN B Y, et al. Polyhydroxylated metallofullerenols stimulate IL-1β secretion of macrophage through TLRs/MyD88/NF-κB pathway and NLRP3 in-flammasome activation. Small, 2014, 10(12): 2362-2372.

[195] WANG J, LIU J, LIU Y, et al. Gd-hybridized plasmonic Au-nanocomposites enhanced tumor-interior drug permeability in multimodal imaging-guided therapy. Advanced Materials, 2016, 28(40): 8950-8958.

[196] ZHANG P, MA Y H, ZHANG Z Y, et al. Comparative toxicity of nanoparticulate/bulk Yb_2O_3 and $Yb-Cl_3$ to cucumber (Cucumis sativus). Environmental Science & Technol-ogy, 2012, 46(3): 1834-1841.

[197] PENG C, DUAN D C, XU C, et al. Translocation and biotransformation of CuO nanoparticles in rice (Oryza sativa L.) plants. Environmental Pollution, 2015, 197: 99-107.

[198] WEST M, ELLIS A T, STRELI C, et al. 2017 atomic spectrometry update—A review of advances in X-ray fluorescence spectrometry and its special applications. Journal of Analytical Atomic Spectrometry, 2017, 32(9): 1629-1649.

[199] VANHOOF C, BACON J R, FITTSCHEN U E A, et al. 2020 atomic spectrometry update—A review of advances in X-ray fluorescence spectrometry and its special appli-cations. Journal of Analytical Atomic Spectrometry, 2020, 35(9): 1704-1719.

[200] DING J, GUAN Y, CONG Y L, et al. Single-particle analysis for structure and iron chemistry of atmospheric particulate matter. Analytical Chemistry, 2020, 92(1): 975-982.

[201] MARTINEZ-CRIADO G, VILLANOVA J, TUCOULOU R, et al. ID16B: A hard X-ray nanoprobe beamline at the ESRF for nano-analysis. Journal of Synchrotron Radiation, 2016, 23(1): 344-352.

[202] SCHOON J, HESSE B, RAKOW A, et al. Metal-specific biomaterial accumulation in human peri-implant bone and bone marrow. Advanced Science, 2020, 7(20): 2000412.

[203] HUANG X J, YAN H F, NAZARETSKI E, et al. 11 nm hard X-ray focus from a large-aperture multilayer Laue lens. Scientific Reports, 2013, 3: 3562.

[204] YAN H F, CHU Y S. Optimization of multilayer Laue lenses for a scanning X-ray microscope. Journal of Synchrotron Radiation, 2013, 20(1): 89-97.

[205] VICTOR T W, O'TOOLE K H, EASTHON L M, et al. Lanthanide-binding tags for 3D X-ray imaging of proteins in cells at nanoscale resolution. Journal of the American

Chemical Society, 2020, 142(5): 2145-2149.

[206] YUAN Y, CHEN S, PAUNESKU T, et al. Epidermal growth factor receptor targeted nuclear delivery and high-resolution whole cell X-ray imaging of Fe_3O_4@TiO_2 nanoparticles in cancer cells. ACS Nano, 2013, 7(12): 10502-10517.

[207] HARE D J, NEW E J, DE JONGE M D, et al. Imaging metals in biology: Balancing sensitivity, selectivity and spatial resolution. Chemical Society Reviews, 2015, 44(17): 5941-5958.

[208] QU Y, LI W, ZHOU Y L, et al. Full assessment of fate and physiological behavior of quantum dots utilizing caenorhabditis elegans as a model organism. Nano Letters, 2011, 11(8): 3174-3183.

[209] SERVIN A D, CASTILLO-MICHEL H, HERNANDEZ-VIEZCAS J A, et al. Synchrotron micro-XRF and micro-XANES confirmation of the uptake and translocation of TiO(2) nanoparticles in cucumber (Cucumis sativus) plants. Environmental Science & Technology, 2012, 46(14): 7637-7643.

[210] PRADAS DEL REAL A E, VIDAL V, CARRIERE M, et al. Silver nanoparticles and wheat roots: A complex interplay. Environmental Science & Technology, 2017, 51(10): 5774-5782.

[211] REIFSCHNEIDER O, VENNEMANN A, BUZANICH G, et al. Revealing silver nanoparticle uptake by macrophages using SR-µXRF and LA-ICP-MS. Chemical Research in Toxicology, 2020, 33(5): 1250-1255.

[212] Pattammattel A, Tappero R, Ge M, et al. High-sensitivity nanoscale chemical imaging with hard X-ray nano-XANES. Science Advances, 2020, 6(37), eabb3615.

[213] 袁清习, 邓彪, 关勇, 等. 同步辐射纳米成像技术的发展与应用. 物理, 2019, 48(4): 205-218.

[214] PARKINSON D Y, MCDERMOTT G, ETKIN L D, et al. Quantitative 3-D imaging of eukaryotic cells using soft X-ray tomography. Journal of Structural Biology, 2008, 162(3): 380-386.

[215] HOLT M, HARDER R, WINARSKI R, et al. Nanoscale hard X-ray microscopy methods for materials studies. Annual Review of Materials Research, 2013, 43(1): 183-211.

[216] MEIRER F, CABANA J, LIU Y J, et al. Three-dimensional imaging of chemical phase transformations at the nanoscale with full-field transmission X-ray microscopy. Journal of Synchrotron Radiation, 2011, 18(5): 773-781.

[217] LIN F, NORDLUND D, LI Y Y, et al. Metal segregation in hierarchically structured cathode materials for high-energy lithium batteries. Nature Energy, 2016, 1: 15004.

[218] KUPPAN S, XU Y H, LIU Y J, et al. Phase transformation mechanism in lithium manganese nickel oxide revealed by single-crystal hard X-ray microscopy. Nature Communications, 2017, 8: 14309.

[219] ZHENG H Z, JI Z X, ROY K R, et al. Engineered graphene oxide nanocomposite capable of preventing the evolution of antimicrobial resistance. ACS Nano, 2019, 13(10): 11488-11499.

[220] ZHOU X X, LIU J F, JIANG G-B. Elemental mass size distribution for characteriza-

tion, quantification and identification of trace nanoparticles in serum and environmental waters. Environmental Science & Technology, 2017, 51(7): 3892-3901.

[221] 熊素彬, 陆彬, 杨红, 等. RP-HPLC 法研究米托蒽醌白蛋白纳米粒在大鼠的体内分布和淋巴结靶向性. 药物分析杂志, 2006, 26(8): 1043-1049.

[222] 颜承云, 谷继伟, 李晶红, 等. 5-氟尿嘧啶-N-琥珀酰壳聚糖纳米粒在荷瘤小鼠体内组织分布分析方法. 中国医院药学杂志, 2011, 31(6): 450-453.

[223] YANG S, SUN S, ZHOU C, et al. Renal clearance and degradation of glutathione-coated copper nanoparticles. Bioconjugate Chemistry, 2015, 26(3): 511-519.

[224] SOTO-ALVAREDO J, LóPEZ-CHAVES C, SáNCHEZ-GONZáLEZ C, et al. Speciation of gold nanoparticles and low-molecular gold species in Wistar rat tissues by HPLC coupled to ICP-MS. Journal of Analytical Atomic Spectrometry, 2017, 32(1): 193-199.

[225] 魏春敏, 王本杰, 马娅, 等. ^{3}H-去甲斑蝥素小鼠体内药代动力学与组织分布. 药学学报, 2007, 42(5): 516-519.

[226] 丁信园, 王文娟, 顾宗林, 等. HPLC-MS/MS 法研究 PVP 包衣去甲斑蝥素壳聚糖纳米粒在大鼠体内的药代动力学. 中国新药杂志, 2012, 21(9): 969-974.

[227] CONG S C, ZHANG Y Y, LEI J X, et al. Determination of dabigatran in dog plasma by LC-MS/MS and its application to a pharmacokinetic study of dabigatran etexilate nanosuspension. Journal of Chinese Pharmaceutical Sciences, 2017, 26(8): 589-594.

[228] WANG X B, XU X M, GE L, et al. Preparation and evaluation of galactosyl adriamycin BSA nanoparticles. Chinese Journal of New Drugs Journal, 2005, 14(7): 870-872.

[229] 童珊珊, 王旭波, 丁妍, 等. HPLC-荧光检测法研究半乳糖化阿霉素白蛋白纳米粒在小鼠体内的药动学分布. 中国药学杂志, 2009, 44(24): 1908-1912.

[230] ROMAN M, RIGO C, CASTILLO-MICHEL H, et al. Hydrodynamic chromatography coupled to single-particle ICP-MS for the simultaneous characterization of AgNPs and determination of dissolved Ag in plasma and blood of burn patients. Analytical and Bioanalytical Chemistry, 2016, 408(19): 5109-5124.

[231] BARTCZAK D, VINCENT P, GOENAGA-INFANTE H. Determination of size- and number-based concentration of silica nanoparticles in a complex biological matrix by online techniques. Analytical Chemistry, 2015, 87(11): 5482-5485.

[232] HAWKINS A D, BEDNAR A J, CIZDZIEL J V, et al. Identification of silver nanoparticles in Pimephales promelas gastrointestinal tract and gill tissues using flow field flow fractionation ICP-MS. RSC Advances, 2014, 4(78): 41277-41280.

[233] COLEMAN J G, KENNEDY A J, BEDNAR A J, et al. Comparing the effects of nanosilver size and coating variations on bioavailability, internalization, and elimination, using Lumbriculus variegatus. Environmental Toxicology and Chemistry, 2013, 32(9): 2069-2077.

[234] JIMENEZ-LAMANA J, LABORDA F, BOLEA E, et al. An insight into silver nanoparticles bioavailability in rats. Metallomics, 2014, 6(12): 2242-2249.

[235] GRAY E P, BRUTON T A, HIGGINS C P, et al. Analysis of gold nanoparticle mixtures: a comparison of hydrodynamic chromatography (HDC) and asymmetrical flow field-flow

fractionation (AF4) coupled to ICP-MS. Journal of Analytical Atomic Spectrometry, 2012, 27(9): 1532-1539.

[236] WANG M, FENG W Y, ZHAO Y L, et al. ICP-MS-based strategies for protein quantification. Mass Spectrometry Reviews, 2010, 29(2): 326-348.

[237] MEERMANN B, NISCHWITZ V. ICP-MS for the analysis at the nanoscale - a tutorial review. Journal of Analytical Atomic Spectrometry, 2018, 33(9): 1432-1468.

[238] MONTANO M D, OLESIK J W, BARBER A G, et al. Single particle ICP-MS: advances toward routine analysis of nanomaterials. Analytical and Bioanalytical Chemistry, 2016, 408(19): 5053-5074.

[239] HOUK R S, FASSEL V A, FLESCH G D, et al. Inductively coupled argon plasma as an ion-source for mass-spectrometric determination of trace-elements. Analytical Chemistry, 1980, 52(14): 2283-2289.

[240] KOPPENAAL D W, EIDEN G C, BARINAGA C J. Collision and reaction cells in atomic mass spectrometry: Development, status, and applications. Journal of Analytical Atomic Spectrometry, 2004, 19(5): 561-570.

[241] BENDALL S C, SIMONDS E F, QIU P, et al. Single-cell mass cytometry of differential immune and drug responses across a human hematopoietic continuum. Science, 2011, 332(6030): 687-696.

[242] O'BRIEN S E, ACON B W, BOULYGA S F, et al. Reduction of molecular ion interferences with hexapole collision cell in direct injection nebulization–inductively coupled plasma mass spectrometry. Journal of Analytical Atomic Spectrometry, 2003, 18(3): 230-238.

[243] BOROVINSKAYA O, GSCHWIND S, HATTENDORF B, et al. Simultaneous mass quantification of nanoparticles of different composition in a mixture by microdroplet generator-ICPTOFMS. Analytical Chemistry, 2014, 86(16): 8142-8148.

[244] RUSSO R E, MAO X L, GONZALEZ J J, et al. Laser ablation in analytical chemistry. Analytical Chemistry, 2013, 85(13): 6162-6177.

[245] HAMILTON J S, GORISHEK E L, MACH P M, et al. Evaluation of a custom single Peltier-cooled ablation cell for elemental imaging of biological samples in laser ablation-inductively coupled plasma-mass spectrometry (LA-ICP-MS). Journal of Analytical Atomic Spectrometry, 2016, 31(4): 1030-1033.

[246] WANG H A O, GROLIMUND D, GIESEN C, et al. Fast chemical imaging at high spatial resolution by laser ablation inductively coupled plasma mass spectrometry. Analytical Chemistry, 2013, 85(21): 10107-10116.

[247] DOUGLAS D N, MANAGH A J, REID H J, et al. High-speed, integrated ablation cell and dual concentric injector plasma torch for laser ablation-inductively coupled plasma mass spectrometry. Analytical Chemistry, 2015, 87(22): 11285-11294.

[248] BECKER J S, GORBUNOFF A, ZORIY M, et al. Evidence of near-field laser ablation inductively coupled plasma mass spectrometry (NF-LA-ICP-MS) at nanometre scale for elemental and isotopic analysis on gels and biological samples. Journal of Analytical

Atomic Spectrometry, 2006, 21(1): 19-25.

[249] ERHARDT T, JENSEN C M, BOROVINSKAYA O, et al. Single particle characterization and total elemental concentration measurements in polar ice using continuous flow analysis-inductively coupled plasma time-of-flight mass spectrometry. Environmental Science & Technology, 2019, 53(22): 13275-13283.

[250] YANG Y S S, ATUKORALE P U, MOYNIHAN K D, et al. High-throughput quantitation of inorganic nanoparticle biodistribution at the single-cell level using mass cytometry. Nature Communications, 2017, 8: 14069.

[251] SCOTT R H, FASSEL V A, KNISELEY R N, et al. Inductively coupled plasma-optical emission analytical spectrometry - compact facility for trace analysis of solutions. Analytical Chemistry, 1974, 46(1): 75-81.

[252] ALAVI S, KHAYAMIAN T, MOSTAGHIMI J. Conical Torch: The next-generation inductively coupled plasma source for spectrochemical analysis. Analytical Chemistry, 2018, 90(5): 3036-3044.

[253] GUO X M, ALAVI S, DALIR E, et al. Time-resolved particle image velocimetry and 3D simulations of single particles in the new conical ICP torch. Journal of Analytical Atomic Spectrometry, 2019, 34(3): 469-479.

[254] TANNER S D, BARANOV V I, BANDURA D R. Reaction cells and collision cells for ICP-MS: a tutorial review. Spectrochimica Acta Part B-Atomic Spectroscopy, 2002, 57(9): 1361-1452.

[255] YU X X, HE M, CHEN B B, et al. Recent advances in single-cell analysis by inductively coupled plasma-mass spectrometry: A review. Analytica Chimica Acta, 2020, 1137: 191-207.

[256] OLESIK J W, GRAY P J. Considerations for measurement of individual nanoparticles or microparticles by ICP-MS: determination of the number of particles and the analyte mass in each particle. Journal of Analytical Atomic Spectrometry, 2012, 27(7): 1143-1155.

[257] LUO R P, ZHENG L N, LI L, et al. Effect of data acquisition parameters on characterization of gold nanoparticles by single particle inductively coupled plasma-mass spectrometry. Chinese Journal of Analytical Chemistry, 2018, 46(6): 925-930.

[258] HINEMAN A, STEPHAN C. Effect of dwell time on single particle inductively coupled plasma mass spectrometry data acquisition quality. Journal of Analytical Atomic Spectrometry, 2014, 29(7): 1252-1257.

[259] HENDRIKS L, GUNDLACH-GRAHAM A, HATTENDORF B, et al. Characterization of a new ICP-TOFMS instrument with continuous and discrete introduction of solutions. Journal of Analytical Atomic Spectrometry, 2017, 32(3): 548-561.

[260] Nelms S M. Inductively Coupled Plasma Mass Spectrometry Handbook. (Blackwell Publishing Ltd), 2005: 10.

[261] OOMEN P E, AREF M A, KAYA I, et al. Chemical analysis of single cells. Analytical Chemistry, 2019, 91(1): 588-621.

[262] MUELLER L, TRAUB H, JAKUBOWSKI N, et al. Trends in single-cell analysis by use of ICP-MS. Analytical and Bioanalytical Chemistry, 2014, 406(27): 6963-6977.

[263] TROUILLON R, PASSARELLI M K, WANG J, et al. Chemical analysis of single cells. Analytical Chemistry, 2013, 85(2): 522-542.

[264] STENDER A S, MARCHUK K, LIU C, et al. Single cell optical imaging and spectroscopy. Chemical Reviews, 2013, 113(4): 2469-2527.

[265] XIONG X C, ZHANG S C, FANG X, et al. Recent advances in mass spectrometry based single cell analysis methods. SCIENTIA SINICA Chimica, 2016, 46(2): 133-152.

[266] FREI A P, BAVA F A, ZUNDER E R, et al. Highly multiplexed simultaneous detection of RNAs and proteins in single cells. Nature Methods, 2016, 13(3): 269-275.

[267] SPITZER M H, NOLAN G P. Mass cytometry: Single cells, many features. Cell, 2016, 165(4): 780-791.

[268] SHI J W, ZHANG X Y, LI L, et al. Inductively coupled plasma mass spectrometry-based techniques for single cell analysis. Progress in Biochemistry and Biophysics, 2016, 43(8): 739-746.

[269] BANDURA D R, BARANOV V I, ORNATSKY O I, et al. Mass cytometry: Technique for real time single cell multitarget immunoassay based on inductively coupled plasma time-of-flight mass spectrometry. Analytical Chemistry, 2009, 81(16): 6813-6822.

[270] HAN G J, SPITZER M H, BENDALL S C, et al. Metal-isotope-tagged monoclonal antibodies for high-dimensional mass cytometry. Nature Protocols, 2018, 13(10): 2121-2148.

[271] AHRENDS R, PIEPER S, KUHN A, et al. A metal-coded affinity tag approach to quantitative proteomics. Molecular & Cellular Proteomics, 2007, 6(11): 1907-1916.

[272] WAENTIG L, JAKUBOWSKI N, HARDT S, et al. Comparison of different chelates for lanthanide labeling of antibodies and application in a Western blot immunoassay combined with detection by laser ablation (LA-)ICP-MS Journal of Analytical Atomic Spectrometry, 2012, 27(8): 1311-1320.

[273] LOU X D, ZHANG G H, HERRERA I, et al. Polymer-based elemental tags for sensitive Bioassays. Angewandte Chemie-International Edition, 2007, 46(32): 6111-6114.

[274] LIN W J, HOU Y, LU Y J, et al. A high-sensitivity lanthanide nanoparticle reporter for mass cytometry: Tests on microgels as a proxy for cells. Langmuir, 2014, 30(11): 3142-3153.

[275] SPITZER M H, NOLAN G P. Mass cytometry: Single cells, many features. Cell, 2016, 165(4): 780-791.

[276] BODENMILLER B, ZUNDER E R, FINCK R, et al. Multiplexed mass cytometry profiling of cellular states perturbed by small-molecule regulators. Nature Biotechnology, 2012, 30(9): 858-867.

[277] BEHBEHANI G K, BENDALL S C, CLUTTER M R, et al. Single-cell mass cytometry adapted to measurements of the cell cycle. Cytometry Part A, 2012, 81a(7): 552-566.

[278] FIENBERG H G, SIMONDS E F, FANTL W J, et al. A platinum-based covalent

viability reagent for single-cell mass cytometry. Cytometry Part A, 2012, 81a(6): 467-475.

[279] GIESEN C, WANG H A O, SCHAPIRO D, et al. Highly multiplexed imaging of tumor tissues with subcellular resolution by mass cytometry. Nature Methods, 2014, 11(4): 417-422.

[280] LI F M, ARMSTRONG D W, HOUK R S. Behavior of bacteria in the inductively coupled plasma: Atomization and production of atomic ions for mass spectrometry. Analytical Chemistry, 2005, 77(5): 1407-1413.

[281] HO K S, CHAN W T. Time-resolved ICP-MS measurement for single-cell analysis and on-line cytometry. Journal of Analytical Atomic Spectrometry, 2010, 25(7): 1114-1122.

[282] TSANG C N, HO K S, SUN H Z, et al. Tracking bismuth antiulcer drug uptake in single helicobacter pylori cells. Journal of the American Chemical Society, 2011, 133(19): 7355-7357.

[283] ZHENG L N, WANG M, WANG B, et al. Determination of quantum dots in single cells by inductively coupled plasma mass spectrometry. Talanta, 2013, 116: 782-787.

[284] ZHENG L N, WANG M, ZHAO L C, et al. Quantitative analysis of $Gd@C_{82}(OH)_{22}$ and cisplatin uptake in single cells by inductively coupled plasma mass spectrometry. Analytical and Bioanalytical Chemistry, 2015, 407(9): 2383-2391.

[285] WANG H L, WANG B, WANG M, et al. Time-resolved ICP-MS analysis of mineral element contents and distribution patterns in single cells. Analyst, 2015, 140(2): 523-531.

[286] GUNTHER D, HATTENDORF B. Solid sample analysis using laser ablation inductively coupled plasma mass spectrometry. TrAC-Trends in Analytical Chemistry, 2005, 24(3): 255-265.

[287] GIESEN C, WAENTIG L, MAIRINGER T, et al. Iodine as an elemental marker for imaging of single cells and tissue sections by laser ablation inductively coupled plasma mass spectrometry. Journal of Analytical Atomic Spectrometry, 2011, 26(11): 2160-2165.

[288] MANAGH A J, EDWARDS S L, BUSHELL A, et al. Single cell tracking of gadolinium labeled CD4(+) T cells by laser ablation inductively coupled plasma mass spectrometry. Analytical Chemistry, 2013, 85(22): 10627-10634.

[289] DRESCHER D, GIESEN C, TRAUB H, et al. Quantitative imaging of gold and silver nanoparticles in single eukaryotic cells by laser ablation ICP-MS. Analytical Chemistry, 2012, 84(22): 9684-9688.

[290] WANG M, ZHENG L N, WANG B, et al. Quantitative analysis of gold nanoparticles in single cells by laser ablation inductively coupled plasma-mass spectrometry. Analytical Chemistry, 2014, 86(20): 10252-10256.

[291] VAN MALDEREN S J M, VERGUCHT E, DE RIJCKE M, et al. Quantitative determination and subcellular imaging of Cu in single cells via laser ablation-ICP-mass spectrometry using high-density microarray gelatin standards. Analytical Chemistry,

2016, 88(11): 5783-5789.

[292] ZHENG L N, SANG Y B, LUO R P, et al. Determination of silver nanoparticles in single cells by microwell trapping and laser ablation ICP-MS determination. Journal of Analytical Atomic Spectrometry, 2019, 34(5): 915-921.

[293] ZHAI J, WANG Y L, XU C, et al. Facile approach to observe and quantify the α(IIb)β3 integrin on a single-cell. Analytical Chemistry, 2015, 87(5): 2546-2549.

[294] YAMASHITA S, YOSHIKUNI Y, OBAYASHI H, et al. Simultaneous determination of size and position of silver and gold nanoparticles in onion cells using laser ablation-ICP-MS. Analytical Chemistry, 2019, 91(7): 4544-4551.

[295] METARAPI D, SALA M, VOGEL-MIKUS K, et al. Nanoparticle analysis in biomaterials using laser ablation-single particle-inductively coupled plasma mass spectrometry. Analytical Chemistry, 2019, 91(9): 6200-6205.

[296] ARAKAWA A, JAKUBOWSKI N, KOELLENSPERGER G, et al. Imaging of Ag NP transport through collagen-rich microstructures in fibroblast multicellular spheroids by high-resolution laser ablation inductively coupled plasma time-of-flight mass spectrometry. Analyst, 2019, 144(16): 4935-4942.

[297] DRESCHER D, TRAUB H, BCUHNER T, et al. Properties of *in situ* generated gold nanoparticles in the cellular context. Nanoscale, 2017, 9(32): 11647-11656.

[298] HSIAO I L, BIERKANDT F S, REICHARDT P, et al. Quantification and visualization of cellular uptake of TiO₂ and Ag nanoparticles: Comparison of different ICP-MS techniques. Journal of Nanobiotechnology, 2016, 14: 50.

[299] CHANG Q, ORNATSKY O I, SIDDIQUI I, et al. Imaging mass cytometry. Cytometry Part A, 2017, 91(2): 160-169.

[300] 常雪灵, 杨胜韬, 赵宇亮. 碳纳米材料的同位素标记及其在纳米毒理分析研究中的应用. 中国科学: 化学, 2016, 46 (2): 173-187.

[301] ZHAO Y L, CHANG X L. Stable isotopic tracing of nanomaterials *in vivo* // ZHAO Y L, ZHANG Z Y, FENG W Y. Toxicology of Nanomaterials. Weinheim: Wiley-VCH Verlag GmbH & Co. KGaA, 2016: 43-67.

[302] CHEN C Y, LI Y F, QU Y, et al. Advanced nuclear analytical and related techniques for the growing challenges in nanotoxicology. Chemical Society Reviews, 2013, 42(21): 8266-8303.

[303] WANG H F, YANG S T, CAO A N, et al. Quantification of carbon nanomaterials *in vivo*. Accounts of Chemical Research, 2013, 46(3): 750-760.

[304] HE X, ZHANG Z Y, LIU J S, et al. Quantifying the biodistribution of nanoparticles. Nature Nanotechnology, 2011, 6(12): 755.

[305] HE X, MA Y H, LI M, et al. Quantifying and imaging engineered nanomaterials *in vivo*: Challenges and techniques. Small, 2013, 9(9-10): 1482-1491.

[306] 张智勇, 赵宇亮, 柴之芳, 等. 纳米毒理学研究中的放射分析方法. 化学进展, 2011, 23(7): 1527-1533.

[307] Mao L, Hu M, Pan B, et al. Biodistribution and toxicity of radio-labeled few layer

graphene in mice after intratracheal instillation. Particle and Fibre Toxicology, 2016, 13: 7.

[308] ASTEFANEI A, NUNEZ O, GALCERAN M T. Characterisation and determination of fullerenes: A critical review. Analytica Chimica Acta, 2015, 882: 1-21.

[309] SCIDA K, STEGE P W, HABY G, et al. Recent applications of carbon-based nanomaterials in analytical chemistry: Critical review. Analytica Chimica Acta, 2011, 691(1-2): 6-17.

[310] ISAACSON C W, KLEBER M, FIELD J A. Quantitative analysis of fullerene nanomaterials in environmental systems: A critical review. Environmental Science & Technology, 2009, 43(17): 6463-6474.

[311] WILLIAMS P M. Stable carbon isotopes in the dissolved organic matter of the sea. Nature, 1968, 219(5150): 152-153.

[312] LYON T D B, BAXTER M S. Stable carbon isotopes in human tissues. Nature, 1978, 273(5665): 750-751.

[313] MARTINELLI L A, DEVOL A H, VICTORIA R L, et al. Stable carbon isotope variation in C3 and C4 plants along the amazon river. Nature, 1991, 353(6339): 57-59.

[314] BENSON S, LENNARD C, MAYNARD P, et al. Forensic applications of isotope ratio mass spectrometry - A review. Forensic Science International, 2006, 157(1): 1-22.

[315] GREGORICKA L A. Geographic origins and dietary transitions during the bronze age in the oman peninsula. American Journal of Physical Anthropology, 2013, 152(3): 353-369.

[316] ONG S E, MANN M. A practical recipe for stable isotope labeling by amino acids in cell culture (SILAC). Nature Protocols, 2006, 1(6): 2650-2660.

[317] MANN M, JENSEN O N. Proteomic analysis of post-translational modifications. Nature Biotechnology, 2003, 21(3): 255-261.

[318] GULSON B, WONG H. Stable isotopic tracing—A way forward for nanotechnology. Environmental Health Perspectives, 2006, 114(10): 1486-1488.

[319] MUTLIB A E. Application of stable isotope-labeled compounds in metabolism and in metabolism-mediated toxicity studies. Chemical Research in Toxicology, 2008, 21(9): 1672-1689.

[320] LIU L, FAN S S. Isotope labeling of carbon nanotubes and a formation of ^{12}C-^{13}C nanotube junctions. Journal of the American Chemical Society, 2001, 123(46): 11502-11503.

[321] JI Z Q, SUN H F, WANG H F, et al. Biodistribution and tumor uptake of $C_{60}(OH)$ x in mice. Journal of Nanoparticle Research, 2005, 8(1): 53-63.

[322] WANG H F, WANG J, DENG X Y, et al. Biodistribution of carbon single-wall carbon nanotubes in mice. Journal of Nanoscience and Nanotechnology, 2004, 4(8): 1019-1024.

[323] DENG X, YANG S, NIE H, et al. A generally adoptable radiotracing method for tracking carbon nanotubes in animals. Nanotechnology, 2008, 19(7): 075101.

[324] LIU J H, YANG S T, WANG H, et al. Effect of size and dose on the biodistribution of

graphene oxide in mice. Nanomedicine (Lond), 2012, 7(12): 1801-1812.

[325] TAO H Q, YANG K, MA Z, et al. *In vivo* NIR fluorescence imaging, biodistribution, and toxicology of photoluminescent carbon dots produced from carbon nanotubes and graphite. Small, 2012, 8(2): 281-290.

[326] 王海芳, 邓小勇, 王竞, 等. XPS 研究单壁碳纳米管 (SWNTs) 上碳与碘形成的共价键. 物理化学学报, 2004, 20(7): 673-675.

[327] NIKOLIC N, VRANJES-ETHURI S, JANKOVIC D, et al. Preparation and biodistribution of radiolabeled fullerene C_{60} nanocrystals. Nanotechnology, 2009, 20(38): 385102.

[328] HONG S Y, TOBIAS G, AL-JAMAL K T, et al. Filled and glycosylated carbon nanotubes for *in vivo* radioemitter localization and imaging. Nature Materials, 2010, 9(6): 485-490.

[329] BULLARD-DILLARD R, CREEK K E, SCRIVENS W A, et al. Tissue sites of uptake of ^{14}C-labeled C_{60}. Bioorganic Chemistry, 1996, 24(4): 376-385.

[330] SCRIVENS W A, TOUR J M, CREEK K E, et al. Synthesis of C-14-Labeled C-60, its suspension in water, and its uptake by human keratinocytes. Journal of the American Chemical Society, 1994, 116(10): 4517-4518.

[331] PETERSEN E J, AKKANEN J, KUKKONEN J V K, et al. Biological uptake and depuration of carbon nanotubes by Daphnia magna. Environmental Science & Technology, 2009, 43(8): 2969-2975.

[332] PETERSEN E J, HUANG Q, WEBER W J, Jr. Bioaccumulation of radio-labeled carbon nanotubes by Eisenia foetida. Environmental Science & Technology, 2008, 42(8): 3090-3095.

[333] PETERSEN E J, HUANG Q, WEBER W J. Ecological uptake and depuration of carbon nanotubes by Lumbriculus variegatus. Environmental Health Perspectives, 2008, 116(4): 496-500.

[334] PETERSEN E J, HUANG Q, WEBER W J, Jr. Relevance of octanol-water distribution measurements to the potential ecological uptake of multi-walled carbon nanotubes. Toxicological and Environmental Chemistry, 2010, 29(5): 1106-1112.

[335] PETERSEN E J, PINTO R A, MAI D J, et al. Influence of polyethyleneimine graftings of multi-walled carbon nanotubes on their accumulation and elimination by and toxicity to daphnia magna. Environmental Science & Technology, 2011, 45(3): 1133-1138.

[336] PETERSEN E J, PINTO R A, ZHANG L W, et al. Effects of polyethyleneimine-mediated functionalization of multi-walled carbon nanotubes on earthworm bioaccumulation and sorption by soils. Environmental Science & Technology, 2011, 45(8): 3718-3724.

[337] CZARNY B, GEORGIN D, BERTHON F, et al. Carbon nanotube trans location to distant organs after pulmonary exposure: insights from *in situ* C-14-radiolabeling and tissue radioimaging. ACS Nano, 2014, 8(6): 5715-5724.

[338] GUO X, DONG S, PETERSEN E J, et al. Biological uptake and depuration of radio-

labeled graphene by Daphnia magna. Environmental Science & Technology, 2013, 47(21): 12524-12531.

[339] YAMAGO S, TOKUYAMA H, NAKAMURA E, et al. *In vivo* biological behavior of a water-miscible fullerene: ^{14}C labeling, absorption, distribution, excretion and acute toxicity. Chemical Biology, 1995, 2(6): 385-389.

[340] DENG X, JIA G, WANG H, et al. Translocation and fate of multi-walled carbon nanotubes *in vivo*. Carbon, 2007, 45(7): 1419-1424.

[341] GEORGIN D, CZARNY B, BOTQUIN M, et al. Preparation of ^{14}C-labeled multiwalled carbon nanotubes for biodistribution investigations. Journal of the American Chemical Society, 2009, 131(41): 14658-14659.

[342] SINGH R, PANTAROTTO D, LACERDA L, et al. Tissue biodistribution and blood clearance rates of intravenously administered carbon nanotube radiotracers. Proceedings of the National Academy of Sciences of the United States of America, 2006, 103(9): 3357-3362.

[343] LIU Z, CAI W B, HE L N, et al. *In vivo* biodistribution and highly efficient tumour targeting of carbon nanotubes in mice. Nature Nanotechnology, 2007, 2(1): 47-52.

[344] HONG H, YANG K, ZHANG Y, et al. *In vivo* targeting and imaging of tumor vasculature with radiolabeled, antibody-conjugated nanographene. ACS Nano, 2012, 6(3): 2361-2370.

[345] WANG J T W, CABANA L, BOURGOGNON M, et al. Magnetically decorated multiwalled carbon nanotubes as dual MRI and SPECT contrast agents. Advanced Functional Materials, 2014, 24(13): 1880-1894.

[346] ZHANG X Y, YIN J L, PENG C, et al. Distribution and biocompatibility studies of graphene oxide in mice after intravenous administration. Carbon, 2011, 49(3): 986-995.

[347] SONG H, LUO S Z, WEI H Y, et al. *In vivo* biological behavior of ^{99m}Tc(CO)$_3$ labeled fullerol. Journal of Radioanalytical and Nuclear Chemistry, 2010, 285(3): 635-639.

[348] LI Y G, HUANG X, LIU R L, et al. Preparation of Ga-67-C-60(OH)(x) and its biodistribution. Journal of Radioanalytical and Nuclear Chemistry, 2005, 265(1): 127-131.

[349] CAGLE D W, KENNEL S J, MIRZADEH S, et al. *In vivo* studies of fullerene-based materials using endohedral metallofullerene radiotracers. Proceedings of the National Academy of Sciences of the United States of America, 1999, 96(9): 5182-5187.

[350] 吴胜伟, 郭金学, 李玉兰, 等. 碳纳米管的放射性材料填充. 核技术, 2003, 26(9): 723-724.

[351] LIU Z, CHEN K, DAVIS C, et al. Drug delivery with carbon nanotubes for *in vivo* cancer treatment. Cancer Research, 2008, 68(16): 6652-6660.

[352] ROJAS S, GISPERT J D, MARTIN R, et al. Biodistribution of amino-functionalized diamond nanoparticles *in vivo* studies based on ^{18}F radionuclide emission. ACS Nano, 2011, 5(7): 5552-5559.

[353] MCDEVITT M R, CHATTOPADHYAY D, JAGGI J S, et al. PET imaging of soluble yttrium-86-labeled carbon nanotubes in mice. PloS One, 2007, 2(9): e907.

[354] MCDEVITT M R, CHATTOPADHYAY D, KAPPEL B J, et al. Tumor targeting with

antibody-functionalized, radiolabeled carbon nanotubes. Journal of Nuclear Medicine, 2007, 48(7): 1180-1189.

[355] WANG J, DENG X Y, YANG S T, et al. Rapid translocation and pharmacokinetics of hydroxylated single-walled carbon nanotubes in mice. Nanotoxicology, 2008, 2(1): 28-32.

[356] YANG S T, GUO W, LIN Y, et al. Biodistribution of pristine single-walled carbon nanotubes *in vivo*. Journal of Physical Chemistry C, 2007, 111(48): 17761-17764.

[357] YANG S T, FERNANDO K A S, LIU J H, et al. Covalently PEGylated carbon nanotubes with stealth character *in vivo*. Small, 2008, 4(7): 940-944.

[358] YANG S T, WANG X, WANG H F, et al. Carbon dots as nontoxic and high-performance fluorescence imaging agents. Journal of Physical Chemistry C, 2009, 113(42): 18110-18114.

[359] KITAYGORODSKIY A, WANG W, XIE S Y, et al. NMR detection of single-walled carbon nanotubes in solution. Journal of the American Chemical Society, 2005, 127(20): 7517-7520.

[360] WANG C, RUAN L F, CHANG X L, et al. The isotopic effects of ^{13}C-labeled large carbon cage (C_{70}) fullerenes and their formation process. RSC Advances, 2015, 5(94): 76949-76956.

[361] TIAN L L, WANG X, CAO L, et al. Preparation of bulk ^{13}C-enriched graphene materials. Journal of Nanomaterials, 2010: 742167.

[362] LIU J H, YANG S T, WANG X, et al. Carbon nanoparticles trapped *in vivo*-similar to carbon nanotubes in time-dependent biodistribution. ACS Applied Materials & Interfaces, 2014, 6(16): 14672-14678.

[363] CHEN Z, TABAKMAN S M, GOODWIN A P, et al. Protein microarrays with carbon nanotubes as multicolor Raman labels. Nature Biotechnology, 2008, 26(11): 1285-1292.

[364] YANNONI C S, BERNIER P P, BETHUNE D S, et al. NMR determination of the bond lengths in C_{60}. Journal of the American Chemical Society, 1991, 113(8): 3190-3192.

[365] LIU Z, LI X L, TABAKMAN S M, et al. Multiplexed multicolor Raman imaging of live cells with isotopically modified single walled carbon nanotubes. Journal of the American Chemical Society, 2008, 130(41): 13540-13541.

[366] MEIJER G, BETHUNE D S. Laser deposition of carbon clusters on surfaces - A new approach to the study of fullerenes. Journal of Chemical Physics, 1990, 93(11): 7800-7802.

[367] JOHNSON R D, MEIJER G, SALEM J R, et al. 2D nuclear-magnetic-resonance study of the structure of the fullerene C_{70}. Journal of the American Chemical Society, 1991, 113(9): 3619-3621.

[368] JOHNSON R D, BETHUNE D S, YANNONI C S. Fullerene structure and dynamics—A magnetic-resonance potpourri. Accounts of Chemical Research, 1992, 25(3): 169-175.

[369] EBBESEN T W, TABUCHI J, TANIGAKI K. The mechanistics of fullerene formation. Chemical Physics Letters, 1992, 191(3-4): 336-338.

[370] EBBESEN T W, TSAI J S, TANIGAKI K, et al. Isotope effect on superconductivity in Rb_3C_{60}. Nature, 1992, 355(6361): 620-622.

[371] RAMIREZ A P, KORTAN A R, ROSSEINSKY M J, et al. Isotope effect in superconducting Rb_3C_{60}. Physical Review Letters, 1992, 68(7): 1058-1060.

[372] CHAKRAVARTY S, KIVELSON S A, SALKOLA M I, et al. Isotope effect in superconducting fullerenes. Science, 1992, 256(5061): 1306-1308.

[373] HAWKINS J M, MEYER A, LOREN S, et al. Statistical incorporation of carbon-13 $^{13}C_2$ units into C_{60} (buckminsterfullerene). Journal of the American Chemical Society, 1991, 113(24): 9394-9395.

[374] HAWKINS J M. Osmylation of C_{60}: proof and characterization of the soccer-ball framework. Accounts of Chemical Research, 2002, 25(3): 150-156.

[375] CHEN C C, LIEBER C M. Synthesis of pure $^{13}C_{60}$ and determination of the isotope effect for fullerene superconductors. Journal of the American Chemical Society, 1992, 114(8): 3141-3142.

[376] MARTIN M C, FABIAN J, GODARD J, et al. Vibrational study of ^{13}C-enriched C_{60} crystals. Physical Review B Condens Matter, 1995, 51(5): 2844-2847.

[377] HOROYSKI P J, THEWALT M L W, ANTHONY T R. Raman-scattering study of isotopically engineered crystalline C_{60}. Physical Review B Condens Matter, 1996, 54(2): 920-929.

[378] DUNK P W, KAISER N K, HENDRICKSON C L, et al. Closed network growth of fullerenes. Nature Communications, 2012, 3: 855.

[379] WANG Z Z, CHANG X L, LU Z H, et al. A precision structural model for fullerenols. Chemical Science, 2014, 5(8): 2940-2948.

[380] HOU W C, KONG L J, WEPASNICK K A, et al. Photochemistry of aqueous C_{60} clusters: Wavelength dependency and product characterization. Environmental Science & Technology, 2010, 44(21): 8121-8127.

[381] CHANG X L, RUAN L F, YANG S T, et al. Quantification of carbon nanomaterials *in vivo*: direct stable isotope labeling on the skeleton of fullerene C_{60}. Environmental Science-Nano, 2014, 1(1): 64-70.

[382] PLATA D L, GSCHWEND P M, REDDY C M. Industrially synthesized single-walled carbon nanotubes: compositional data for users, environmental risk assessments, and source apportionment. Nanotechnology, 2008, 19(18): 185706.

[383] HANNA S K, MILLER R J, LENIHAN H S. Deposition of carbon nanotubes by a marine suspension feeder revealed by chemical and isotopic tracers. Journal of Hazardous Materials, 2014, 279: 32-37.

[384] CAI W W, PINER R D, STADERMANN F J, et al. Synthesis and solid-state NMR structural characterization of ^{13}C-labeled graphite oxide. Science, 2008, 321 (5897): 1815-1817.

[385] CHEN S S, WU Q Z, MISHRA C, et al. Thermal conductivity of isotopically modified graphene. Nature Materials, 2012, 11(3): 203-207.

[386] CASABIANCA L B, SHAIBAT M A, CAI W W, et al. NMR-based structural modeling of graphite oxide using multidimensional ^{13}C solid-state NMR and ab initio chemical shift calculations. Journal of the American Chemical Society, 2010, 132 (16): 5672-5676.

[387] KALBAC M, FARHAT H, KONG J, et al. Raman spectroscopy and *in situ* Raman spectroelectrochemistry of bilayer ^{12}C/^{13}C graphene. Nano Letters, 2011, 11(5): 1957-1963.

[388] KALBAC M, FRANK O, KONG J, et al. Large variations of the raman signal in the spectra of twisted bilayer graphene on a BN substrate. Journal of Physical Chemistry Letters, 2012, 3(6): 796-799.

[389] KALBAC M, KONG J, DRESSELHAUS M S. Raman spectroscopy as a tool to address individual graphene layers in few-layer graphene. Journal of Physical Chemistry C, 2012, 116(35): 19046-19050.

[390] FANG W, HSU A L, CAUDILLO R, et al. Rapid identification of stacking orientation in isotopically labeled chemical-vapor grown bilayer graphene by raman spectroscopy. Nano Letters, 2013, 13(4): 1541-1548.

[391] EK-WEIS J, COSTA S, FRANK O, et al. Heating isotopically labeled bernal stacked graphene: A raman spectroscopy study. Journal of Physical Chemistry Letters, 2014, 5(3): 549-554.

[392] YANG K, WAN J M, ZHANG S A, et al. *In vivo* pharmacokinetics, long-term biodistribution, and toxicology of PEGylated graphene in mice. ACS Nano, 2011, 5(1): 516-522.

[393] LIN Y, ALLARD L F, SUN Y P. Protein-affinity of single-walled carbon nanotubes in water. Journal of Physical Chemistry B, 2004, 108(12): 3760-3764.

[394] XU J Y, LI Q N, LI J G, et al. Biodistribution of ^{99m}Tc-C_{60}(OH)x in Sprague-Dawley rats after intratracheal instillation. Carbon, 2007, 45(9): 1865-1870.

[395] LIANG G Y, ZHANG T, LIU R, et al. Preparation and biodistribution of tyrosine modified multiwall carbon nanotubes. Journal of Nanoscience and Nanotechnology, 2010, 10(12): 8508-8515.

[396] GUO J X, ZHANG X, LI Q N, et al. Biodistribution of functionalized multiwall carbon nanotubes in mice. Nuclear Medicine and Biology, 2007, 34(5): 579-583.

[397] PARKS A N, PORTIS L M, SCHIERZ P A, et al. Bioaccumulation and toxicity of single-walled carbon nanotubes to benthic organisms at the base of the marine food chain. Environmental Toxicology and Chemistry, 2013, 32(6): 1270-1277.

[398] GUO X K, DONG S P, PETERSEN E J, et al. Biological uptake and depuration of radio-labeled graphene by daphnia magna. Environmental Science & Technology, 2013, 47(21): 12524-12531.

[399] HUANG C, XIA T, NIU J F, et al. Transformation of (14) C-labeled graphene to ^{14}CO$_2$ in the shoots of a rice plant. Angewandte Chemic International Edition in English, 2018, 57(31): 9759-9763.

[400] DU M M, ZHANG H, LI J X, et al. Bioaccumulation, depuration, and transfer to offspring of ^{13}C-labeled fullerenols by daphnia magna. Environmental Science & Tech-

nology, 2016, 50(19): 10421-10427.

[401] WANG C L, CHANG X L, SHI Q Y, et al. Uptake and transfer of ^{13}C-fullerenols from scenedesmus obliquus to daphnia magna in an aquatic environment. Environmental Science & Technology, 2018, 52(21): 12133-12141.

[402] SHI Q Y, ZHANG H, WANG C L, et al. Bioaccumulation, biodistribution, and depuration of (13)C-labelled fullerenols in zebrafish through dietary exposure. Ecotoxicology and Environmental Safety, 2020, 191: 110173.

[403] SHI Q Y, WANG C L, ZHANG H, et al. Trophic transfer and biomagnification of fullerenol nanoparticles in an aquatic food chain. Environmental Science-Nano, 2020, 7(4): 1240-1251.

[404] WANG C L, ZHANG H, RUAN L F, et al. Bioaccumulation of ^{13}C-fullerenol nanomaterials in wheat. Environmental Science: Nano, 2016, 3(4): 799-805.

[405] CHEN L Y, WANG C L, LI H L, et al. Bioaccumulation and toxicity of ^{13}C-skeleton labeled graphene oxide in wheat. Environmental Science & Technology, 2017, 51(17): 10146-10153.

[406] CHEN L Y, WANG C L, YANG S N, et al. Chemical reduction of graphene enhances *in vivo* translocation and photosynthetic inhibition in pea plants. Environmental Science-Nano, 2019, 6(4): 1077-1088.

[407] YANG S T, LUO J B, ZHOU Q H, et al. Pharmacokinetics, metabolism and toxicity of carbon nanotubes for biomedical purposes. Theranostics, 2012, 2(3): 271-282.

[408] LACERDA L, SOUNDARARAJAN A, SINGH R, et al. Dynamic imaging of functionalized multi-walled carbon nanotube systemic circulation and urinary excretion. Advanced Materials, 2008, 20(2): 225-230.

[409] WANG J T W, FABBRO C, VENTURELLI E, et al. The relationship between the diameter of chemically-functionalized multi-walled carbon nanotubes and their organ biodistribution, profiles *in vivo*. Biomaterials, 2014, 35(35): 9517-9528.

[410] YANG S T, WANG Y W, LIU J H, et al. Biodistribution of multi-walled carbon nanotubes functionalized by hydroxyl terminated poly(ethylene glycol) in mice. Journal of Radioanalytical and Nuclear Chemistry, 2013, 295(2): 1181-1186.

[411] YUAN Y, WANG X, JIA G, et al. Pulmonary toxicity and translocation of nanodiamonds in mice. Diamond and Related Materials, 2010, 19(4): 291-299.

[412] NAKAMURA M, TAHARA Y, MURAKAMI T, et al. Gastrointestinal actions of orally-administered single-walled carbon nanohorns. Carbon, 2014, 69: 409-416.

第 6 章　常规毒理学评价方法

在多年的纳米毒理学与安全性研究中，纳米毒理学家们已经建立了一系列体外模拟、细胞实验、生物芯片、计算机辅助等技术、方法和规范，开展了大量工作。这些方法具有低成本、快速、高通量等特点，可以从微观视角提供纳米材料的物化性质与其生物效应之间的内在联系。但上述研究难以反映纳米材料的物化性质与生物效应在组织、个体或更高层次上 (存在细胞-细胞、细胞-基体、多细胞协同、激素调控等作用) 所体现出的影响。在纳米毒理学研究、纳米药物筛选、纳米材料生态安全性评价等领域中，动物实验是最基本的内容与最有效的手段，发挥着不可替代的作用。然而近几十年来，基于尊重动物生命、保护动物福利的伦理精神，减少动物实验的呼声日益高涨。1959 年，由 Russell 和 Burch 提出的动物实验的 3R 原则 [1]，即减少 (reduce)、优化 (refine) 和代替 (replace)，是生物医学研究中的重要原则。

纳米毒理学与安全性研究中动物实验的目的包括：① 通过实验动物对纳米材料的毒性反应，向人 (原型) 外推，以期评估纳米材料对人的危害及危险性；② 通过观察纳米材料对生态环境中代表性动物的毒性效应及机制，进行纳米材料的环境暴露风险评估 [2]。动物实验中，实验项目的选择应当根据受试纳米材料的理化特性，特别是通过对其化学组成、结构与活性关系进行初步分析，并尽量了解其使用范围、生产或使用过程、环境相关剂量、人体接触情况和现有文献资料，根据具体情况选择系统的或补充的毒性试验。

在纳米材料毒性评价过程中，要考虑到纳米材料与常规化学品之间的差异，合理设计动物实验。例如，仅用传统毒理学中的质量 (或浓度) 概念来描述 "剂量-效应" 关系，是不足以全面反映纳米材料的毒理学内涵的，因为即使对于相同化学组成的物质而言，也会由于尺寸、纳米结构、表面性质等方面的差异改变纳米材料在生物体内的毒理学行为。应客观评价动物实验的结果，将其外推到人的意义是有限的。尽可能结合人群观察资料，做出科学的综合性评价。

过去的十年，是纳米毒理学迅猛发展的十年。在此期间，全世界的相关科研人员开展了各种各样的动物实验研究，获取了大量的毒理学数据。本章将重点介绍纳米材料急性毒性、慢性毒性的动物实验研究方法及实验设计中需要注意的一些细节问题。

6.1 急性毒性试验

急性毒性是指机体 (人或实验动物) 一次 (或 24 h 内多次) 接触外来化合物之后短期内所引起的中毒效应，甚至引起死亡。急性毒性试验的目的是通过试验测定毒物的致死剂量以及其他急性毒性参数，以半数致死剂量 (LD_{50}) 为最主要的参数，并根据 LD_{50} 进行急性毒性分级 [3]。通过观察动物中毒的表现、毒作用强度和死亡情况，初步评价外源性物质对机体的毒效应特征、靶器官、剂量-反应关系。同时，它可以为亚慢性、慢性毒性试验，生殖毒性试验，致突变试验等试验设计提供剂量和观察指标的选择依据。急性毒性试验还可为毒作用机理研究提供线索，包括生理特征、生化与组织病理损伤。

纳米材料急性毒性试验设计要从纳米材料的处理、实验动物选择、分组及染毒方式等方面考虑。与常规的受试物不同，纳米材料给药前需要进行详细的表征，包括纳米粒子大小、比表面积、表面电荷、溶解度及分散性等。实验动物尽量选择急性毒性反应与人近似的啮齿类动物，常用的实验动物为小白鼠和大白鼠。给药前，实验动物适应性饲养一周，选择生理健康的动物进行实验，实验周期为 14 天。纳米材料的急性毒性试验通常采用呼吸染毒、口服染毒、皮肤染毒、注射等暴露方式。

经典的急性毒性试验 LD_{50} 方法试验需分 5~7 个剂量组，每组 10 只或 10 只以上动物，雌雄各半，动物分组应遵从随机性原则，每组之间的平均体重相差不应超过 5%。然而，近年来随着人们对动物保护的关注和重视以及实验动物使用 3R 原则在全球范围内的广泛倡导与实施，动物实验受到越来越严格的限制。发达国家，尤其是欧盟地区的动物保护主义对毒理学动物实验造成了巨大的影响和压力，经济合作与发展组织 (OECD) 在 2001 年对经典的急性口服毒性方法进行了修订，改用固定剂量法 (OECD TG420)、急性毒性分级法 (OECD TG423) 和上下法 (OECD TG425) 进行急性经口毒性试验 [3,4]。固定剂量法一般需要 5~7 只动物，限量实验 5 只，一般死亡 1 只；固定剂量法的优势是不以死亡为观察终点，动物数的使用只有传统 LD_{50} 方法的 61%，缺陷是与 LD_{50} 方法比较，仍有约 20% 的结果无法匹配。急性毒性分级法平均使用动物 7 只，限量实验 6 只，死亡 2~3 只；急性毒性分级法所用的实验动物不超过 12 只，节省实验动物的用量，且可提供粗略的 LD_{50} 值。上下法平均使用动物 6~9 只，限量实验 5 只，死亡 2~3 只；上下法的优势是动物数量极少，仅 5 只，且效能与固定剂量法接近，缺陷是仍以死亡为观察终点，且比较耗时。

6.1.1 经呼吸道染毒

呼吸暴露是大气中超细颗粒 (UFPs) 暴露的最主要模式，也是纳米安全性研究中最为关注的一种暴露途径。由于工业生产、燃烧、尾气等排放的大量纳米尺度的颗粒都会释放到大气中，因而纳米颗粒经由呼吸方式的职业暴露和人群暴露是最为普遍的一种暴露模式，关系到整体人群的健康。

急性吸入毒性试验研究方法规范性引用文件主要有 OECD Guidelines for the Testing of Chemicals (No. 403、433 和 436)。呼吸道染毒主要包括以下 4 种方式：静态吸入法、动态吸入法、鼻腔滴注法和气管滴注法。静态吸入法和动态吸入法的优点是可以较为真实地模拟纳米颗粒的自然暴露方式，纳米颗粒可以随吸入的空气进入被试动物肺部较深的区域，且分布比较均匀。但是这两种方法的单次给药量都比较小，不利于产生明显的急性毒性指标变化。此外，纳米颗粒在动物的上呼吸道沉淀过多，不可避免地导致部分纳米颗粒经上呼吸道表皮吸收或由鼻腔进入口腔经消化道吸收，从而使得吸入的纳米颗粒经多重途径进入体内，增加了研究其效应来源及机制的难度。鼻腔滴入法和气管滴入法的优点是可以单次给予较大剂量的纳米材料，试验操作不需要复杂设备，因此被广泛应用于吸入性急性毒性试验。为了不对被实验动物的呼吸造成额外的伤害，分散纳米材料所用的液体介质体积不能太大，但这也可能导致纳米颗粒的悬浮液的浓度较高，在这种情况下纳米材料可能发生团聚甚至沉降。此外，纳米材料随液体介质进入肺部，其初始分布往往较为集中，不能直接进入肺部较深区域。因此，用鼻腔滴入法和气管滴入法得到的研究结果可能与自然暴露模式下纳米材料的呼吸毒性表现有所差异，在试验设计时即应考虑其局限性并在试验讨论中对其可能造成的偏差予以关注。例如，鼻腔滴入法和气管滴入法不适合用于研究自然暴露条件下纳米材料在呼吸道的沉积部位。

经呼吸道染毒急性毒性动物实验的研究内容主要包括两大方面：一是描述纳米材料进入呼吸系统后的代谢情况，包括纳米材料在呼吸系统的沉积、留滞、转移和清除及二级靶器官；二是确定纳米材料在体内代谢所引起的生理、病理效应，包括肺及二级靶器官的组织学、病理性变化，以及免疫系统反应。此外，因纳米材料独特性质引发的呼吸道染毒后的其他毒性反应，也是急性毒性试验应予以关注的内容。

1. 纳米材料在呼吸系统的沉积、转移和清除

在呼吸道中，纳米颗粒和较大颗粒在沉降和清除过程中的行为有很大差异。不同于大颗粒的沉降受惯性、重力沉降机制的影响，纳米颗粒能和空气分子碰撞不断扩散，因而能更高效率地在呼吸道内沉降。在呼吸道的鼻咽部、气管 (支气管) 和肺泡，均有较大数量的特定尺寸的纳米颗粒按一定分数沉降。纳米颗粒一旦

沉降，就可能通过不同的转运路径和机制向肺外转移[5]。如通过纤毛运动，将颗粒物运送至口腔进入胃肠道；或通过肺间质，穿透肺泡-毛细血管屏障，进入血液循环[6]；或转运进入淋巴循环；也有可能经由气道上皮的感觉神经末梢摄入，以及通过轴突转运进入神经节和中枢神经系统 (CNS)[5]。

　　呼吸道内颗粒物的清除过程同样也具有显著的尺寸依赖性 (图 6.1)，大尺寸的颗粒容易通过纤毛运动进入口腔由胃肠道清除，而小尺寸颗粒在肺泡沉积后，更易转运到肺外组织或者被肺泡巨噬细胞吞噬而被清除。其中大于 10 μm 的颗粒很少能进入肺组织，而是随着气流在鼻腔或咽喉部形成的湍流被呼吸道拦截，最终被呼吸道内皮的纤毛运动所清除。0.1~10 μm 的颗粒可以跟随气流到达肺组织 (肺泡)，并当气流速度减慢时形成沉积，由于肺泡中没有纤毛，也不能为巨噬细胞的吞噬提供合适的表面，在肺泡中沉积的颗粒较难于被清除，因此容易形成长期的蓄积。纳米颗粒物 (粒径在 0.1~100 nm 范围内) 凭借着自身超小的尺寸，有可能穿过呼吸道中各层保护屏障，随着气流直接到达肺泡，其中一部分颗粒可

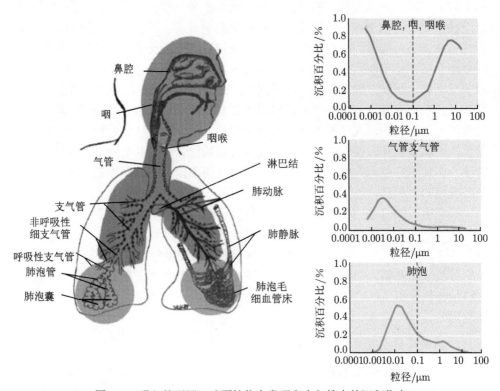

图 6.1　吸入的不同尺寸颗粒物在鼻咽和支气管中的沉积位点

能未经停留又随着气流被呼出,另一部分颗粒能在肺泡中扩散,并在吞噬作用的介导下进入淋巴液后被转移到淋巴结中,也有可能通过肺泡毛细血管直接进入血液循环[5]。

2. 呼吸暴露纳米材料诱发的毒性

肺是大气颗粒物的主要作用靶点之一。呼吸暴露的大气颗粒物的大小、比表面积和化学组成都构成威胁健康的风险因素[7]。实验研究表明,暴露于纳米尺度的颗粒物更容易引起肺部的炎症及肺组织纤维化。Shvedova 等[8]通过气管滴入法给实验小鼠灌注 SWCNTs,结果表明 SWCNTs 可诱发肺泡内胶原的累积和结缔组织厚度的增加,以及肺组织纤维化和肉芽瘤的形成,导致支气管上皮细胞产生氧化损伤,炎症细胞因子过度释放和细胞凋亡。Jae hoon 等[9]将大鼠吸入暴露石墨烯纳米片 (550 nm),每天 6 h 连续暴露 5 天,发现暴露组动物体内的中性粒细胞和淋巴细胞计数与对照组相比显著降低,同时在高剂量组中还发现动物体内的白蛋白和球蛋白比值与对照组相比均显著升高,通过检测支气管肺泡灌洗液 (BALF) 中炎症因子水平,发现动物体内氧化应激反应和过氧化氢水平都有显著升高,这些都显示高剂量组的炎症反应要强于低剂量组,高剂量组动物的肺部清除能力下降,导致炎症反应增强。

吸入纳米颗粒的呼吸系统毒性还包括降低肺功能、增加呼吸道感染概率、改变黏液纤毛清除功能、引起慢性阻塞性肺疾病 (COPD)、增加呼吸系统疾病死亡率等[10-13]。Oberdörster 等利用动态吸入法研究了吸入纳米尺寸的 TiO_2 颗粒对大鼠和小鼠的急性呼吸毒性,发现纳米 TiO_2 颗粒进入实验动物呼吸道后诱发了严重的肺部炎症,并且这种炎症反应随着颗粒粒径的减小而加剧[14]。朱墨桃等[15,16]研究了吸入 Fe_2O_3 纳米颗粒呼吸毒性的尺寸效应。研究发现纳米 (22 nm) 和亚微米 (280 nm) 尺寸的 Fe_2O_3 颗粒呼吸暴露后,都能引起急性肺损伤和氧化应激 (图 6.2)。高剂量 Fe_2O_3 颗粒暴露后肺泡巨噬细胞的吞噬发生超载,引起肺部炎症反应,使肺泡灌洗液中炎症细胞和总蛋白增加;引起肺部持续性病理损伤,包括淋巴滤泡增生、肺毛细血管充血、肺泡蛋白沉积症、肺气肿和肺纤维化的前兆。纳米 Fe_2O_3 颗粒能更显著地增加肺上皮微血管通透性,引起凝血系统的功能紊乱。因此,相比亚微米等大尺度的颗粒物,纳米尺度 Fe_2O_3 颗粒的生物安全性更值得关注。

吸入纳米颗粒后的毒性反应并不局限在呼吸系统中,还可引起心血管系统或中枢神经系统毒性。近年来,基于实验动物和人的有关研究都显示,吸入的 UFPs 能迅速转运到达肺外的其他组织或系统,例如进入体循环系统,进入肝脏、心脏和脑等组织器官[6,17]。这些肺外转移的纳米颗粒在触发和 (或) 促进心血管疾病的发病率和死亡率中发挥重要作用。大量 UFPs 的研究中都显示纳米颗粒比亚微米颗粒穿过肺间质的能力及其逃逸清除的能力更强 [18,19]。UFPs 这种能逃逸清除的能力使它能在肺间质里停留更长的时间，从而增加了转运至肺外的潜力。研究表明，进入循环系统的 UFPs 对血管的直接影响将导致血压变化 [20]、心率变异性降低 [21]、心率增加和心律失常发生 [22,23]。Takenaka 等 2001 年 [24] 发现大鼠吸入低浓度的单质 Ag 纳米颗粒 6 h 后 (>100 nm)，血液中 Ag 的水平显著升高，也表明肺泡中的 Ag 颗粒进入了毛细血管。

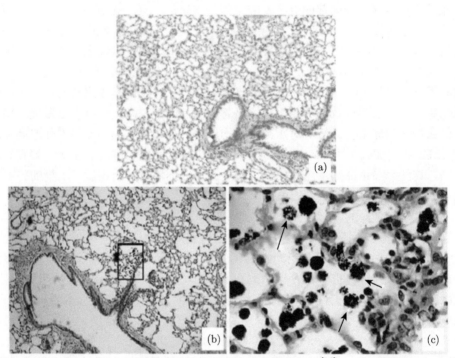

图 6.2　支气管滴入 Fe_2O_3 纳米颗粒 7 天后肺组织病理学图片 [16]。(a) 对照组 (放大倍数：100)；(b) 滴注后第 7 天肺组织病理 (放大倍数：100)，黑色方框区域被放大为图 (c)；(c) 滴注后第 7 天肺泡巨噬细胞吞噬团聚的纳米颗粒 (箭头指示)(放大倍数：400)

研究表明，呼吸暴露进入血液循环的纳米颗粒能够转运至全身各器官，如肝脏、脾脏、心脏、肾脏，甚至中枢神经系统等 [25,26]。汪冰等 [25] 以鼻腔滴入法对雄性小鼠 (CD-ICR) 进行急性 Fe_2O_3 颗粒暴露，颗粒尺寸为 (21.2±5.7) nm 和 (280±80) nm，给药剂量为 800 μg (分散介质为 20 μL 0.1%羧甲基纤维素钠 (CMC) 生理盐水溶液)；对照组滴入相同体积的 0.1%CMC 生理盐水溶液。滴入后 4 h、12 h、72 h、168 h (7 天)、336 h (14 天) 和 720 h (30 天) 时间点眼静脉丛取血后，取脑、肝和肺等脏器组织，脑组织进一步分为嗅球、海马、皮层、小脑、脑干和中脑。用 ICP-MS 测量上述样品中 Fe 元素的含量，并在每个时间点各取两个脑组织样品进行病理切片观察。通过分析 Fe 元素在各脑区和脏器组织中的分布发现：嗅神经路径是吸入 21 nm Fe_2O_3 颗粒转运进入中枢神经系统的主要途径 (图 6.3)。21 nm 和 280 nm Fe_2O_3 颗粒在脑中的转运、富集和产生的生物效应具有尺寸依赖性，尺寸越小，进脑的量越多，越容易进入较深的脑区，产生的损伤越严重。嗅球和海马是 21 nm Fe_2O_3 颗粒在脑中的富集区域，而线粒体是对纳米 Fe_2O_3 颗粒较为敏感的细胞器。Oberdörster 等 [27] 利用 ^{13}C 标记的纳米碳粉 (平均直径 MD = 36 nm; 几何标准偏差 GSD = 1.66) 研究了固体难溶性纳米颗粒的急性呼吸毒性：利用动态吸入法，使大鼠在纳米碳气溶胶 (160 μg/m³) 中暴露 6 h，肺中的 ^{13}C 含量在染毒后 7 天

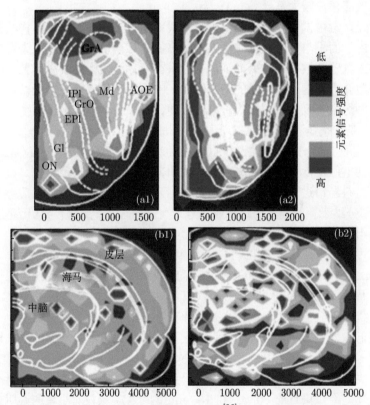

图 6.3 Fe 元素在中枢神经系统各脑区中微区分布图 [26]。(a1) 对照组中 Fe 元素在小鼠嗅球中的微区分布；(a2) Fe_2O_3 纳米颗粒暴露组中 Fe 元素在小鼠嗅球中的微区分布；(b1) 对照组中 Fe 元素在小鼠脑区中的分布；(b2) Fe_2O_3 纳米颗粒暴露组中 Fe 元素在小鼠脑区中的分布。ON：嗅神经层；Gl：突触小球层；EPl：外丛状层；GrO：颗粒细胞层；IPl：内丛状层；Md：髓层；AOE：前嗅核外侧

内由 1.39 μg/g 降低到了 0.59 μg/g，发现吸入的纳米颗粒能通过嗅神经进入脑区，从而影响中枢神经系统 [27]。这些结果均表明中枢神经系统是超细颗粒吸入暴露的一个关键的靶器官。由于脑组织具有高的能量需求、较低水平的自由基清除能力、较高水平的脂质和蛋白质含量，所以容易受氧化应激的攻击。

6.1.2 经口染毒

消化道暴露是纳米物质进入人体内的又一重要途径，纳米材料可以多种形式经消化道进入人体，例如，呼吸道的上皮纤毛运动能把吸入的纳米颗粒导入食道；口服添加了纳米材料的药物或保健品等。这些研究大多数都表明，纳米颗粒会通过胃肠道迅速排除。消化道内复杂的生物环境给经该途径的纳米毒理学研究带来了巨大的难度。根据消化道内各阶段化学环境的变化，纳米物质在其中的代谢行为和生物效应存在较大差异。

急性经口毒性试验有两种经口染毒方式：灌胃法和喂饲法。灌胃法受试物直接灌入胃内，而不与口腔及食道接触，给出的染毒剂量准确。灌胃染毒时易损伤食道和误入气管，较费时。另外，纳米材料在液体介质中易发生团聚，因此选用不同的分散介质可能改变材料的纳米性质。喂饲法的优点是接触受试物的方式符合人类接触污染食物与水的方式，方法简便、易操作，但是由于动物进食时饲料损失很多，染毒剂量不准确。目前国内外公认的试验方案包括固定剂量法 (OECD TG420)、急性毒性分级试验法 (OECD TG423)、上下法 (OECD TG425)。目前报道的急性口服毒性数据主要集中在金属和金属氧化物纳米颗粒上。

纳米材料经口进入胃肠道后，大部分纳米颗粒通过胃肠道消化后经由粪便排出；也有部分纳米颗粒经胃肠道吸收后进入血液循环系统，然后被转运至肝脏、脾脏等其他组织器官。

王江雪等 [28] 采用 OECD TG420 最大固定剂量法 (剂量 5.0 g/kg 体重) 研究了 25 nm、80 nm 和 155 nm 的 TiO_2 颗粒对实验小鼠的急性经口毒性。结果表明在 2 周内不同粒径的 TiO_2 颗粒没有明显的急性生物毒性。采用 ICP-MS 分析发现被机体吸收的 TiO_2 颗粒主要聚集在小鼠的肝、肾、脾和肺中，在血液中的含量很低，即 TiO_2 颗粒经肠胃吸收进入体内后可以经血液循环进入机体的多数组织和器官，并且导致肝脏和肾脏损伤 (图 6.4~ 图 6.6)，如 80 nm TiO_2 NPs 诱导肝中央静脉周围肝细胞水样变性和肝细胞点灶状坏死，诱导肾脏肾小管内有蛋白性液体。经口染毒的 80 nm 和 155 nm 的 TiO_2 颗粒对小鼠的心肌也有一定的损伤 (乳酸脱氢酶 (LDH) 和 α-HBDH (α-羟丁酸脱氢酶) 活性升高)，而对其他脏器没有明显影响。

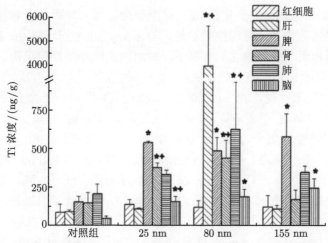

图 6.4 小鼠口服暴露不同尺寸 TiO$_2$ 颗粒后 Ti 元素在组织脏器中的分布[28]

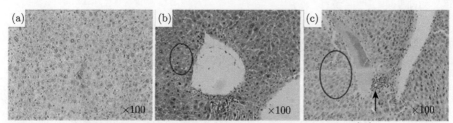

图 6.5 小鼠口服暴露不同尺寸 TiO$_2$ 颗粒对小鼠肝脏的病理损伤[28]。(a) 对照组；
(b) 80 nm TiO$_2$ 颗粒暴露组；(c) 155 nm TiO$_2$ 颗粒暴露组

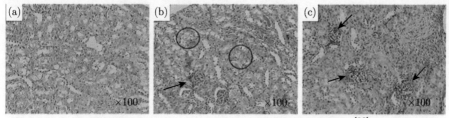

图 6.6 小鼠口服暴露不同尺寸 TiO$_2$ 颗粒对小鼠肾脏的病理损伤[28]。(a) 对照组；
(b) 80 nm TiO$_2$ 颗粒暴露组；(c) 155 nm TiO$_2$ 颗粒暴露组

汪冰等[29] 对工业纳米材料尺寸 58 nm 和 1 μm Zn 的生物毒性进行了比较研究，结果发现 58 nm 和 1 μm Zn 的 LD$_{50}$ 都大于 5 g/kg 体重，按照化学品全球统一分类标准 (GHS)，二者均属于无毒级别。进一步的研究表明，急性口服暴露 58 nm 和 1 μm Zn 颗粒对组织脏器、血液系统、血清生化系统均有潜在的毒性作用。心肌、肝脏和肾脏是 58 nm 和 1 μm Zn 颗粒急性口服毒性的靶器官。1 μm

Zn 组血清生化指标水平的变化较 58 nm 组更为显著，然而二者对各脏器的损伤无明显的尺寸效应关系。值得注意的是，与 1 μm Zn 不同，58 nm Zn 颗粒可以在血清生化指标无显著性变化的情况下，对组织造成器质性的损伤。这揭示，纳米 Zn 颗粒可能存在新的脏器损伤机制。

汪冰等 [30] 还发现，20 nm 和 120 nm ZnO 颗粒的半数致死剂量分别为 $LD_{50} > 5$ g/kg 体重和 2 g/kg 体重 $< LD_{50} < 5$ g/kg 体重。按照 GHS，二者的急性口服毒性均属无毒级别。通过血清生化、血液系统和组织病理的研究，发现肝、心肌、脾、胰腺、骨骼是急性口服暴露 20 nm 和 120 nm ZnO 颗粒的靶器官或组织 (图 6.7)。而且 120 nm ZnO 组小鼠的胃、肝、心肌、脾和胰腺的组织病理损伤呈现正的剂量-效应关系，而 20 nm ZnO 组除了胃以外，这些组织的损伤均呈现负的剂量-效应关系。在相同剂量条件下，120 nm ZnO 组的血清生化指标水平的变化普遍较 20 nm 组显著；然而，在低剂量范围内 (1~3 g/kg 体重)，20 nm ZnO 组的血液学指标水平的变化更为明显，但在高剂量条件下 (4~5 g/kg 体重) 却刚好相反。

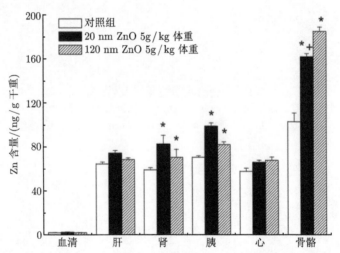

图 6.7　小鼠口服暴露不同尺寸的 ZnO 颗粒后 Zn 在组织脏器中的分布 [30]

纳米颗粒与大尺寸颗粒相比较产生的不同生物效应与其高的生物化学反应活性密切相关。陈真等 [31] 考察了纳米铜 (23.5 nm)、微米铜 (17 μm) 经口染毒对 ICR 小鼠的急性毒性，结果发现相同剂量下，23.5 nm 的铜比 17 μm 的铜毒性更大，小鼠经口摄入纳米铜 (23.5 nm) 的 LD_{50} 为 413 mg/kg 体重，肾、肝和脾是其主要毒作用靶器官，随后的血清生化指标 (尿素氮 (BUN)、肌酐 (Cr)、总胆汁酸 (TBA) 和白蛋白) 也证实了口服纳米铜颗粒引起了肝、肾的功能性损伤。纳米铜还引起小鼠肝、肾、脾一系列病理学改变 (如肾小球肿胀，肾球囊缩小，肾小管上皮细胞变性和不可逆坏死，肾小管上皮细胞核消失，肾小管内蛋白性液体出现，中央静脉周围肝组织脂肪变性等）；而微米铜 (17 μm) 相应的 $LD_{50} > 5000$ mg/kg 体重，属于无毒物质，首次揭示了金属铜纳米颗粒急性口服毒性的尺寸依存性。进一步研究相同化学组成的铜颗粒，仅尺寸减小就引起毒性急剧升高的原因发现，纳米铜表面具有超高的化学反应活性，它与胃酸中的 H^+ 作用并迅速离子化，一方面产生大量难以被代谢的铜离子引起铜离子中毒，另一方面胃酸中 H^+ 大量消耗进一步诱发了严重的代谢性碱中毒效应。

6.1.3 经皮肤染毒

皮肤是阻止有害化学物进入机体的天然屏障，主要由表皮、真皮和皮下组织构成。最外层的表皮包括外角质层、棘细胞层和基底层，共同形成一个保护层保护真皮。人体不同部位的皮肤层厚度从 0.05 mm 到 1.5 mm 不等，角质层可以阻碍大多数化学品吸收和渗透，同时也是易于受到伤害的器官。目前，急性经皮毒性试验研究方法规范性引用文件主要有：OECD Guidelines for Testing of Chemicals(No. 402) 和 USEPA OPPTS Harmonized Test Guidelines (Series 870.1200)。传统的经皮给药安全性评价方法采用豚鼠或兔作为受试动物，不仅需要大量的动物、耗时长、成本高，不能满足化合物快速增长的需要，而且存在敏感性不够、种属差异等缺点，特别是不符合动物保护和福利的要求。因此，按照 4R 原则发展快速、高效、敏感的毒理学安全性评价替代法即小鼠局部淋巴结试验 (LLNA) 方法成为主要的发展趋势和近几年国际上的研究热点之一。

纳米材料生产和加工过程中的职业工作人员，纳米产品 (如化妆品和纺织品) 的消费者，以及环境当中暴露于大气超细颗粒的广大人群，都可能通过皮肤途径接触到纳米材料，因此皮肤摄入是纳米材料一条重要的暴露途径。健康皮肤的表皮具有完整的角质层，角质细胞之间结合紧密，即使是纳米尺寸的颗粒也难以穿透表皮层。当皮肤发生破损时，纳米颗粒甚至较大的颗粒 (0.5~7 μm) 也比较容易通过。Tinkle 等 [32] 推测，当完好的皮肤弯曲时 (比如手腕运动时)，将会使纳米颗粒通过表皮，关节处褶皱的皮肤甚至可以使 1 μm 的荧光微球通过。由于哺乳动物的皮肤大部分面积覆盖着毛发，而毛发生长的毛囊区可能成为外源化学物质穿透表皮的通路。

Bennat 等 [33] 用 20 nm 的 TiO_2 颗粒作用于志愿者皮肤，持续 4 天以后，他们发现 TiO_2 颗粒可以通过毛孔穿过表皮层进入真皮组织。真皮有丰富的血液和组织巨噬细胞、淋巴管、树突状细胞 (DC)，以及 5 种不同类型的感觉神经末梢。颗粒进入真皮后会被淋巴系统和局部淋巴结吸收，随后从淋巴结转运到血液循环中。Kim 等 2004 年 [34] 对小鼠和猪进行皮下注射近红外量子点，发现纳米颗粒一旦进入真皮，将进入局部淋巴结，其转运机制可能是纳米颗粒通过皮肤巨噬细胞和树突状细胞摄入后进入淋巴结。到目前为止，对于纳米材料的透皮性研究还十分有限，有限的研究证据表明，颗粒透过表皮层进入真皮层的行为具有尺寸依赖性，粒径较小的纳米颗粒更容易进入真皮。目前还缺乏直接的证据表明纳米颗粒可以透过皮肤进入血液循环，但是纳米颗粒被巨噬细胞吞噬或者通过淋巴途径进入血液循环系统的可能性依然存在，因而对纳米材料的皮肤接触安全性和生产安全防护，尤其是防晒品和护肤品中的纳米添加剂的安全性评价仍然应予以重视。

6.1.4   经注射染毒

当纳米材料用于生物医学诊断、基因治疗、药物治疗等情况时，则可能会通过静脉注射等方式暴露于人体。此外，虽然注射方式不是环境纳米材料进入人体的自然暴露途径，但由于注射方式可一次性将大剂量纳米材料注入实验动物体内以获得明显的急性毒性效应，有利于确定其体内转移途径、靶器官、代谢动力学参数、作用方式等毒理学及药理学信息，因此也常出现在急性动物实验中。注射染毒按照给药的部位可分为静脉注射、腹腔注射、皮下注射、肌内注射、动脉插管灌注等。

Wang 等 [35] 利用同位素示踪技术，以注射染毒和经口染毒的方式对经多羟基水溶化修饰的单壁碳纳米管衍生物 (SWCNTols) 进行了代谢动力学研究。他们发现由 50000 个碳原子组成的具有 25000 个六元环结构的碳纳米管 (300 nm×1.4 nm) 可以像小分子一样在体内自由穿梭。在研究中，对实验小鼠分别采用静脉注射、腹腔注射、皮下注射和灌胃四种途径给予相同剂量的 SWCNTols，发现无论采用何种给药途径，SWCNTols 都能在给药后 3 h 以内富集到骨、肾、胃。另外值得注意的是，这种分子质量大于 600000 Da 的纳米物质，其排泄行为居然与水溶性小分子相似，在给药后 11 天内，从排泄物中收集到了 80%剂量的 SWCNTols，其中 96%是由尿液排泄的。他们进一步推测一维的纳米空间结构和多羟基的表面可能是造就 SWCNTols 具有如此生物相容性及代谢行为的原因所在。

Feng 等 [36] 研究了氧化石墨烯 (GO，5 mg/kg 体重) 经尾静脉注射后体内的生物学效应。通过对 GO 进行双稀土元素标记，发现单分散的 GO 主要分布在肺、肝和脾组织中，单层、分散性良好的 GO 由于其柔软的物理特性，在体内转运过程中可以发生折叠、卷曲等形状改变，从而可以通过改变形状穿越肺毛细血管进入肺泡间隔；穿越肝脏血窦间隔进入肝细胞；也可穿越脾脏血窦间隔进入脾脏白髓的边缘区 (marginal zone, MZ) (图 6.8 和图 6.9)。此外，虽然 GO 的原始片层尺寸要远大于肾小球滤过膜间隙 (如本研究单层 GO 纳米片横向宽度为 ~550 nm，肾小球毛细血管内皮细胞间隔为 70~90 nm)，但 GO 具有的柔软的折叠、卷曲变形特性使其通过肾小球的滤过膜经尿液被排出体外 (图 6.10 和图 6.11)。因此，GO 穿过血管内皮屏障的能力有利于其作为药物传输载体载带药物进入实质组织。

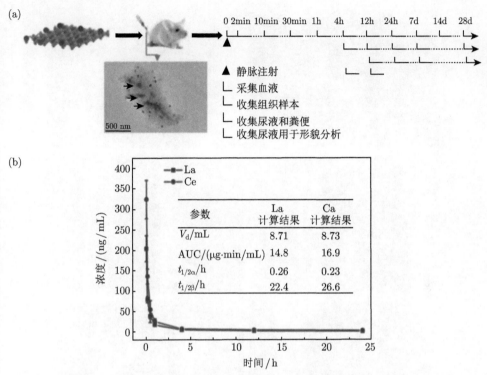

图 6.8　La/Ce-GO 在小鼠血液中的动力学参数[36]。(a) La/Ce-GO 经尾静脉注射的实验流程图；(b) La/Ce-GO 的药代动力学参数。V_d: 表观分布容积，AUC: 血药浓度曲线下面积，$t_{1/2\alpha}$: 分布半衰期，$t_{1/2\beta}$: 清除半减期

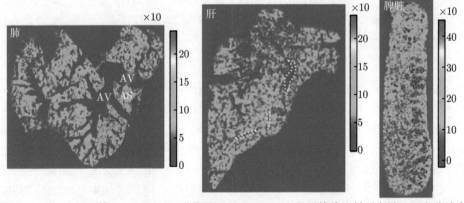

图 6.9　La 和 Ce 的 LA-ICP-MS 成像显示 GO-PVP 小鼠尾静脉注射后在肺、肝和脾脏中的分布[36]。AV: 肺泡空间；AS: 肺泡间隔

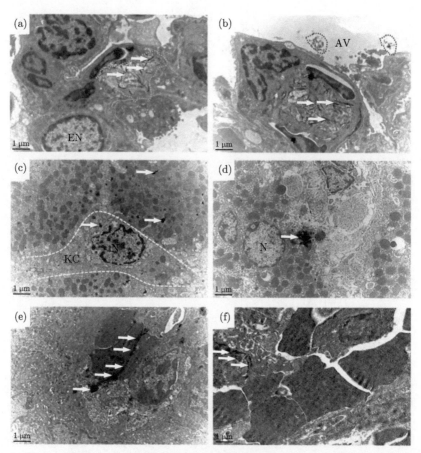

图 6.10　TEM 成像显示 GO-PVP 在单核吞噬细胞系统 (MPS) 丰富的组织：肺、肝和脾脏显微结构中的截留 [36]。肺泡间隔 (a) 和肺泡巨噬细胞的胞质 (b) 中观察到大量的纤维状的颗粒；肝 Kupffer 细胞 (c) 和肝细胞的次级溶酶体 (d) 中观察到大量的颗粒；脾脏的边缘区 (e) 和红髓 (f) 观察到大量的颗粒。EN：内皮细胞，KC：Kupffer 细胞，N：细胞核

　　Yin 等 [37] 采用固定剂量法研究了 $NaYF_4$:Yb,Er 纳米颗粒 (PEI@UCNPs) 经尾静脉注射、皮下注射和口服三种给药途径在体内的生物安全性。利用电感耦合等离子体质谱技术、组织学分析、体重监控、血液学分析等，对进入体内的 PEI@UCNPs 的安全性进行了评价。结果表明，在选择的剂量下 (口服：10 mg/kg 体重；腹腔注射：10 mg/kg 体重；尾静脉注射：10 mg/kg 体重)，三种给药途径均不会对小鼠产生毒性 (图 6.12)。通过对比研究发现，尾静脉注射 PEI@UCNPs 具有显著的体内代谢特点，其在脾脏的富集量随时间发生明显下降；而皮下注射给药方式，药物主要富集在脾脏中，药物浓度随时间缓慢下降；口服给药后，PEI@UCNPs 主要富集在回肠和盲肠中，通过粪便排出体外 (图 6.13)。以 ^{64}Cu

标记 PEI@UCNPs，利用 PET 成像技术对尾静脉注射的 PEI@UCNPs 在动物体内的分布和代谢情况进行了活体、实时跟踪，分析结果对 PEI@UCNPs 的体内代谢行为提供了直接证据，并为进一步的医学应用提供了重要依据。这一研究也为上转换纳米材料的医学转化应用提供了重要依据。

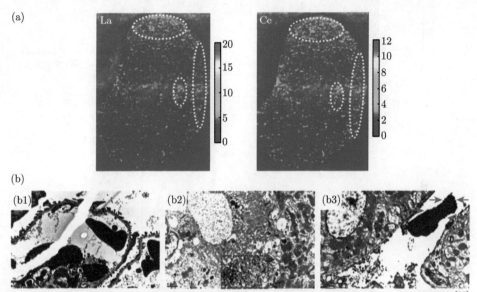

图 6.11　LA-ICP-MS 和 TEM 成像显示 GO-PVP 在肾脏及其微结构中的分布和截留[36]。
(a) La 和 Ce 在肾脏中的 LA-ICP-MS 成像。(b) 肾脏中的 TEM 成像：(b1) 在肾脏足细胞的足突观察到颗粒；(b2) 在肾小管上皮细胞的胞质观察到颗粒；(b3) 在肾小管间质的红细胞表面观察到颗粒

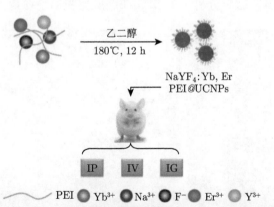

图 6.12　不同给药方式 (包括口服、腹腔和静脉三种途径) 下，PEI@UCNPs 在小鼠体内的代谢、分布及其安全性研究[37]。IP: 腹腔注射；IV: 静脉注射；IG: 灌胃给药

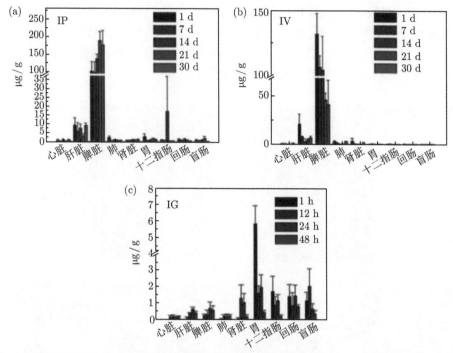

图 6.13　经过腹腔注射 (a)、尾静脉注射 (b)、灌胃 (c) 给予小鼠 PEI@UCNPs 后，UCNPs 在小鼠组织器官中的蓄积和分布 [37]

　　Feng 等 [38] 研究了表面不同化学修饰的金纳米颗粒 (GNPs)，包括聚乙二醇修饰的金纳米颗粒 (PEG-GNPs，6 nm)、壳聚糖修饰的金纳米颗粒 (CS-GNPs，6 nm) 和聚乙烯亚胺修饰的金纳米颗粒 (PEI-GNPs，6 nm) 在肝脏和肾脏的转运、清除，通过基因组学分析了 GNPs 在肝脏蓄积的潜在毒性效应 (图 6.14)。

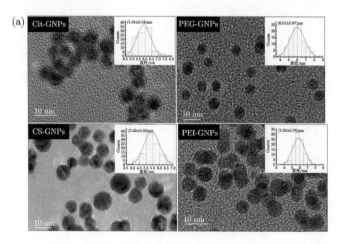

(b)

参数	Cit-GNPs	PEG-GNPs	CS-GNPs	PEI-GNPs
水合粒径在去离子水中/nm	38.1 ± 0.6	35.4 ± 0.4	117.7 ± 0.3	80.2 ± 0.3
在 0.9% NaCl 中/nm	—	36.6 ± 0.5	117.3 ± 0.3	81.7 ± 0.3
Zeta 电位/mV	-32.5	-11.7	11.9	9.1

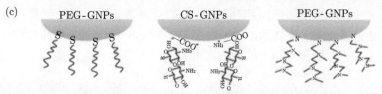

图 6.14 四种功能化金纳米颗粒 (Cit-GNPs (柠檬酸修饰的金纳米颗粒)，PEG-GNPs，CS-GNPs 和 PEI-GNPs) 的物理化学表征。(a) GNPs 的 TEM 图；(b) GNPs 的水动力学直径和表面 Zeta 电位分析；(c) 表面配体与 GNPs 的键合模式 [38]

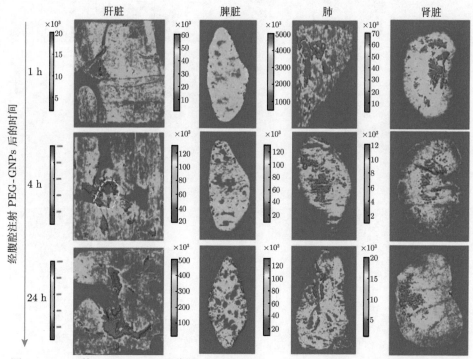

图 6.15 Au 的 LA-ICP-MS 成像揭示 PEG-GNPs 在肝脏、脾脏、肺和肾脏组织内部的转运 [38]

PEG-GNPs, CS-GNPs 和 PEI-GNPs 三种纳米材料的给药剂量分别为 5.0 mg/kg

体重, 5.0 mg/kg 体重和 0.8 mg/kg 体重。研究发现, PEG-GNPs 在体内具有良好的分散性, 这有利于其通过肝血窦内皮细胞和 Disse 间隙, 然后进入肝实质细胞, 进而经胆管通过胆汁排出; 但是对于 CS-GNPs 和 PEI-GNPs, 在体内, 壳聚糖和聚乙烯亚胺配体容易从 GNPs 表面脱落, 导致 GNPs 在体内团聚, 从而容易被肝巨噬细胞和肝血窦内皮细胞摄取, 不利于 GNPs 在肝脏中的清除 (图 6.15~图 6.17)。CS-GNPs 和 PEI-GNPs 在体内的长期蓄积有可能导致更严重的肝损伤, 基因组学的分析结果显示, 蓄积在肝脏中的 CS-GNPs 和 PEI-GNPs 诱导了代谢、免疫以及信号传导相关的基因在肝脏表达水平的显著升高。

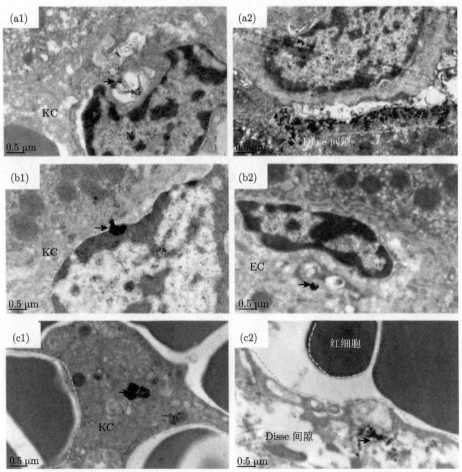

图 6.16　尾静脉注射 PEG-GNPs, CS-GNPs 和 PEI-GNPs 1 h 后, 小鼠肝脏的 TEM 成像。
PEG-GNPs 沉积在肝脏 Kupffer 细胞 (a1) 和 Disse 间隙 (a2); CS-GNPs 沉积在 Kupffer 细胞 (b1) 和内皮细胞 (b2) 的胞质中; PEI-GNPs 沉积在 Kupffer 细胞的胞质 (c1) 和 Disse 间隙中 (c2)[38]

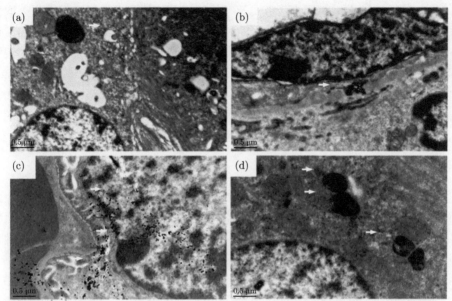

图 6.17　尾静脉注射 PEG-GNPs 和 PEI-GNPs 1 h 后，小鼠肾脏的 TEM 成像。
PEG-GNPs 沉积在肾小管上皮细胞 (a) 和肾小管间质 (b) 中；PEI-GNPs 沉积在足细胞 (c)
和肾小管上皮细胞的溶酶体 (d) 中 [38]

6.2　亚慢性和慢性毒性试验

纳米材料的亚慢性和慢性毒性试验的主要目的：一是在急性毒性试验的基础上，进一步研究纳米材料在选定时间内多次重复染毒条件下，动物出现损害的性质、程度、靶组织或器官、剂量-效应关系和时间-效应关系及可逆性等；二是了解实验动物对纳米材料重复用药条件下能耐受的剂量范围和对人来说可能无毒的安全剂量，为有关纳米材料安全性的法规的制定提供实验依据；三是为接受纳米材料过度暴露的人群提供解毒或解救措施。

亚慢性和慢性毒性试验周期为 3 个月之内的，宜用 6~8 周龄的大鼠、小鼠，每组数量不少于 20 只；试验周期 3 个月以上的，宜用 4~6 周龄的大鼠、小鼠，考虑到试验过程中可能出现的明显中毒反应或动物死亡等情况，每组数量应增至 30~40 只。雌雄各半；如出于特殊目的只用单一性别动物，应在报告中说明原因。

亚慢性和慢性毒性试验所用纳米材料的理化性质 (如尺寸、比表面积、纳米结构、表面修饰、表面电荷等) 应加以详细表征。如果试验所用药品量较大，商业途径获得的或自行合成的纳米材料来自于不同批次，应对不同批次的样品进行分别表征，各项指标上的差异可能导致不同批次的受试药品产生不同的毒理学效应。应保证纳米材料在长期的重复给药期间的组成、结构及各种性质参数不发生变化。如果所试纳米材料的给药形式及存放形式是液体介质悬混液，则应采取足够手段保证存放期间纳米材料性质稳定，并使得每次给药时悬混液性质可知、可控：纳米材料的团聚形式的改变或纳米材料的分解 (比如纳米 Zn 粉末在水溶液中的逐渐溶解) 可能导致纳米材料毒效应的变化，从而给研究带来不确定性。

到目前为止，有关纳米材料长期毒性的动物实验报道较少，还有很多课题和内容需要进一步的深入研究。本节将根据纳米材料的长期毒性表现，按呼吸系统毒性、心血管系统毒性、胃肠道毒性、中枢神经系统毒性的分类进行研究进展介绍。

6.2.1   呼吸系统毒性

纳米材料呼吸系统长期毒性动物实验是在急性吸入毒性试验的研究基础上，考察在限定时间内对实验动物进行反复给药的条件下，受试纳米材料在呼吸系统中的代谢情况及蓄积毒性等信息。暴露方式一般是经呼吸道染毒。长期吸入毒性试验研究方法规范性引用文件可以参考 OECD Guideline for Testing of Chemicals (No.412)，OECD Guideline for Testing of Chemicals (No.413)，以及 USEPA OPPTS Health Effects Test Guidelines (Series 870.3465) 等。实验动物一般选用大鼠、小鼠或地鼠。观察并记录体重、皮肤、被毛、眼、黏膜的改变和呼吸系统、循环系统、神经系统、肢体活动、行为方式等变化发生的时间、程度和持续时间，特别注意观察并记录呼吸系统的变化。纳米材料对呼吸系统的损害，主要表现为对呼吸道黏膜的刺激作用、急性肺炎、肺水肿以及对肺的损伤，如肺坏死、肺纤维化等。

Lam 等 [39] 研究了单壁碳纳米管 (SWCNT) (3.3~16.6 mg/kg 体重) 的慢性吸入毒性。发现 SWCNT 暴露均可诱导长达 90 天的肺部肉芽肿和持续性的炎症反应。Ferin 等 [40] 使大鼠长期吸入 21 nm 和 250 nm 的 TiO_2 纳米颗粒气溶胶，暴露 12 周后进行毒代动力学比较，发现小尺寸颗粒从肺组织清除的速率显著滞后于大尺寸颗粒，21 nm 的 TiO_2 颗粒在肺组织中的清除半减期为 541 天，而 250 nm 的 TiO_2 颗粒的清除半减期仅为 177 天，并且小尺寸颗粒更容易穿过上皮细胞进入间质组织和淋巴结；大尺寸 TiO_2 颗粒能引发更严重的肺部反应，包括 II 型肺泡上皮细胞增生、间质纤维化和削弱肺巨噬细胞吞噬能力。

陈真等 [41] 应用 "自主吸入式超细颗粒染毒箱" 对三个年龄水平的大鼠 (幼年、成年、老年) 以生理性吸入的方式进行 SiO_2 纳米颗粒暴露 (平均粒径为 (37.9±3.3) nm，平均气溶胶浓度为 24.1 mg/m^3)，暴露实验持续 4 周，每天 40 min。在研究中对不同年龄水平的大鼠吸入 SiO_2 纳米颗粒所引起的炎症反应进行了全面的比较，发现多数炎症指标的敏感性存在年龄差异。与吸入洁净空气的各年龄对照组相比，虽然三个年龄水平的大鼠的肺泡支气管灌洗液中总蛋白含量、乳酸脱氢酶含量、嗜中性粒细胞比例和淋巴细胞比例等四项参数在经 SiO_2 纳米颗粒暴露后均体现出显著升高，但是其中老年大鼠的中性粒细胞比例和淋巴细胞比例的增量要显著高于幼年和成年大鼠。血清中组胺水平变化是评价炎症反应程度的灵敏指标，其暴露后的增量也同样表现出老年组 > 幼年组 > 成年组的趋势 (图 6.18)。随后的病理学检查也得到了相一致的趋势，与幼年和成年大鼠相比，暴露后的老年大鼠支气管周围观察到了更加严重的炎症细胞 (包括中性粒细胞和淋巴细胞) 浸润现象 (图 6.18)。因此对于因吸入 SiO_2 纳米颗粒所引起的呼吸系统损伤，老年个体表现出高于其他年龄组的敏感性，其次是幼年。

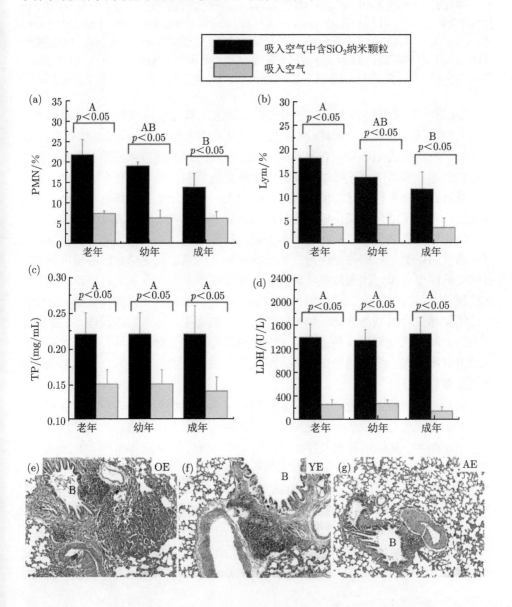

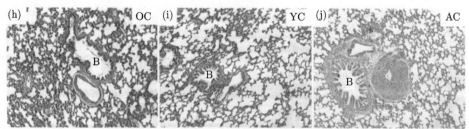

图 6.18　不同年龄水平大鼠经吸入 SiO$_2$ 纳米颗粒暴露后肺部病理显微图像对比 (100 倍放大)。肺泡支气管灌洗液中的中性粒细胞比例 (a)，淋巴细胞比例 (b)，总蛋白含量 (c) 和乳酸脱氢酶含量 (d)。A 和 B 代表 Duncan 法进行多组样本间差异显著性分析。PMN: 中性粒细胞；Lym: 淋巴细胞；TP: 总蛋白；LDH: 乳酸脱氢酶。肺组织的病理变化: (e) 老年暴露组 (OE)，(f) 幼年暴露组 (YE)，(g) 成年暴露组 (AE)；对照组的病理变化: (h) 老年对照组 (OC)，(i) 幼年对照组 (YC)，(j) 成年对照组 (AC)；"B" 代表支气管，"IC" 代表炎症细胞 [41]

He 等 [42] 采用放射性示踪技术研究了纳米二氧化铈经气管滴注暴露后在肺部的沉积及其肺外转运。暴露 28 天后，63.9% 的纳米二氧化铈仍然停留在肺部，其清除半减期长达 103 天。在暴露的前期，肺部沉积的颗粒主要通过黏液清除或经巨噬细胞吞噬后向上呼吸道清除。但在暴露的后期，细胞吞噬介导的纳米颗粒清除量只占到肺内颗粒日均清除量的 1/8~1/3，这一结果提示细胞吞噬介导的清除途径已不再是纳米二氧化铈暴露后期的主要清除方式。而血液及肺外组织中纳米二氧化铈含量结果显示，在暴露的后期，经血液循环进入次级靶器官的颗粒含量有明显的增加。可能的原因是: 在暴露前期，纳米二氧化铈在呼吸道内体液中有明显的团聚现象，团聚体尺寸较大，易通过细胞吞噬介导的途径清除；随着时间的延长，体液中的蛋白被吸附到颗粒表面，使纳米二氧化铈的分散情况逐渐改善，团聚体粒径的减小有助于纳米颗粒逃避细胞吞噬，进入组织间隙，并最终进入血液向肺外次级靶器官转运。纳米二氧化铈颗粒进入血液循环，就可以在全身组织器官再分布。肝脏通过 Kupffer 细胞摄入纳米颗粒，是纳米二氧化铈的主要次级靶器官之一。

随着纳米材料的大量生产和广泛使用，从事纳米材料生产、研究或使用的职业人群的健康安全已经成为国际学术界和政府管理层关注的重点，现阶段关于工作场所中纳米 TiO$_2$ 对职业人群心肺功能影响的研究较少。Chen 等 [43] 选取 7 名在 TiO$_2$ 成品车间工作 3 年以上且未患有心肺系统及其他急、慢性疾病的男性工人，在 TiO$_2$ 包装车间进行持续 29 天的调查研究。研究结果表明，TiO$_2$ 个体接触日均浓度为 (1.194 ± 1.015) mg/m^3，且颗粒物粒径大于 10 μm 的占 14.5%、1~10 μm 的占 69.5%、小于 1 μm 的占 16.0%，主要为可吸入颗粒物。线性混合模型分析表明，个体日均接触 TiO$_2$ 浓度每增加 1 mg/m^3，收缩压就增加 1.86 mmHg，同时舒张压和心率也有增高趋势。本研究为职业场所中可吸入性 TiO$_2$ 暴露的安全评价提供参考数据，建立了新的 TiO_2 纳米颗粒的职业接触限值为 $1.5\ mg/m^3$。

6.2.2　心血管系统毒性

由于纳米颗粒超小的尺寸，吸入后可能穿过呼吸道中的各层防御屏障随着气流直接到达肺泡，扩散在肺泡中的颗粒将可能通过肺泡毛细血管直接进入血液循环，也可能在吞噬作用的介导下进入淋巴循环。大量的流行病学调查显示，吸入大气超细颗粒与心血管系统疾病的发生存在相关性 [44,45]。由于对纳米材料的心血管系统毒性的关注起源于大气超细颗粒的长期毒性研究，因此，目前在研究纳米材料对心血管系统的长期毒性的动物实验中，最常见的染毒方式仍然是呼吸道暴露。虽然静脉注射可以大大增加染毒的有效剂量，以便于直观地进行纳米材料心血管系统毒性的研究，但考虑到长期毒性试验的目的是为了评价纳米材料作用于暴露人群的长期效应，并为制定纳米材料的接触安全限值提供依据，故动物实验的染毒途径应符合人群实际暴露模式，因此不推荐使用注射方式建立纳米材料长期暴露的动物模型，除非受试纳米材料属于注射用药品。

陈真等 [41] 对三个年龄水平的大鼠 (幼年、成年、老年) 以生理性吸入的方式进行 SiO_2 纳米颗粒暴露 (平均粒径为 $(37.9\pm3.3)\ nm$，平均气溶胶浓度为 $24.1\ mg/m^3$)，暴露实验持续 4 周，每天 40 min。结果显示：心血管系统的损伤 (Nagar-Olsen's 染色后正常心肌细胞呈现出黄棕色，而缺氧的心肌细胞则呈艳红色，图 6.19) 仅出现在老年组中，主要表现为心肌细胞缺氧和房室传导阻滞。进一步的研究表明，引起老年心肌缺氧的主要原因是血液流变学异常，而并非是削弱了血液载氧能力。此外，与各年龄组的对照组相比，在同样的暴露条件下，老年、成年、幼年的血清组胺浓度分别增长了 24.8%，11.2%，8.9%。通过在不同年龄水平进行邓肯多重范围检验 (Duncan multiple-range test)，老年大鼠因 SiO_2 纳米颗粒暴露而引起的组胺水平升高的敏感性显著高于幼年和成年，呈现出 "老年 > 成年 ≈ 幼年" 的趋势。因为血清中组胺水平的升高也被认为是引发心血管疾病的危险因素，上述结果也暗示吸入 SiO_2 纳米颗粒可能对老年动物心血管系统具有更大的潜在危害。

Chen 等 [43] 针对 4 种不同性质的多壁碳纳米管，深入研究了在呼吸系统暴露后所产生的亚慢性毒性损伤及心血管效应，揭示了 CNTs 存在的相关健康危害风险问题。选取四种不同金属杂质含量或不同长度的 CNTs，对高血压 (SH) 大鼠和正常 Wistar 大鼠进行气管滴注暴露，在连续的选取时间点上监测大鼠血压及心率变化，评定碳管暴露后对心脏功能的影响，并在暴露后 7 天和 30 天两个时间点解剖大鼠，对所造成的心血管效应及毒性损伤差异进行详细的评定。研究发现，碳管暴露仅对 SH 大鼠血压造成短暂的影响，但心率降低影响在 30 天的整个实验过程中都可以持续地检测到。同时，在两种动物模型中，呼吸系统暴露都形成明显的亚慢性毒性损伤作用，包括肺及心血管系统持续的炎症因子指标升高。利用苏木精-伊红 (HE) 病理检测发现，SH 大鼠在 30 天时，形成了明显的动脉组织病理损伤变化 (图 6.20)。这些研究揭示了 CNTs 呼吸系统暴露不仅可以对呼吸系统产生明显损伤作用，且能对整个心血管系统产生显著的毒性效应，同时，相比正常大鼠，SH 大鼠产生的毒性损伤效应更为明显。这些结果提示，在类似存在可能产生碳管职业暴露的环境中，有心血管疾病的人群可能是一类特定敏感人群，更应增加其在相关环境下的职业暴露安全考虑。

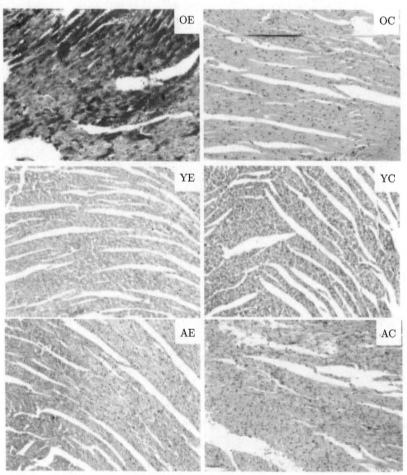

图 6.19　不同年龄水平大鼠经吸入 SiO_2 纳米颗粒暴露后心肌病理显微图像对比 (Nagar-Olsen's 染色法，200 倍放大)[41]。左列为暴露组：YE (幼年暴露组)，AE (成年暴露组) 和 OE (老年暴露组)；右列为对照组：YC (幼年对照组)，AC (成年对照组) 和 OC (老年对照组)

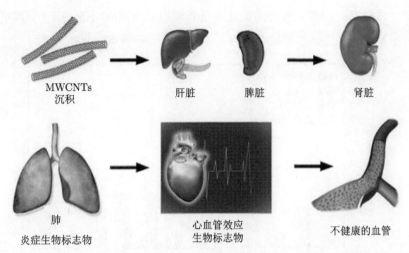

图 6.20　碳纳米管呼吸系统暴露后所产生的毒性损伤作用及心血管效应总结图。碳纳米管气管滴注暴露后，碳管可以穿透气血屏障并进入机体血液循环，研究发现在肝脏、肾脏及脾脏中有明显分布，同时，碳管呼吸系统暴露造成明显的肺损伤及心血管系统功能和组织病理上的变化 [43]

6.2.3　胃肠道毒性

王海芳等 [46] 用含有氧化锌纳米颗粒 (ZnO-NPs)、微米氧化锌颗粒 (ZnO-MPs) 以及水溶性无机锌盐 (Zn ion) 的鼠粮对小鼠进行了为期九个月的饲喂实验，以比较氧化锌纳米颗粒、微米氧化锌颗粒和锌离子对小鼠的慢性毒性。饲料中加入 Zn 或 ZnO 纳米颗粒的剂量为 1600 mg/kg 体重，给药剂量为 40 mg/kg 体重，喂饲时间为 270 天，雌雄各 10 只 (表 6.1)。在 270 天中，饲喂含有锌离子、ZnO-NPs、ZnO-MPs 和低含量氧化锌纳米颗粒 (ZnO-NPs(low)) 的小鼠与对照组相比较，雌性小鼠的体重变化没有显著性差异，雄性小鼠除锌离子组的体重保持较慢的增长外，其他 ZnO 组和对照组之间没有显著性差异 (图 6.21)。经过 270 天的饲喂，在除消化道以外的脏器中，没有检测到锌元素含量的升高 (图 6.22)。可见，绝大多数锌从粪便排出，体内维持锌元素平衡的体系工作正常，维持了动物体内的锌在一个稳定的状态。ZnO-NPs 和 ZnO-MPs 都能引起肝脏中炎症细胞灶

表 6.1　实验动物分组和饲喂 ZnO 剂量 [46]

实验组	加入锌含量	平均暴露剂量	动物数量
对照组	—	—	雌雄各 10 只
Zn ion	1600 mg/kg 体重	40 mg/(kg 体重 · d)[a]	雌雄各 10 只
ZnO-NPs	1600 mg/kg 体重	40 mg/(kg 体重 · d)	雌雄各 10 只
ZnO-MPs	1600 mg/kg 体重	40 mg/(kg 体重 · d)	雌雄各 10 只
ZnO-NPs (low)	320 mg/kg 体重	8 mg/(kg 体重 · d)	雌雄各 10 只

注：a 按照 ZnO 计算的给药剂量。

的形成，并且 ZnO-MPs 引发的病灶数量和规模都比 ZnO-NPs 组大。除肝脏的轻微损伤外，未发现氧化锌纳米颗粒对动物造成明显毒害作用。

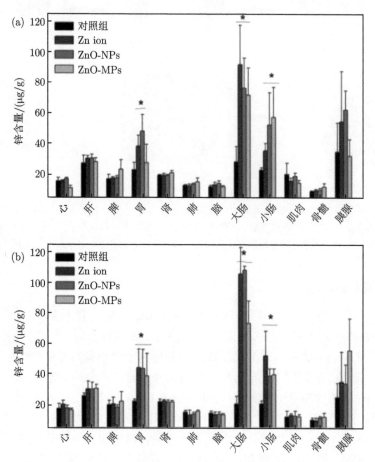

图 6.21　经口饲喂 270 天含锌鼠粮后，雌鼠 (a) 和雄鼠 (b) 体内锌的分布 [46]

王云等 [47] 比较研究了纳米二氧化钛灌胃染毒对幼年和成年大鼠肝、肾组织抗氧化性能及组织中元素含量的影响。将 24 只 4 周龄 (幼年) 和 24 只 9 周龄 (成年) 清洁级雄性 SD 大鼠按体重用随机数字表法分为 8 组 (每组 6 只)，每天 1 次灌胃，分别给予 0 mg/kg 体重、10 mg/kg 体重、50 mg/kg 体重、200 mg/kg 体重纳米二氧化钛 ((75±15) nm，锐钛矿)，染毒 30 天后取肝、肾组织进行抗氧化性能指标和元素含量的检测。结果：200 mg/kg 体重纳米二氧化钛染毒导致幼年大鼠的肝组织中总超氧化物歧化酶 (total superoxide dismutase，T-SOD) 活力和肾组织中还原型谷胱甘肽 (GSH) 与氧化型谷胱甘肽 (GSSG) 比率明显升高，肝组织中 Mo、Co、Mn、P 元素含量和肾组织中 Rb、Na 元素含量明显降低。200 mg/kg

体重纳米二氧化钛染毒导致成年大鼠的肝组织中 GSH/GSSG 值和 Rb 元素含量明显升高，Na 元素含量明显降低。成年大鼠肾组织中各指标无明显变化。这些结果表明，经口摄入纳米二氧化钛，可导致大鼠肝、肾组织的抗氧化能力升高和部分元素含量降低，肝组织反应更敏感，幼年大鼠比成年大鼠更易感。

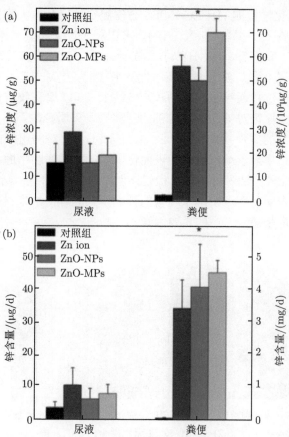

图 6.22　经口饲喂 270 天含锌鼠粮的雌性小鼠在处死前最后一天的排泄物中的锌元素含量[46]

6.2.4　中枢神经系统毒性

在肺部沉积的纳米颗粒可以转运至肺外器官，甚至通过血脑屏障进入中枢神经系统；在鼻腔黏膜上吸附并沉积下来的纳米颗粒可能被靠近鼻腔的嗅黏膜所摄取，随后进入嗅球组织，从而绕过传统意义上的血脑屏障进入脑中。因此，纳米材料对中枢神经系统功能的潜在影响可能也是纳米材料在经呼吸道暴露条件下的长期毒性的表现形式之一。

大鼠、小鼠是合适的中枢神经系统毒性实验动物。Chen 等 [48] 采用鼻腔滴注的方法研究了 4 种不同的金红石型 TiO$_2$(疏水性微米和纳米 TiO$_2$ 以及 2 种表面包覆 Si 的亲水性纳米 TiO$_2$) 对小鼠的神经毒性。鼻腔滴注后 30 天，采用 ICP-MS 分析了海马、大脑皮质、纹状体和小脑中钛元素的含量以确定 TiO$_2$ 颗粒在脑中的蓄积部位；采用苏木精-伊红 (HE) 染色观察脑组织病理学改变；采用高效液相色谱-电化学检测 (HPLC-ECD) 方法测定了海马、大脑皮质、纹状体和小脑中单胺类递质 (去甲肾上腺素 (NE)、多巴胺 (DA) 及其代谢物 3, 4-二羟基苯乙酸 (DOPAC) 和高香草酸 (HVA)，5-羟色胺 (5-HT) 及其代谢物 5-羟基吲哚乙酸 (5-HIAA)) 的含量。结果显示亲水性纳米 TiO$_2$ 更易于迁移到受试小鼠的大脑皮质和纹状体部位，而粒径相当的疏水性纳米 TiO$_2$ 仅在纹状体蓄积，这表明纳米 TiO$_2$ 的表面修饰对其在大脑内部的迁移有着重要影响；3 种纳米 TiO$_2$ 对大脑皮质造成明显的病理损伤 (图 6.23 和图 6.24)，并对脑组织的神经递质水平产生影响。以上结果显示纳米材料的表面化学性质对其在脑中的定位及生物效应有着重要影响。此外，纳米材料的形状差异也可能引起其神经毒性的不同。总之，目前的研究结果表明，在评价纳米材料的神经学效应时，纳米材料的尺寸、表面化学性质及形状都是必须考虑的重要因素。

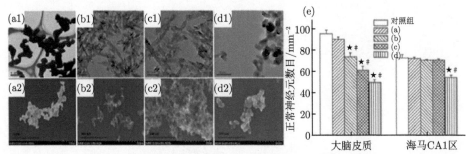

图 6.23   不同 TiO$_2$ 纳米颗粒的 TEM 和 SEM 成像：(a1), (a2) 疏水微米金红石；(b1), (b2) 疏水性金红石纳米棒；(c1), (c2) 表面包覆 Si 亲水性金红石纳米棒；(d1), (d2) 表面包覆 Si 亲水性金红石。(e) 鼻腔滴注不同 TiO$_2$ 纳米颗粒 (500 µg/只) 30 天后的小鼠大脑皮质和海马 CA1 区正常神经元数目计数。★ 与对照组相比 $p < 0.05$；# 与微米 TiO$_2$ 颗粒 A 相比 $p < 0.05$[48]

Chen 等 [49] 进一步通过鼻腔滴注的方式将不同剂量的纳米铜粉悬液滴入小鼠鼻腔 (1 mg/kg 体重，10 mg/kg 体重，40 mg/kg 体重)，隔天滴注一次，在第 15 天和第 21 天分析了小鼠主要脏器 (心、肝、脾、肺、肾) 和不同脑区 (皮层、纹状体、海马、小脑、嗅球) 中铜的含量、单胺类递质水平、一氧化氮 (NO) 含量、乙酰胆碱酯酶 (AChE) 含量和谷氨酸 (glutamic acid) 含量，并对各主要脏器进行病理学观察和生物透射电镜观察。鼻腔滴入纳米铜粉对小鼠各脏器尤其是肺部造成一定的损伤，具有明显的剂量-效应关系；主要蓄积部位是嗅球、肝和肺；脑部神经递质水平发生改变，尤其是嗅球部位以及一些并未发现铜蓄积的脑区中。该项研究表明，纳米铜暴露后不仅引起吸入毒性，还影响中枢神经系统中的神经递质水平，这对于安全使用纳米铜粉具有一定的指导意义。

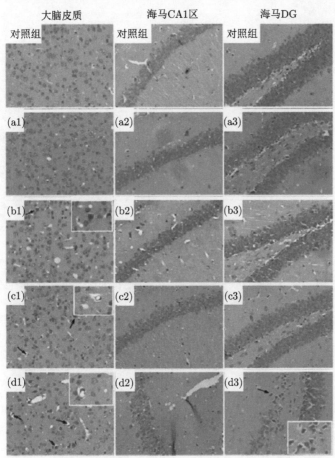

图 6.24　不同的 TiO$_2$ 纳米颗粒暴露对小鼠大脑皮质、海马 CA1 区和齿状回 (DG) 的病理学的影响 (放大 200 倍)。(a1)～(a3) 疏水微米金红石暴露组；(b1)～(b3) 疏水性金红石纳米棒暴露组；(c1)～(c3) 表面包覆 Si 亲水性金红石纳米棒暴露组；(d1)～(d3) 表面包覆 Si 亲水性金红石暴露组。箭头指损伤的神经元 [48]

　　Chen 等 [49,50] 还是通过鼻腔滴注的方式将不同剂量的纳米铜粉悬液滴入小鼠鼻腔 (1 mg/kg 体重，10 mg/kg 体重，40 mg/kg 体重)，隔天滴注一次，整合多种分析技术 (图 6.25) 在第 21 天分析了小鼠不同脑区 (皮层、纹状体、海马、小脑) 中铜的含量、微量元素浓度分布、单胺类递质水平，并对皮层和海马区域进行了病理观察和免疫组化分析。结果显示：鼻腔滴入纳米铜粉可经由嗅觉通路进入脑部各分区，引起脑区中铜、铁、锌、钙元素的浓度及分布的改变 (图 6.26)，对皮层、海马区域的神经细胞产生损伤并引起脑部神经递质水平的改变。该项研究表明纳米铜暴露后引起了神经毒性，这对于安全使用纳米铜粉具有一定的指导意义。

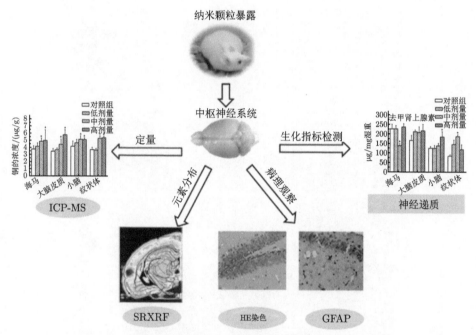

图 6.25　整合多种分析技术研究纳米铜粉对动物神经系统的影响[50]。GFAP：神经胶质原纤维酸性蛋白免疫组化

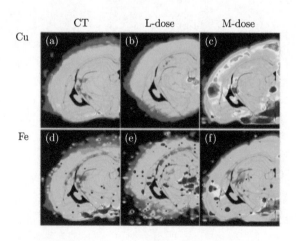

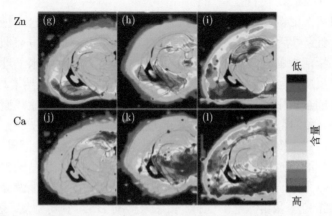

图 6.26 鼻腔滴注纳米铜粉后引起小鼠脑区元素浓度和分布的改变[50]。(a)~(l) 分别为对照组 (CT)、低剂量组 (1 mg/kg 体重, L-dose) 和中剂量组 (10 mg/kg 体重, M-dose) 纳米铜粉鼻腔暴露后, 小鼠脑中 Cu, Fe, Zn 和 Ca 含量的变化

6.3 基 因 毒 性

6.3.1 纳米材料诱导 DNA 损伤

在纳米材料遗传毒性的研究中, 约有 50% 与金属纳米材料有关。大量体外研究发现, 部分金属纳米材料能直接或经细胞代谢后间接与生物大分子相互作用, 引起细胞 DNA 链断裂, 形成 DNA 加合物, 扰乱细胞周期[51,52]。还有一部分金属纳米材料进入细胞后, 在细胞内生成大量活性氧, 引起细胞内 DNA 氧化损伤[53,54]。体内实验研究表明: 纳米银、纳米氧化锌、纳米二氧化钛等金属纳米材料进入体内同样能引起体细胞 DNA 损伤和染色体畸变, 甚至能造成生殖器官和生殖细胞遗传物质受损, 抑制胚胎生长和个体发育, 引起胚胎畸形, 诱导严重的遗传毒性效应[55,56]。

金属纳米材料引起 DNA 损伤的方式包括直接作用和间接作用。纳米材料能够进入细胞核内直接作用于遗传物质, 进入核内的途径有三种: 通过扩散进入细胞核; 粒径较小的粒子 (如量子点) 穿越核孔复合体进入细胞核; 部分粒径较大的纳米粒子在细胞有丝分裂或减数分裂过程中被核膜包裹进入细胞核。一些纳米材料与 DNA 的结合能导致 DNA 降解、DNA 链断裂、基因突变, 对 DNA 造成的损伤受其结构、碱基序列及金属纳米粒子大小和形状的影响。有研究发现, 纳米金更容易与 A 型结构 DNA 分子发生相互作用, 抑制遗传信息表达[52]; 而纳米二氧化钛能插入 DNA 碱基对之间, 以共价键结合于 DNA 分子引起损伤[56]。

纳米材料诱导活性氧的产生, 进而诱导 DNA 氧化损伤, 也是金属纳米材料诱导遗传毒性效应的重要方式之一。活性氧能与细胞内生物大分子如 DNA、蛋白质、脂质相互作用造成氧化损伤，引起 DNA 断裂、基因突变、碱基修饰及 DNA 分子交联。细胞内活性氧有多种来源，细胞正常代谢、纳米粒子活性表面、胞质中具有氧化还原活性的金属离子均能诱导活性氧产生，活性氧水平过高会诱导氧化应激和炎症反应，这一过程又进一步增加活性氧形成。对金属纳米材料而言，粒子中释放出来的金属阳离子在细胞内的价态转换能改变氧化还原代谢产物，干扰氧化还原平衡。如细胞内 Fe^{2+} 能通过芬顿反应诱导羟基自由基产生，造成 DNA 氧化损伤[57]。在纳米材料诱导的氧化应激反应中，核转录相关因子 2/抗氧还反应元件通路起核心调控作用，能控制多种抗氧化酶基因的表达，维护细胞内氧化还原平衡。Piao 等[58]发现纳米银通过抑制核转录相关因子 2 上游分子细胞外信号调节激酶 (ERK)、蛋白激酶 B(Akt) 表达来抑制 DNA 损伤修复，进而导致 DNA 氧化损伤增加，引起基因突变。纳米粒子引起的氧化还原失衡还能活化 P38 丝裂原活化蛋白激酶调控途径促进炎性因子释放，引起继发性 DNA 氧化损伤[59]。

6.3.2　纳米材料干扰有丝分裂

正常有丝分裂是确保细胞遗传物质稳定的重要环节，而细胞内纳米粒子能直接或间接地损害有丝分裂相关亚细胞器，改变细胞周期检查点活性，进而干扰细胞分裂，导致染色体结构或数量异常。中心体、纺锤体是有丝分裂细胞中重要的亚结构，它们依赖于细胞骨架系统，保证染色体在细胞分裂时均等地分配至两个子代细胞中。研究发现，聚乙二醇修饰的钨酸铈纳米棒可引起体外培养细胞的骨架蛋白发生明显降解[60]。

细胞周期检查点是金属纳米材料干扰有丝分裂过程的另一重要靶点。细胞周期蛋白依赖性激酶 1-细胞周期蛋白 B1 是控制 G2/M 转换的重要分子，活性受 Wee1/Myt1 蛋白激酶磷酸化及细胞周期分裂蛋白 25 去磷酸化的动态调节。*Polo* 样激酶 1 (极样激酶 1) 能与 Wee1 蛋白激酶相互作用在有丝分裂起始时促进 Wee1 蛋白激酶降解，而细胞周期分裂蛋白 14A 能对 Wee1 蛋白激酶去磷酸化修饰，通过抑制 *Polo* 样激酶 1 与 Wee1 蛋白激酶的结合而抑制 Wee1 蛋白激酶降解，对细胞周期蛋白依赖性激酶 1-细胞周期蛋白 B1 活性进行负调控，防止细胞过早进入有丝分裂过程。研究发现，纳米银能引起细胞周期调控因子 14A 表达下调，而 p-细胞周期分裂蛋白 25C、p-细胞周期分裂蛋白 2 表达上调，导致细胞周期蛋白依赖性激酶 1-细胞周期蛋白 B1 活化[61]；而纳米二氧化钛则以 *Polo* 样激酶 1 为靶分子，改变有丝分裂进程和退出[62]。另外，纳米材料诱导 DNA 损伤引起的毛细血管扩张共济失调突变基因/检验点激酶 2、共济失调毛细血管扩张突变基因 Rad3 相关蛋白 / 检查点激酶 1 通路活化也能影响 G2/M 转换，引起细胞周期阻滞。

6.4 生殖和发育毒性

由于纳米材料可以比较容易地通过血睾屏障,因此有可能对精子生成过程、精子形态以及精子活力产生不良影响;它也可能通过胎盘屏障对胚胎早期的组织分化和发育产生不良影响,导致胎儿畸形。虽然上述忧虑仅是基于纳米材料的特殊性质推测的潜在性有害作用,但目前还没有足够的流行病学证据或动物实验证据否定这些不良影响。因此有必要对纳米材料暴露可能引起的生殖、发育毒性进行研究。研究表明,纳米材料如量子点、富勒烯和金纳米材料能够通过胎盘屏障转移到胎仔,并引起胎仔发育异常,而且胚胎发育早期是胚胎发育的关键时期,也是胚胎发育异常的敏感期。

生殖毒性试验内容包括:受试纳米材料对性腺功能、发情周期、交配行为、受孕、妊娠过程、分娩、授乳以及幼仔断奶后生长发育可能产生的影响。评定的主要依据是交配后母体受孕情况 (受孕率)、妊娠过程情况 (正常妊娠率)、子代动物分娩出生情况 (出生存活率)、授乳哺育情况 (哺育成活率) 以及断奶后发育情况等。此外还可同时观察出生幼仔是否有畸形出现,但畸形观察主要在发育毒性评定中进行。发育过程一般分为胚胎期发育和出生后发育两个阶段。前者的发育毒性试验内容包括:外观检查,逐一记录活胎仔的身长和尾长,检查外观有无异常;骨骼检查;脏器检查。对于每个胎仔都应解剖进行脏器检查和骨骼检查。出生后的发育指标可以包括哺乳期体重、体长、尾长变化;睁眼、张耳、出毛、牙齿萌出的时间;感知能力、神经系统发育的进度;平衡感、运动能力的增长情况等内容。

鱼类生活在水中,受精卵在体外发育,因此水体中的纳米材料可以直接作用于鱼类的胚胎,产生较为明显的毒性效应。所以鱼类的胚胎发育实验被广泛应用于纳米材料的生殖、发育毒性研究。Usenko 等 [63] 将形成初期的斑马鱼胚胎暴露于三种含富勒烯 (C_{60}、C_{70} 及 $C_{60}(OH)_{24}$) 的水溶液中,结果显示:$200 \ \mu g/L$ 的 C_{60} 和 C_{70} 能导致畸形、心包囊水肿的发生率与死亡率显著升高,而 $C_{60}(OH)_{24}$ 在 $5000 \ \mu g/L$ 浓度才表现出明显的毒性;C_{60} 暴露能引起胚胎细胞坏死和凋亡,而 $C_{60}(OH)_{24}$ 暴露仅增加胚胎细胞死亡但不诱发凋亡。由此可见 $C_{60}(OH)_{24}$ 的毒性显著小于 C_{60}。Asharani 等 [64] 将斑马鱼胚胎暴露于含银纳米颗粒 (粒径为 $5\sim20 \ nm$) 的水溶液中,浓度为 $5 \ \mu g/mL$,$10 \ \mu g/mL$,$25 \ \mu g/mL$,$50 \ \mu g/mL$,以及 $100 \ \mu g/mL$,结果发现,纳米银暴露引起胚胎死亡率与孵化延迟概率呈现剂量依赖性的上升,并伴有浓度相关的发育毒性,表现为体轴异常、脊索扭曲、血流过缓、心包囊水肿及心律失常。TEM 和 EDS X 射线分析显示脑、心脏、卵黄和胚胎血中都有纳米银粒子的分布,而吖啶橙染色显示纳米银暴露能加剧细胞凋亡。上述结果显示,银纳米颗粒对斑马鱼胚胎具有剂量依赖性的毒性,将导致胚胎发育异常。

　　果蝇作为一种模式生物，繁殖能力极强，胚胎发育速度快，10~14 天便可繁殖一代，而且便于观察，是遗传和发育生物学研究的良好模型。值得一提的是，果蝇的卵子发生过程包括了 14 个可分辨的处于不同发育阶段的卵室，可从细胞和分子水平上研究外源刺激对胚胎发育不同阶段 (包括早期、中期和晚期) 的影响，如细胞分化、细胞极化、细胞周期调控等。

　　丰伟悦等 [65] 以果蝇为模型，深入研究了三种氧化铁纳米材料 (10 nm)：未修饰的四氧化三铁 (UN-Fe_3O_4, 10 nm)、柠檬酸修饰的四氧化三铁 (CA-Fe_3O_4, 10 nm) 和氨基硅烷修饰的四氧化三铁 (APTS-Fe_3O_4, 10 nm) 暴露对果蝇卵子产生过程和胚胎发育 (成卵、化蛹及成虫羽化) 的影响。研究结果表明，亲代雌雄果蝇饮食摄取三种氧化铁纳米材料 (300 μg/g 和 600 μg/g) 均导致雌果蝇的产卵率显著降低。与表面负电的 CA-Fe_3O_4 和 UN-Fe_3O_4 相比，表面正电的 APTS-Fe_3O_4 对果蝇的产卵率影响更为明显。对卵子产生过程的研究表明，纳米材料暴露能够诱导果蝇的卵室发育停滞在第 8 阶段。对幼虫化蛹及成虫羽化研究表明，与对照组相比，APTS-Fe_3O_4 暴露导致化蛹率和羽化率显著降低，表明胚胎发育停滞在化蛹和羽化阶段。此外，氧化铁纳米材料暴露还导致雌果蝇卵巢发育异常 (如出现空的卵巢管和卵巢体积减小) 及卵室体积变小。通过同步辐射微束 X 射线荧光技术，发现氧化铁纳米材料暴露导致果蝇胚胎内 Ca，Cu，Zn 和 Fe 元素沿前-后轴线的分布发生了改变。

　　有关纳米材料暴露引起大鼠、小鼠或家兔生殖异常、发育异常的报道还比较少见。原因可能是在自然的暴露模式下 (经呼吸道、消化道、皮肤染毒)，纳米材料的生殖、发育毒性相对较小，动物实验中难以获得显著的毒性效应。但对一些注射用纳米材料而言，不能排除 “母体-胚胎” 转运的可能性，因此也发现了一些生殖、发育毒性效应。Nie 等 [66] 发现一定尺度的金纳米颗粒可以显著地通过母鼠胎盘屏障，进入胎儿体内；纳米颗粒的特性，如纳米表面修饰和纳米尺寸等，以及母体和胎儿自身的生理特征，如胚胎发育阶段等，都是决定纳米颗粒穿越胎盘屏障进入胎儿能力强弱的重要因素。Nie 等 [66] 研究了不同尺度的 Au NPs (1.5 nm, 4.5 nm, 13 nm, 30 nm, 70 nm) (图 6.27) 以尾静脉注射的方式暴露于非妊娠和不同孕龄 (从 E5.5 到 E17.5) 的妊娠母鼠后，其在 (非) 孕期母体的生物分布谱和潜在的毒性效应。研究发现，尾静脉注射 5 h 后，Au NPs 呈现尺度依赖的生物分布谱。Au NPs 在心脏的分布随尺度的增加而增加，在肺部的分布则以 30 nm 的颗粒为主，更大和更小尺度颗粒的分布呈逐渐下降趋势；不同尺度的 Au NPs 在肝和肾脏的分布谱呈现明显的负相关关系，4.5 nm Au NPs 在肾脏分布最为显著，而在肝脏分布最低，其他尺度的 Au NPs 在肾脏的富集浓度都比较低，而在肝脏则明显高于 4.5 nm Au NPs，这个结果与代谢动力学的结果吻合，提示 Au NPs

尺度决定了其体内代谢途径和生物分布。代谢动力学的研究显示，4.5 nm Au NPs 进入体内 5 h 后主要通过肾脏随尿液排泄，而 30 nm Au NPs 则具有更长的血液循环时间。除了 30 nm Au NPs 引起孕鼠肺叶轻微的肺气肿样改变 (图 6.28)，其他尺度的 Au NPs 进入孕鼠体内，均未发现包括死亡率提高、行为异常、体重减轻、器官形态改变、早产等异常改变。综合上述研究结果，Au NPs 在孕期母体的生物分布模式依赖于颗粒尺度，而与妊娠状态以及孕龄无关，妊娠状态可能会影响一定尺度的 Au NPs 与脏器的相互作用并导致一定程度的损伤。该研究为 Au NPs 在孕期暴露的毒性评价和孕期生物医学应用提供了有价值的研究基础和数据。

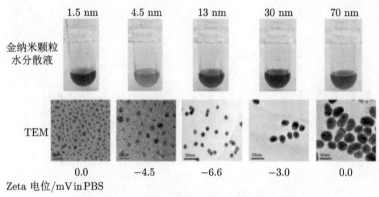

图 6.27 不同粒径的金纳米颗粒表征 [66]

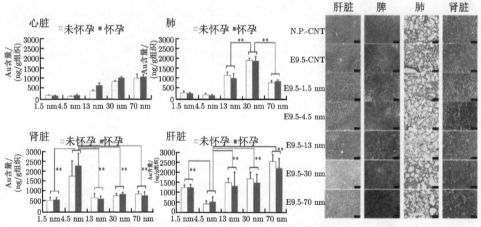

图 6.28 孕龄 E9.5 时单次注射 Au NPs 后，孕鼠主要脏器中金元素的含量 [66]

Nie 等 [67] 同时发现，胚胎发育 11.5 天是个非常重要的时间窗口。在这之前，一定尺度的纳米颗粒可以"自由"穿越母鼠胎盘屏障，进入胎鼠体内。其后，母鼠胎盘对纳米颗粒具有非常强的屏障作用，所有纳米颗粒都不能明显穿越胎盘。这一时间恰好与小鼠胎盘完善血液供应和屏障功能的时间相吻合。这表明，母体在怀孕初期需要避免暴露在纳米颗粒中，而在胎盘发育完善以后基本进入安全期。进一步的研究表明，经 PEG 和铁蛋白等高生物相容性修饰的金纳米颗粒与经柠檬酸修饰的金纳米颗粒相比，前者穿越胎盘的能力高出 10 倍以上。这意味着，一方面人们可以通过设计和修饰纳米颗粒的表面，降低其穿越胎盘的能力；另一方面也为增强以靶向胎盘为目标的药物设计提供重要思路 (图 6.29)。

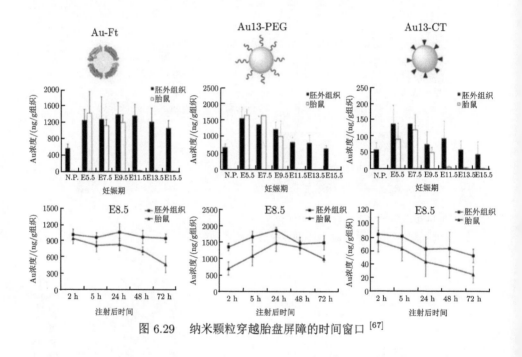

图 6.29　纳米颗粒穿越胎盘屏障的时间窗口 [67]

6.5　致　癌　作　用

　　纳米材料致癌效应研究的目的是通过一定暴露途径 (经口、经皮或吸入)，动物在正常生命期的大部分时间内反复接触不同剂量 (浓度) 的受试纳米材料，观察纳米材料对实验动物的致癌作用。动物致癌性试验为人体长期接触该纳米材料是否引起肿瘤提供资料。

　　实验动物通常选用大鼠和小鼠，这两种动物具有生命周期较短、饲养成本较低、常用于药理学和毒理学研究、对致癌物较敏感等特点，而且现有相当多生理学和病理学资料。在选择合适的动物种类和品系时，必须注意该物种对某些肿瘤的易感性，如小鼠对肝肿瘤易感性大于大鼠，相反，大鼠对皮下肿瘤的易感性又大于小鼠。非啮齿类动物，尤其是犬或灵长类动物较少使用。这类动物使用数量受限、观察期长，而且无证据显示其肿瘤发生情况与人接近。如果采用这类动物进行试验，可参照啮齿类动物实验的方法。有时也采用豚鼠和兔，其敏感性与啮齿类动物相差无几，但生命周期长、饲养相对困难。

在实验动物的大部分生命期间将接受一定方式的纳米材料暴露，进行病理组织学等检查，观察动物的大部分或整个生命期间及死后，检查肿瘤出现的数量、类型、发生部位及发生时间，与对照动物相比以阐明此纳米材料有无致癌性。为了评价受试样品的致癌性，至少要设三个剂量的试验组及一个相应的对照组。高剂量组可以出现某些较轻的毒性反应，如血清酶水平改变或体重减轻等 (减少程度不多于 10%)，但不能明显缩短动物寿命 (肿瘤引起的除外)。低剂量不能引起任何毒性反应，应不影响动物的正常生长、发育和寿命。中剂量应介于高剂量和低剂量之间。以上剂量的选择应根据现有资料制定，最好能根据亚慢性毒性试验资料，如有代谢动力学资料更好。

在分析受试样品致癌性时应注意以下情况：不同寻常的肿瘤类型；肿瘤发生部位；不同染毒途径均诱发肿瘤；在不同种系动物或两性别动物均诱发肿瘤；从癌前病变到癌变的进展情况；癌前病变的潜伏期长短；转移；肿瘤非同寻常地增大或增多；恶性肿瘤的比例；剂量-效应关系等。

目前，有关纳米材料致癌性 (carcinogenicity) 或致肿瘤性 (tumorigenicity) 的动物实验报道还十分少见，流行病学研究、病例报告、体外细胞实验、致癌机制研究的结果也存在着一定争议。这一现状也体现在国际癌症研究机构 (International Agency for Research on Cancer，IARC) 对纳米材料致癌性分类定级的变化上。1984 年，IARC 审议了有关炭黑的可用资料后作出结论，"有关炭黑的数据资料不足以认定炭黑对人具有致癌作用"；1996 年，IARC 重新评估了炭黑的致癌性，将炭黑划归 "2B 类致癌物——可能对人类有致癌性"，其依据是在大鼠身上研究的结果呈阳性；然而，Rausch 等 [68] 和 Valberg 等 [69] 先后发文指出大鼠对炭黑的这一物种特有反应 (肿瘤生长和角化型鳞状细胞癌 (KSC) 损害) 在任何其他实验物种身上均未曾见到，也未见报告说在人类身上有这一物种特有反应，因此在评估炭黑对人类的危害性时，大鼠吸入炭黑的生物鉴定结果不得视为与其有直接的关系，并且炭黑的致癌性也缺乏流行病学结果的支持；但在 2006 年，IARC 的专题报告仍依据动物实验结果将炭黑定为 "2B 类致癌物"[70]。由此可见，毒理学界对纳米材料是否有现实的致癌、致肿瘤风险，还缺乏系统的认识，相关结论还在完善过程中。

目前，流行病学研究结果显示，环境常见纳米材料 (如炭黑、TiO_2 等) 的暴露情况与暴露人群癌症发生率之间并不存在确切的因果关系 [70]，但动物实验结果一般更倾向于纳米材料具有一定的致癌性。比如，IARC 将 TiO_2 超细颗粒归为 "2B 类致癌物" [71]。同样是因为动物实验结果显示 TiO_2 超细颗粒呼吸道暴露后引起的炎症反应、氧化损伤及细胞增殖等现象与肿瘤发生率之间有一定的相关性。有关纳米材料的致癌性还需进一步深入研究。

随着不断产业化，工业生产的碳纳米管产生的环境和健康问题，也引起全球广泛关注。研究表明，MWCNT 混合实验室或工作场所中 MWCNT 的浓度范围为 7.8~320.8 $\mu g/m^3$，最大值不应超过 400 $\mu g/m^3$。在 2013 年，美国国家职业安全卫生研究所 (NIOSH) 建议，接触碳纳米管和碳纳米纤维应保持在建议的接触限值 (REL) 1 $\mu g/m^3$ 以下，研究表明，MWCNTs 能诱导动物间皮瘤，并在 2014 年被国际癌症研究机构列为 2B 类致癌物——对人类可能致癌 [72]。因此，人们普遍担心碳纳米管会危害人类健康。在 2019 年，ChemSec 将碳纳米管添加到 SIN (Substitute It Now) 列表中，该清单是一份用于全球范围内各种物品、产品和制造过程的危险化学品清单，原因是它们具有致癌性、持久性并且可能对生殖有害 [73]。至此，碳纳米管成为此列表中的首个纳米材料 [73]。该清单由非营利组织 ChemSec 与科学家和技术专家以及领先的环境、健康和消费者组织的咨询委员会密切合作制定。该列表是基于现有数据库和科学研究的可信、公开的信息。

Chen 等 [74] 最近的研究表明，单次碳纳米管呼吸暴露后的延迟纳米毒性可导致小鼠原位乳腺肿瘤的全身广泛转移。研究人员对小鼠进行单次气管滴注 (60 μg/只) 多壁碳纳米管。4 个月后，研究人员观察到碳纳米管仍然沉积在肺部，并引起显著的局部炎症和纤维化反应，以及巨噬细胞、成纤维细胞、骨髓来源的抑制性细胞 (myeloid-derived suppressor cells, MDSCs) 等炎症细胞在肺组织的聚集。随后，在小鼠第三对乳房 (脂肪垫) 种植稳定转染荧光素酶的 4T1 小鼠乳腺肿瘤细胞。21 天后，研究人员进行乳腺肿瘤切除手术，一方面对原位肿瘤进行分子和病理学研究，另一方面借助肿瘤细胞中稳定表达的荧光素酶，观察乳腺肿瘤细胞在体内的转移情况。研究发现，沉积于小鼠肺部的碳纳米管引起的局部微环境改变可显著增强乳腺肿瘤细胞侵入邻近血管和周边组织的能力，并促进肿瘤组织内血管生成，从而导致乳腺肿瘤细胞向肺部的转移，形成快速生长的转移灶，甚至进一步在体内形成多器官转移。

（汪冰，丰伟悦）

参 考 文 献

[1]　RUSSELL W, BURCH R. The Principles of Humane Experimental Technique. London: Methuen. APA., 1959.

[2]　张智勇, 等. 纳米科学与技术: 纳米毒理学研究方法与实验技术. 北京: 科学出版社, 2014.

[3] 谭剑斌, 赵敏, 杨杏芬, 等. 3 种替代方法在急性经口毒性实验中应用研究. 中国职业医学, 2011, 38(S1): 1-4.

[4] 张素慧, 周志俊. 国内外动物实验替代方法发展概况与思考. 毒理学杂志, 2013, 27(5): 394-398.

[5] STERN S T, MCNEIL S E. Nanotechnology safety concerns revisited. Toxicological Sciences, 2008, 101(1): 4-21.

[6] KREYLING W G, SEMMLER M, ERBE F, et al. Translocation of ultrafine insoluble iridium particles from lung epithelium to extrapulmonary organs is size dependent but very low. Journal of Toxicology and Environmental Health, Part A: Current Issues, 2002, 65(20): 1513-1530.

[7] NEL A. Atmosphere. Air pollution-related illness: effects of particles. Science, 2005, 308(5723): 804-806.

[8] SHVEDOVA A A, KISIN E R, MERCER R, et al. Unusual inflammatory and fibrogenic pulmonary responses to single-walled carbon nanotubes in mice. American Journal of Physiology: Lung cellular and molecular physiology, 2005, 289(5): L698-L708.

[9] SHIN J H, HAN S G, KIM J K, et al. 5-Day repeated inhalation and 28-day post-exposure study of graphene. Nanotoxicology, 2015, 9(8): 1023-1031.

[10] KOENIG J Q, MAR T F, ALLEN R W, et al. Pulmonary effects of indoor- and outdoor-generated particles in children with asthma. Environmental Health Perspectives, 2005, 113(4): 499-503.

[11] PIETROPAOLI A P, FRAMPTON M W, HYDE R W, et al. Pulmonary function, diffusing capacity, and inflammation in healthy and asthmatic subjects exposed to ultrafine particles. Inhalation Toxicology, 2004, 16 (sup 1): 59-72.

[12] GONG H, LINN W S, CLARK K W, et al. Respiratory responses to exposures with fine particulates and nitrogen dioxide in the elderly with and without COPD. Inhalation Toxicology, 2005, 17(3): 123-132.

[13] SILKOFF P E, ZHANG L N, DUTTON S, et al. Winter air pollution and disease parameters in advanced chronic obstructive pulmonary disease panels residing in Denver, Colorado. Journal of Allergy and Clinical Immunology, 2005, 115(2): 337-344.

[14] OBERDORSTER G, FERIN J, LEHNERT B E. Correlation between particle size, in vivo particle persistence, and lung injury. Environmental Health Perspectives, 1994, 102(Suppl 5): 173-179.

[15] ZHU M T, FENG W Y, WANG B, et al. Comparative study of pulmonary responses to nano- and submicron-sized ferric oxide in rats. Toxicology, 2008, 247(2-3): 102-111.

[16] ZHU M T, FENG W Y, WANG Y, et al. Particokinetics and extrapulmonary translocation of intratracheally instilled ferric oxide nanoparticles in rats and the potential health risk assessment. Toxicological Sciences, 2009, 107(2): 342-351.

[17] NEMMAR A, HOET P H, VANQUICKENBORNE B, et al. Passage of inhaled particles into the blood circulation in humans. Circulation, 2002, 105(4): 411-414.

[18] GEISER M, ROTHEN-RUTISHAUSER B, KAPP N, et al. Ultrafine particles cross

cellular membranes by nonphagocytic mechanisms in lungs and in cultured cells. Environmental Health Perspectives, 2005, 113(11): 1555-1560.

[19] OBERDORSTER G, MAYNARD A, DONALDSON K, et al. Principles for characterizing the potential human health effects from exposure to nanomaterials: elements of a screening strategy. Particle and Fibre Toxicology, 2005, 2(1): 1-35.

[20] OBERDöRSTER G, UTELL M J. Ultrafine particles in the urban air: to the respiratory tract–and beyond?. Environmental Health Perspectives, 2002, 110(8): A440-A441.

[21] CHENG T J, HWANG J S, WANG P Y, et al. Effects of concentrated ambient particles on heart rate and blood pressure in pulmonary hypertensive rats. Environmental Health Perspectives, 2003, 111(2): 147-150.

[22] POPE C A, VERRIER R L, LOVETT E G, et al. Heart rate variability associated with particulate air pollution. American Heart Journal, 1999, 138(5): 890-899.

[23] PETERS A, FROHLICH M, DORING A, et al. Particulate air pollution is associated with an acute phase response in men; results from the MONICA-Augsburg Study. European Heart Journal, 2001, 22(14): 1198-1204.

[24] TAKENAKA S, KARG E, ROTH C, et al. Pulmonary and systemic distribution of inhaled ultrafine silver particles in rats. Environmental Health Perspectives, 2001, 109(Suppl 4): 547-551.

[25] WANG B, WANG Q, CHEN H Q, et al. Size-dependent translocation pattern, chemical and biological transformation of nano- and submicron-sized ferric oxide particles in the central nervous system. Journal of Nanoscience and Nanotechnology, 2016, 16(6): 5553-5561.

[26] WANG Y, WANG B, ZHU M T, et al. Microglial activation, recruitment and phagocytosis as linked phenomena in ferric oxide nanoparticle exposure. Toxicology Letters, 2011, 205(1): 26-37.

[27] OBERDORSTER G, SHARP Z, ATUDOREI V, et al. Translocation of inhaled ultrafine particles to the brain. Inhalation Toxicology, 2004, 16(6-7): 437-445.

[28] WANG J X, ZHOU G Q, CHEN C Y, et al. Acute toxicity and biodistribution of different sized titanium dioxide particles in mice after oral administration. Toxicology Letters, 2007, 168(2): 176-185.

[29] WANG B, FENG W Y, WANG T C, et al. Acute toxicity of nano- and micro-scale zinc powder in healthy adult mice. Toxicology Letters, 2006, 161(2): 115-123.

[30] WANG B, FENG W Y, WANG M, et al. Acute toxicological impact of nano- and submicro-scaled zinc oxide powder on healthy adult mice. Journal of Nanoparticle Research, 2008, 10(2): 263-276.

[31] CHEN Z, MENG H, XING G M, et al. Acute toxicological effects of copper nanoparticles *in vivo*. Toxicology Letters, 2006, 163(2): 109-120.

[32] TINKLE S S, ANTONINI J M, RICH B A, et al. Skin as a route of exposure and sensitization in chronic beryllium disease. Environmental Health Perspectives, 2003, 111(9): 1202-1208.

[33] BENNAT C, MULLER-GOYMANN C C. Skin penetration and stabilization of formulations containing microfine titanium dioxide as physical UV filter. International Journal of Cosmetic Science, 2000, 22(4): 271-283.

[34] KIM S, LIM Y T, SOLTESZ E G, et al. Near-infrared fluorescent type II quantum dots for sentinel lymph node mapping. Nature Biotechnology, 2004, 22(1): 93-97.

[35] WANG H F, WANG J, DENG X Y, et al. Biodistribution of carbon single-wall carbon nanotubes in mice. Journal of Nanoscience and Nanotechnology, 2004, 4(8): 1019-1024.

[36] LIANG S S, WANG B, LI X, et al. *In vivo* pharmacokinetics, transfer and clearance study of graphene oxide by La/Ce dual elemental labelling method. NanoImpact, 2020, 17: 100213.

[37] YU J, YIN W, PENG T, et al. Biodistribution, excretion, and toxicity of polyethyleneimine modified $NaYF_4$: Yb, Er upconversion nanoparticles in mice via different administration routes. Nanoscale, 2017, 9(13): 4497-4507.

[38] LI X, WANG B, ZHOU S, et al. Surface chemistry governs the sub-organ transfer, clearance and toxicity of functional gold nanoparticles in the liver and kidney. Journal of Nanobiotechnology, 2020, 18(1): 45.

[39] LAM C W, JAMES J T, MCCLUSKEY R, et al. Pulmonary toxicity of single-wall carbon nanotubes in mice 7 and 90 days after intratracheal instillation. Toxicological Sciences, 2004, 77(1): 126-134.

[40] FERIN J, OBERDORSTER G, PENNEY D P. Pulmonary retention of ultrafine and fine particles in rats. American Journal of Respiratory Cell and Molecular Biology, 1992, 6(5): 535-542.

[41] CHEN Z, MENG H, XING G M, et al. Age-related differences in pulmonary and cardiovascular responses to SiO_2 nanoparticle inhalation: nanotoxicity has susceptible population. Environmental Science & Technology, 2008, 42(23): 8985-8992.

[42] HE X, ZHANG H, MA Y, et al. Lung deposition and extrapulmonary translocation of nano-ceria after intratracheal instillation. Nanotechnology, 2010, 21(28): 285103.

[43] CHEN R, ZHANG L L, GE C C, et al. Subchronic toxicity and cardiovascular responses in spontaneously hypertensive rats after exposure to multiwalled carbon nanotubes by intratracheal instillation. Chemical Research in Toxicology, 2015, 28(3): 440-450.

[44] PETERS A, DORING A, WICHMANN H E, et al. Increased plasma viscosity during an air pollution episode: a link to mortality?. Lancet, 1997, 349(9065): 1582-1587.

[45] ZHEN S, QIAN Q, JIA G, et al. A panel study for cardiopulmonary effects produced by occupational exposure to inhalable titanium dioxide. Journal of Occupational and Environmental Medicine, 2012, 54(11): 1389-1394.

[46] LIU J H, MA X, XU Y Y, et al. Low toxicity and accumulation of zinc oxide nanoparticles in mice after 270-day consecutive dietary supplementation. Toxicology Research (Cambridge, United Kingdom), 2017, 6(2): 134-143.

[47] WANG Y, CHEN Z J, BA T, et al. Effects of TiO_2 nanoparticles on antioxidant function and element content of liver and kidney tissues in young and adult rats. Journal of

Peking University. Health Sciences, 2014, 46(3): 395-399.

[48] ZHANG L L, BAI R, LI B, et al. Rutile TiO_2 particles exert size and surface coating dependent retention and lesions on the murine brain. Toxicology Letters, 2011, 207(1): 73-81.

[49] ZHANG L L, BAI R, LIU Y, et al. The dose-dependent toxicological effects and potential perturbation on the neurotransmitter secretion in brain following intranasal instillation of copper nanoparticles. Nanotoxicology, 2012, 6(5): 562-575.

[50] BAI R, ZHANG L L, LIU Y, et al. Integrated analytical techniques with high sensitivity for studying brain translocation and potential impairment induced by intranasally instilled copper nanoparticles. Toxicology Letters, 2014, 226(1): 70-80.

[51] HUANG C N, BAO Q H, HUNTING D, et al. Conformation-dependent DNA damage induced by gold nanoparticles. Journal of Biomedical Nanotechnology, 2013, 9(5): 856-862.

[52] SHEN L, WANG Z, ZHOU P. The genetic toxicity and toxicology mechanism of metal nano materials. Zhonghua Yu Fang Yi Xue Za Zhi [Chinese Journal of Preventive Medicine], 2015, 49(9): 831-834.

[53] KAWANISHI M, OGO S, IKEMOTO M, et al. Genotoxicity and reactive oxygen species production induced by magnetite nanoparticles in mammalian cells. Journal of Toxicological Sciences, 2013, 38(3): 503-511.

[54] HANAGATA N, ZHUANG F, CONNOLLY S, et al. Molecular responses of human lung epithelial cells to the toxicity of copper oxide nanoparticles inferred from whole genome expression analysis. ACS Nano, 2011, 5(12): 9326-9338.

[55] KUNG M L, HSIEH S L, WU C C, et al. Enhanced reactive oxygen species overexpression by CuO nanoparticles in poorly differentiated hepatocellular carcinoma cells. Nanoscale, 2015, 7(5): 1820-1829.

[56] JIN C, TANG Y, FAN X Y, et al. *In vivo* evaluation of the interaction between titanium dioxide nanoparticle and rat liver DNA. Toxicology and Industrial Health, 2013, 29(3): 235-244.

[57] KUMAR H, KIM I S, MORE S V, et al. Natural product-derived pharmacological modulators of Nrf2/ARE pathway for chronic diseases. Natural Product Reports, 2014, 31(1): 109-139.

[58] PIAO M J, KIM K C, CHOI J Y, et al. Silver nanoparticles down-regulate Nrf2-mediated 8-oxoguanine DNA glycosylase 1 through inactivation of extracellular regulated kinase and protein kinase B in human Chang liver cells. Toxicology Letters, 2011, 207(2): 143-148.

[59] PRASAD R Y, CHASTAIN P D, NIKOLAISHVILI-FEINBERG N, et al. Titanium dioxide nanoparticles activate the ATM-Chk2 DNA damage response in human dermal fibroblasts. Nanotoxicology, 2013, 7(6): 1111-1119.

[60] GUO C S, YIN S, YU H J, et al. Photothermal ablation cancer therapy using homogeneous Cs_xWO_3 nanorods with broad near-infrared absorption. Nanoscale, 2013, 5(14):

6469-6478.

[61] XU L M, LI X F, TAKEMURA T, et al. Genotoxicity and molecular response of silver nanoparticle (NP)-based hydrogel. Journal of Nanobiotechnology, 2012, 10(1): 16.

[62] HUANG S, CHUEH P J, LIN Y W, et al. Disturbed mitotic progression and genome segregation are involved in cell transformation mediated by nano-TiO_2 long-term exposure. Toxicology and Applied Pharmacology, 2009, 241(2): 182-194.

[63] USENKO C Y, HARPER S L, TANGUAY R L. *In vivo* evaluation of carbon fullerene toxicity using embryonic zebrafish. Carbon, 2007, 45(9): 1891-1898.

[64] ASHARANI P V, WU Y L, GONG Z Y, et al. Toxicity of silver nanoparticles in zebrafish models. Nanotechnology, 2008, 19(25): 255102.

[65] CHEN H Q, WANG B, FENG W Y, et al. Oral magnetite nanoparticles disturb the development of Drosophila melanogaster from oogenesis to adult emergence. Nanotoxicology, 2015, 9(3): 302-312.

[66] YANG H, DU L B, TIAN X, et al. Effects of nanoparticle size and gestational age on maternal biodistribution and toxicity of gold nanoparticles in pregnant mice. Toxicology Letters, 2014, 230(1): 10-18.

[67] YANG H, SUN C J, FAN Z L, et al. Effects of gestational age and surface modification on materno-fetal transfer of nanoparticles in murine pregnancy. Scientific Reports, 2012, 2: 847.

[68] RAUSCH L J, BISINGER E C, Jr, SHARMA A. Carbon black should not be classified as a human carcinogen based on rodent bioassay data. Regul Toxicol Pharmacol, 2004, 40(1): 28-41.

[69] VALBERG P A, LONG C M, SAX S N. Integrating studies on carcinogenic risk of carbon black: epidemiology, animal exposures, and mechanism of action. Journal of Occupational and Environmental Medicine, 2006, 48(12): 1291-1307.

[70] BAAN R, STRAIF K, GROSSE Y, et al. Carcinogenicity of carbon black, titanium dioxide, and talc. (vol 7, pg 295, 2006). Lancet Oncology, 2006, 7(5): 365.

[71] HEXT P M, TOMENSON J A, THOMPSON P. Titanium dioxide: Inhalation toxicology and epidemiology. Annals of Occupational Hygiene, 2005, 49(6): 461-472.

[72] 鞠莉, 朱丽瑾, 杨军. 多壁碳纳米管致癌性的研究进展. 癌变畸变突变, 2014, 26(3): 239-241.

[73] HANSEN S F, LENNQUIST A. Carbon nanotubes added to the SIN List as a nanomaterial of Very High Concern. Nature Nanotechnology, 2020, 15(1): 3-4.

[74] LU X F, ZHU Y, BAI R, et al. Long-term pulmonary exposure to multi-walled carbon nanotubes promotes breast cancer metastatic cascades. Nature Nanotechnology, 2019, 14(7): 719-727.

第 7 章　替代毒理学评价方法

工程化的纳米颗粒很早即出现了，比如 20 世纪 50 年代的右旋糖酐铁片及蔗糖铁注射液等补铁剂型，后来在 1995 年美国 FDA 批准了盐酸多柔比星脂质体。近年来，一系列的基于纳米颗粒剂型出现在众人面前，作为药物载体、成像剂、疫苗以及一些诊疗剂。然而，这些医用纳米材料不同于传统的材料和物质，因为其尺寸原因，其安全性风险需要特殊考虑。因此有科学家就医用纳米材料的安全性进行了管理——美国纳米技术表征实验室 (US Nanotechnology Chracterization Laboratory) 和欧洲纳米医学表征实验室 (European Nanomedicine Chracterization Laboratory) 出台了三步法原则，其首先是对纳米材料的理化表征，然后是通过研究细胞摄取、细胞内滞留情况及剂量情况对纳米材料进行分类，针对这些分类开展以体外替代实验为主的毒性分析，最后再通过体内实验及其他替代方法来综合予以风险评估。因此可见，体外替代方法对于医用纳米材料的安全性评价有着重要的意义。

从广义的角度上，体外替代方法也称为非动物实验，旨在符合 3R(replacement，refinement，reduction) 原则，来替代、优化、减少动物的使用。目前，一些发达国家率先开展了体外替代方法的研究，而相关方法学的研究与验证已成为实用性毒理学领域研究的新方向，其中主要包括了传统的体外细胞培养实验、基于组织工程的类器官技术 (三维培养系统)、离体器官实验，或者基于现有数据进行构效关系模型建立，从而预测化合物毒性。需要提到的是，从环境毒理学角度上讲，还包括了利用斑马鱼、线虫等模式生物的替代方法来研究环境污染物的毒性。在本章主要介绍与人体健康相关的体外替代方法，而环境污染物所用替代方法不予重点介绍。

医用纳米材料可主要分为纳米药物载体、用于药物/器械的含有纳米尺寸的原料、医疗器械表面或内部的纳米结构，以及可能用于医疗美容或其他日用品的纳米材料。然而，它们的健康风险往往不得而知。人们一般使用实验动物 (如大鼠或非人灵长类动物) 作为受试对象，将不可逆转的毒性效应结果作为毒性评价的终点，比如主要针对炎症、凋亡、坏死、纤维化、致畸、致突或致癌等效应表型，从而获取化学品的毒理学数据，并通过风险评估的方式来对化学品予以正确管控。然而，使用正常动物的实验在毒理学研究的应用中存在着不敏感、周期长、所需受试物样品多、使用实验动物量大、难以揭示毒作用位点和毒作用机制以及结果可靠性差等问题；而模型动物也存在着构建与维护的价格昂贵、受世界动物保护法限制等不足之处。这个问题，不仅存在于传统化学品，同样也存在于纳米材料的毒性评价及风险评估过程中。因此，技术先进的、敏感性/特异性好的体外替代方法，正逐渐成为药物早期筛选、化学品毒性评估的快速及低成本模式，纳米材料的筛选以及风险评估，也将同样地部分使用体外替代方法，使其安全、有效、合理、合规地应用在医药工业中。

7.1 体外与高通量评价方法

医用纳米材料有可能通过多种途径进入人体，其暴露的方法包括了静脉注射、吸入和口服，然后转移到血液并到达大多数器官，并可能导致局部的蓄积，最终通过某种途径降解或者排出 (消除)。在这整个过程中，纳米材料会与各类细胞以及体液相互作用。举例说明，口服医用纳米材料后，纳米材料会与胃液和肠液相互作用，这时候就需要体外考察纳米材料在模拟胃液和肠液中的稳定性及理化特性的改变；纳米材料然后通过肠细胞的转吞功能吸收并发生内暴露，在此过程中，纳米材料可能会诱导细胞活化和组织反应、氧化应激，从而导致肠道上皮屏障功能的丢失。纳米材料随后进入肠系膜的毛细血管，此时纳米材料可以与循环细胞相互作用，诱导细胞活化，另一方面也会影响血管内皮细胞的功能，包括血管反应、激活和血管渗漏。进一步的纳米材料流入肝门静脉，可能诱导肝细胞和血窦内皮细胞和 Kupffer 细胞激活。纳米材料经由肝脏进入整个循环系统，向全身分布。其中，部分颗粒通过血脑屏障，尤其是尺寸仅有数纳米的材料，可能最终影响到中枢神经系统以及内皮细胞、周细胞和星形胶质细胞，并诱导激活脑内皮细胞、星形胶质细胞和小胶质细胞。最终，纳米材料通过肾脏排出，但与肾小球细胞以及肾小管细胞互作并产生蓄积。因此，使用具有代表性的原代细胞和细胞系，可以一定程度用于测试医用纳米材料的安全性，但需要根据具体情况选择最佳的体外模型。表 7.1 是常见的可用于毒理学研究的原代细胞或者细胞系 [1]。

表 7.1 用于化合物或纳米材料体外评价的常用原代细胞或细胞系

器官/组织	细胞模型	细胞/细胞系名称
血液	人淋巴细胞系	TK6
血管	脑/肺来源的内皮细胞	EC219、ECp23、HCEC
肝脏	大鼠肝实质细胞、大鼠 Kupffer 细胞	原代细胞
肺	肺来源肺泡细胞、支气管细胞	A549、16HBE140
胎盘	胎盘绒毛癌细胞	BeWo b30
中枢神经系统	人胶质瘤细胞	LN229
肾脏	远曲小管上皮细胞、近曲小管上皮细胞	MDCK、LLC-PK

在这里，专门介绍由美国纳米技术表征实验室和欧洲纳米医学表征实验室出台三阶段评价方法来实现的危害评估策略 (HES)[2]。这个评级方法从第 1 阶段的纳米材料理化表征、第 2 阶段的体外纳米材料与细胞相互作用研究，到第 3 阶段的风险评估，非常适合用于对可注射医用纳米材料的评估分析。相关流程图如图 7.1 所示。

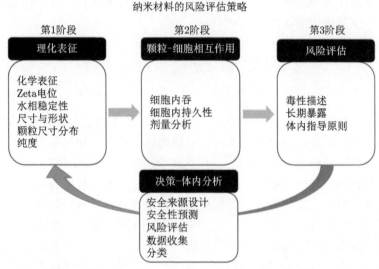

图 7.1　纳米材料的风险评估策略。其中纳米材料与细胞的相互作用研究以体外试验为主

在这里，重点讲述第 2 阶段和部分的第 3 阶段，其有大量体外试验应用。在第 2 阶段，由于评估的是注射类纳米药物，因此设定了血管内皮细胞为主要的检测内吞效应的细胞；对应的时间点会设定在 30min，4h，8h 和 24h；作为低内吞的纳米材料，一般在 8h 内内吞量低于某一个值 (总纳米颗粒量的百分比)。内吞后，有可能导致严重的细胞毒性以及相应器官毒性；另外，通过了解体外情况下纳米材料在血管内皮细胞中的内吞情况，能够为颗粒的细胞清除提供必要的信息。另外，由于要模拟血清内纳米颗粒-蛋白结合对内吞的影响，因此在实验过程中也要将这个部分设计进来。细胞内的持久性主要是指在细胞孵育后，纳米材料能持久地蓄积在细胞内而无法排出或代谢——如果 80% 以上的颗粒能够在 24h 内清除，即为低细胞持久性纳米材料；相应的，如果少于 80% 被清除，则认为是高细胞持久性纳米材料。检测方法可以用共聚焦、电镜或者 ICP-MS。因此，利用体外血管内皮细胞的方法，可将注射用的医用纳米材料分为四类：I. 低细胞内吞/低细胞持久；II. 高细胞内吞/低细胞持久；III. 低细胞内吞/高细胞持久；IV. 高细胞内吞/高细胞持久。如图 7.2 所示。

因此，在利用纳米材料与细胞相互作用的体外方法学，将纳米材料分为四类的基础上，再进行体外的毒性研究——这里又包括了补体激活、血小板聚集、溶血、氧化应激、细胞活率、细胞吞噬、炎症以及 DNA 破坏的体外研究。由材料的类型来决定需要进行哪些实验：比如 I 类细胞内吞能力低、细胞持久能力差，因此风险较小，仅需要进行补体激活、血小板聚集、细胞活率及细胞吞噬的实验；而 IV 类细胞内吞能力高、细胞持久能力强，因此以上测试都需要进行。

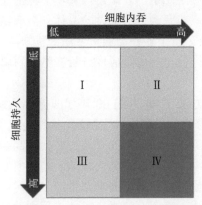

图 7.2　基于纳米材料-细胞相互作用结果的危害评估分类

如此看来，以上根据纳米材料-细胞相互作用并级联多种体外研究方法 HES，是目前第一个针对可注射的工程化纳米材料的风险评估策略。相比于现有的定量结构-活性关系 (QSAR) 概念、剂量-反应关系概念及纳米材料分组和测试的决策框架 (DF4 nanoGrouping)[3]，HES 大量使用了体外测试的方法，其能够更加科学合理地分类研究和预测纳米材料的安全性。然而，纳米材料的安全性研究大多时候还是利用低通量的、逐个对纳米材料的研究方法，并且无非是细胞毒性、DNA 损伤或者活性氧生成的传统细胞毒性终点；然而，只有全面了解了纳米材料的毒性发生机制 (mode of action)，并且获知其量效关系，才能够加速纳米材料的风险评估研究。不过，如何获得纳米材料体外测试的海量数据，高通量的检测无疑是一个完美的解决方案。

美国国家研究委员会 (National Research Council) 早在 2007 年规划了 "21世纪的毒性测试"，旨在从动物实验转变到以体外试验为主的测试平台，其能够产生高内涵的数据，并用于计算毒理的模型建立。另外，美国环境保护署 (EPA) 也推出了 ToxCastTM 计划，旨在利用包括了原代细胞、虚拟器官以及斑马鱼等的 600 余种商业化测试方法，涉及蛋白质功能的生化测定、多细胞相互作用、细胞报告基因检测、转录组以及发育相关分析。这些体外替代方法提供了高通量的平台，用于给安全性评价提供海量数据，从而为各种未知的化合物建立毒性分析预测模型。在这里，高通量及高内涵筛选并非是用于毒性物质的评估和筛选，而是为了通过获得大规模数据，对每种已知物质进行毒性描述，从而最终建立较为完善的分析、转录和发育分析。研究人员从 2011 年即开始倡议将这些大平台也应用于纳米材料的毒理学评估 [4]。

高通量与高内涵方法可用于在不同浓度和不同细胞种类下检测纳米材料的多种毒性，并且减少实验间的数据差异，从而节省了大量的时间和成本。Collins 和其他多人共同利用 FP7 NANoREG 计划，开发了包括显微镜或细胞流式为基础的高通量及高内涵分析，并完善了彗星试验、体外微核试验及 Gh2AX 检测的高通量/高内涵方法学，还分析了多种高通量方法的优缺点。

本节仅针对传统酶标仪与高内涵成像分析在纳米材料毒性检测中的应用予以阐述。

体外高通量筛选的方法在 20 世纪 60 年代即提出，由于药物的筛选属于高密集人力工作，上千个化合物如果都用人工筛选，往往会花费非常多的时间，而且数据的质量很难得到保证。在自动化日异月新的时代，高通量的仪器如酶标仪，使得孔板的应用得到推广，人力的成本大大降低。药物研发过程中，如果在晚期才发现药物的毒副作用会显著增加项目成本，推迟上市时间，甚至上市后才发现比如心脏毒性造成健康威胁，将会面临撤市，造成巨大的经济损失和社会危害。当前已经实现高通量化的细胞毒性检测技术主要分为两类：① 基于线粒体活性的方法，如噻唑蓝 (MTT) 法、阿尔玛蓝 (Alamar Blue) 法和 ATP 生物发光法等；② 基于细胞膜通透性的荧光染色法，如碘化丙啶 (propidium iodide) 等。随着对细胞凋亡通路的不断认识，通过不同荧光标记技术判断和区分细胞死亡和凋亡与坏死细胞的毒性检测方法已越来越普遍。

人们进一步将高通量的体外替代方法的研究策略应用到纳米材料的评价中。比如说碳纳米管 (CNT) 有大于 10000 种的组合，包括改变壁数、管长、表面功能基团、表面修饰、电荷性、杂质情况以及其他因素。为了更好地评价纳米材料的安全性，美国加州大学洛杉矶分校的纳米生物学与预测毒理学中心给出了一种比较科学的评估方法——在实验室中合成出多种性质不一的材料，形成了一个纳米材料组合库，用于快速高通量及高内涵的纳米-生物相互作用的筛选 [5]。一般来说，对于多达 1000 个化合物而言，利用高通量筛选可以获得 75000 个数据点。通过这样的方式，纳米材料也能获得足够的数据，从而为之后的预测模型及纳米材料的毒性预测打好数据库基础。

传统高通量筛选方法基于酶标仪的读数结果，其适用于均质溶液中的吸收光、荧光与自发光的高通量检测，但细胞内的蛋白表达、分布、图案的高通量成像和分析是没法用酶标仪来实现的。因此，高内涵分析 (high content analysis，HCA) 给出了完整的解决方案，其是对高分辨率显微镜所拍摄细胞图像的自动提取和分析。高内涵，顾名思义，意味着丰富的信息，包括了单个细胞图像和各项指标、细胞群体的统计分析结果、细胞数量和形态的改变、亚细胞结构的变化、荧光信号随时间的变化、荧光信号空间分布的改变等。高内涵技术还有助于人为偏差的消除，因为研究人员往往会选择比较好的细胞来拍摄和分析；但是机器是客观的，所有样品的成像分析条件是完全相同的。高内涵分析可在培养细胞、组织切片甚至三维 (3D) 培养上开展。

高内涵有着广泛的应用，如靶点发现、靶点验证、活性初筛、代谢及毒理等研究领域。主要的检测范围包括：靶点激活、细胞凋亡、分裂指数、蛋白转位、细胞活力、细胞迁移、受体内化、核质或者质膜转位、细胞毒性、细胞周期和信号转导等，细分下来可以检测上百种细胞参数指标，其应用几乎涵盖细胞分析的所有方面。它目前主要用于小分子的活性与毒性筛选，然而利用高内涵对纳米材料相关的毒性研究 (或安全性评价) 暂时还未展开，这主要是因为相比于百万数量的小分子，可用于筛选的纳米材料的种类尚不够丰富；然而，这并不妨碍高内涵成像分析系统应用于纳米材料的研究，尤其是剂量–效应关系研究方面，高内涵在通过图像拍摄与分析并获得半效应剂量 (EC_{50}) 的关键数据方面有非常大的优势。本节会给读者介绍体外高通量方法，并以高内涵成像分析为重点，介绍如何协助纳米材料体外毒性研究及筛选。

利用高内涵成像与分析方法，研究人员尝试用其对纳米颗粒作为良好载药载体以及其毒性进行系统的分析。人们合成了可包载 DNA 的星形多聚赖氨酸多肽 (star-PLL)，其可作为非病毒性基因传递载体，用于给髓系干细胞传递遗传物质 (MSC)。利用高内涵成像分析系统，研究人员筛选了不同载体/DNA 比例、多聚赖氨酸支链数目、每个支链的多聚赖氨酸亚基数等参数，发现不同参数特征的纳米材料展现出不同的细胞内吞能力，最终决定了最优的参数群，其能导致最佳的吞噬能力和 DNA 转运能力 [6]。人们还利用高内涵系统研究了特殊修饰的超顺磁氧化铁纳米颗粒对 MSC 的细胞活力、活性氧生成、线粒体损伤以及细胞形态 [7]。除此以外，利用高内涵成像还研究了 star-PLL 的内吞机制问题，其通过不依赖于网格蛋白 (clathrin) 的方式进入了细胞。除了基于荧光显微镜的高内涵成像方法，人们还尝试用拉曼光谱结合高内涵成像来诠释聚苯乙烯在不同时间点于细胞内的内吞及定位情况 [8]。

研究人员也利用高内涵方法对包括金属氧化物、硅基、碳基、氧化石墨烯以及稀土氧化物共五类纳米材料导致细胞毒性的机制进行了系统研究。金属氧化物纳米材料能产生较多的活性氧，硅基纳米材料通过对细胞膜脂氧化产生细胞毒性，而氧化石墨烯是通过对细胞膜的抽取破坏导致细胞死亡，稀土氧化物纳米材料利用其在溶酶体中的溶解产生转化从而产生细胞毒性。因此，高通量和高内涵成像分析方式能有力地协助纳米材料的机制研究与分型 [9]。

当然，除了体外细胞高通量/高内涵的方法，人们还利用诸如斑马鱼平台建立了称为体内高内涵的方式，来预测纳米材料的环境毒性 [10]，但由于斑马鱼大多数是用于纳米材料的环境毒性的评估，因此在这里不予以赘述。

7.2　体外毒性通路与有害结局路径

有害结局路径 (adverse outcome pathway, AOP) 对毒理学家来说是一个新概念，此概念发展于 2007 年的 21 世纪毒理学愿景，并于 2010 年正式提出了 AOP 的概念框架。虽然这个框架本身的定义与结构冗长而复杂，但可以简述为 "用以描述已有的关于一个直接的分子起始事件 (molecular initiating event, MIE)(比如外源化合物与特定生物大分子的相互作用)，随后又导致了在不同生物组织结构层次 (从细胞、器官、机体到群体) 所出现的与危险度评定相关的 '有害结局' 之间的相互联系"。AOP 概念的提出，极大地简化了化学品的毒性评估流程，并使得从毒性作用机制出发的化学品风险管理策略成为了可能，这种思路也值得医用纳米材料毒性评估借鉴。

AOP 最核心的内容在于规范化和模块化了从分子、细胞、组织、器官及至最终个体与群体水平的一系列毒性发生事件，并利用各模块之间的相互逻辑来确定这些毒性发生事件的前后与权重关系。在 AOP 概念提出之前，毒理学研究的关注点是相对孤立的，例如：体外研究主要关注于分子与细胞水平的毒性效应；体内研究关注的重点则是在组织、器官及个体水平的有害损伤；个体乃至群体水平的毒性发生又属于流行病学研究范畴，但整体来看则缺乏必要的统一性。而在 AOP 框架中，则要求采用证据权重 (weight of evidence，WoE) 的方式评估数据，确定毒性发生的各个事件，强调不同毒性过程 (如致癌和内分泌干扰这两种不同的毒性过程) 中类似的毒性事件 (如细胞增殖) 的一致性；另一方面也采用 WoE 的方式来关联不同毒性事件发生的前后顺序，强调从一个毒性事件推导至另一个毒性事件的逻辑性 (比如雌激素受体 (ER) 的激活会导致细胞增殖)。

毒性事件可以具体分为分子起始事件 (MIE)、关键事件 (key event, KE) 和有害结局 (adverse outcome, AO) 这三大类，而各个过程则是通过关键事件关系 (key event relationship, KER) 进行连接。如图 7.3 所示。

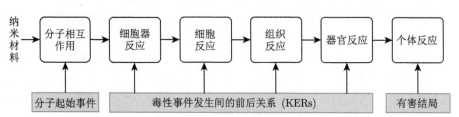

图 7.3　AOP 的基本概念与流程。其中涉及分子起始事件 (MIE)、毒性事件前后关系 (KER) 以及有害结局 (AO)

AOP 的概念当前已开始应用于工业化学品的安全评价、新产品的发现与开发、医药卫生与环境质量检测等；另外，欧盟植物保护产品和欧盟消毒剂的内分泌干扰评估也开始采用 AOP 概念，并写入了欧盟内分泌干扰物识别标准配套导则 (Guidance for the Identification of Endocrine Disruptor)。纳米材料的安全性也可以套用 AOP 的理念，然而目前尚具有纳米材料相关的一些挑战，使得 AOP 的应用尚需时日 [11]。

1) 现有文献的局限性

在过去二十年间，虽然纳米安全和纳米毒理学研究方面取得了重大进展，但 AOP 在其中的应用具有数个局限性，包括：① 对纳米材料引起的不良健康影响的生物学机制缺乏准确的了解；② 在暴露纳米材料时，对暴露的条件和模型描述并不清楚 (比如用的何种方法、哪种细胞系以及使用的纳米材料浓度等)；③ 对纳米材料的分散度与浓度的表征没有做到细致；④ 缺乏对纳米材料的理化表征数据，其对 AOP 的起始事件也较为重要；⑤ 毒性数据较为碎片化。因此有关纳米材料的毒性数据的创建与管理过程对于 AOP 框架的构建与使用很重要，并且以后得好好规定需要一组最低的信息要求。目前国际上正有多个项目来努力解决以上问题，其包括了：SmartNanoTox、PATROLS、OECD WPMN NanoAOP、NanoSolveIT、NanoCommons、GRACIOUS、COSMOS、DaNa、RiskGONE、NanoReg2 等。

2) 研究 MIE 和 KE 的检测方法

若要使用 AOP 对纳米材料安全性进行决策，需要确定哪些 KE 是关键部分并进行测试。将 AOP 应用于化学风险评估，评估具体策略必须开发和核实 MIE 与 KE 这两个重要部分；许多这些检测和测试策略都存在于常规化学品，但对于纳米材料的测试需要有所修改。尽管已经取得一些进展，但相关的方法学需要开发，包括验证适合纳米材料的方法，还是比较有挑战的。OECD 专家对于纳米材料的关键需求点在于将准确的剂量应用到毒性测试中，包括考虑最相关的剂量指标 (例如质量、表面积或粒子数) 以及暴露条件 (例如悬浮液的稳定性和团聚体的表征)。在开发评估 MIE 和 KE 的分析时，方法的可重复性和测试是很重要的。此外，必须评估检测方法与给定 AOP 的相关性，比如一些测试可能与多个 AO 相关，因此需要多种检测来评估 KE 并确保对给定的 AOP 的特异性 (比如细胞毒性可能存在如凋亡与坏死两种机制)。

3) 纳米材料的理化性质

溶解性、疏水性和化学成分等传统的化学性质都可以影响纳米材料的毒性，但除此以外，纳米材料特殊理化性质如溶解速率 (离子释放)，电子带隙，纵横比，溶液中的分散性、比表面积、体积比或表面反应性都会影响纳米材料的毒性。

AOP 需要在对机制、MIE、KE 有准确获取的前提下，才能进行对纳米材料的风险评估。但目前为止，发现最为缺乏的是 MIE 信息，也就是分子是如何与细胞相互作用并引发后来的事件的。不过，这种事件可能是物理的，而不是分子的，因此需要进一步的研究和解释。到 2019 年底，OECD 已经批准了 9 项 AOP，7 项即将获批，14 项正在审查，另有 24 项提案正在积极拟订中。OECD 专家得出结论认为，AOP 框架将得到改进，并且对 MIE 的毒性机制与强度进行深刻理解，并需要解除技术挑战与采纳的瓶颈，来让 AOP 更好地运用于纳米材料的评估。

皮肤致敏试验为 AOP 应用于纳米材料的毒性评估的典型尝试。研究人员利用目前的 AOP 概念，将对皮肤致敏机制的理解应用于单壁碳纳米管、二氧化钛和富勒烯的免疫毒性的研究中。使用的方法为微直接多肽反应性测试 (mDPRA)，检测 CD86 表面标志物表达的 U937 细胞激活测试 (OECD#442E/2018)，以及纳米材料对 U937 细胞的炎性因子释放的调节情况。研究发现，纳米材料能够进入角质细胞中，并与皮肤蛋白相互作用，触发了 U937 细胞的激活，并上调了 CD86 的表达，也调节了炎性因子的分泌。因此，这些纳米材料被界定为体外皮肤致敏物。此研究表明纳米材料的潜在免疫毒性，并使用具有较高预测准确性的标准化非动物方法，强调了研究纳米材料的免疫毒性和皮肤致敏潜力的重要性，以预测可能的人类健康风险。因此，此研究可准确评估纳米材料的皮肤敏化潜力，体现了 OECD 现有测试指南的适用性 [12]。另外，研究人员把皮肤致敏的过程分为四大关键事件：具有免疫原性的半抗原–蛋白复合物的形成 (KE-1，也是起始事件 MIE)、角质细胞炎症反应 (KE-2)、朗格汉斯细胞激活 (KE-3) 以及 T 淋巴细胞激活与增殖 (KE-4)，从而较好地将 AOP 应用在不仅仅是化学品，还有医用纳米材料的皮肤致敏研究及预测方面 [13]。

另外，其他研究人员还总结了导致呼吸毒性及肺纤维化的 AOP 研究网络，包括了五个分子起始事件 (胞吞能力的破坏、TLR2/4 结合、与肺巨噬细胞膜互作、与肺表面活性剂互作、与肺上皮细胞膜互作) 以及六大 AOP；利用这个概念做成了 NetworkAnalyzer 整合入 Cytoscape 软件 [14]。因此，AOP 的概念和方式能够将体外替代方法进行推广，并大量用于纳米材料的风险评估中。

7.3　类器官评价技术

从 20 世纪 70 年代起，二维 (2D) 培养的局限性和三维 (3D) 培养的优点引来诸多关注，越来越多的研究希望将细胞从平面环境中转变到 3D 空间中。3D 培养可以模拟体内的生理环境，让细胞形成接近局部组织的结构，且其生理行为上与机体实际的生理环境更接近。细胞单层培养技术最大限度地降低了组织复杂性，但其缺点是缺少了细胞与基质之间的相互作用，从而导致细胞代谢和细胞表达呈现去分化状态。与单层细胞培养技术比较，3D 培养下细胞可通过细胞外基质扩展，达到高浓度和营养供应状态。正因为此，很多药物研发企业和护肤品生产企业更倾向于使用 3D 培养细胞 (或组织类似物) 来开展实验。当前市场上有多种类型的 3D 培养系统，根据产品是否为细胞提供支撑 (支架) 材料大体可分为两种类型：基于支架的培养体系和无支架的培养体系。无支架培养体系是指没有供细胞黏附、生长和扩散的支撑结构，使培养基中的细胞聚集成类似于组织的微组织球体，其培养方式包括琼脂糖法、悬滴法；带有支架的方法一般是带有细胞外基质 (ECM) 作为支撑材料的 3D 培养，比如著名的 BD 公司的 Matrigel^{TM} 以及 3D Biotek、Cellendes、Life Tech 的人造基质。

图 7.4 是在 96 孔板中加入了 50μL 琼脂糖溶液，待其凝固之后，加入细胞悬液，细胞在凹面底端聚集，在第一天形成细胞聚集，在三天内则在各个孔中形成尺寸均一的球形微组织；这类微组织不宜过大，一般控制在 100~200 μm 的尺寸，这样整个研究系统则无需有血管生成。

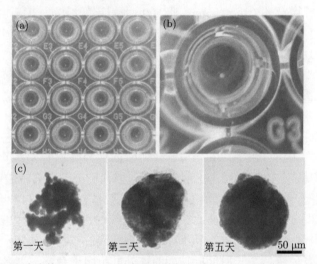

图 7.4 微组织细胞球培养。(a) 96 孔板内形成的细胞球以及 (b) 放大显示单孔内有一个微小的细胞球；(c) 24 h 内，细胞形成聚集体，72 h 内形成较为结实的细胞球

以上这些方法，同时结合生物 3D 打印技术与微流控技术，正让 3D 培养发生日新月异的可喜变化。3D 培养让药物研发企业相当程度上减少了动物实验的约束，缩短了研发周期，提高了结果可信度，研发少走了弯路，从而节省了成本，提高了企业的竞争力。可以预见，未来在高通量、自动化、低成本、广应用性和高预测性等方面，3D 培养将逐步日趋成熟完善，2D 培养向 3D 培养的转变成为必然的发展趋势和时代潮流。因此可见，利用 3D 培养方法来研究与筛选，并结合化学分析，来预测医用纳米材料在人体中的安全性，将能完善这类纳米材料涉及的医药产品的全生命周期的风险评估 [15]。在本节中，将重点描述以肝微组织为基础的 3D 培养。

据调查发现，大约有 60% 的受试药物在临床一/二期因为药物诱导的肝损伤 (drug induced liver injury, DILI) 的安全性问题无法继续三期试验，即使目前已上市的药物中也有 1100 多种药物会造成肝毒性 [16,17]。医用纳米材料的转化同样会面临 DILI 的挑战，且其情形更加复杂。医用纳米材料应在设计及早期研发过程中同时考虑到肝毒性，而非经历了临床试验及大规模资本投入后才发现问题。近年来，化学品的安全评价正大力提倡减少使用动物实验及人体试验，使得体外替代毒理学在近年来逐渐兴起。三维微组织作为体外替代平台之一，相比于传统二维细胞培养更具优势：原代肝细胞在提取培养后三天左右即迅速地失去肝功能；而通过特定方法培养的肝三维微组织具有两周以上的肝功能，包括具有尿素形成、白蛋白分泌及代谢酶活性的能力，从而有效地模拟天然肝脏。

曾经，人们用肝细胞系 (如 HepG2、HepaRG) 研究体外肝毒性，或用肝组织匀浆中提取的肝微粒体 (microsome) 研究代谢酶活性。然而，HepG2 缺乏一些代谢酶活性，并不具有肝功能；HepaRG 需要低浓度二甲基亚砜 (DMSO) 分化才具有肝功能，但 DMSO 具有一定细胞毒性，因此用于评价肝毒性有一定的缺点；而很多代谢酶并不在微粒体中。如今，新鲜分离的原代肝细胞现在被认为是研究药物代谢、转运蛋白相互作用和毒性测试的最相关与最实用的模型之一，而在药物和毒性测试中常用的微粒体逐渐被原代肝细胞所取代 [18]。原代肝细胞由于从肝脏中直接提取纯化获得，保持了肝功能特性；但是细胞会在三天左右即去分化而很快失去包括白蛋白分泌、尿素形成、代谢酶活性等肝功能。为了尽可能保持原代肝细胞的肝功能，人们发明了三明治法，即原代肝细胞在其细胞基质之间生长，其能帮助肝细胞产生较好的细胞间紧密连接和极化方向、促进类胆小管生成 [19]；然而，这种模型在白蛋白分泌及 CYP450 酶系统的稳定性上也仅能维持一周。由于细胞系和原代肝细胞的二维培养不能很好地呈现肝结构与功能，因此需要开发更新的技术，发展维持更长时间肝功能的体外肝组织平台。

近年来，研究人员发现，如果用特定的方法将肝细胞聚集成球状微组织，肝细胞将长期具备肝功能特性，并可用于 DILI 筛选。目前成球的方法较多，比如琼脂糖法、低吸附板法、InSphero 悬滴板等，其一般都用于药物评价 [20,21]。另外，固相支架具有无数约数百微米大小的网格，可以用于形成片状组织 [22,23]。而基于海藻酸钠的微囊包裹法可以迅速获得包裹有细胞的球状微组织，但由于细胞之间缺乏无紧密连接导致组织功能缺失，不适用于无增殖能力的、终端分化的原代肝细胞 [24,25]。因此，不同的肝微组织形成与培养方法各有优势，但都大大延长了其保持肝功能的时间。

当原代肝细胞在体外聚集并形成特定三维结构时，可通过一系列的标志物来帮助确认肝微组织与体内相似的肝结构和功能。Connexin32 作为经典间隙连接、ZO-1 标记紧密连接，用于表征肝实质细胞之间已经建立了紧密接触和通讯；用表

皮生长因子受体 (EGFR) 表征基底外侧，而用 BSEP、MRP2 等标记顶侧，也就是胆小管处；为了确认微组织中含有大量的高度分化的肝实质细胞，高表达的细胞角质蛋白 18(CK18)，功能化指标包括白蛋白 (albumin)、转铁蛋白 (transferrin) 是很好的标记，而同时应有低表甲胎蛋白 (α-fetoprotein) 及谷胱甘肽 S-转移酶 P1(GST-P1)；生物转化活力指标 CYP450 单氧化酶系统及二相酶的表达和活性也是肝功能的重要体现；最后，具有良好肝功能的微组织还能够分泌白蛋白及尿素 (urea) 等。因此，以上针对肝微组织的各项标志物的检测是肝微组织具有正确结构与功能的体现。

肝微组织平台近年来逐渐被药物研发公司广泛接受，用于在小分子药物活性库中筛选 DILI，从而做到药物肝毒性，包括急性毒、长期毒、肝纤维化等的早期发现，而大鼠及人的肝微组织是最为常用的两种模型 [26,27]。然而，在医用纳米材料的 DILI 研究与评价中尚未用到肝微组织模型。因此，这是一个在纳米毒理学方面的可圈可点的应用方向。

7.4 计算毒理学与预测毒理学及纳米材料风险评估

过去的十年间，在纳米材料等新型研究对象的安全性评价过程中，传统的毒性试验测试方法仍然是主导模式，而且很少根据测试物的特性做出适当的修改。然而仅依靠耗时费力的传统毒性试验研究不能对纳米材料的安全性等级进行较为快速的筛选评价，也不能充分解决纳米材料的效应机制问题。因此，需要构建一套快速、高通量的纳米毒性评价体系或预测模型方法，使其可以作为传统毒理学试验方法的补充，共同解释纳米材料的行为和生物效应。近年来，QSAR 方法被一些学者视为一种比较有前景的评估纳米材料安全性的新方法，即借助经典 QSAR 方法评估和预测纳米材料生物毒性效应，Puzyn 等将其称为 "nano-QSAR" 模型 [28]。作为一种统计模拟方法，QSAR 是 21 世纪毒理学研究模式转变过程当中的关键研究领域之一，因此，纳米材料的 QSAR 研究可以看作纳米毒理学研究模式趋于多样化的标志之一，也是纳米毒理学试验研究数据增长到一定阶段的必然选择。它与传统毒理学试验方法相辅相成，共同解释纳米材料的毒性机理、评价纳米材料的环境风险，并为新材料的设计和改进提供依据。

为了评估和预测纳米材料的毒性，应获得诸多的数据，包括纳米材料的化学特性和理化参数、与血液蛋白相互作用的数据、纳米材料毒性、剂量的暴露、组学变化以及相关可能的分子途径；除此以外，纳米材料的吸收、分布、代谢、排泄 (ADME) 特性，临床试验，药物警戒，专利相关数据库，生物作用 (基因、酶、蛋白质、其他大分子)，以及体外替代的一些数据——这些综合起来，才能作为数据来源，以建立模型并作出较为完善的预测。Pawar 等列举了 900 余个有关以上特性的数据库，足以支撑小分子的模型预测，而纳米材料相关的数据库目前还比较缺乏，但也已有 22 个 [29]。相关数据库包括 CBNI、caNanolab、DaNa、Good Nano Guide、JRC NMs Repsitory、NANoREG-eNanoMapper、NHECD、Nano Database、Nano Safety DB、Nano techn standards、Nanowerk、Nanodic.com、Nano、NM registry、NIL、NanoHub、NCL、Nanosafety Cluster、NECID、Stat Nano、SmartNanoTox；这些数据库包括由欧盟 FP7e NanoREG-eNanoMapper 项目开发的 NanoREG-eNanoMapper 数据库，其中包含全世界 85 个合作伙伴收集的纳米材料的毒理学数据。NHECD 是另一个免费数据库，其主要目标是研究纳米粒子对健康、安全和环境的影响。它策划了大量已有和正在开发的关于纳米材料暴露后的环境和健康影响的已发表数据的收集工作。欧盟纳米安全集群 (EU Nano Safety Cluster) 是一个开放平台，包含地平线 2020 项目 (如 SmartNanoTox，NanoRegⅡ, PATROLS 等)，其用于解决使用纳米粒子所带来的材料和技术的安全问题。Nano Database 由丹麦科技大学 (DTU) 环境、丹麦生态委员会和丹麦消费者委员会联合开发；它包括评估纳米材料用于各种消费品和纳米风险分类；这个数据库中有近 3036 个产品。由 *Nature* 和 Springer 创建的 Nano 数据库，包含有关纳米材料、生产方法和纳米仪器的数据。这些数据来自文章、专利和其他科学来源。最后，Stat Nano 是另一个关于 7000 种纳米技术产品的综合数据库，它还载有关于纳米技术对不同行业、纳米结构和纳米材料的影响趋势的分析报告。

值得一提的是，7.1 节描述的高通量与高内涵的发展，使得能够快速生成用于纳米材料毒性评估的大型数据集。而且高通量/高内涵方法可以建立可靠的毒性指标，数据可以来源于纳米材料在多个检测终点、细胞系或生物体的结果 [30]。随后，这些海量数据可以构成计算机毒性模型 (例如 QSAR) 开发和验证的数据库，也可以形成数据驱动的假设，以帮助建立和 (或) 验证可能的毒性机制。然而，随着针对纳米材料的 QSAR 日趋成熟，研究和监管人员必须考虑它们的适用性，以及假阳性相对于假阴性预测的接受水平，还有毒性数据的可靠性。

7.5　结论与展望

体外替代毒理学检测的全球市场在 2020 年为 91.8 亿美元，并且接下来的复合增长率为 10.3%，这样的增长是相当惊人的 [31]。随着动物实验的减少、体外替代技术的进步以及研发投入的持续增加，药物开发的早期毒性检测及筛选是整个体外替代毒理市场的主要增长因素。体外替代毒理检测目前分为了多个板块，包括 ADME 研究、皮肤刺激/腐蚀/致敏检测、遗传毒性、细胞毒性、眼毒性、光毒性、皮肤毒性以及其他未被完全验证及法规认可的一些方法；另外，由于蛋白质组学与基因组学技术的快速发展，毒物组学相关的全球市场将高速增长。欧洲是体外替代方法建立、应用及推广的主要倡导者,因此相关的市场是最大的。值得一提的是,一些体外替代机构逐渐开始涌现,引导与促成政府部门、工业界接受并使用体外替代方法来对医用产品进行效果及安全性的评价。比如美国体外科学研究院 (Institute for In Vitro Sciences) 是一家体外毒理学研究和方法学推广的机构,旨在通过教育、宣传等方式推广体外替代研究方法,并且验证和规范这些方法。由于新材料 (高分子、生物大分子以及纳米材料) 在人体中应用得越来越多,制药和化妆品行业越来越重视使用体外方法进行产品测试,以及 QSAR 预测的方法,预计全球体外毒理学测试市场将呈现显著增长。然而,缺乏熟练的专业人员是一个重大的市场挑战。

纳米材料可设计出不同尺寸、形状、内核、表面修饰,安全性的早期评价不太可能通过大量动物实验获得毒性结果。因此迫切需要一种高效体外替代筛选方法,来部分取代良好实验室规范 (GLP) 标准下的动物实验,充分迎合了基于 3R(减少、替代、优化) 的动物伦理原则,并且可为临床试验的进行与否、首次人体试验所需剂量 (first-in-human dose)、关键毒性终点提供参考。基于组织工程的替代组织的毒性测试方法正逐渐替代一些传统的安全评价手段。曾经,化妆品原料及终产品需要做临床试验才能确定;然而在 2013 年,体外重建皮肤用于人皮肤刺激性/腐蚀性试验已写入 OECD 标准。OECD 化学品测试第 439 法规明确提到,必须使用孔板中重建的人皮肤而非临床试验来进行化学品的皮肤刺激性试验 [32];另外,在药物研发及筛选过程中,已开始使用基于干细胞分化的脑微组织 (stem cells-derived brain organoids)、干细胞来源并具有节律跳动的心肌簇及小肠微组织等进行精神疾病类、心脏病类药物的研发及对消化道系统的安全性分析 [33-35]。相信在未来数年中,会有更多的体外替代方法用于研究化学品和药品的评估,这些方法也可能适用于纳米材料的评价;并且,有理由相信肝微组织会与体外重建皮肤一样,将用于部分替代动物实验及人体试验,来评价纳米材料的安全性,最终通过多方验证,写入安全评价的法规程序,来实现医用纳米材料产业化的弯道超车。

(张乐帅)

参 考 文 献

[1] DUSINSKA M, BOLAND S, SAUNDERS M, et al. Towards an alternative testing strategy for nanomaterials used in nanomedicine: Lessons from NanoTEST. Nanotoxicology, 2015, 9(1): 118-132.

[2] SIEGRIST S, CöREK E, DETAMPEL P, et al. Preclinical hazard evaluation strategy for nanomedicines. Nanotoxicology, 2019, 13(1): 73-99.

[3] ARTS J, Hadi M, Irfan M, et al. A decision-making framework for the grouping and testing of nanomaterials (DF4nanoGrouping). Regul Toxiol Pharmacol, 2015, 71(2, Supplement): S1-S27.

[4] HARTUNG T, SABBIONI E. Alternative *in vitro* assays in nanomaterial toxicology. Wiley Interdiscip Rev Nanomed Nanobiotechnol, 2011, 3(6): 545-573.

[5] Nel A E. Implementation of alternative test strategies for the safety assessment of engineered nanomaterials. J Intern Med, 2013, 274(6): 561-577.

[6] WALSH D P, MURPHY R D, PANARELLA A, et al. Bioinspired star-shaped poly(l-lysine) polypeptides: Efficient polymeric nanocarriers for the delivery of DNA to mesenchymal stem cells. Mol Pharm, 2018, 15(5): 1878-1891.

[7] HACHANI R, BIRCHALL M A, LOWDELL M W, et al. Assessing cell-nanoparticle interactions by high content imaging of biocompatible iron oxide nanoparticles as potential contrast agents for magnetic resonance imaging. Sci Rep, 2017, 7(1): 7850.

[8] EFEOGLU E, MAHER M A, CASEY A, et al. Label-free, high content screening using Raman microspectroscopy: the toxicological response of different cell lines to amine-modified polystyrene nanoparticles (PS-NH$_2$). Analyst, 2017, 142(18): 3500-3513.

[9] LIU Q, WANG X, XIA T. Creative use of analytical techniques and high-throughput technology to facilitate safety assessment of engineered nanomaterials. Anal Bioanal Chem, 2018, 410(24): 6097-6111.

[10] NEL A, XIA T, MENG H, et al. Nanomaterial toxicity testing in the 21st century: Use of a predictive toxicological approach and high-throughput screening. Accounts of chemical research. Accounts of Chemical Research, 2013, 46(3): 607-621.

[11] EDE J D, LOBASKIN V, VOGEL U, et al. Translating scientific advances in the AOP framework to decision making for nanomaterials. Nanomaterials (Basel), 2020, 10(6): 1229.

[12] BEZERRA S F, DOS SANTOS RODRIGUES B, DA SILVA A C G, et al. Application of the adverse outcome pathway framework for investigating skin sensitization potential of nanomaterials using new approach methods. Contact Dermatitis, 2020, 84(2): 67-74.

[13] DE ÁVILA R I, LINDSTEDT M, VALADARES M C. The 21st Century movement within the area of skin sensitization assessment: From the animal context towards current human-relevant *in vitro* solutions. Regul Toxicol Pharmacol, 2019, 108: 104-445.

[14] HALAPPANAVAR S, VAN DEN BRULE S, NYMARK P, et al. Adverse outcome pathways as a tool for the design of testing strategies to support the safety assessment of emerging advanced materials at the nanoscale. Part Fibre Toxicol, 2020, 17(1): 16.

[15] FROHLICH, E. Comparison of conventional and advanced *in vitro* models in the toxicity testing of nanoparticles. Artif Cells Nanomed Biotechnol, 2018, 46(2): 1091-1107.

[16] ALEMPIJEVIC T, ZEC S, MILOSAVLJEVIC T. Drug-induced liver injury: Do we know everything? World Journal of Hepatology, 2017, 9(10): 491-502.

[17] LUO G W, SHEN Y T, YANG L Z, et al. A review of drug-induced liver injury

databases. Archives of Toxicology, 2017, 91(9): 3039-3049.

[18] LI D, HAN Y L, YU T, et al. Advantages, disadvantages and applications of *in vitro* hepatic metabolic models. Chinese Journal of Clinical Pharmacology & Therapeutics, 2011, 16(6): 688-694.

[19] DUNN J C Y, YARMUSH M L, KOEBE H G, et al. Hepatocyte function and extracellular matrix geometry: long-term culture in a sandwich configuration. FASEB Journal: Official publication of the Federation of American Societies for Experimental Biology, 1989, 3(2): 174-177.

[20] HURRELL T, LILLEY K S, CROMARTY A D. Proteomic responses of HepG2 cell monolayers and 3D spheroids to selected hepatotoxins. Toxicology Letters, 2019, 300: 40-50.

[21] VORRINK S U, ZHOU Y T, INGELMAN-SUNDBERG M, et al. Prediction of drug-induced hepatotoxicity using long-term stable primary hepatic 3D spheroid cultures in chemically defined conditions. toxicological sciences: An Official Journal of the Society of Toxicology, 2018, 163(2): 655-665.

[22] BRUNELLI M, PERRAULT C M, LACROIX D. Short bursts of cyclic mechanical compression modulate tissue formation in a 3D hybrid scaffold. Journal of The Mechanical Behavior of Biomedical Materials, 2017, 71: 165-174.

[23] KIM B S, LEE J S, GAO G, et al. Direct 3D cell-printing of human skin with functional transwell system. Biofabrication, 2017, 9(2): 025034.

[24] SAKAI S, ITO S, KAWAKAMI K. Calcium alginate microcapsules with spherical liquid cores templated by gelatin microparticles for mass production of multicellular spheroids. Acta Biomaterialia, 2010, 6(8): 3132-3137.

[25] KIM C, CHUNG S, KIM Y E, et al. Generation of core-shell microcapsules with three-dimensional focusing device for efficient formation of cell spheroid. Lab on A Chip, 2011, 11(2): 246-252.

[26] VAN GRUNSVEN L A. 3D *in vitro* models of liver fibrosis. Advanced Drug Delivery Reviews, 2017, 121: 133-146.

[27] BELL C C, HENDRIKS D F, MORO S M, et al. Characterization of primary human hepatocyte spheroids as a model system for drug-induced liver injury, liver function and disease. Scientific Reports, 2016, 6: 25187.

[28] PUZYN T, LESZCZYNSKA D, LESZCZYNSKI J. Toward the development of "nano-QSARs": Advances and challenges. Small, 2009, 5(22): 2494-2509.

[29] PAWAR G, MADDEN J C, EBBRELL D, et al. In silico toxicology data resources to support read-across and (Q)SAR. Front Pharmacol, 2019, 10: 561.

[30] COHEN Y, RALLO R, LIU R, et al. In silico analysis of nanomaterials hazard and risk. Accounts of Chemical Research, 2013, 46(3): 802-812.

[31] Global *In Vitro* Toxicity Testing (2020 to 2025)—Increasing Number of Toxicology Databases Presents Opportunities. ResearchAndMarkets.com. Business Wire, September 10, 2020.

[32] PEDROSA T D N, CATARINO C M, PENNACCHI P C, et al. A new reconstructed human epidermis for *in vitro* skin irritation testing. Toxicology in Vitro, 2017, 42: 31-37.

[33] LI J, LIU F, GUPTA S, et al. Interventional nanotheranostics of pancreatic ductal adenocarcinoma. Theranostics, 2016, 6(9): 1393-1402.

[34] QUADRATO G, NGUYEN T, MACOSKO E Z, et al., Cell diversity and network dynamics in photosensitive human brain organoids. Nature, 2017, 545(7652): 48-53.

[35] TSAKMAKI A, FONSECA PEDRO P, BEWICK G A. 3D intestinal organoids in metabolic research: virtual reality in a dish. Current Opinion in Pharmacology, 2017, 37: 51-58.

第 8 章　纳米生物效应研究进展

随着纳米技术的快速发展，纳米材料在医学影像、疾病诊断、药物传输、癌症治疗、基因治疗等领域的应用和基础研究也越来越深入。同时，纳米材料的不断研发和大量应用，使得人体通过吸入、经口、皮肤吸收和静脉注射等不同方式受到暴露。纳米材料与生物体的相互作用，有可能导致正面的或负面的生物学效应。对纳米材料生物效应的研究和了解，不仅是我们筛选和开发医用纳米材料的重要前提，也是医用纳米材料得到安全使用的重要保障。本章将介绍纳米材料对重要靶器官的生物学效应，从而为医用纳米材料的药效发现以及医用纳米材料的安全性评价提供重要的数据与支持。

8.1　血液系统作用

纳米技术在医学领域应用的优势得到了广泛的认可，纳米材料和药物的潜力也展现出了良好前景，与传统的药物相比，具有其独特的性质和特点，用以解决未满足的医疗需求。欧盟新兴及新鉴定健康风险科学委员会将纳米粒子定义为一个或多个尺寸在 100 nm 或以下的粒子[1]。纳米材料和纳米制剂在制备中通常需要借由一些特定的载体材料携带进入机体内，进一步到达靶部位或器官发挥药效，但是大量研究发现不同的纳米材料对生物体具有不同的生物学效应。一方面这些纳米材料可对机体病症发挥积极的治疗作用或进行机体生理机能的支撑维持，同时也无法避免产生不良刺激甚至毒性效果，有必要将这些材料进行合理的纯化，或调整用量，进行相应的外部修饰等处理，以降低其毒副作用和提高治疗效果。因此，加强对纳米药物及医用材料的毒性和副作用的深刻理解并予以高度重视，提高用药安全性，降低毒副作用，特别是控制药物的质量、剂量，是实现上述目标的重要基础[2]。

在临床应用中，通过不同给药方式进入血液系统的生物医用高分子纳米材料，不可避免地会进入血液组织首先与血液成分接触。血液系统由液体部分的血浆和悬浮其中的固体部分血细胞组成。其中，血浆中存在着含量丰富的血浆蛋白，血浆蛋白的成分复杂，包括 3700 多种蛋白。血细胞含量约占全血的 40%～50%，包括红细胞、白细胞和血小板。红细胞占血细胞体积的大部分。基于此，进入血液系统的这些纳米材料或它们的降解产物同样将可能与血液成分发生不同的相互作用，如与血浆蛋白的相互作用、与血细胞的相互作用等。而这些相互作用往往带来一些我们所不希望的副作用, 包括通过改变蛋白的结构和构象, 改变红细胞的形态, 进而影响它们的生物学功能, 并进一步引起血液系统功能的失调。并且, 目前正在开发的许多纳米药物产品被设计用于静脉内 (intravenous, IV) 使用, 因此, 研究和正确认识纳米医用材料和药物的生物效应包括与血液成分的相互作用及对血液系统的毒理学影响, 是阐明纳米材料血液相容性和进行安全性评价的一个基本问题。对这一问题有清晰的认识, 将有助于指导和改进纳米材料的设计和制备, 提高其对机体尤其是对血液系统的安全性和实用性 [3]。

由于不同研究使用的纳米材料和细胞模型不尽相同, 为毒性结果转化和预测带来了困难, 并且在不同靶器官有分布差异和不同部位蓄积性的特点。一些分析测试手段, 如同位素追踪法、荧光标记法以及应用电感耦合等离子体质谱 (ICP-MS) 或电感耦合等离子体原子发射光谱法 (ICP-AES) 等, 测定组织和细胞内元素含量的变化从而反映出纳米颗粒在体内的行为, 并可通过毒理学检测方法进一步分析不同类型的纳米药物对血液系统的毒性, 阐明其物理化学性质的作用。主要涉及以下几点: ① 最常发生的血液不相容性, 包括血栓形成和补体激活, 以及对血液学指标的影响 (包括溶血和白细胞计数); ② 物理化学性质对这些血液不相容性的影响。

8.1.1　药物毒性对血液系统的影响

1. 对红细胞的毒性: 破坏红细胞的携氧功能

破坏机制: ① 对血红蛋白结合的竞争性抑制; ② 破坏红细胞造成循环红细胞数降低的药源性贫血。

2. 抑制红细胞、白细胞和血小板的生成

破坏机制: ① 对骨髓抑制; ② 对白细胞的毒性, 如粒细胞减少症/药源性白血病; ③ 对血小板及止血功能的影响, 如血小板减少症和血小板功能障碍/出血性疾病。

8.1.2　纳米材料对血液系统的影响和评价方法

大量研究已经总结提炼了关键理化特性对纳米材料颗粒动力学行为及对其生物安全性的影响。探讨了纳米材料在体液当中的扩散、沉降和团聚行为, 以及对血液蛋白相互作用过程中材料纳米特性的影响; 在细胞水平上总结了纳米特性对纳米材料在细胞内膜囊泡输运中内吞、细胞内转运及外排的动力学过程的影响 (图 8.1)[4]。

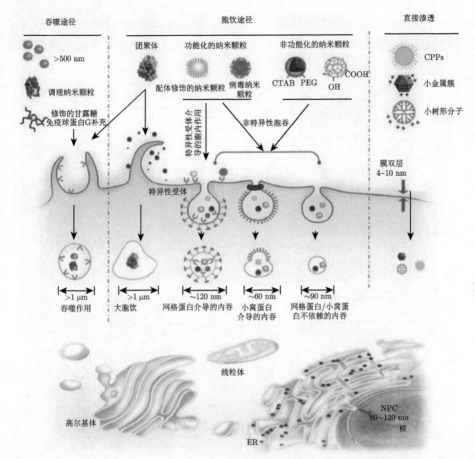

图 8.1　纳米材料在细胞水平上被各种内吞途径产生的囊泡的尺度及生物膜和核孔尺度。ER：内质网；NPC：核孔复合体

　　小型猪被认为是药理毒理学试验更为理想的模型，具有与人类更为相似的解剖学、生理学以及生物化学特性，并且在血液气体、血液生化指标、酸碱度、激素水平、肾功能、肺功能以及血液动力学方面都与人类十分相似。因此，小型猪在药理毒理学评价中具有独特优势，有研究将纳米药物在巴马小型猪体内进行安全性评价，包括对凝血功能在内的相关指标进行了科学的检测[5]。对于凝血功能的评价，典型指标有凝血酶原时间 (PT)、部分凝血酶原激活时间 (APPT) 及纤维蛋白原含量 (FIB)(图 8.2)。离体模型是评价纳米结构材料毒性最常用的方法，因为其价格低廉、操作简单、使用方便、结果重复性好，且与活体模型相比，具有较少的伦理问题。其中，细胞毒性、血液学模型系统和血小板聚集试验是评价纳米结构对血流动力学和心血管系统的潜在影响的主要方法。

　　人原代红系细胞被推荐作为纳米毒性研究的适宜体外血液学模型，因为这些细胞的行为方式密切反映了人体内状态[6]。纳米材料及药物与传统药物的区别在于药物的尺度与药用材料的差异。因此，需讨论上述两点差异对血液系统的影响。

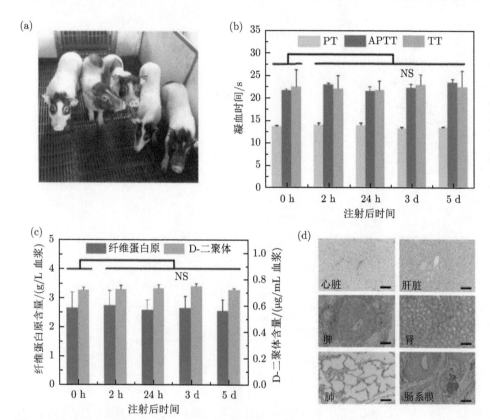

图 8.2　在巴马小型猪体内对 DNA 纳米机器人诱导血栓形成的风险进行评估。(a) 健康巴马小型猪的大体形态学照片；(b),(c) 巴马小型猪静脉注射 DNA 纳米机器人后不同时间点采血，对其血浆进行凝血四项和 D-二聚体水平检测；(d) 静脉注射三次 DNA 纳米机器人后，对巴马小型猪各主要脏器进行 HE 染色，观察是否有血栓形成[5]。TT：凝血酶时间；NS：无统计学差异

1. 纳米尺度对血液系统的影响

与相同化学成分常规大尺寸材料相比，纳米材料常表现出新的理化特性，包括巨大的比表面积、超高反应活性、特殊的电子特征等。纳米颗粒的吸收是其产生效应或毒性的重要阶段，暴露途径主要有呼吸道、胃肠道和皮肤三种，因而其进入体内后的作用和强度依赖于纳米颗粒的尺寸和表面性质[7]。纳米材料能够迁移进入循环系统[8,9]，不同纳米颗粒迁移到血液和肺外器官的速度不同。

研究表明，纳米结构颗粒进入血液系统中会导致某些凝血因子、血小板的数

量发生变化或功能产生障碍，促进血管结构变化或功能发生异常等，这些毒性效应均可使凝血与抗凝血功能紊乱。如纳米尺寸的 SiO_2 在血小板、白细胞、血管内皮细胞、凝血因子等之间的相互作用下，可导致血管内皮细胞炎症反应，而血管炎症反应与血栓形成之间存在相互促进的关系。对大鼠气管滴注 22 nm 和 280 nm 的 Fe_2O_3 研究对大鼠凝血系统效应的尺寸、剂量和时间的依赖性，观察到在滴注 30 天后，22 nm 滴注组大鼠 PT 和活化部分凝血活酶时间 (APTT) 都显著延长 [10]。

2. 医用纳米材料对血液系统的影响

包括人类在内的哺乳动物对纳米材料的摄取通常会导致纳米材料表面被蛋白质自发地包被 [11]。血液系统包含血浆蛋白成分复杂，因而纳米材料的生物安全性评价需重点研究其与多种蛋白的交互作用。大多纳米材料进入血液，首先将形成蛋白 "corona"，并在此过程中影响相应蛋白的结构功能，进而产生不同的毒性或其他生理现象。此外，与红细胞接触，可引起其形态改变、聚集或破裂溶血等，抑或影响红细胞本身的功能活性。因而，进一步研究医用纳米材料对红细胞的作用同样至关重要 [12]。

可用于研究纳米结构对红细胞影响的体外血液学试验包括血沉分析、红细胞聚集试验和溶血试验。在一项研究纳米粒子从肺部转移到体循环的实验中已经注意到这些变化。大气中超细微颗粒 (<100 nm) 与人类死亡率的增长密切相关，汽车尾气经大鼠气管灌注仅 1 h 即可形成明显的血栓，这些纳米颗粒将直接激活血小板渗透进入循环系统。吸入暴露作为一种长期反复的暴露途径，纳米颗粒会在肺部长期沉积产生毒性，难以清除或可能缓慢释放入血引发血液系统相关疾病。大鼠气管滴注 Fe_2O_3 纳米颗粒，测定血浆中凝血相关生化指标，结果显示 22 nm Fe_2O_3 处理的大鼠血浆中 PT 和 APTT 显著升高，在 280 nm Fe_2O_3 处理组 FIB 含量变化轻微 [13]。比起亚微米结构，纳米结构的 Fe_2O_3 气管内滴注可能更显著地增加微血管通透性，更显著地引起凝血系统紊乱。对于人造纳米颗粒水溶性钆金属富勒烯醇 $Gd@C_{82}(OH)_x$，研究人员把暴露途径由静脉注射改为腹腔注射，降低一定的用药浓度，研究荷瘤小鼠的血凝物和纤维蛋白溶解系统，补充 $Gd@C_{82}(OH)_x$ 后与未治疗组相比，依然存在凝血功能的影响。部分促凝血酶原激酶活性时间延长，纤维蛋白原增加、PT 缩短，意味着血栓存在的可能 [14]。

聚阳离子是一类表面带正电荷的高分子材料，包括壳聚糖、聚酰胺-胺等，在组织工程支架、基因或药物递送，以及止血、抗菌等生物医学领域有着广泛的应用。这些阳离子材料进入体内也大多会主动或被动地接触或进入血液组织。在这种情况下，其与血液成分的相互作用也将反映聚合物的生物学效应和生物安全性。以壳聚糖材料为例，如之前有报道研究了不同分子量的壳聚糖及其衍生物羧甲基壳聚糖对凝血相关蛋白结构和功能的影响。研究人员发现壳聚糖和纤维蛋白原主要通过静电引力形成复合物,纤维蛋白原的结构和构象被壳聚糖及其衍生物改变。二者虽然对 APTT、PT、纤维蛋白原时间 (FT) 影响不大,但可影响血栓弹力图参数,或导致凝血过程显著异常。这些结果为其他聚合物材料生物安全性研究提供了重要的依据和参考 (图 8.3)[15]。

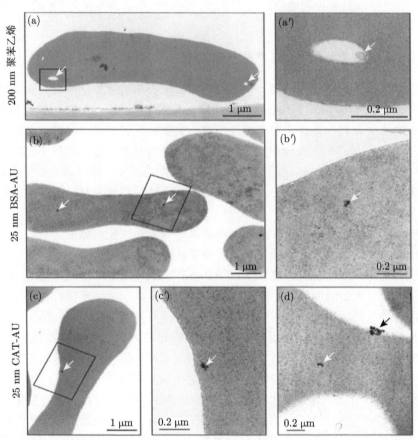

图 8.3　红细胞内不同颗粒的 TEM 图像。图像显示,0.2 μm 聚苯乙烯粒子进入细胞 ((a),箭头),放大后,可以看到粒子与膜结合 ((a′),箭头)。不带电荷的 ((b)、(b′),白色箭头) 以及带正电荷的 ((c)、(c′)、(d),白色箭头)0.025 μm 金粒子被红细胞吸收。粒子不是膜结合的。细胞外可观察到较大的团块 (> 0.2 μm)((d),黑色箭头)[12]

血栓形成主要与无机纳米粒子有关。NPs 可通过吸入或滴入进入血液,并可增强实验性血栓形成,但并不清楚这是否是受肺部炎症或颗粒向血液转移的影响 [16]。此外,实验证实注入血液中的超细炭黑可诱导健康小鼠肝微血管中血小板的聚集,并与肝微血管内皮表面的血栓形成有关 [17]。碳纳米管在注射后引起大鼠颈动脉内血小板聚集和血栓形成,尤其是多壁碳纳米管 (MWCNTs)。这些碳基纳米结构主要在心血管系统器官引起血小板聚集和血栓形成,如心脏、肺、肝脏和肾脏等,并且最近有关碳纳米材料的研究表明,单壁碳纳米管和多壁碳纳米管均能诱导血小板聚集,而不是由于 C_{60}-富勒烯[18]。

银基纳米结构还具有通过在红系细胞环境中产生活性氧 (ROS) 而引起毒性的潜力[19]。口服离子银和纳米银已被报道可以广泛沉积在多数器官。使用放射性示踪剂,发现银的保留率为口服给药的 18%[20]。除皮肤外,在许多组织和器官[21],包括肝脏、肾脏、脑、皮肤、毛发、脾脏、眼睛、肌肉、血液、小肠、胃、肺、膀胱、前列腺、舌、牙齿、唾液腺、甲状旁腺、心脏、胰腺和十二指肠中也检测到了银[22]。口服给予纳米银颗粒可引起实验动物红细胞计数升高、红细胞压积增加、血红蛋白浓度增加等[23]。虽然还没有太多相关的系统副作用的报道,但仍有必要对系统效应进行深入的研究,因为银纳米粒子可能在细胞环境中引起了氧化应激[24]。也有大量研究表明,颗粒银诱导的效应是通过从颗粒表面释放的银离子来介导的,可能并非纳米颗粒本身产生的[25]。由 Ag NPs 引起的氧化应激引发细胞凋亡和随后的溶血,从而引起成熟人红细胞中的脂质过氧化。通过检测释放到上清液中的血红蛋白来分析溶血水平,以 3, 3′, 5, 5′-四甲基联苯胺底物作为检测分子。鉴于此,血液学评估检测可以作为在药物加载之前对纳米结构进行的基本测试。有研究采用荧光光谱、圆二色光谱 (CD) 和对接研究等多种技术对零价铁纳米粒子 (ZVFe-NPs) 与人血红蛋白 (Hb) 的相互作用进行了研究,发现 ZVFe-NPs 通过氢键与 Hb 结合,并在静态变性过程中引起 Hb 构象的变化,也发现 ZVFe-NPs 通过凋亡途径损害淋巴细胞的活力[26]。此外,Ag 和介孔二氧化硅纳米粒子可以降低红细胞膜的完整性,增加溶血和血液凝集[27]。例如,在用 Ag 纳米粒子处理的红系细胞中的血液相容性研究中观察到溶血诱导和细胞膜损伤[28]。在近期一些研究中,对于一些纳米结构材料 (包括掺铁的 TiO_2 纳米棒、非晶态二氧化硅纳米颗粒、碳纳米管和树状大分子) 主要通过测定乳酸脱氢酶的释放、血小板脂质过氧化、血小板聚集和细胞内 Ca^{2+} 水平来反映纳米颗粒诱导的血小板损伤[29],对其进行血液系统安全性评估。TiO_2 纳米棒不仅可以提高心率、收缩压,还可以升高血浆白细胞介素-6 水平、白细胞和血小板计数[30]。

配体修饰的纳米粒子标记物正在被广泛研究并用作试剂,也是分子成像或药物递送的重要工具。通过修饰,可以在不影响组织功能的前提下改变纳米粒子在组织中的穿透行为。而阳离子纳米粒子包括金和聚苯乙烯已被证明能引起溶血和凝血,但是一般的阴离子纳米粒子是没有毒性的。这种概念上的认识可能是用来防止意外纳米颗粒暴露的潜在影响。同样,对于载药纳米粒子用以延长血液循环中半衰期或减少副作用,已经证明了需要改进哪些粒子特性来允许传递或具有生物相

容性 [31]。

脂质体是用于细胞毒药物配制的最常见的药物运载工具，并且很多产品正在进行临床试验，有些已经临床应用 [32]。虽然大多数脂质体偶联药物显示出来与游离药物相比疗效和安全性得到改善，但仍有一些研究表明 [33]，脂肪可能与血小板和凝血因子 XII、XI 结合引起血小板减少症 [34]。脂质体也作用于血清蛋白、脂蛋白、免疫细胞和细胞外基质，促进血小板黏附和聚集。

目前，没有与心血管系统相关的关于聚乳酸乙醇酸和聚乙二醇等聚合物基纳米结构的不良报告，这些材料已被 FDA 列为生物相容性材料。

8.1.3   结论

纳米表面、纳米尺寸的变化都将极大地改变体内纳米材料与血液系统之间的相互作用。而影响这些相互作用的内在机制，不仅需要从生物医学的角度开展研究，还要从纳米特性的角度，考虑材料类型、浓度、暴露方式以及表面特性等因素，进行更加系统和深入的研究。分析不同类型的纳米材料或药物对血液系统的毒性，进一步阐明其物理化学性质的作用对于在研纳米药物的设计和发展阶段具有重要的意义，并有助于建立更加完善的安全性评价方案以及降低此后临床转化和应用中的失败率，为医用纳米材料在今后的应用打下更好的基础。

8.2   免疫系统作用

免疫毒理学是毒理学的一门分支学科，主要研究外源化合物和物理、生物因素对机体免疫系统的作用及其机制，以及造成的免疫系统功能障碍和/或结构损害，也包括有害因素作用于机体其他系统后引起免疫系统的继发性损害。根据其效应不同，免疫毒性可以分为：免疫抑制，增加感染性疾病和癌的危险；免疫刺激，增加超敏反应和自身免疫的危险。外源化合物对免疫系统的直接作用包括细胞毒性作用，对淋巴细胞成熟过程的影响，以及对淋巴细胞增殖、分化的影响；间接作用包括对神经内分泌网络的影响，对营养和代谢的影响。

在纳米科技快速发展的今天，纳米材料在各个领域尤其是医学领域的应用得到了广泛的认同，其对人体的潜在影响也受到了前所未有的重视。纳米免疫毒性是纳米颗粒安全性评价的重要组成部分，利用工程学方法设计的纳米颗粒可以避免免疫系统的识别和抑制或增强免疫应答 [35]，然而，由于免疫系统的复杂性，目前对药物和化学物的免疫毒作用机制的认识仍然很有限，研究的重要内容尚不深入。目前，由于纳米材料在生物医学的应用属于新的领域，还没有确立正式的评估准则，考虑到纳米材料的广泛应用，接触的人群面广、量大，进行毒理学研究尤其是进行较为灵敏的免疫毒理学研究将是十分必要的 [36]。

纳米材料由于粒径小等特性，极易进入体内，并透过多种生理屏障与免疫细胞或细胞表面蛋白相互作用，发生特异性反应，诱发免疫应答，增强或降低机体的免疫功能。此外，免疫系统自身的复杂性和纳米材料类型的多样性增加了研究其免疫毒性的难度。目前国内外对免疫毒理学的研究缺乏系统性，现有的研究主要是针对纳米颗粒引起炎症反应相关细胞因子的变化、对吞噬细胞的影响，以及涉及的免疫调节作用的影响。免疫系统的改变往往在其他毒性作用之前发生，因此，研究外源化合物对免疫系统的影响，一方面可对它们的毒性作出全面的评价，另外还可以从免疫系统的检查中寻求外来化合物对机体损伤的早期检测指标。纳米材料与传统材料相比有很多特殊的性质，比如巨大的表面积、表面电荷等，这就提醒我们在进行纳米材料免疫毒性研究的时候，除了运用传统免疫毒理学研究的方法之外，更要综合考虑纳米材料的特性，以全面评价纳米材料的免疫效应和免疫毒性。

8.2.1 纳米材料免疫毒性的影响因素

纳米材料的尺寸大小、化学组成、表面结构、溶解性、形貌以及聚集状态等对免疫系统的影响仍然处于探索研究阶段。同时，纳米颗粒的暴露途径也是一个重要的影响因素。这些参数会影响其蛋白结合、细胞内吞、胞内定位与转运、体内的蓄积和迁移，从而引起一定的免疫系统毒性。

1. 物理化学性质

纳米颗粒的理化性质是影响其生物学特性的重要因素，包括尺寸、形貌、表面电荷、表面修饰、亲疏水性等[37]。研究表明，纳米颗粒表面的化学修饰可以提高生物相容性，此外，还可以调节与蛋白的相互作用以及降低细胞毒性。

纳米颗粒的尺寸是影响毒性的重要因素，例如影响 Th1/Th2 的刺激性、吞噬/摄取、抗原特性、颗粒清除。据报道，对高分子纳米颗粒而言，25 nm 的小颗粒比 100 nm 的大颗粒更容易累积在淋巴结的树突状细胞[38]。纳米颗粒在淋巴结中的运输具有尺寸依赖效应：尺寸在 500~2000 nm 之间的纳米颗粒存在于注射部位的树突状细胞中；20~200 nm 的纳米颗料可以在淋巴结的树突状细胞和巨噬细胞中发现[39]。小分子纳米颗粒 (~25 nm) 可以稳定、高效地进入毛细血管或淋巴管，在树突状细胞中作用后蓄积；而大颗粒 (~100 nm) 作用效率只有小分子的 10%，提示纳米药物对小鼠体液免疫和细胞免疫的影响可能与粒径大小有相关性[38]。粒径较大的纳米银比粒径较小的纳米银更易被巨噬细胞识别、吞噬[40]。

表面电荷影响免疫细胞的毒性、与血浆蛋白结合、免疫细胞刺激及颗粒清除。关于纳米脂质体的研究显示，通过改变脂质体的表面电荷，可以提高抗原递呈的能力, 阳离子性质的脂质体比阴离子或者中性的脂质体具有更强的抗原递呈能力 [41]。

表面亲疏水性影响与血浆蛋白相互作用、吞噬/摄取、免疫细胞刺激、颗粒清除等。相对于前体而言, 羧基修饰的多壁碳纳米管和其他改性的碳管都表现出较低的免疫应答。

晶体组成影响免疫细胞摄入。研究表明, 不同晶型纳米 TiO_2 影响其胞吞能力。巨噬细胞摄入锐钛矿的 TiO_2 纳米颗粒速度较金红石快, 且锐钛矿的 TiO_2 的毒性远高于金红石 [42]。

纳米颗粒的纯度也是决定其免疫毒性的重要因素。未纯化的多壁碳纳米管与人巨噬细胞相互作用后, 细胞活力的降低与碳纳米管的细胞摄取能力呈正相关, 其引起的毒性主要与其所含的金属杂质相关。

2. 蛋白吸附

纳米颗粒可以通过与血液中的各种蛋白结合, 促进或者抑制免疫应答。与纳米颗粒相结合的蛋白决定着颗粒物被免疫细胞摄取的种类。血液中纳米颗粒的蛋白吸附同时影响纳米颗粒与血液其他成分相互作用的方式 [43]。而且, 血浆蛋白的结合是决定纳米颗粒可以在生物体内组织器官分布和清除能力的重要因素 [44]。例如, 如果纳米颗粒表面没有修饰阻止吸附的调理素, 则会在数秒之内被吞噬作用清除出血液。而蛋白能否吸附到纳米颗粒的表面, 依赖于颗粒物表面的性质、组成, 制备方法, 亲疏水性和表面电荷。例如, 聚乙二醇化聚十六烷基氰基丙烯酸酯 (PHDCA) 纳米颗粒表面修饰了 PEG 之后, 所吸附的蛋白数量就减少。然而也有报道提到, 多聚体纳米颗粒表面蛋白吸附数量的减少与表面电荷的增加有关。

以上影响纳米材料在体内的毒物动力学和毒效动力学过程。受颗粒性质的影响, 纳米药物可通过与特定的免疫细胞结合或一定的摄取途径, 产生免疫刺激作用。传统的低毒、无毒物质在纳米级别可能导致免疫毒性, 如纳米晶型石英和纤维可引发免疫毒性 [45,46]。

3. 剂量–反应/效应关系

免疫系统的复杂性, 使其剂量–反应关系受到较多因素影响, 较难确定。例如, 取决于不同的染毒方式。通过呼吸道经肺进入机体的纳米材料, 不可避免地被肺组织中的免疫细胞吞噬, 引发免疫应答, 释放细胞因子, 引发上皮细胞炎症, 未被吞噬清除的纳米物质可能逃过免疫系统的监视积累在细胞质或细胞核中 [47]。进入生物体后, 纳米颗粒可渗透细胞膜, 穿透组织和淋巴结等, 逃脱机体免疫系统的监视 [48]。通过胃肠道吸收入血或直接进入血液的纳米药物, 首先与血液中的蛋白质结合, 而后由多种细胞摄取并作用, 导致免疫抑制或免疫增强 [43]。目前还没有系统的研究表明纳米材料与免疫系统的剂量–反应/效应关系。

8.2.2 纳米材料与免疫系统的相互作用

机体接触纳米材料后，在器官还未表现出毒性反应时，免疫系统就已经表现出免疫增强、免疫抑制等免疫毒性，可能是导致免疫功能紊乱或免疫调节障碍，或者是增强机体对弱抗原的免疫应答能力。可以分为直接作用和间接作用，直接作用可由材料在体内的分布和内剂量决定，间接效应是材料通过一系列其他过程影响了其他系统从而影响机体免疫功能。应从这两方面入手，采用行之有效的研究手段，将整体、细胞、分子、基因水平上的研究方法有机结合，综合分析免疫毒性机制，包括引起免疫激活或免疫抑制的机制。目前纳米材料与免疫系统的相互作用主要包括以下几方面。

1. 免疫刺激

纳米颗粒的免疫刺激主要基于对先天性和适应性免疫应答的增强作用。研究表明，纳米药物被上皮细胞、树突状细胞和巨噬细胞摄取后，可激发不同的免疫通路，刺激炎症物质和细胞因子的产生和释放。血液中的纳米药物也可以刺激补体系统、红细胞和血小板，激活中性粒细胞，影响巨噬细胞的吞噬活性等，从不同的免疫刺激方面引发免疫毒性。

1) 抗原性

抗原性即刺激免疫系统产生抗体的能力。富勒烯可刺激多种实验动物产生特异性抗体，这些特异性抗体由不同的 IgG(免疫球蛋白 G) 组成。后续研究表明，富勒烯纳米颗粒等可以通过特定机制影响其靶定位置，产生特异性抗体 [49]。C_{70} 纳米颗粒也可以产生类似的抗体。此外，纳米脂质体和功能化的碳纳米管可以激活补体系统。单壁碳纳米管和多壁碳纳米管可以刺激经典的补体途径，而只有双壁碳纳米管激活替代途径 [50]。也有研究报道，一定剂量和类型的纳米银具有免疫刺激作用，使机体脾脏中 B 细胞绝对计数增加，血液中白蛋白、IgM(免疫球蛋白 M) 和 IgE(免疫球蛋白 E) 等含量升高。

2) 佐剂特性

有些纳米药物可刺激免疫系统产生更强、更快和更持久的免疫应答。HIV-2 疫苗使用聚甲基丙烯酸甲酯纳米颗粒替代传统氢氧化铝作为佐剂，小鼠产生的抗体比氢氧化铝组和对照组高 10～100 倍，高浓度抗体维持时间由 10 周延长至 20 周。佐剂特性可能增强免疫刺激副作用，产生致命性过敏等，这也是非临床研究中评价纳米药物免疫安全性的重要方面之一。富勒醇对于 HIV-1 和 HCV 疫苗具有佐剂效应 (图 8.4 和图 8.5)[51,52]，与传统氢氧化铝疫苗相比，其抗体产量更多，刺激产生抗体时间更长、更稳定。不同表面修饰的金纳米棒可以作为 HIV-1 的疫苗佐剂 (图 8.6)[53]。与弱抗原的结合能力依赖于颗粒的尺寸和表面电荷。当富勒烯衍生物与载体蛋白结合时产生特异性免疫反应，然而，使用不同的富勒烯衍生

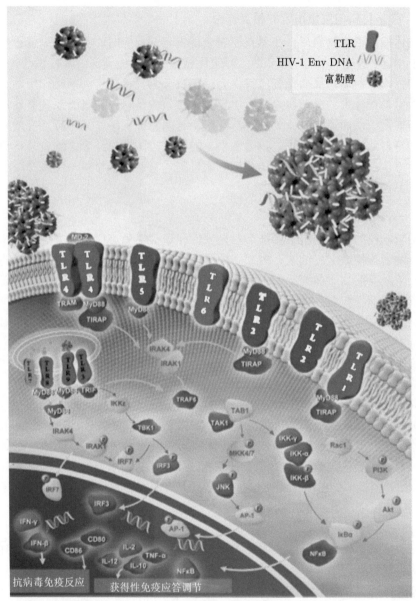

图 8.4　富勒醇纳米颗粒作为 HIV-1 的疫苗佐剂。TLR：Toll 样受体；HIV-1 Env DNA：人
类免疫缺陷病毒基因；TRAM：TRIF 相关接头分子；MyD88：髓系分化因子 88；TIR：
Toll/IL-1 受体同源区；IRAK：白介素 1 受体相关蛋白激酶；TRAF6：肿瘤坏死因子受体相
关因子；TAK1：TGF 激酶 1；TAB：TAK1 结合蛋白；IRF：干扰素调节因子；JNK：c-Jun
氨基末端激酶；NF-κB：核因子激活的 B 细胞的 κ 轻链增强；Rac1：ras 相关 C3 肉毒素底
物；PI3K：磷脂酰肌醇 3 激酶；IFN：干扰素；TNF-α：肿瘤坏死因子；IL-12, IL-2, IL-10：
白细胞介素-12，白细胞介素-2，白细胞介素-10

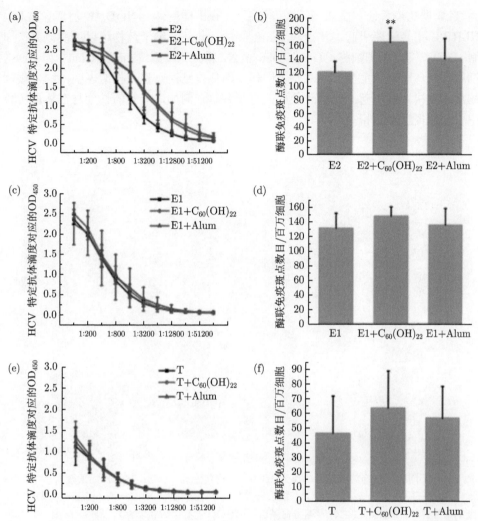

图 8.5 富勒醇作为 HCV 疫苗佐剂促进体液免疫和细胞免疫。E2，E1，T：丙型肝炎病毒三种分型；Alum：铝佐剂；$C_{60}(OH)_{22}$：富勒醇

物却没有发现纳米颗粒产生的特异性免疫反应。纳米乳剂可诱导 Th1 型免疫反应，产生细胞因子和趋化因子，刺激细胞产生 IgG 和黏膜 IgA(免疫球蛋白 A) 抗体。尾静脉注射纳米银可以刺激机体 T 淋巴细胞增殖、数量增加。

2. 炎症反应

纳米材料可以通过多种通路影响炎症反应。给予小鼠 PLGA 纳米颗粒包裹的乙肝疫苗，对于缩氨酸和弗氏完全佐剂 (Freund's complete adjuvant, FCA) 主要产生辅助性 T 细胞 1 (helper T cell 1, Th1) 型免疫反应；直接给予药物后主要为 Th2 型免疫反应。金属富勒醇通过激活 Toll 样受体 4-NOD 样受体 3(TLR4-NLRP3) 信号通路引起炎症反应 (图 8.7)[54]。此外，纳米药物可以加快树突状细胞 (DC) 成熟，增加细胞 CD80/CD86 表达，刺激免疫系统，改变 CD4$^+$ 和 CD8$^+$ 细胞比例，影响炎症反应，引发不同程度的免疫毒性。也有报道表明，纳米颗粒的尺寸是决定其引起细胞因子反应的主要参数。例如，碳管的长度与在体内实验中引起的炎症密切相关。

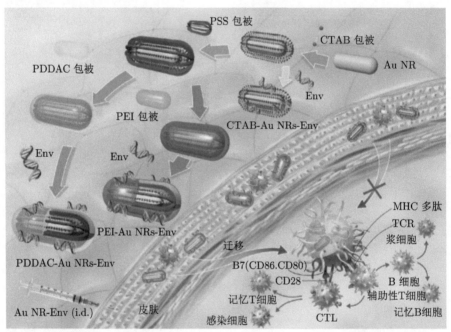

图 8.6　不同表面修饰的金纳米棒作为 HIV-1 的疫苗佐剂。PSS：聚苯乙烯磺酸盐；CTAB：十六烷基三甲基溴化铵；PDDAC：聚二烯丙基二甲基氯化铵；PEI：聚乙烯亚胺；Au NR：金纳米棒；Env：HIV-1 的包膜糖蛋白基因；MHC：主要组织相容性复合体；TCR：T 细胞抗原受体；i.d.：皮内注射；CTL：细胞毒 T 淋巴细胞

3. 免疫抑制

免疫抑制表现在 T 和 B 细胞增殖减少及免疫器官功能降低等方面。一方面，免疫抑制作用可能降低机体对感染和癌细胞的抵御能力；另一方面，可以提高对变态反应性疾病和自身免疫性疾病的治疗效果及减轻器官移植后的不良反应。目前，对纳米颗粒与免疫抑制之间关系的研究尚不多见，而大多数的研究关注于纳米颗粒引起的炎症特性。例如，吸入多壁碳纳米管可抑制 B 细胞功能，同时观察到巨噬细胞分泌肿瘤坏死因子 (TNF) 是免疫抑制作用机制的关键因素之一[55]。固体脂质体纳米颗粒抑制 Toll 样受体 4，抑制 DC 和巨噬细胞合成的促炎趋化因

子[56]。纳米银可降低单核巨噬细胞的活性和功能，使机体非特异性免疫功能下降，且存在浓度和时间依赖效应[57]。纳米银可以通过影响 T 细胞亚群分布和细胞活性导致机体细胞免疫功能受损。此外，纳米银可干扰免疫细胞蛋白质和 DNA 合成，诱发细胞 DNA 和染色体损伤，影响细胞内多种酶的活力、细胞膜的稳定性和线粒体的功能等，进而抑制免疫细胞的增殖、分化，造成免疫功能下降[58]。近期有研究表明，石墨烯量子点 (GQDs) 可以抑制肠道炎症[59]。

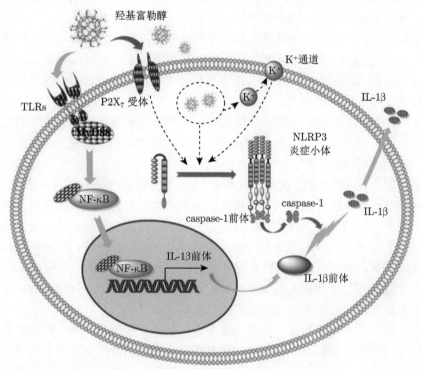

图 8.7　羟基富勒醇通过激活 TLR4-NLRP3 信号通路引起炎症反应。TLRs：Toll 样受体；IL-1β：白细胞介素-1β

　　免疫系统不是单独作用，是与神经系统和内分泌系统相互联系，相互调节，共同构成维持机体自身稳态的复杂网络。

8.2.3　研究方法

　　近年来，已经建立了一些灵敏度和准确性较高的免疫毒性检测方法，评价免疫毒性的指导原则也不断完善。

　　(1) 免疫病理学检查：包括淋巴器官，如脾脏、胸腺、淋巴结及骨髓。

　　(2) 免疫功能检查：

固有免疫应答：评价 NK 细胞活性和巨噬细胞功能。

获得性免疫应答：评价体液免疫功能 (直接测定血清抗体浓度，空斑形成细胞试验，B 细胞增殖试验)；评价细胞免疫功能 (细胞毒性 T 细胞杀伤试验，T 细胞增殖试验，迟发型超敏反应)。

(3) 免疫细胞因子的检测：酶联免疫吸附测定法 (ELISA) 测定 Th1 和 Th2 相关的细胞因子，应用活体荧光染料极性淋巴细胞增殖试验等 [60]。

(4) 超敏反应和自身免疫反应检测：被动皮肤过敏试验、主动皮肤过敏试验和主动全身过敏试验检测 I 型超敏反应。包括局部涂皮法、皮内 (intradermal, ID) 和涂皮相结合的方法、小鼠耳肿试验、鼠类局部淋巴结试验、腘窝淋巴结试验。

(5) 宿主抵抗试验：外源化合物诱发免疫毒性可表现为机体对感染因子或肿瘤细胞的抵抗力发生改变。大部分在小鼠身上进行，包括对细菌、病毒、寄生虫及可移植肿瘤细胞的抵抗力。

(6) 免疫组学和免疫信息学：与免疫毒性相关的基因目前研究较多的主要是与细胞表型、细胞周期和增殖、细胞损伤及凋亡调控等相关的基因。探索方向包括：① 过敏性预测；② 对免疫缺陷相关基因的诠释；③ 对相关基因与健康和疾病关系的研究；④ T 细胞-抗原表位和 B 细胞-抗原表位预测及芯片研究等 [61]。

体外替代策略的发展：由于免疫系统的复杂性，目前一般认为体外检测应使用一组实验指标或 (和) 分层检测方法来进行。① 免疫抑制和超敏反应应作为体外方法建立的重点；② 应采用相应的决策树进行免疫毒性分析；③ 使用原代人类细胞作为首选，但也可使用特性明确且经过验证的人或动物的细胞株；④ 应建立一个关于药物和化学物对人类免疫毒性的体内实验数据库以进行比较和验证。欧洲替代方法验证中心提出了免疫抑制分层检测方案 [62]。

近几年，关于纳米材料产生的免疫效应的研究正在逐步开展，纳米颗粒引起的免疫反应依赖于颗粒与免疫细胞的相互作用。然而，考虑到免疫系统的复杂性和体内免疫系统存在许多相互关系，体内实验的开展也是亟待研究的重要方面。

8.3   肝毒性效应

8.3.1   肝脏与肝病概述

1. 肝脏结构与功能

肝脏是人体代谢活动的中心，主要发挥储存糖原、合成并分泌功能蛋白、解毒等功能 [63]。肝脏位于大部分人的右上腹，呈红褐色，质地柔软。其中成人肝重量相当于体重的 2%。肝脏通过肝中央静脉和肝动脉供血 [64,65]。其中肝中央静脉承担了 75% 的肝脏供血，携带着来自于脾脏、胃肠道系统以及其他器官的静脉血。肝中央静脉和肝动脉均向肝脏供氧。血流经过肝血窦，并且汇聚到每个小叶的中央静脉。

肝脏作为人体的巨大"化工厂"，在生命活动的方方面面发挥作用。肝脏被认为与其他器官一起，负责将近 500 种功能。然而目前并无人造器官可完全取代肝脏的功能。肝脏可将在肠道消化后由淀粉和糖类转化的葡萄糖吸收，合成糖原贮存，以供机体所需时分解为葡萄糖供能 [66,67]。脂肪的合成、释放与脂肪酸氧化等脂质代谢均在肝脏内进行 [68,69]。同样，肝脏是蛋白质代谢、合成以及降解的中流砥柱，亦可合成多种氨基酸。肝脏负责凝血因子、激素、维生素等物质的合成与分泌 [70]。胆汁酸在肝细胞中合成，经胆管运输到胆囊，参与脂肪的消化和吸收。而作为人体的解毒器官，肝脏可回收并降解人体代谢过程产生的代谢废物 (如衰老的红细胞) 以及外源毒素 [71,72]。故肝脏包含了人体最大的网状内皮吞噬系统，能够有效地识别、吞噬侵入人体的各种抗原，发挥其免疫功能。

2. 常见肝病类型

肝病由于发病机理的不同主要分为病毒性肝病和非病毒性肝病。其中病毒性肝病主要包括由各种肝炎病毒引起的病毒性肝炎，如甲、乙、丙、丁、戊型肝炎 [73-77]。非病毒性肝病主要分为酒精性肝病 [77]、非酒精性脂肪性肝病 [73]、药物性肝损伤 [75]、新陈代谢异常型肝病 [78]、铁过载引起的肝损伤 [76] 等几种常见肝病类型。酒精性肝病主要是由于长期大量酗酒造成肝脏内乙醇产物大量堆积从而引起肝细胞代谢异常，造成的肝损伤。非酒精性脂肪性肝病是以由其他非酒精或病毒因素引起的肝脏内脂质过量堆积为主要特征的临床病理综合征。药物性肝损伤是由化学药物、毒素等外来物导致的肝脏损伤。铁过载引起的肝损伤主要是由于体内铁元素过量堆积在肝脏中，引起的肝脏细胞氧化应激损伤，从而引发肝脏病变。脂肪性肝病严重时可发展成肝炎、肝纤维化、肝硬化，甚至引发肝癌。

8.3.2 纳米颗粒在肝脏中的富集及机理

由于纳米材料尺度上的优势，其更容易被细胞所摄取，而对材料从尺度和表面性质等方面的修饰，可赋予纳米颗粒靶向性。因此研究者们开始通过将药物纳米化的方法来达到有效的靶向治疗的目的，有些小分子药物可通过自组装形成纳米药物，而水溶性不佳或难溶的药物分子通过纳米载体包裹或吸附，提高其生物利用率 [79-81]。纳米颗粒的材料组成、粒径、大小、表面电荷、形状以及表面基团的亲疏水性等均会影响整个纳米运载系统的体内分布与循环以及药物包载能力。近年来，随着纳米药物与纳米载药体系的广泛研究和应用，人们开始重视研究纳米颗粒及其所载药物在体内的代谢特点。作为载药体系，纳米颗粒本身药代动力学特性与其所承载药物表现不同，而这种差异可能影响到药物传递效率和治疗效果。作为纳米颗粒本身，不同尺度和表面特性在体内的富集部位具有偏好性。给小鼠静脉注射金纳米颗粒后，10~300 nm 尺寸的纳米颗粒主要在肝脏、脾脏、淋巴结、骨髓等部位富集，而当纳米颗粒尺寸大于 1000 nm 时，主要在肺、肝脏等器官富集。并且，在各脏器的巨噬细胞中发现大量的纳米颗粒富集 [82]。

　　肝脏是药物代谢以及排出的主要部位。该器官主要通过门静脉和肝动脉分别接收来自肠胃道和心脏的血液。血液流经肝血窦 (肝板之间的终端毛细血管，窦壁由肝细胞的细胞膜组成，内含巨噬细胞 (即 Kupffer 细胞) 和内皮细胞)，在中央静脉汇聚，最后经由肝门静脉离开肝脏，肝血窦结构如图 8.8 所示 [83]。而肝细胞作为肝脏的实质细胞，占肝脏细胞含量的 70% ~ 85%，在代谢、分泌和外排方面发挥关键作用 [84]。而 Kupffer 细胞作为肝脏中特化的巨噬细胞，位于肝血窦壁中，主要负责衰老红细胞回收及外源颗粒吞噬等生命活动 [85,86]。正常状态下的大量 Kupffer 细胞处于静息状态，而当体内涌入大量外源物质时，往往引起 Kupffer 细胞活化。肝脏星状细胞 (hepatic stellate cell, HSC) 为肝脏中另一种重要细胞类型，位于窦周隙中，即肝血窦和肝细胞之间的狭小区域。当肝脏遭受损伤时，HSC 处于激活状态，从而导致胶原瘢痕组织、肝纤维化甚至肝硬化 [87,88]。

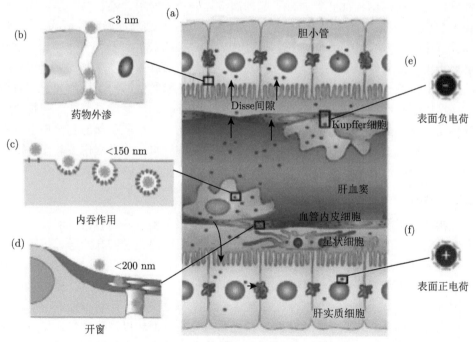

图 8.8　肝血窦的结构以及纳米颗粒被动靶向肝脏的原理 [83]

　　大量研究表明，常用的未经修饰纳米颗粒，如无机纳米颗粒、聚合物纳米颗粒、脂质体等，在 10~300 nm 尺寸时，往往被动富集在肝脏中。当纳米颗粒尺寸小于 3 nm 时可直接通过肝组织间缝隙渗透入肝脏中。有研究者认为，绝大多数纳米颗粒进入血液循环时，会迅速地在表面上非特异性地覆盖一层蛋白 (即蛋白冠)，导致其到达肝血窦时被 Kupffer 细胞识别并吞噬，从而滞留在肝脏中 [89-92]。

8.3.3 纳米材料的肝脏毒性及可能机制

肝脏作为人体内最大的代谢器官，占人体总重的 1.5%～2.5%，是碳水化合物、蛋白质、药物及外源性毒物等代谢的重要器官。纳米材料可由呼吸系统、消化系统或皮肤等途径进入机体后，再通过血液或淋巴循环到达并沉积在肝脏中 [63,64]。

1. 氧化应激

氧化应激是指机体内活性氧 (ROS) 的生成增加或清除能力下降，即生成和清除失衡，而使 ROS 在体内堆积并造成组织器官氧化损伤的病理学过程。一般纳米颗粒进入细胞后可通过破坏细胞氧化/抗氧化能力的平衡而引起细胞损伤。在体内 ROS 随细胞的代谢而不断产生，常见的 ROS 包括超氧阴离子 ($O^{2-}\cdot$)、羟自由基 ($\cdot OH$) 和过氧化氢 (H_2O_2) 等。通常 ROS 也会被具有抗氧化活力的过氧化氢酶 (CAT)、谷胱甘肽过氧化物酶 (GSH-Px)、GSH 和超氧化物歧化酶 (SOD)等抑制或清除。其中，SOD、CAT 及 GSH-Px 是最常见的抗氧化酶，通过催化 $O^{2-}\cdot$ 发生歧化反应、H_2O_2 分解为 H_2O 和 O_2 并阻止 $\cdot OH$ 的产生，降低 ROS 在体内的含量，是体内重要的自由基清除剂。GSH 是一种抗氧化剂，在维持细胞氧化/抗氧化的平衡中起重要的作用，它的改变通常标志着细胞功能性损伤的发生。机体内大量积累的 ROS 会造成细胞脂质过氧化、DNA 链断裂、蛋白质功能丧失和一氧化氮 (NO) 活性降低等一系列改变，进而导致细胞功能障碍甚至死亡。脂质过氧化物 (LPO) 作为饱和脂肪酸过氧化的产物，通常与 SOD 相互配合测定，用来反映细胞受 ROS 攻击的程度。纳米氧化钛 (TiO_2 NPs) 可诱导大鼠肝组织内 ROS 的水平高于对照组，而 SOD、CAT、GSH-Px 及 GSH 的含量则低于对照组，即发生了氧化应激 [93]。研究表明，纳米 Ni 和纳米 NiO 可致 HepG2 细胞内 ROS 的产生增加，GSH 的含量则降低，表明发生氧化损伤 [94]。由此，我们推测纳米 NiO 可通过诱导氧化应激而造成大鼠肝组织细胞损伤。

2. NF-κB 信号通路与炎症反应

炎症反应是机体抵御外来刺激的保护性应激反应，包括促炎反应和抑炎反应两种。若外界刺激过分强烈，可导致炎症介质的过度释放及抗炎介质分泌不足或过度释放，从而导致促炎反应和抑炎反应失衡，加重炎性损伤。研究表明，纳米颗粒可通过诱导细胞因子及趋化因子等的改变而导致炎症反应的发生。细胞因子是由活化的免疫细胞分泌的蛋白质或糖蛋白，根据其在机体防御反应中的作用，又分为促炎性和抑炎性细胞因子。在炎症反应过程中，机体既可以释放白细胞介素-1β(IL-1β)、IL-6 和肿瘤坏死因子-α(TNF-α) 等促炎性细胞因子，也可分泌 IL-4 和 IL-10 等抑炎性细胞因子，以维持机体的内环境稳定。

TNF-α 作为一种重要的肝脏疾病启动因子，在炎症反应的过程中起重要作用。金纳米颗粒进入机体循环系统或器官后可被巨噬细胞吞噬，并分泌 TNF-α 等重要的炎性因子。同时，TNF-α 可通过调控核因子-κB(NF-κB) 诱导激酶 (NIK)/IκB 激酶-α(IKK-α) 轴，介导 NF-κB 信号通路的活化。Chen 等用纳米 TiO$_2$ 处理 HepG2 细胞，结果显示：促炎性细胞因子基因 A20 和 TNF-α 的 mRNA 表达水平明显上调，同时也可诱导 IκB-α 的磷酸化和 NF-κB 信号通路的激活，提示 NF-κB 信号通路参与纳米颗粒诱导的肝组织细胞炎性反应的过程。研究发现，纳米 TiO$_2$ 染毒后显微镜下可见：大鼠肝组织广泛脂肪变性及坏死、炎症细胞的浸润，同时肝组织中 TNF-α、NIK、IKK-α、IKK-β 和 NF-κB 的蛋白表达水平高于正常组，提示纳米 TiO$_2$ 可通过激活 NF-κB 信号通路而诱导大鼠肝脏炎症反应的发生 [95]。因此，我们推测纳米 NiO 致大鼠肝组织细胞损伤可能是其通过活化 NF-κB 信号通路并诱导炎症反应所致。

3. 内质网应激信号通路与细胞凋亡

细胞凋亡是一种在内源性基因的调控下细胞生理性死亡的过程，是机体生长发育过程中所必需的生理过程。研究发现内质网在调节 ROS 稳态和应激反应的过程中起重要作用。内质网不仅可以感受外界的各种刺激，还可以传导凋亡信号，当 ROS 大量积累时可干扰内质网的动态平衡而发生内质网应激反应。内质网应激表现为非折叠蛋白反应 (UPR) 的激活和细胞内钙离子平衡的紊乱，进而激活下游的各种信号传导途径。据报道，内质网应激是机体应激时细胞中最早期的反应，它通过激活内质网的分子伴侣等保护性的分子表达，以抵抗应激、保护细胞和维持细胞生存等。非折叠蛋白反应是由一个内质网分子伴侣调节蛋白 78(GRP78) 和三个内质网应激感受器蛋白 (分别是活化的转录因子 6(ATF6)、内质网跨膜激酶 1(IRE1) 和 RNA 样蛋白激酶 (PERK)) 介导的保护性反应 [96-98]。当发生内质网应激时，上述三种膜蛋白激活的通路可以是其特有的也可以相互重叠。另外，UPR 诱导的细胞自我吞噬有助于维持细胞器的稳定，并促进未折叠或错误折叠蛋白的降解。GRP78 是内质网中主要的分子伴侣，其作用是保持底物蛋白始终处于易折叠状态，是内质网应激最常用的标志物。正常情况下，内质网分子伴侣 GRP78/Bip 分别与 PERK、IRE1 和 ATF6 结合，处于静息状态。而当发生内质网应激时，跨膜蛋白分别从 GRP78/Bip 上解离后与未折叠蛋白结合并启动 UPR。UPR 可以通过抑制蛋白质的合成并上调 GRP78、X 盒结合蛋白-1(XBP-1) 和折叠蛋白酶的表达，促进内质网应激相关蛋白的降解，使内质网应激诱导的细胞损伤减少。此外，GRP78 表达的增加还有利于调节内质网中钙离子的释放以维持钙离子的平衡。Yang 等用纳米氧化锌 (ZnO NPs) 给小鼠灌胃染毒后，结果显示小鼠肝组织中内质网应激标志蛋白 GRP78 的 mRNA 表达水平高于正常组，另外，eIF-2α 蛋白的磷酸化水平也升高，即发生了内质网应激 [99]。Hu 等给小鼠用 ZnO NPs 经口染毒后，发现 ZnO NPs 可以作为一种外源化合物引起肝脏组织细胞色素 P450 表达增加，引起肝脏组织内质网应激，从而提高肝脏组织内 ROS 的产生，通过丝裂原激活蛋白激酶 (MAPK) 和 NF-κB 信号通路及炎症反应，使胰岛素受体磷酸化表达增加，引起血糖浓度提高，增加小鼠胰岛素耐受 [100]。因此，我们推测纳米颗粒可通过激活内质网应激从而提高肝脏疾病发生的风险，这可能是其导致肝损伤的机制之一。

8.4 肾毒性效应

8.4.1 肾脏生理结构和功能

肾脏是血液过滤和废物清除的主要器官，在体内纳米颗粒清除中起着关键作用。肾单位是组成肾脏结构和功能的基本单位，由肾小球、肾小球囊腔、近曲小管、髓袢和远曲小管组成。肾单位与集合管共同完成泌尿功能。肾脏有较强的代偿功能和多种解毒功能，从毒理学角度上，肾脏是毒物重要的靶器官之一。纳米颗粒与不同肾室的相互作用可以通过调节纳米材料大小、形状和表面化学来精确调节。从分子水平定量理解纳米颗粒与肾脏的相互作用，对于提高疾病靶向性、精确控制纳米颗粒的转运和清除以及最大限度地降低纳米药物的潜在健康危害具有重要意义。

1) 肾小球的滤过功能

肾小球是血液过滤的第一步，由三个连续的结构构成 (图 8.9)，分别是内皮细胞 (endothelial cell)、肾小球基底膜 (glomerular basement membrane，GBM) 和鲍曼空间 (Bowman's space)。第一层内皮细胞处具有高开孔的特征，其间隙的窗孔约为 $70\sim90$ nm。内皮细胞上覆盖有内皮糖萼 (glycocalyx)，是由糖胺聚糖和相关的蛋白聚糖组成，这种糖萼结构在肾脏滤过功能中具有重要的作用，如阻碍血液中细胞和蛋白质的通过。第二层 GBM 孔隙约 $2\sim8$ nm，是一种由胶原蛋白、蛋白多糖和层粘连蛋白组成的网状结构，可以限制流体的流动。第三层鲍曼空间由足细胞 (podocyte) 组成，足细胞间的缝隙约为 $4\sim11$ nm，并且与内皮细胞一样，其表面也包覆有厚度约 $200\sim300$ nm 的内皮糖萼 [101-104]。由于内皮糖萼、GBM 以及足突都是负电性的，所以不同电性的纳米材料的过滤也有优先顺序，通常正电性的纳米颗粒的过滤速度大于电中性的，最后是负电性的纳米颗粒。总而言之，这些层层结构之间的作用，决定了纳米材料在肾小球的过滤情况。

2) 肾小管的重吸收和分泌

人体每天通过肾小球可滤过 180 L 液体，而滤过液中约 99％被肾小管和集合管重吸收，只有约 1％被排出体外。不仅如此，滤过液中的葡萄糖已全部被肾小管重吸收；钠、尿素等被不同程度地重吸收，肌酐、尿酸和钾等还被肾小管分泌入管腔中 [105,106]。

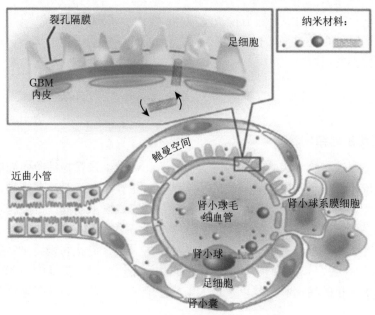

图 8.9　肾脏对纳米材料的清除 [104]

肾小管和集合管的转运包括重吸收和分泌。重吸收是指物质从肾小管液中转运至血液中，而分泌是指上皮细胞将本身产生的物质或血液中的物质转运至肾小管腔内。血浆中某一物质小部分经肾小球滤过，不被肾小管重吸收，其剩余部分又可由肾小管分泌全部排出，那么它的清除率既代表肾血浆流量 (renal plasma flow，RPF)，又可反映肾小管的分泌功能，如对氨基马尿酸、酚红和青霉素等。某物质经肾小球滤过后，完全被肾小管重吸收，其清除值等于 0，例如葡萄糖。在血浆浓度接近肾糖阈时，利用清除公式，可计算出滤液中被重吸收的葡萄糖量即肾小管葡萄糖最大重吸收量 (TMG)，用以反映近端肾小管的重吸收功能。

肾脏清除率 (renal clearance)C 是肾脏在单位时间内 (每分钟) 将多少毫升血浆中的某物质清除出去的速率。以公式 (8.1) 表示如下：

$$C = \frac{UV}{P} \tag{8.1}$$

其中，C 为清除率 (mL/min)；V 为每分钟尿量 (mL/min)；U 为尿中测定物质的浓度 (mmol/L)；P 为血中测定物质的浓度 (mmol/L)。

8.4.2 纳米材料在肾脏中转运

1. 纳米材料物理化学性质与肾脏转运

基于肾小球的滤过机制，纳米材料的尺寸、形状和表面电性都会影响其在肾脏的排出 [107-109]。肾小球滤过屏障就是具有独特尺寸效应的体系之一。研究发现，肾小球滤过屏障可以使尺寸大于 6~8 nm 的纳米颗粒保留在体内，同时将尺寸小于 6~8 nm 的纳米颗粒通过肾脏快速排出体外。肾脏滤过的阈值大约在 6 nm，所以水合粒径大于该尺寸的纳米颗粒很难通过肾小球过滤 [103-105]。6 nm 的尺寸大约相当于分子质量为 60 kDa 的球体蛋白，但是对于非球状的蛋白则分子质量限制更低 [110]。因此，通过在小尺寸纳米材料表面修饰较低分子质量的聚合物，减少蛋白吸附，降低纳米材料的水合粒径至肾脏滤过阈值以下，可以达到肾脏滤过的目的。PEG 以及一些水溶性聚合物就是经常使用的一类用于降低材料水合粒径的高分子配体。Peng 等 [111] 设计了 2 nm 的金纳米颗粒 (Au NPs) 通过 800 Da 的巯基–聚乙二醇 (PEG-SH) 修饰增强其水溶性，其后修饰了巯基苯甲酸 (mercaptobenzoic acid，MBA) 用于装载抗癌药物多柔比星 (DOX)。结果显示，DOX @ Au NPs 复合结构不仅可快速通过增强渗透滞留 (EPR) 效应靶向肿瘤组织，且停留时间远高于单独的 DOX，而且因为 DOX @ Au NPs 的水合粒径小于 6 nm，它还可以通过肾脏排出，从而降低了氧化还原酶引起的肝脏和肾脏毒性。也有研究报道 [112] 平均长度为 340 nm 的单壁碳纳米管 (SWCNT) 在腹腔注射 11 天后就可以从肾脏排出 75% 的注射量。Ruggiero 等 [113] 发现肾脏中的 SWCNT 可以沿着长轴方向随血液穿过血管内皮间隙，从而经肾小球滤过。Jasim 等 [114] 对小鼠注射大而薄的氧化石墨烯 (GO) 后，也在尿液中检测到 GO 的含量，并认为 GO 可能是通过滑动、挤压或者折叠实现形态重构而从肾小球滤过 (图 8.10)。

纳米材料的表面修饰也会影响其经由肾脏的排泄。中科院高能物理研究所的丰伟悦研究团队研究了表面不同化学修饰的金纳米颗粒 (GNPs)，包括聚乙二醇修饰的金纳米颗粒 (PEG-GNPs，6 nm)、壳聚糖修饰的金纳米颗粒 (CS-GNPs，6 nm) 和聚乙烯亚胺修饰的金纳米颗粒 (PEI-GNPs，6 nm) 在生物微环境中的生物化学稳定性，在肾脏的分布、转运和清除 [115]。研究发现，以 Au-S 强配位结合的 PEG-GNPs 表面吸附蛋白的数量较少，在生理微环境中具有良好的分散稳定性，这有利于其通过肝血窦内皮细胞和 Disse 间隙，进入肝实质细胞，主要经胆管通过胆汁排出，而经由肾脏排泄的比例较低；而具有良好分散稳定性的 PEG-GNPs 可以通过肾小球的滤过屏障，经由尿液排出 (图 8.11)。

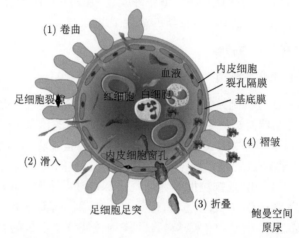

图 8.10　肾小球滤过屏障的示意图以及四种 GO 可能的通过机制 [82]

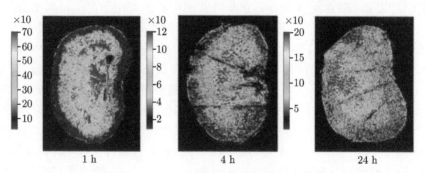

图 8.11　PEG-GNPs 经由肾脏的排泄 [83]

　　纳米材料在体内也可发生动态的生物转化，改变其肾脏的清除过程。得克萨斯大学达拉斯分校郑杰教授和蒋兴垭博士设计了 [116] 可与血清蛋白结合并转运至肝脏的荧光金纳米探针 ICG$_4$-GS-Au$_{25}$(ICG：吲哚菁绿；GS-Au$_{25}$：GSH 包被的 Au$_{25}$ 纳米团簇)，研究了其在体内的生物转化及清除过程。研究发现静脉内给药后，ICG$_4$-GS-Au$_{25}$ 纳米团簇立即与血清蛋白结合。血清蛋白结合的 ICG$_4$-GS-Au$_{25}$ 的尺寸大于肾脏滤过阈值，可以减少其通过肾脏快速消除并部分转运到肝血窦的情况。由于肝血窦处局部高浓度的 GSH 和半胱氨酸使部分或全部的 ICG-GS 从 Au$_{25}$ 表面置换脱离，降低了 ICG$_4$-GS-Au$_{25}$ 的蛋白结合亲和力。被置换的 ICG-GS 被肝细胞摄取并通过肝胆途径清除，而生物转化的 ICG-GS-Au$_{25}$ 纳米团簇回血液循环并通过 EPR 效应靶向肿瘤组织。ICG-GS-Au$_{25}$ 表面被 GSH 和半胱氨酸取代的这些纳米团簇，对血清蛋白具有较低的亲和力，能够通过肾小球的滤过屏障，并在肾近端小管中，其表面配体被半胱氨酰甘氨酸进一步取代。

2. 疾病模型中纳米材料经由肾脏的转运

得克萨斯大学的郑杰团队利用 X 射线成像技术，成功地观察到经肾代谢的金纳米颗粒在正常以及损伤肾脏模型小鼠中的不同转运过程和分布特征 [117]。

金原子相比于其他原子具有较高的 X 射线吸收系数，金纳米颗粒可以在 X 射线下清晰造影。郑杰团队首先确认经肾代谢的微小 GNPs(3 nm) 可以在 X 射线下显著提升肾脏的对比度，并调节引入体内的纳米颗粒数量以实现肾脏细微结构以及输尿管的高分辨率造影。在正常的动物模型中，金纳米颗粒进入血液循环后快速滤入肾皮质，之后随尿液转运至髓质、肾盂、输尿管和膀胱。纳米颗粒在肾皮质、髓质和肾盂处的信号衰减可拟合为单因数指数式衰减。在单侧输尿管结扎造成的损伤肾脏模型中，金纳米颗粒仍可在肾皮质、髓质和肾盂处产生显著信号，但是衰减不明显，结扎的输尿管不可见，表明纳米颗粒在损伤肾脏仍可滤过进入肾皮质，但是由皮质向髓质及肾盂的转运受到显著抑制。进一步的量化分析显示，相比于对侧正常肾脏，损伤肾的血流灌注量和 60 min 代谢率都显著降低。这些代谢动力学分析结果可同时在静态 X 射线图及体外组织病理学分析上找到相关证据，且静态 X 射线图可提供病灶的相关信息。60 min 的 X 射线图显示，金纳米颗粒在对侧正常肾脏几乎没有累积，但在损伤肾的髓质和肾盂之间有显著的积聚，表明该位置很可能是病灶中心。体外病理学分析表明，单侧输尿管结扎造成了髓质内大面积的肾小管扩张和损坏，而金纳米颗粒大量沉积在这些损伤的肾小管管腔中，长时间 (8 天) 积聚可引发肾小管上皮细胞对金纳米颗粒的摄取。这一结果与 X 射线成像给出的病灶位置高度吻合，并进一步揭示经肾代谢纳米颗粒在长期积聚后可能引发的潜在细胞损害。

8.4.3　纳米材料对肾脏的影响

对于大多数水和粒径超过肾脏滤过阈值的纳米材料而言，纳米材料会沉积在肾脏中，引起严重的肾脏损伤。中科院高能物理研究所的丰伟悦团队评述了纳米材料对肾脏的损伤，认为肾小球系膜细胞、肾小球毛细血管床、近端肾小管上皮细胞是纳米材料肾毒性的靶点 [86]。

纳米材料对肾脏损害的病变可表现为肾小球肿胀、肾小管阻塞等。应观察是否存在肾间质水肿，淋巴细胞、浆细胞、单核细胞及中性粒细胞弥漫性浸润，以作为判断是否发生间质性肾炎的依据。纳米材料暴露对肾脏功能的影响也反映在相关血液指标的变化上。此外，纳米材料暴露引起的肾脏毒性也可能改变尿液中柠檬酸盐、琥珀酸盐、三甲胺 N-氧化物、氨基酸及肌酐的含量。而脂质过氧化程度、相关抗氧化酶活性、细胞凋亡相关因子的表达程度可以用来反映纳米材料暴露对肾脏的损伤情况。

纳米颗粒可以通过多种途径如吸入、口服和注射等进入体内。肾脏由于其高血液供给和排除体内有害物质的能力，特别容易受到外源物质的影响[118]。Uzar 等[119,120]对大鼠持续 5 天以纳米氧化锌 (n-ZnO) 灌胃，经病理组织学观察发现，多数肾小球萎缩、破裂，肾小管上皮脱落、变性和坏死。同时观察到肾间质中出现严重的堵塞。与对照组相比，n-ZnO 处理组血清中的 TNF-α、IL-6、C 反应蛋白 (CRP) 等炎症因子含量升高，免疫球蛋白 (IgG) 抗体、血管内皮生长因子 (VEGF)、一氧化氮 (NO) 的含量显著增加，血清尿素氮和肌酐的水平显著增加。此外，肾组织中的抗氧化剂还原型谷胱甘肽含量明显减少，血糖增加。Abhijit 等[121]研究发现，纳米铜 (n-CuO) 暴露增加了活性氧 (ROS)、活性氮 (RNS) 的产生，并改变了肾组织中氧化应激相关生物标志物的水平。进一步研究表明，纳米铜暴露调控 Bcl-2 家族蛋白的表达，干扰线粒体膜电位并有利于细胞色素 c 从线粒体释放到细胞质。另外，在肾组织病理生理中观察到胱天蛋白酶-3(caspase-3)、Fas、胱天蛋白酶-8(caspase-8) 等的活化。证明了纳米铜可以引发氧化应激介导的肾功能障碍，其参与了细胞凋亡的内在和外在途径。

Coccini 等[122]研究发现大鼠气管滴注镉掺杂的纳米二氧化硅 (SiO$_2$ NPs) 后，肾脏出现特定区域的细胞凋亡现象，其中肾皮质和髓质的情况最为严重。在 SiO$_2$ NPs 暴露 7 天后，皮质和髓质的凋亡现象明显，且在暴露 30 天后髓质中仍可观察到明显的凋亡现象。病理结果显示，SiO$_2$ NPs 组肾小球的结构发生变化，出现肾小球破裂、萎缩，肾小球系膜和内皮细胞皱缩，同时还可观察到肾小球水肿出血。Chen 等[123]清晰地观察到小鼠暴露于纳米铜颗粒后近端肾小管上皮细胞的损伤。Wang 等[124]也观察到经纳米二氧化钛灌胃处理后小鼠肾脏出现肾小球性肾炎。

纳米材料经肾脏的清除能力是确保可以安全地使用纳米药物的关键，目前纳米材料对肾脏影响的研究还非常有限，减少纳米材料在肾脏中的积聚、对肾脏的损伤，提高纳米材料经尿液的排出能力是纳米材料在生物医学领域安全应用的目标。

8.5　胃肠道作用

8.5.1　纳米材料在食品及农产品中的应用

随着纳米科技的迅猛发展，纳米技术已经被广泛应用于工业、农业、食品、生物医药和环境科学等领域[125-127]。截至 2013 年 10 月，全世界消费市场中共有

1628 种使用纳米技术的产品[128,129]。据 2003 年统计，美国、德国和日本是市场上纳米产品的主要生产国，而 2009 年，中国已成为仅次于美国的第二大纳米产品生产国。据 2012 年时的预测，在未来的 5~10 年内，中国市场上的纳米技术相关产品的数量将超过美国而成为世界上最大的纳米产品生产国[130,131]。2003 年 9 月，美国农业部第一次提出将纳米技术应用于食品工业中[131,132]，纳米技术可以改变食品的加工、生产、包装、运输等多个环节[129,133]。纳米食品 (nanofood) 是指在食品原材料的培育过程中，或者在食品的生产、加工或包装过程中使用了纳米技术的食品[134]。据统计，2012 年，全球纳米食品的销售额已经超过 58 亿美元[135]。在产品说明中提到最常用的纳米材料主要是 Ag NPs、TiO_2 NPs、碳纳米材料和 SiO_2 NPs[136-139]。例如，目前市场上的口香糖、冰淇淋、咖啡冲剂、巧克力等都含有 TiO_2 NPs。德国化工企业拜耳 (Bayer) 公司研制出一种含有硅酸盐纳米颗粒的透明塑料包装薄膜，该薄膜具有质量轻、强度大、耐热性能好等优点，同时可以隔绝氧气、二氧化碳和水蒸气等气体分子，有效地防止食品腐败变质。碳纳米管 (CNTs) 作为一种产品包装材料，可以抑制病原菌增殖和防止食品变质。纳米技术给食品工业的多个领域带来福音，包括农业、食品加工、食物储存、营养添加剂等，利用纳米技术可以提高食物的安全性、健康性及口感，同时可以提高食物的包装质量，预防病原菌入侵。目前，纳米技术广泛地应用于农业生产过程中，包括纳米营养肥料、纳米杀虫剂等[140-142]。Khodakovskaya 等[142,143] 将 CNTs 溶液加入无菌的番茄种子培养液中，第一次发现 CNTs 可以穿透种皮组织，促进种子摄取水分，提高种子的发芽率和番茄的产量。Tiwari 等[144] 发现低浓度的 MWCNTs(5 μg/mL、10 μg/mL 和 20 μg/mL) 加入后可以提高玉米中水分和营养物质的转运和吸收，促进玉米摄取铁离子的能力。Harrison 等[145] 利用介孔二氧化硅纳米颗粒作为农药化肥载药系统，可以有效地提高植物摄取尿素的能力 (摄取效率从 15.5% 提高到 80%)。

8.5.2 纳米材料暴露与胃肠道转运

纳米技术在食品工业、农业、生物医药等领域具有广泛的应用前景，而与此同时，人们对各种纳米材料的广泛开发和利用，也大大增加了职业人群和普通人群暴露于纳米材料的机会，这引起了科学家对纳米材料生物安全性问题的广泛关注。据报道，食品中的纳米材料可以通过胃肠道的消化吸收，进入门静脉系统，转运至淋巴循环系统，在器官中进行再分布[134]。纳米材料可以通过皮肤暴露、呼吸暴露、口服暴露、注射暴露等途径进入人体。胃肠道是人体消化吸收的主要靶向器官，也是外源物质进入人体的重要途径和人体抵御外源物质入侵的主要免疫器官。食品中的纳米添加剂，被纳米颗粒污染的食物及水源，空气中的纳米颗粒，以及纳米材料生产过程中产生的纳米颗粒都可以通过口腔或呼吸道，进入咽喉，最后被人体胃肠道系统吸收。

8.5.3　纳米材料的胃肠道毒性

口服暴露是纳米材料暴露的另一重要途径，也是纳米材料进入胃肠道系统的主要方式。空气中的纳米颗粒、被纳米颗粒污染的食物或者水源都可以经过胃肠道被人体吸收；唇部化妆品中的纳米颗粒可以从口腔中进入胃肠道中；食物添加剂中的纳米颗粒，例如 TiO_2、ZnO 等 [139,146-148]，通过食物摄取直接进入胃肠道中；口服给药是纳米颗粒作为药物载体最为经济和方便的给药方式，而纳米药物载体主要是通过胃肠道的消化吸收进入血液循环系统 [139,146-150]。纳米颗粒进入胃肠道后经淋巴结转运至肠系膜淋巴组织，进入淋巴组织的纳米颗粒引起机体的免疫应答，而进入血液循环的纳米颗粒在全身系统进行重新分布，首要的靶向器官是肝脏。Bimbo 等 [151] 发现口服碳氢化的多孔二氧化硅 (SiO_2) 纳米颗粒只能通过胃肠道系统转运出人体，而不会渗透出胃肠道进入人体循环系统中。同样的，Yang 等 [152] 发现 ^{125}I 标记的聚乙二醇 (PEG) 修饰的氧化石墨烯 (GO) 灌胃 1 h 后，GO 主要分布在胃肠道中，1 天后，GO 基本上都通过粪便排泄出去。Vong 等 [153] 研究证实小鼠口服给药 ^{125}I 标记的甲氧基聚乙二醇聚氯甲基苯乙烯聚合物 (RNP) 纳米颗粒后，^{125}I-RNP 在小鼠中的转运途径为：小肠—盲肠—结肠，同时 RNP 不能穿过胃肠道屏障而进入血液循环系统中。给药 1 h 后，3.2% 的 RNP 到达结肠，4 h 后达到 14.5%，24 h 后只剩下 0.5% 的 RNP 还残留在结肠中 (图 8.12)。大鼠口服放射性标记的功能化的富勒烯 (C_{60})(用 PEG 和白蛋白溶解，18 kBq/100 μL)，98% 的 C_{60} 在 48 h 内通过胃肠道消化后经过粪便排出，

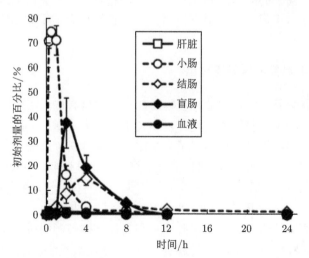

图 8.12　口服暴露后 ^{125}I-RNP 在小鼠胃肠道及血液循环系统中的生物分布 [153]

其余的 2% 通过尿液排出 [154]。100~500 nm 的 TiO_2 口服暴露被胃肠道吸收后进入血液循环系统，然后被转运至肝脏中 [155]。Jani 等 [156] 研究发现，胃肠道吸收纳米颗粒的能力随着纳米颗粒粒径的增大而逐渐降低，而尺寸超过 3 μm 的颗粒物不能被肠道吸收。Lee 等 [157] 发现小鼠口服暴露 ^{18}F 标记的 ZnO 纳米颗粒 3 h 后，^{18}F-ZnO 纳米颗粒全部沉积在胃肠道中，5 h 后，^{18}F-ZnO 纳米颗粒可以通过胃肠道的消化吸收并转运至骨骼、肝、肺、肾和脑部，其中 100 nm 比 20 nm 的 ^{18}F-ZnO 纳米颗粒在肝和肾的沉积量大。Rieux 等 [158] 研究发现，纳米颗粒经肠上皮的细胞转运能力与纳米颗粒的尺寸、表面电荷、疏水性/亲水性等有关，同样也跟胃肠道系统的生理条件有关。

8.5.4 纳米材料对肠道菌群平衡的影响

胃肠道是人体与外界环境发生相互作用的最大区域。成人的胃肠道黏膜表面积达到 300 m^2。其中，在成人的胃肠道黏膜表面定植着数以万计的生物体，这些生物体主要是微生物，但是也含有少数的原生动物、真菌和病毒，它们进行着丰富而活跃的代谢活动 [159-161]。其中，人体肠道菌群的数量达到 10^{12} ～ 10^{14} 个 [162]，是其自身细胞总数的 10 倍。最新研究证实，人体肠道中的微生物种类超过 1000 种，其编码的基因数目超过 100 万个，是其自身编码的基因数的 100 多倍，而不同个体之间肠道微生物组的差异达到 80%～90%，人类不同个体之间的基因组差异只有 0.1% 左右 [163-165]。2000 年，诺贝尔奖获得者 Joshua Lederberg 在 *Science* 发表评论指出，应该将宿主和寄生生物体一同看作是由各种不同的基因组紧密联系的 "超级生物体"，随后科学家用 "微生物组" 来描述人体内部复杂的微生物群体 [166]。肠道菌群与宿主之间存在着互利共生的关系，在宿主生理功能发挥上起着重要的作用，包括参与人体的多种能量代谢相关的过程、促进肠道黏膜免疫系统的发育和成熟、抑制病原菌的感染等 [167]。宿主的遗传因子、饮食习惯、抗生素的使用、炎症反应、年龄等因素会影响肠道菌群的组成和数量 [167,168]。肠道菌群失衡反过来会影响多种疾病的发生和发展，如肠易激综合征 (IBS)、炎性肠病 (IBD)、糖尿病、肥胖、非酒精性脂肪肝和结肠癌等 [167]。

纳米科技的发展使得纳米技术有可能更多地应用于生物医学领域中，包括药物载体、疾病诊断和治疗等，为人类重大疾病的诊断、治疗提供全新的技术；另外，越来越多的纳米相关产品进入人们日常生活中，特别是应用于食品工业和农业活动中，增加了职业人群和普通人群暴露于纳米材料的可能性。胃肠道是人体消化吸收的主要器官，同时也是人体抵御外源有害物质以及病原菌的第一道屏障。肠道菌群位于肠道黏膜的最外层，易受外界环境的影响。肠道菌群数量和组成多样性与人体的多种疾病的发生密切相关。因此研究纳米材料与胃肠道系统，特别是与具有重要生理功能的肠道微生物的作用，对纳米材料的安全性应用具有重要的

意义 [169-175]。低剂量 SWCNTs (1 μg/(kg·d) 和 10 μg/(kg·d)) 口服暴露不会引起小鼠肠道菌群失衡和炎症的发生；但高剂量 SWCNTs (50 μg/(kg·d)) 口服暴露后，SWCNTs 显著地沉积在小鼠肠道微生物表面，破坏肠道微生物结构和功能的完整性，导致肠道菌群失衡，增加小鼠肠道炎症发生的风险；通过 16S rRNA 分析 SWC-NTs、MWCNTs 和氧化石墨烯 (GO) 暴露后小鼠肠道菌群平衡和纳米材料与肠道微生物的抗菌活性的相关性，表明 SWCNTs 口服暴露后诱导小鼠肠道菌群失衡与 SWCNTs 潜在的抗菌活性有关 (图 8.13)[169]。碳纳米管与肠道典型微生物 (嗜酸乳杆菌、青春双歧杆菌、大肠杆菌、粪肠球菌和金黄色葡萄球菌) 相互作用后，能够显著地抑制上述肠道微生物的生长，降低其存活率。CNTs 的抗菌机制主要体现在，短的单壁碳纳米管主要通过穿刺作用于细菌细胞壁，破坏其结构完整性，诱导细菌内容物释放，降低微生物存活率；长的多壁碳纳米管是通过缠绕作用于细菌表面，引起细菌表面结构完整性破坏，降低细菌耐药性 (图 8.14)。首次研究证实 CNTs 的抗菌作用不仅与 CNTs 的物理化学性质有关，也与微生物的形貌结构有关，随着细菌长径比的增加，CNTs 的抗菌作用降低 [170]。低剂量的单壁碳纳米管 (SWCNTs) 作用于病原菌 (大肠杆菌和金黄色葡萄球菌) 感染的单层分化肠上皮细胞 Caco-2，可以显著地降低病原菌感染肠上皮细胞诱导的内线粒体 ROS 的升高，从而降低 ROS 介导的 NLRP3 炎症体信号活性，缓解肠上皮细胞内促炎症因子 IL-1β 的分泌，从而抑制病原菌黏附和入侵引起的肠上皮细胞结构和功能完整性的破坏 (图 8.15)[171]。

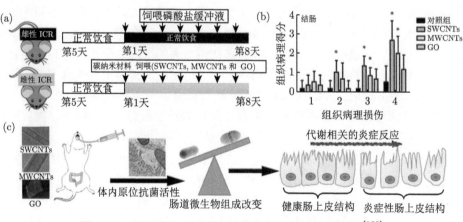

图 8.13　SWCNTs 与小鼠肠道微生物的相互作用机制 [169]

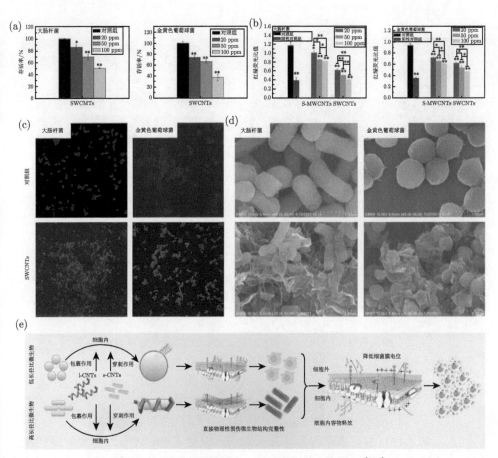

图 8.14 碳纳米管广谱的抗肠道病原菌作用机制 [170]

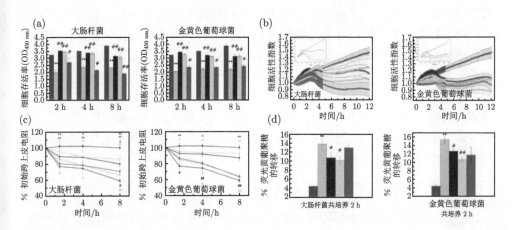

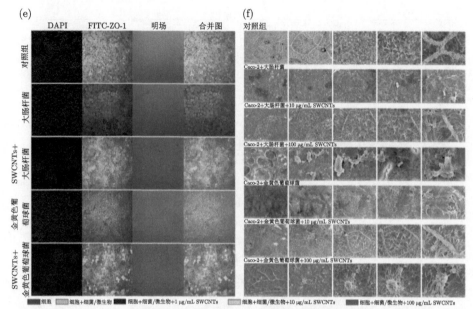

图 8.15　SWCNTs 缓解病原菌黏附和入侵肠上皮细胞的分子机制研究 [171]。DAPI：二脒基
苯基吲哚；FITC：异硫氰酸荧光素；ZO：紧密连接蛋白

8.6　呼吸系统作用

人工纳米材料主要由碳和各种金属组成，根据其形状可分为管状、棒状、片状、空心或实心球以及复杂的链式结构。纳米颗粒的形状和组成决定其功能及应用领域，同时，不同特性的纳米颗粒的生物效应也具有差异。已知，呼吸暴露是纳米颗粒暴露于人体的主要方式，一定尺寸的纳米颗粒可通过呼吸道到达末端肺泡并沉积于肺部，影响肺部正常功能。同时，纳米颗粒也可打破肺气血屏障通过血液循环进入机体全身，这也使得肺部成为纳米颗粒产生生物效应的重要靶点。鉴于呼吸系统的重要性，纳米颗粒的呼吸毒性评价已成为纳米生物安全评价的重要组成部分。目前研究发现纳米颗粒暴露对机体呼吸系统造成的生物毒效应大致包括氧化应激损伤、DNA 损伤、炎症反应和由此恶化形成的肺纤维化等 [176,177]。本节将对纳米颗粒跨越肺气血屏障机理、典型碳纳米颗粒和金属及氧化物纳米颗粒的呼吸系统毒性以及纳米颗粒生物安全评价程序和方法做具体阐述。

8.6.1　纳米颗粒跨越肺气血屏障机理

已知，人体的肺气血屏障是抵御外源颗粒物进入血液的重要屏障。气血屏障主要由肺泡表面液体层、I 型肺泡上皮细胞、基膜、薄层结缔组织、毛细血管基膜与连续内皮等构成。如图 8.16 所示，PM2.5 和超细微粒/纳米颗粒暴露后发生的生理事件不同。PM2.5 主要附着在气道上，由黏膜纤毛清除。进入肺泡的剩余 PM2.5 将被巨噬细胞吞噬。然而，对于超细微粒/纳米颗粒，大部分颗粒会进入肺泡，巨噬细胞对纳米颗粒的细胞摄取能力受损，导致颗粒清除缓慢。上皮细胞和巨噬细胞因为长时间接触颗粒易产生氧化应激和炎症反应。颗粒与上皮之间的长期相互作用也可能导致颗粒易位至肺间质，甚至进入血液循环 [178]。

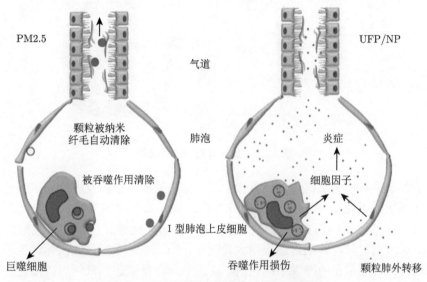

图 8.16 纳米颗粒穿越肺气血屏障示意图

气血屏障的完整性对于机体抵御外源颗粒进入系统循环至关重要。纳米颗粒通过呼吸暴露进入肺部后，可与肺表面活性剂、肺泡上皮细胞及免疫细胞相互作用。目前研究表明，纳米颗粒穿越气血屏障机制主要包括：胞吞及胞吐作用。如图 8.17 所示，胞吞作用主要包括胞饮介导的内吞、网格蛋白介导的内吞以及小窝蛋白介导的内吞等 [179]。此外，细胞旁路作用也是纳米颗粒穿越肺气血屏障的重要通路 [179,180]。影响纳米颗粒跨越气血屏障的因素主要有纳米颗粒的尺寸、形状、表面修饰等 [4,181-183]。

8.6.2 纳米颗粒的呼吸系统毒性

1. 碳纳米颗粒的呼吸系统毒性

碳纳米颗粒主要包括碳纳米管、炭黑、富勒烯及石墨烯等。毒理学研究发现，碳纳米管经呼吸暴露后通过呼吸道蓄积在肺部，在长达 90 天的时间里仍停留在肺泡深部，同时伴随炎症、肉芽肿生成及肺部屏障的破坏 [184]。其他研究表明，

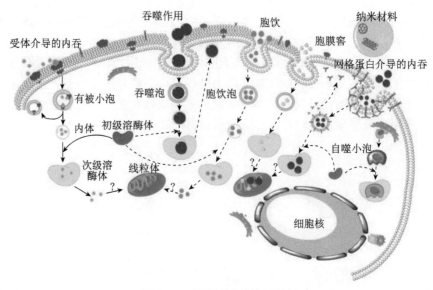

图 8.17　纳米颗粒的胞吞机制

碳纳米管暴露后可引起机体氧化应激反应、免疫功能受损以及炎症因子释放，并诱发肺间质纤维化 [185,186]。也有研究发现，长期暴露碳纳米管的小鼠肺部重量明显增加，肺部及肺相关淋巴结出现显著的多病灶肉芽肿性和中性粒细胞性炎症，组织细胞扩散，肺泡内脂蛋白大量沉积 [187]。碳纳米管进入机体产生的生物效应还包括一些常见的呼吸系统疾病。研究显示，单壁碳纳米管可以通过打破免疫平衡，激活 Th2 免疫细胞和氧化应激加剧小鼠过敏性气道炎症。相似地，多壁碳纳米管也显示出损伤实验鼠呼吸道功能的效应 [188]。此外，碳纳米管可以在机体内引起遗传毒性，由于遗传毒性在机体癌症发展过程中起着重要的作用，这也暗示碳纳米管可能是潜在的致癌物质。此外，由于碳纳米管会造成长期炎症反应，促进细胞增殖和肺泡纤维化，其严重后果之一即为肺部原位肿瘤的发生 [189]。我们近期的一项研究发现，沉积于小鼠肺部的碳纳米管引起的局部微环境改变可显著增强乳腺肿瘤细胞侵入邻近血管和周边组织的能力，并促进肿瘤组织内血管生成，从而导致乳腺肿瘤细胞向肺部的转移，形成快速生长的转移灶，甚至进一步在体内形成多器官转移 (图 8.18)。碳纳米管肺部长期蓄积，刺激肺成纤维细胞和巨噬细胞分泌的血管内皮生长因子 A(VEGF-A) 经血液循环到达乳腺肿瘤，一方面直接促进肿瘤血管生成，另一方面上调肿瘤细胞内源性 VEGF-A 与环氧合酶-2(COX-2) 的表达，从而启动 VEGF-A-COX-2 的正反馈通路，使乳腺组织内血管生成持续增强，为肿瘤细胞的转移提供更加"丰富的营养"和"肥沃的土壤"。与之相呼应，碳纳米管暴露形成的肺局部炎症和纤维化也为促进肿瘤细胞定向转移到肺及进一步侵袭生长提供了转移前的肺部微环境与转移后的肿瘤微环境[190]。

总之，不仅碳纳米管可以刺激肺部免疫细胞生成促炎因子、趋化因子以及补体，后者可进一步诱导肺部炎症发生，其他碳纳米颗粒，如炭黑的暴露也显示出肺部毒性。一项人群流行病学研究结果表明，工人经炭黑暴露后，均出现咳嗽及咳痰等呼吸系统症状，且肺功能相关指数明显下降，同时伴有血清中炎症细胞因子 IL-1β、IL-6、IL-8 和 TNF-α 的显著增加[191]。而大鼠吸入纳米级炭黑后，肺支气管壁和肺泡内均出现炭黑颗粒的沉积，大鼠肺组织纤毛结构破坏、肺泡壁破坏严重、炎症细胞浸润多及充血等[192]。石墨烯暴露同样引起实验鼠肺部炎症反应增强[193]。相比于以上三种碳纳米材料，富勒烯表现出较好的生物相容性，对实验动物的免疫及肺部功能影响较小。

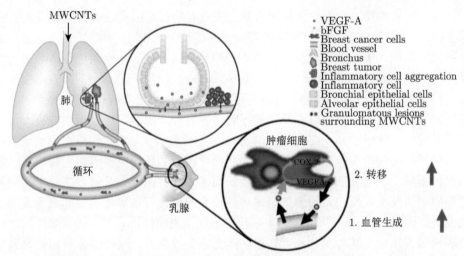

图 8.18 碳纳米管促进原位乳腺肿瘤血管生成及增强乳腺肿瘤细胞浸润能力[190]。VEGF-A：血管内皮生长因子 A；bFGF：碱性成纤维细胞生长因子；Breast cancer cells：乳腺癌细胞；Blood vessel：血管；Bronchus：支气管；Breast tumor：乳腺肿瘤；Inflammatory cell aggregation：炎症细胞聚集；Inflammatory cell：炎症细胞；Bronchial epithelial cells：支气管上皮细胞；Alveolar epithelial cells：肺泡上皮细胞；Granulomatous lesions surrounding MWCNTs：多壁碳纳米管周围的肉芽肿性病变

2. 金属及氧化物纳米材料的呼吸系统毒性

目前常用金属及氧化物纳米颗粒包括纳米银、纳米氧化铁、纳米二氧化钛等。研究表明，单次气管滴注气溶胶纳米银颗粒可以导致中度的急性肺部炎症和组织损伤[194]。另有研究发现，大鼠连续暴露在银颗粒气溶胶中 98 天后肺组织出现不同程度的炎症和肺泡壁增厚等病变症状，进而导致大鼠肺功能下降。大鼠经鼻式暴露接触 Fe_3O_4 纳米颗粒后，发现其肺部灌洗液中中性粒细胞升高，而组织病

理学表明颗粒沉积部位的上呼吸道表现为杯状细胞的过度上皮化, 下呼吸道的细支气管中发生炎性病变 [195]。近期研究揭示, 实验鼠长期 (90 天) 气管滴注 TiO_2 纳米颗粒后, 其血红蛋白氧合酶-1 表达明显增加, 而 NF-κB 抑制因素和热休克蛋白-70 的表达则明显降低 [196]。此外, 早期研究证实, 将实验鼠暴露于高浓度的 TiO_2 纳米颗粒长达 2 年后, 其肺部出现肿瘤 [197], 这也暗示 TiO_2 的长期暴露可能有导致肺癌的风险。因此在 2006 年, 国际癌症研究机构 (IARC) 将 TiO_2 列为 2B 类致癌物。金属及氧化物纳米颗粒的呼吸毒性往往与其释出的金属离子有关, 目前主流观点认为, 释出的金属离子可参与自由基的生成, 进而引起氧化应激反应, 促进炎症发生。

8.6.3　影响纳米颗粒呼吸毒性的理化因素

纳米颗粒的物理化学性质是影响其生物效应的决定因素。主要影响因素包括: ① 纳米颗粒的尺寸。国际放射防护委员会 (ICRP) 在 1994 年的研究首次指出纳米颗粒可以在人类呼吸道及肺泡中沉积。粒径为 5~10 nm 的颗粒在鼻咽部、气管/支气管及肺泡区域沉积比例均为 20%~30%; 粒径为 20 nm 的颗粒, 50%左右沉积在肺泡内, 表明纳米材料在人呼吸系统的沉积部位与粒径有关。近年来, 多项研究发现, 纳米材料可以在动物的呼吸道各段和肺泡内沉积。虽然被吸入体内的纳米材料质量浓度并不高, 但由于粒径极小、数量较大, 所有这些都为纳米材料致肺脏损伤提供了可能。目前研究表明, 尺寸较小的颗粒更易跨越生物屏障, 进入血液循环, 引起肺部毒性。此外, 较长的碳纳米管由于无法被吞噬, 更易引起细胞膜损伤及炎症反应。相似的是, 片径较大的氧化石墨烯更易引起细胞膜的损伤及炎症因子的释放 [198]。② 纳米颗粒的形状及表面修饰。不同纳米颗粒的形状及表面修饰决定了其与生物相互作用的能力。目前来看, 一维纳米材料更易跨越生物屏障 [199], 而表面带正电荷的纳米颗粒更易与细胞相互作用, 诱发强烈的生物效应。

8.7　心血管毒性效应

8.7.1　心血管毒性评估的重要意义

相较于传统的医用材料和药物, 医用纳米材料由于其自身独特的理化性质和人为引入的环境响应性组装等特点在疾病治疗中展现出了多方面的优势, 如靶向效应增强、组织滞留时间延长、肿瘤组织渗透能力增强、血脑屏障穿透能力提升等。当医用纳米材料通过不同的给药方式应用于疾病治疗时, 它将不可避免地与心血管系统中的组织细胞发生相互作用, 造成其形态和功能的变化, 引发系统炎症, 导致高血压、心律失常、心脏供血不足、动脉粥样硬化等心血管疾病的发生和发展。鉴于临床试验前心脏毒性评估是一个必需的考量指标，因此，建立适合医用纳米材料特点的心脏毒理评估体系显得尤为重要。

对于建立医用纳米材料的心血管毒性的评估方法及程序，传统医用材料和药物的心血管评估具有重要的参考意义，其主要包括以下五个水平：整体水平 (动物的心电图及致心律失常指标)、器官水平 (离体心脏灌流试验)、组织水平 (动作电位、心电图)、细胞水平 (原代和分化的心肌细胞、血管内皮细胞活性检测) 和分子水平 (心肌细胞离子通道、心肌标志物等)[200]。通过以上五个水平的系统评估，我们将获得医用纳米材料较为全面的心血管毒理信息，这将为我们今后发展更为安全有效的医用纳米材料打下坚实的基础。

8.7.2 医用纳米材料的心血管毒性影响

1. 碳纳米材料的心血管毒性影响

针对单壁碳纳米管 (SWCNT)，初步研究表明，它能够诱导心血管氧化应激反应和主动脉线粒体功能紊乱，促进 $ApoE^{-/-}$ 缺陷型小鼠动脉粥样硬化的进程 [201]。后续研究进一步揭示了 SWCNT 对主动脉内皮细胞毒性损伤的机理，比如活性氧诱导的细胞凋亡途径 [202]、活性氧诱导细胞间黏附分子-1(ICAM-1) 和血管细胞黏附分子-1(VCAM-1) 的表达从而诱导炎症反应 [203]、内皮依赖舒张反应等 [204]。此外，Simeonova 等以人主动脉内皮细胞为例研究了 SWCNT(原初产物和纯化产物) 诱导低密度脂蛋白 (low density lipoprotein, LDL) 氧化的能力。研究发现，SWCNT(尤其是原初产物) 具有很强的诱导 LDL 氧化的能力，氧化后产物被巨噬细胞识别内吞，导致泡沫细胞形成，加速动脉粥样硬化的进程 [205]。

针对氧化石墨烯 (GO)，Singh 等报道了 GO 通过激活 src 激酶和释放细胞内钙，在血小板中引起强烈的聚集反应；静脉注射 GO 可诱发血栓形成 (图 8.19)[206]。为了使 GO 具有更好的生物相容性，该组进一步对其进行化学修饰，并证明氨基修饰可以降低其诱导血栓形成的能力 [207]。除了对血栓形成的影响外，GO 还对心血管的发育造成一定程度的影响，包括心血管形态和功能上的缺陷；通过诱导细胞凋亡和抑制细胞生长减缓血液的生成 [208]。此外，对比石墨烯和 GO 的心血管毒理，结果显示 GO 的高氧含量显著提高了其溶血活性 [209]。

2. 金属和金属氧化物纳米颗粒的心血管毒性影响

针对金属纳米颗粒，Yang 等研究了三种不同尺寸的金纳米颗粒在心脏的富集、清除及其对心脏的毒理学效应。结果表明，三种尺寸的金纳米颗粒均不影响心脏的收缩功能，较小尺寸的金纳米颗粒表现出更快的富集和清除速度，并可以诱导可逆的心肌肥大 [210]。银纳米颗粒能够通过调节基因的表达水平诱导炎症反应和溶血。此外，PVP 修饰的银纳米颗粒通过干扰氧气向卵细胞的扩散，导致缺氧和内质网应激，延缓胚胎血管的发育 (图 8.20)[211]。

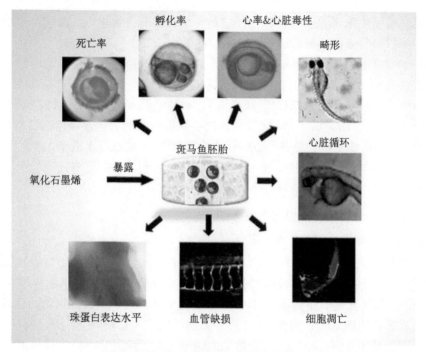

图 8.19　氧化石墨烯对心血管的毒理学效应

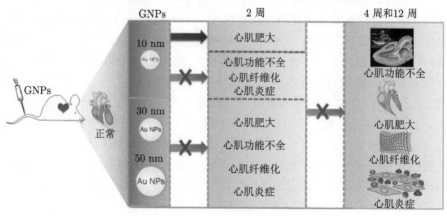

图 8.20　不同尺寸的金纳米颗粒对心血管的毒理学效应 [180]

　　针对金属氧化物纳米颗粒，TiO_2 纳米颗粒在心脏部位的聚集将导致心肌纤维稀疏、炎症、细胞坏死和心脏生物功能障碍等 [212]。进一步研究揭示，TiO_2 纳米颗粒降低了微血管一氧化氮 (NO) 的生物利用度，增加了肾上腺素能受体敏感性和环氧合酶 (COX) 水平，提示 TiO_2 纳米颗粒暴露引起的小动脉血管反应性可能由交感神经和 COX 水平所决定 [213]。Mikkelsen 等研究了 TiO_2 纳米颗粒对血管舒张压与动脉粥样硬化斑块进展的影响，结果显示，经过 9 个月 TiO_2 纳米颗粒的暴露, 动脉粥样硬化相关的血清参数如 NAD(P)H 氧化酶 4、E-选择素、内皮素-1、组织因子、ICAM-1 和 VCAM-1 均发生显著变化。同时, 组织病理学改变包括动脉粥样硬化病变, 如内膜和动脉介质增厚、泡沫细胞和炎症细胞浸润、纤维帽的形成 (图 8.21)[214,215]。

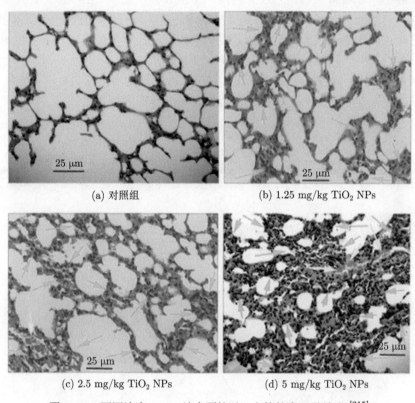

(a) 对照组　　　　　　　　　　　　　　　(b) 1.25 mg/kg TiO$_2$ NPs

(c) 2.5 mg/kg TiO$_2$ NPs　　　　　　　　　　(d) 5 mg/kg TiO$_2$ NPs

图 8.21　不同浓度 TiO$_2$ 纳米颗粒对心血管的毒理学效应 [215]

ZnO 纳米颗粒的暴露会引起血清中炎症因子水平升高和心脏组织损伤, 通过使用抗氧化剂能够缓解该毒性效应 [216]。ZnO 纳米颗粒处理后的大鼠表现出血脂异常、血清中炎症标志物的升高、动脉粥样硬化改变 (血管壁厚度、内皮细胞损伤、平滑肌细胞迁移至内膜层)[217]。ZnO 纳米颗粒可能对人类产生的心血管毒性结果表明, 志愿者的体温、急性期蛋白和中性粒细胞的变化显示出对 ZnO 纳米颗粒浓度依赖效应。而且由于某些升高的生物标志物与动脉粥样硬化的发展密切相关, 因此作者认为吸入 ZnO 纳米颗粒可能会促进心血管疾病的发生, 应加以限制 [218]。

3. 硅和二氧化硅纳米颗粒的心血管毒性影响

针对硅和二氧化硅纳米颗粒, 多个研究小组利用血管内皮细胞、斑马鱼和小鼠模型对其心血管毒性进行了全面的研究。结果表明，二氧化硅纳米颗粒通过调节 ERK、MAPK、JNK、PI3K-Akt-mTOR(mTOR 为哺乳动物雷帕霉素靶蛋白) 信号通路，导致线粒体去极化、LC3-I/LC3-II(微管相关蛋白 1 轻链 3-I 型/II 型) 转化等，进而诱导血管内皮细胞的凋亡和自噬 (图 8.22)[219]。类似，Duan 等发现二氧化硅纳米颗粒抑制磷酸化血管内皮细胞生长因子受体 2(p-VEFGR2) 和磷酸化细胞外信号调节激酶 1/2(p-ERK1/2) 的表达，下调肌肉增强因子 2C(MEF2C) 和心脏转录因子 (NKX2.5) 的表达，表明它能抑制血管生成，干扰心脏的形成和发育[220]。硅纳米颗粒能够诱导血小板 NO 的释放，随后产生大量过氧亚硝酸盐 (ONOO⁻)，导致 [NO]/[ONOO⁻] 比率降低，最终导致内皮细胞炎症和坏死[221]。此外，硅纳米颗粒还具有诱导血小板聚集，促血栓形成的作用。

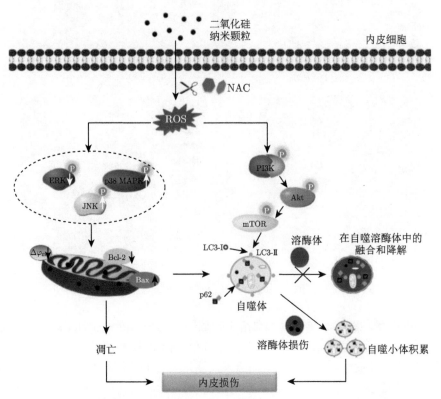

图 8.22 二氧化硅纳米颗粒对心血管的毒理学效应及其机制[219]。NAC:N-乙酰-L-半胱氨酸

4. 医用纳米材料对心血管毒性影响的机制

医用纳米材料对心血管作用的机制主要表现在如下几个方面：① 氧化应激；② 炎症反应；③ 改变血液黏度和诱导血栓形成。

碳纳米材料、氧化锌和金纳米颗粒均能够通过氧化应激机制造成心血管毒性。氧化石墨烯表面含有大量的含氧官能团如环氧基,具有较强的氧化性,能够通过调节 GSH / GSSG 水平等方式造成氧化应激[508];碳纳米管样品大多含有制备过程中残余的金属离子,能参与活性氧代谢,造成活性氧水平升高,引起氧化毒理效应[223];金属和金属氧化物纳米颗粒由于其表面的催化活性进而参与调节活性氧的代谢,同时,金属离子的释放也能在一定程度上对活性氧实施调节[224]。活性氧自由基可激活与氧化应激相关的信号通路如 NF-κB、MAPK 等,引起细胞损伤、炎症因子的释放和炎症反应,降低内皮细胞产生 NO 的能力,导致血管舒缩功能失衡等,造成心脏和血管内皮功能障碍。

进入体循环或直接作用于心血管系统的纳米颗粒会刺激机体产生一系列的炎症细胞因子,如 TNF-α、IL-1β、IL-6、IL-8、可溶性血管内皮细胞蛋白 c 等,诱导炎症反应,并最终造成心血管毒性。与此同时,作用于其他部位的纳米材料也能够通过诱导全身性炎症反应进而对心血管造成影响。

纳米材料诱导血液成分变化,活化血小板,增加纤维蛋白原的生成,引起血液黏度增加、血液凝集、血栓形成,导致心血管疾病的发生。例如,羧化碳纳米管在体外通过依赖凝血因子 IX 的固有途径诱导凝血。由于在生理条件下,凝血因子 IXa 与血小板的结合显著提高了其酶活性,因此,有人认为多壁纳米管 (MWNTs) 通过为凝血因子 IXa 提供一个平台来诱导凝血。含酰胺官能团的 MWNTs 通过血小板活化诱导外源性凝血途径[225]。

8.7.3 医用纳米材料的心血管毒性主要评价方法

针对上述的医用纳米材料的心血管毒性影响,其中主要应用的研究对象集中在三个水平:动物水平 (斑马鱼、正常小鼠和大鼠、ApoE$^{-/-}$ 缺陷型小鼠等)、细胞水平 (心肌细胞、主动脉内皮细胞、脐带血内皮细胞等)、分子水平 (细胞因子和炎症因子、NO、活性氧、重要信号通路相关基因的表达和蛋白质活性水平)。其主要的评价方法包括:直观观察医用纳米材料暴露后斑马鱼胚胎心脏大小、形状和功能的改变,心跳和血液流动,血管发育的变化,荧光标记的心肌细胞、血管内皮细胞的变化;小鼠和大鼠经医用纳米材料暴露后心血管组织切片和对照样的比较,心脏和血压的功能评估,生化指标的定量测定等;ApoE$^{-/-}$ 缺陷型小鼠评估医用纳米材料对动脉粥样硬化进程的影响;细胞水平上通过特异性荧光探针、膜片钳、基因组学和蛋白质组学进一步分析医用纳米材料的心脏毒理学机制。

8.8 皮肤作用

与其他器官不同，皮肤不属于"五脏六腑"的内脏部分，而是唯一裸露在身外的器官。皮肤的功能很强大，除了具有防止水分流失、调节体温等生理功能外，它作为防御型器官，还能够抵御外界的化学物质、病毒、细菌以及紫外线的侵害。医用纳米材料在皮肤相关的应用方面，展示出它强有力的潜力：人们将氧化锌、二氧化钛等纳米材料涂于皮肤表面，以保护皮肤免受紫外线的破坏；含有金、银的纳米材料掺入敷贴后可发挥其优良的抗菌作用，若与水凝胶功能结合，则能很好地促进伤口愈合；研究人员还研发出一系列脂质体和硅纳米制剂，用于区别于口服及注射的透皮药物递送；为了跨过皮肤屏障，科学家还制作了基于高分子材料的微针，以便在皮内输送药物。因此，应用于皮肤的医用纳米材料也引发人们对其安全性的考量，包括纳米材料本身的透皮能力、在皮肤中滞留的可能、在皮肤中的存在形式、与皮肤角质细胞及其他皮肤细胞相互作用以及细胞毒性等问题。不过一般说来，纳米材料似乎对皮肤的损伤没有对内脏那么严重；但不可忽视的是，医用纳米材料可能会渗透进已有一定损伤的皮肤 (不完整的皮肤屏障) 中，从而存在一定的风险。本节将首先在阐述皮肤基本结构的基础上，讨论纳米材料透皮与滞留的可能性；然后再介绍各类皮肤相关的医用纳米材料的功能，以及它们在完整皮肤和受损皮肤中的透皮情况，最后讨论与皮肤内各类细胞的作用情况及细胞毒性。

8.8.1 皮肤的结构功能与纳米材料的可能相互作用

皮肤主要承担着排出汗液、调节体温、感觉冷热、赋予身体触觉等能力；另外，皮肤还能保护身体不受日光损伤、物理机械损伤、化学品侵蚀及病原微生物侵袭。成人的皮肤平均面积约为 1.8 m^2，重量可达体重的 15%；它的厚度取决于具体的皮肤部位，一般在 0.4~4 mm 范围内，比如眼皮部位的皮肤较薄，而四肢末端的手掌与脚掌处的皮肤是最厚的。皮肤可粗略分为三大层，分别为表皮层、真皮层与皮下组织；以下将介绍这三大层的结构与功能，并分析纳米材料与其可能的相互作用。

表皮层属于皮肤的最上层，平均厚度约为 0.2 mm，其主要由角质细胞组成；根据细胞的发展阶段与形态特征，由外向内可分为五个亚层。首先，角质层 (stratum corneum) 是表皮的最外层，直接接触空气，由角质形成细胞不断分化演变而来，这些细胞重叠形成比较坚韧有弹性的板层结构；其角质细胞都没有细胞核并不在存活状态，是从表皮层最下方的基底层 (stratum basale) 慢慢推上来的；角质层细胞内充满了角质白纤维，其吸水能力很强。角质层不仅能防止体内水分的散发，还能从外界环境中获得一定量的水，从而保持皮肤湿润，并含 15%~25% 水分；如果水分降至 10% 以下，皮肤就会干燥发皱。基于皮肤的数学模型表明，角质层虽然很致密，但也有间隙，其宽度平均为 19 nm[226]；因此，理论上讲，纳米材料的粒径如果大于 20 nm 的话，就可能难以透皮并滞留在角质层。然后，在角质层下方便是透明层 (stratum lucidum)，透明层在手掌和足跖的表皮比较明显，含有角质蛋白和磷脂类物质，能防止水及电解质透过皮肤，起到生理屏障作用；纳米材料的透皮因此又遇到一层额外的屏障。接下来就是颗粒层 (stratum granulosum)，由较薄的 2～4 层扁平、纺锤形或菱形的细胞构成，也是表皮内层细胞向角质层过渡的细胞层，含有具有一定活性的角质细胞；因此纳米材料若能到达此层，就能够与活细胞相互作用，从而可能产生一定的细胞毒性。紧接着就是棘层 (stratum spinosum)，由 5～10 层的多角形、有棘突的细胞组成，细胞之间通过间桥蛋白相连接传导，并通有淋巴液，从而使细胞可以吸收其中的营养；理论上，具有一定免疫活性的纳米材料或其降解产物可能在此处与淋巴液进行物质交换，并最终导致淋巴部位的致敏现象的出现。

表皮层中最下的亚层便是基底层，由基底细胞和树枝状细胞构成，是表皮的最内一层；基底细胞是一层呈栅形排列的圆柱状细胞，有很强的分裂和增殖能力；另外，平均每十个基底细胞中会有一个黑色素细胞，其含有酪氨酸酶并能产生黑色素，起到吸收阻挡紫外线的作用。一方面，由于这一层的基底细胞具有一定的干细胞特性，因此如果纳米材料或其降解物质具有一定的遗传毒性并能到达此处，则可能对基底细胞产生不良的影响，也不排除使基底细胞产生突变及致癌的可能；另一方面，纳米材料在此层也可能对黑色素细胞的增殖与代谢产生干扰，从而可能引发突变与致癌。不过到现在为止，并未有实际的研究证实这一理论猜想，其主要原因可能是纳米材料难以透过角质层，或主要滞留在角质层。

真皮层位于表皮层之下，与表皮层紧密相连，其厚度为表皮层的十倍，并含有皮肤中 60% 的水分。真皮层由外向内可分为乳头层和网状层两层，此外还有血管、淋巴管、神经和皮肤附属器 (毛囊)、腺体 (皮脂腺、汗腺)、立毛肌等；其中需要指出的是，纳米材料很可能通过皮肤表层深入毛囊，并在其中长期蓄积。真皮组织中含有胶原纤维、网状纤维和弹力纤维，以及黏多糖，比如透明质酸，它们对维持皮肤的弹性起着非常重要的作用。一般说来，稳定性较强的纳米材料是很难渗透到此层的，不过，一旦纳米材料的降解产物、相关杂质到达此层，则会通过血液、淋巴管进入全身循环系统。

皮下组织由大量的脂肪细胞和少量的结缔组织构成，具有保温防寒、存储能量及缓冲外力的作用；不过由于此层已经离皮肤表面差不多有 1 mm 的距离，普通纳米材料不可能到达此处，但不排除一些脂溶性较好的小分子药物从纳米载体中释放出来，并在此处蓄积的可能。

因此，基于皮肤的分层状况和每层的特点，纳米材料一般会被挡在角质层，但尺寸极小的纳米材料可能会直接穿过角质层，或者尺寸较大的纳米材料会在毛囊中滞留；另外，应注意纳米材料的降解产物以及其中的杂质在皮肤中的渗透情况。

8.8.2 纳米材料与皮肤的相互作用示例

模拟纳米材料的透皮过程最常用的模型包括富勒烯、量子点纳米颗粒等，它们都具有很好的荧光特性。Monteiro-Riviere 小组研究发现，富勒烯纳米颗粒粒径大约为 4nm，能够很好地穿过猪表皮一直到真皮层 [227]；荧光量子点能够滞留在皮肤的角质层，并在角质层间隙中被发现 (图 8.23)。另外，对于反复折叠或者受损的皮肤，量子点除了在皮肤的毛囊中蓄积，还能够进入皮肤的真皮层 (图 8.24)[228-230]。

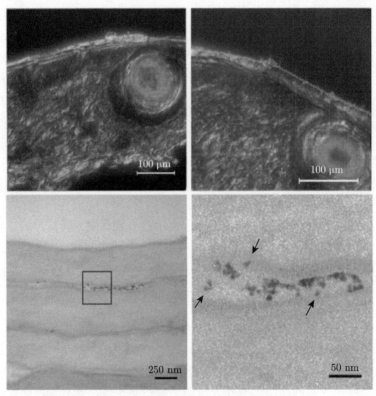

图 8.23   QD655 纳米颗粒滞留在角质层或毛囊中。QD655 纳米颗粒在 24 h 内能够滞留在猪皮表面或者毛囊中 (第一排)；生物电镜结果表明，在角质层中紧致的已无活性的角质细胞间质中可发现纳米颗粒

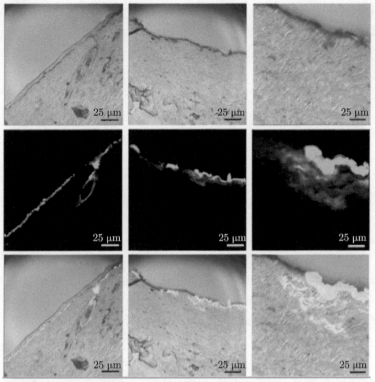

图 8.24　QD565 纳米颗粒可滞留于受损的皮肤中。皮肤经过磨砂去除了角质层甚至表皮层，可发现量子点 QD565 除了能在毛囊中蓄积，还能够渗入真皮层 [230]

8.8.3 纳米材料与细胞的相互作用及细胞毒性

　　由于量子点纳米颗粒能发出易于探测的、强烈且稳定的生物荧光，因此它可以作为一个研究纳米材料与生物系统之间相互作用情况的纳米颗粒模型。一些研究表明，量子点的表面电荷、涂层、壳和大小决定了细胞对量子点的吸收情况。聚乙二醇 (PEG) 涂层的球形 QD565，胺涂层 (如 QD-NH₂) 或羧酸涂层 (如 QD-COOH) 且核/壳直径为 4.6nm、波长为 565nm 的量子点，以及核/壳直径为 12nm(长轴)、6nm(短轴) 的椭球形 QD655 被用于评估人表皮角质形成细胞 (HEK) 的细胞摄取水平。利用激光扫描共聚焦显微镜 (CLSM) 来观察量子点被 HEK 吸收的情况。由于纳米颗粒的尺寸很微小，所以 TEM 被用来研究量子点的内吞作用和在细胞内的定位。QD655 大量分布于细胞内空泡以及细胞膜和细胞核中 [231]。此外，表面羧基化量子点 (QD-COOH) 也被用来研究和确定表面涂层、温度和培养基的影响时间及影响过程。实验开始 15 min 内，可在 HEK 细胞质中迅速检测到 QD-COOH。实验 2 h 时，所有的 QD-COOH 都集中在 HEK 内，而 QD655-

COOH 在所有时间点都大部分积累在细胞内。因此，内部因素如量子点的表面涂层修饰和外部因素如温度都能显著影响细胞摄取情况 [232]。

除了表面涂层，纳米颗粒的表面电荷也显著改变细胞的吸收途径。研究表明，配体与相同大小和组成的量子点结合后，带正电的量子点纳米颗粒 (>30 mV) 比带负电荷的量子点纳米颗粒显示更多的细胞内量子点积累。纳米颗粒携带正电荷可以促进带负电荷的纳米颗粒与溶酶体内表面的相互作用。一般认为这些带正电的纳米颗粒可以与溶酶体中和，随后被释放回细胞质中。此内体逃逸会绕过由循环空泡系统调节的胞吐作用 [233]。

近年来，许多研究人员认为，量子点由于具有荧光能力而可以作为一种研究细胞内吞途径的优秀纳米颗粒模型。Monteiro-Riviere 研究小组构建了在 HEK 和 DC 中的 QD-COOH 作为代表性的细胞内吞模型 [234,235]。在 HEK 中，用量子点分别与细胞膜和初级内体/次级内体/溶酶体上的脂筏/小窝/网格蛋白来探讨它们的共定位。此外，使用了 27 种抑制剂分别代表 7 个主要途径研究细胞内吞作用来确定在 HEK 中吸收量子点的精确机制。这些抑制剂主要与非特异性的小窝/网格蛋白/脂筏介导的通路、巨胞饮、HEK 相关黑素小体转移途径、低密度脂蛋白受体和清道夫受体介导的途径以及 G 蛋白信号通路相关联 (图 8.25)。我们的研究发现，在 30 min 时可以看见量子点与脂筏之间的共定位，而网格蛋白和表皮生长因子受体底物 15(eps15) 与量子点之间没有共定位。QD-COOH 与 EEA1 反应 1 h 后发生共定位。其次，反应 12 h 后与 LAMP1 阳性空泡发生共定位，这表明初级/次级内体参与量子点吸收。抑制剂实验研究表明，HEK 对量子点的内吞作用、网格蛋白介导的信号通路、巨胞饮或 HEK 相关黑素小体转移途径等无关，而是强烈地依赖于低密度脂蛋白受体和清道夫受体介导的途径，并可能受脂筏或 G 蛋白信号通路调节 [234]。

8.8.4　与皮肤作用的医用纳米材料及透皮特点

根据与皮肤互作的功能特点，医用纳米材料可分为用于药物递送的透皮纳米制剂、参与抗菌与伤口愈合的纳米颗粒以及防晒用特殊化妆品三种类型。

用于药物递送的脂质体最为常见，比如纳米结构的脂质载体可用于岩藻黄质、氯诺昔康的皮肤递送 [236,237]，或维甲酸/生育酚的递送 [238]；另外，磷脂相关的纳米载体还可以通过毛囊递送槲皮苷；而硬质脂纳米颗粒可以通过类似途径用于递送挥发性油 [239,240]。对于这些物质，需要了解脂质体作为辅料的原料特性、杂质情况、释放药物的动力学情况、在汗液中的稳定性等。在这里，主要是要评价被递送的活性物质的透皮特点，而非纳米载体的透皮情况 (大多数脂质体应是 FDA 安全性豁免的)。另外，硅纳米透皮制剂是非常好的药物载体，比如介孔硅等，但其合成途径、残留的催化剂杂质尤其需要检测确认，以防止在递送过程中由于硅之外的杂质导致致敏性问题的发生。

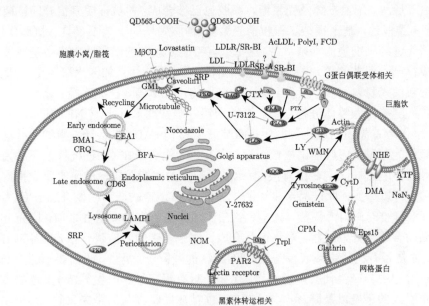

图 8.25 量子点在皮肤细胞中的内吞机制。具有抑制效果的抑制剂被标记为绿色，而没有影响的抑制剂则被标记为黑色。量子点首次被脂筏 (CTX) 识别并被内化进入初级内体 (EEA1)，然后定位在次级内体 (CD63) 并保留在溶酶体 (LAMP1) 中。量子点的吸收是通过 G 蛋白偶联受体 (GPCR) 以及由 G 蛋白、磷脂酶 C(PLC) 和蛋白激酶 C(PKC) 调节的下游蛋白实现的。这些抑制剂能阻断量子点的吸收，表明量子点的内化作用可能通过特异性受体识别。清道夫受体的免疫抑制剂聚肌苷酸核苷酸和褐藻糖胶 (FCD) 极大地阻碍了量子点。低密度脂蛋白或乙酰化低密度脂蛋白与量子点竞争，从而降低了量子点的内化水平，表明低密度脂蛋白受体或 B 类 I 型清道夫受体 (SR-BI) 可能是最合适的吸收量子点的受体。图中其他的缩写：人溶酶体关联膜蛋白 1(LAMP1)，霍乱毒素 B(CTB)，低密度脂蛋白 (LDL)，乙酰化低密度脂蛋白 (AcLDL)，细胞松弛素 D(CytD)，甲基-环糊精 (MβCD)，5-(N, N-二甲基)-阿米洛利 (DMA)，叠氮化钠 (NaN₃)，渥曼青霉素 (WMN)，Ly294002(LY)，百日咳毒素 (PTX)，霍乱毒素 (CTX)，星形孢菌素 (SRP)，巴弗洛霉素 A1(BMA1)，氯喹 (CRQ)，胰蛋白酶抑制剂 (TrpI)，烟酰胺 (NCM)，氯丙嗪 (CPM)，布雷菲德菌素 A(BFA)[234]

为了能更好地透皮，科学家研制出了微针 (microneedles)，这是一跨时代的创举，其厚度被控制在正好能注射在表皮层而让患者仅有微微痛感，但没有出血迹象的范围内；更重要的是，其能够跨越角质层皮肤屏障，实现很好的药物递送。在这里，为了确保微针的安全性，需要了解微针的合成途径、所需高分子原料的合成方式以及是否有相关杂质导致皮肤毒性的可能。

针对受损皮肤愈合的医用纳米材料，目前常见的是含有银纳米材料的敷贴。研究人员在纤维素纳米纤维上合成银纳米颗粒并将其进一步固定在海藻酸钠的水凝胶中, 这种敷贴被证明具有优良的抗菌活性 [241]; 另外, 含有氯化银纳米颗粒的聚乙烯醇、聚乙二醇及壳聚糖水凝胶也已被合成, 并被证明有很好的抗菌活性 [242]; 类似地, 基于银纳米颗粒的壳聚糖/糖胺聚糖的支架不仅具有抗菌作用, 还能够促进纤维细胞的增殖 [243]。这些掺有银纳米颗粒的水凝胶大多数是通过多步合成得到, 而非简单地将合成好的银纳米颗粒悬浮体系加入水凝胶中, 那么, 在评价银纳米材料与皮肤互作过程中, 需要将产品本身、合成路径、参与进行的原料、杂质等作为整体进行考虑。以纳米银纤维素纳米纤维 (CNF) 的水凝胶为例 [241], 作者首先使用氧化剂四甲基哌啶氧化物 (TEMPO) 将纤维素纳米纤维的羟基氧化为羧基; 随后使硝酸银溶液与其反应, 银离子在 CNF 枝杈上还原为银纳米颗粒; 之后被固定在由海藻酸/硫酸钙形成的水凝胶中, 进而实现受损皮肤的抗菌。可以看到, 此产品至少用到了硝酸银、CNF 的原料以及 TEMPO 为反应物, 水凝胶的原料海藻酸、硫酸钙; 在评估产品的皮肤安全性之前, 应充分了解产品的合成与开发过程, 对终产品合成过程中携带的杂质进行报告、鉴定与控制, 比如是否有硝酸银或者反应物 TEMPO 的残留等。另外, 还需要了解此产品的降解过程中会产生什么降解物质, 比如是否有银离子的产生等情况。这些生产过程中引入的杂质以及降解产物, 都有可能被皮肤吸收从而带来风险。必须注意的是, 不同于药物递送用的透皮制剂或者防晒产品, 抗菌用的纳米银产品常常针对的是受损的皮肤, 其缺乏角质层甚至整个表皮层的皮肤屏障, 因此产品中的杂质都可能会直接通过真皮、皮下组织直接进入整个血液循环系统而带来不可控的风险。

另外, 人们还利用植物来对银纳米颗粒进行绿色合成。由于植物提取物可以被作为还原物质, 因此在近期的研究中, 研究人员使用了包括杓儿菜提取物、过江藤提取物等与硝酸银反应, 从而通过一步法生成银纳米颗粒 [244,245]。需要特别指出的是, 虽然这种纳米颗粒能够通过简单的一步还原反应获得, 但是在应用端方面, 由于天然提取物的成分尤其复杂, 加上后期提取物、反应过程可能会经过高温 [245] 处理; 这类似于中药的加工炮制, 其性状与生药不同, 因此需要尤其小心天然提取物中的皮肤致敏原类的杂质, 以及需要考虑在制作纳米颗粒过程中额外引入的皮肤毒性物质的可能。

类似地, 其他涉及伤口愈合的水凝胶系列, 也需要考虑水凝胶初始原料、形成过程中所涉及的反应物、降解物质的类型等, 然后将所有与产品相关的、能预估出的杂质, 以及与产品不直接相关的未知杂质, 尽可能地分析出来, 并评估其在受损皮肤 (缺乏皮肤屏障) 中的透过、系统毒性甚至基因毒性的可能。

防晒用的特殊化妆品, 常见的是氧化锌及二氧化钛的纳米颗粒。这些颗粒粒径一般都在 $100\sim500$ nm 之间, 属于较大的纳米颗粒, 且因稳定性较好, 透皮的可能性不大, 并表现出良好的 UV 吸收效应和安全性。

值得一提的是, 有研究发现, 氧化镍纳米颗粒可以选择性地杀伤黑色素瘤细胞而非正常的黑色素细胞, 因此有研究者声称其可以作为黑色素瘤的治疗方案[246]。然而, 镍制品的致敏性是一个问题。

8.9 神经系统作用

纳米技术作为引领下一代科技发展的崭新技术而备受期待, 纳米材料已越来越多地在生产生活的各个方面发挥重要的作用。近年来, 纳米材料在人类生产和生活中正显示出越来越多的不可替代的重要作用, 展示出广泛的应用前景。纳米材料由于尺寸非常微小 (至少有一维大小在纳米尺度, 10^{-9} m), 具有一些特殊的性质, 如快速的渗透扩散、极大的比表面积、极高的反应活性等, 其对生物医学、环境科学、材料科学和工程科学等领域产生了巨大的、根本的影响, 并正在直接导致很多工业产生革命性的变革。但正是这些特性, 也使得纳米颗粒可以在环境中快速扩散, 并通过摄食、皮肤接触和呼吸进入人体。在其生命周期如生产、运输、使用、处置和处理过程中, 纳米颗粒必然会进入环境及生物。纳米颗粒由于尺寸很小, 因此与生物组织接触和作用的概率大大增加, 它们不仅能穿过细胞壁和细胞膜进入生命体的任何部位 (图 8.26)[247,248], 还能在细胞、亚细胞和蛋白水平对正常的生命活动产生干扰, 对生物产生毒性效应[249]。

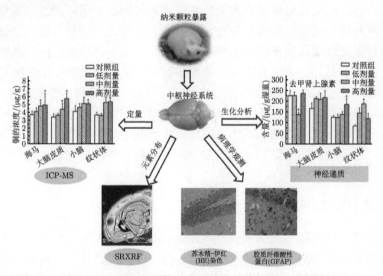

图 8.26 铜纳米颗粒对中枢神经系统的作用示意图

目前已有的研究表明, 纳米颗粒可经由呼吸道吸入、胃肠道摄入、经皮接触、药物注射等方式进入人体, 并通过体内血液循环转运到达中枢神经系统。一般来讲，血脑屏障的高选择性能够阻止部分外源颗粒进入大脑组织。但研究显示，纳米材料由于其小尺寸和高表面活性，可相对容易地跨越血脑屏障进入大脑，同时发现纳米颗粒还可沿嗅神经转运，这就使得由脑和脊髓组成的中枢神经系统有可能成为纳米材料暴露后的蓄积靶器官 [250,251]。近期的一项脑部研究首次证实人体脑部含有磁性纳米颗粒 [252]，这些磁性粒子可能来自于大气细颗粒物的组分或者人工纳米颗粒的吸入。因此对纳米材料的神经毒性效应进行全面详细的评价，为预防、控制和干预神经疾患的发生提供科学依据，显得尤为重要。本节综述了纳米颗粒的中枢神经毒性效应研究进展，介绍了纳米颗粒跨越血脑屏障机理以及不同类型纳米颗粒对中枢神经系统的毒性。

8.9.1　纳米颗粒跨越血脑屏障机理

血脑屏障存在于血液与脑组织之间，主要由毛细血管内皮细胞、星形细胞、神经胶质细胞和基膜组成。由于脑部毛细血管内皮细胞之间紧密连接，胞饮作用微弱，且对外源物质的外排作用增强，因此血脑屏障对血液中的蛋白和水溶性小分子通透性低，在维持中枢神经系统的稳定方面起到重要作用。但是研究表明，纳米颗粒物，尤其是尺度较小的纳米级颗粒，有能力通过血脑屏障并导致中枢神经系统毒性。外源性颗粒物穿过血脑屏障的可能机制包括：吸附在血脑屏障内皮细胞内侧发生被动扩散；破坏或抑制内皮细胞之间的紧密连接；小窝蛋白或网格蛋白介导的内吞；吸附在血脑屏障表面后发生吸附转胞吞作用；通过功能化表面抑制血脑屏障外排系统等。目前认为颗粒大小和表面性质对于纳米颗粒穿过血脑屏障的能力有重要影响，较小的尺度和表面正电荷有利于颗粒物吸附在血脑屏障内侧并穿过内皮。另外，表面有功能化修饰的颗粒可能与血脑屏障上特定受体发生特异性结合，增强其进入脑组织的能力。此外，即使没有沉积在中枢神经系统，外源纳米颗粒也可以对血脑屏障造成损伤。纳米颗粒滞留在血脑屏障附近能够引起脑部炎症反应，导致内皮细胞凋亡，破坏内皮细胞之间的连接，造成血脑屏障功能紊乱等。这些效应由于影响了血脑屏障的完整性，将会导致潜在的中枢神经系统风险。

8.9.2　纳米颗粒的中枢神经系统毒性

我们前期工作发现，铜纳米颗粒经呼吸暴露后可在不同脑区分布，并损伤神经细胞及神经胶质细胞，导致脑部神经递质的改变，造成脑部受损 (图 8.26)。由此可见，纳米颗粒可能通过鼻腔黏膜或嗅神经进入中枢神经系统。近期研究已经表明，纳米颗粒物不需要穿过气血屏障和血脑屏障，通过鼻黏膜即可进入脑组织。可能的通路包括经由嗅神经转运入脑并沉积在嗅球中，或通过三叉神经进入脑部，从而引发脑部炎症和神经元损伤等毒性反应。

已有研究表明，在细胞水平上，纳米银可显著抑制大鼠原代神经元的细胞活力，细胞内活性氧水平明显升高，同时伴随抗氧化物质谷胱甘肽含量下降导致神经细胞凋亡，从而表现出明显的神经毒性 [253,254]。在动物水平上，雄性小鼠经鼻腔滴注不同粒径的炭黑颗粒后，小鼠嗅球组织中细胞因子、单核细胞趋化因子-1和趋化因子配体的 mRNA 表达水平明显升高 [255]。已有研究显示，二氧化钛纳米颗粒可引起 ICR 小鼠轻微的脑部损伤，诱发海马神经元脂肪变性 [256,257]。由于二氧化钛纳米颗粒可在脑组织中长期沉积，可引起脑组织脂质过氧化产物丙二醛(MDA) 含量升高、大脑皮质和海马组织松解、细胞排列松散以及大脑皮质和海马组织细胞增殖能力下降、DNA 损伤及大鼠的认知和学习记忆能力下降 [256,257]。氧化锰颗粒经急性暴露后可在小鼠嗅球、大脑皮质、中脑、纹状体和小脑组织检测到 TNF-α、巨噬细胞炎症蛋白、GFAP、神经细胞黏附分子应激反应蛋白的 mRNA 表达水平明显升高 [258,259]。纳米氧化铁通过鼻腔滴注暴露于实验鼠后可引起脑组织发生氧化应激，并导致神经细胞损伤，且具有纳米尺寸效应，其中小尺寸纳米颗粒导致的神经损伤作用更为明显 [255,260]。近期研究也揭示碳纳米颗粒具有一定的神经毒性。如在一定浓度的单壁碳纳米管暴露下，小鼠的情绪受到明显影响，产生抑郁症的特征，并出现移动能力下降及紧张等现象。随着暴露浓度的升高，小鼠脑海马锥体细胞的空泡化程度愈加明显，锥体细胞顶状树突逐渐消失，尼氏小体消失 [261,262]。多壁碳纳米管的暴露则可导致大鼠空间认知障碍和突触可塑性损伤 [263]。

目前关于纳米材料的神经生物效应研究尚处于起步阶段，但已有研究报道显示，进入中枢神经系统的纳米颗粒可引起一定的神经毒性效应，从而导致神经组织损伤。常规组织受损后，可以通过干细胞增殖分化及再生进行修复，而神经元不具有分裂的能力，虽然有报道显示成人脑内存在少量的神经干细胞可分化为神经元，但神经组织的再生能力依然非常有限，因此大多神经损伤具有不可逆性。同时，大多数治疗药物不可通透血脑屏障转运入脑从而直接发挥治疗作用，这就使得对于神经损伤的控制治疗十分困难。因此，进行纳米颗粒的生物安全性评价，特别是神经毒性评价至关重要。从另一角度来看，发展高效低毒、生物相容性较好的纳米载体也是目前亟待解决的问题，尽管有一些脂质载体已表现出较好的载药效率，但仍然无法达到靶向的目的。

8.9.3　纳米颗粒引起神经毒性的机制

根据目前的研究结果，推测纳米颗粒损伤中枢神经系统的可能机制有以下几种。首先，通过不同暴露方式进入机体的纳米颗粒引发组织炎症反应，局部炎症因子进入血液循环到达远端组织引起系统炎症反应，进而造成脑部炎症反应损伤脑部功能。其次，细颗粒物或金属纳米粒子可能释出金属离子参与脑部自由基的产生, 诱发炎症反应。再次, 复杂的纳米颗粒进入生物体后, 在机体的调理作用下可能发生溶解现象, 溶解的纳米颗粒组分可随血液循环转运到其他脏器。尤其是纳米材料中的金属组分, 在机体内的各种还原剂和金属螯合剂作用下, 可溶解成金属离子而发生二次转运。转运到中枢神经系统内的纳米颗粒或金属离子, 可通过激活小胶质细胞, 引起自由基、炎症因子等神经毒性分子大量产生及表达, 通过间接效应导致神经损伤。最后, 纳米颗粒在感觉神经如迷走神经或交感神经内转运时, 损伤部分神经元的正常功能, 直接导致脑边缘毒性效应。

8.9.4　影响神经毒性的纳米理化参数

纳米粒子的理化性质是影响其神经生物学效应的重要因素。其中影响纳米粒子神经毒性的理化性质主要包括: ① 纳米颗粒的尺寸。相比于尺寸较大的颗粒, 尺寸较小的纳米颗粒更易穿越血脑屏障进入不同脑区。② 纳米颗粒的形状及表面修饰。表面电荷显中性的纳米颗粒和低浓度表面带负电的纳米颗粒不影响血脑屏障功能, 而高浓度表面带正电荷的纳米颗粒可明显破坏血脑屏障的完整性[264]。

8.10　眼和视觉系统作用

近年来, 随着纳米材料越来越广泛地应用在生产和生活中[265,266], 它们所带来的安全隐患也引起了社会各界的广泛关注[267]。在过去的几年里, 科学家多将研究方向集中在纳米材料对皮肤、呼吸道、肺、肝、肾、脑等组织和器官的安全性研究[268-270], 然而一个十分脆弱却又非常重要的器官——眼睛, 却常常被研究者遗忘。眼睛的重要性是不言而喻的, 我们日常生活中 90% 的信息是通过眼睛来收集的。然而, 作为一个浅表器官, 眼睛通常直接暴露在外, 环境中的有害物质会与眼睛直接接触而导致眼部损伤, 给生活带来极大的不便。因此, 随着纳米生产和纳米应用中纳米颗粒释放量的增加, 它们对眼睛的潜在毒性应该受到更多的关注和深入研究。纳米材料眼部的安全使用已受到国际上的一定关注, 但关于纳米材料对眼睛毒性作用的研究仍处于早期阶段。

由于尺寸小, 纳米材料对眼表的毒性作用与机械或化学损伤相比具有其自身的特征[267,271]。从眼部结构来看, 基于眼部的自我防御功能, 大尺寸颗粒可以通过眨眼或被泪膜冲走而排除在眼表外。然而, 纳米颗粒由于其特殊的小尺寸, 容易与眼表紧密接触, 接触到角膜并长时间停留; 或穿透眼表面的屏障, 到达眼后段[272]。纳米粒子的大小会决定其穿透眼表面的速度和数量, 使得小颗粒难以被洗掉[273]。因此, 纳米粒子具有良好的耐受性, 更容易通过上皮屏障迁移，引起细胞毒性和炎症反应[272-276]。一旦进入眼睛，纳米粒子可能会随之诱发细胞毒性以及在眼表、晶状体、视网膜甚至视神经和黄斑等的系统免疫反应。例如，研究表明，含金属的纳米颗粒进入眼睛后，可以通过鼻泪管输送到鼻腔，然后通过眼-鼻-脑通路进入中枢神经系统[276]。这些报告表明，纳米材料对眼睛的毒性作用机制与其他材料有很大不同，因此应该更加重视这一重要领域。

8.10.1 纳米材料引起的眼部综合征

在本节中，我们简要介绍围绕职业或环境颗粒材料暴露的眼部解剖学和相关的眼部疾病。虽然眼表面是与纳米材料接触的最前层，但一旦纳米粒子进入眼睛中，眼睛内部 (如虹膜和晶状体) 或视网膜内表面，视神经和黄斑也会受纳米粒子的影响 (图 8.27)[277-279]。值得注意的是，我们这里提到的部分眼部疾病可能还未在纳米材料相关工作场所发现并报道。然而，考虑到纳米粒子对眼睛的发病机理，这些症状也可能由纳米粒子诱导，并且需要获得同样的关注以用于将来的研究。

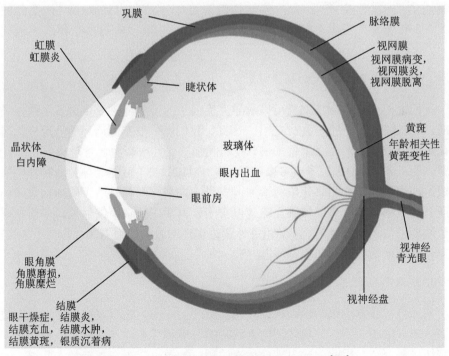

图 8.27　纳米粒子暴露引起的典型眼部疾病[279]

1. 纳米颗粒对眼睛表面的损伤

大多数关于纳米颗粒对眼睛直接影响的研究都集中在它们对眼睛表面的损伤上。眼表面主要包括两个部分：角膜和结膜。与皮肤覆盖的身体其他部位不同，眼表覆盖一层薄薄的泪膜，由泪腺和附属泪腺、结膜杯状细胞、睑板腺以及 Zeis 腺和 Moll 腺支撑 [280,281]。研究表明，所有眼表组分功能障碍所引起的眼部症状的潜在机制是炎症。从上皮表面引入的外来物质可能诱发一系列炎症反应，随后导致泪膜不稳定以及细胞损伤 [282-284]。纳米颗粒可能会引起的眼表病症包括眼干燥症、结膜炎、结膜充血、结膜水肿、膜黄斑、银质沉着病、角膜磨损、角膜糜烂、角膜缘炎或葡萄膜炎 [279]。

2. 纳米颗粒对晶状体的损伤

据报道，吸烟、固体燃料 (如木材) 燃烧和金属铁可能会对晶状体造成损害。吸烟造成的危害与金属积累有关，例如镉会导致氧化性 DNA 损伤或对晶状体细胞膜造成氧化损伤，从而引发白内障 [285]；金属离子的改变可能是诱发氧化应激导致白内障形成的原因，其会抑制抗氧化途径，或改变晶状体细胞外基质的结构/形成 [286]；眼内异物铁沉降可能导致白内障和晶状体变色的坏死 [287]。有研究者提出金属铁会通过金属催化的芬顿反应对晶状体造成氧化损伤 [288]。

3. 纳米颗粒对视网膜的损伤

我们之前提到，颗粒物质可以诱导炎症因子的产生，进一步引发系统性炎症反应，增加细胞因子的产生 [289-291]。因此，我们也可以推测诱导免疫反应的慢性恶化可能会导致视网膜血管层损伤、视网膜细胞变性或新生血管形成 [292]。例如，研究表明，金、银纳米粒子或多壁碳纳米管 (MWCNT) 可能会导致动物视网膜细胞或组织中细胞凋亡和氧化应激增加 [293,294]。此外，颗粒物质可能增加血清同型半胱氨酸水平，进一步降低眼血流速度 [295]。再次，眼睛中铁纳米粒子溶解出的过量铁离子与视网膜脱离、年龄相关性黄斑变性和眼内出血有关 [287,296,297]；ZnO 纳米粒子可增加视网膜病变 [298]。

4. 纳米颗粒对视神经的损伤

纳米颗粒暴露于眼睛后，包括角膜和结膜上皮在内的眼表可以防止它们被吸收到玻璃体液中 [277]。玻璃体液位于眼睛的前房和后房，与视网膜、视神经和黄斑密切接触 [278]。因此，来自玻璃体液的颗粒物质也会损伤视神经。此外，研究表明，细颗粒在持续暴露下也会导致眼压升高 [299]，并导致视神经受损。颗粒物可能通过堵塞小梁网并干扰流出通道而引起青光眼 [300]。

8.10.2 常见工作场所纳米材料的眼部毒性研究

大量的毒性研究表明, 不同程度的纳米颗粒暴露与急性发病率的增加之间存在短期关联。纳米材料主要通过四种机制引起细胞毒性: ① 氧化应激的产生。例如, 金属纳米颗粒如 Fe 或 Au / Ag 纳米颗粒可能导致活性氧 (ROS) 产生, 并进一步影响细胞功能 (即细胞凋亡), 从而对细胞造成损害 [293,301]。② 细胞膜的破坏。一些纳米粒子如氧化石墨烯 (GO) 由于其锋利的薄片而对细胞膜造成损害 [302]。③ 诱导炎症反应。一旦被细胞吸收或进入血液循环, 纳米颗粒就会激活炎症反应。几种纳米粒子如 Au、TiO$_2$、Fe 和 GO 等具有炎症性质, 可以增加炎症细胞和促炎性细胞因子的产生 [303]。④ 遗传毒性。由于其典型的物理化学特性和大的表面积与体积比, 纳米颗粒可能会引起不可预测的遗传毒性 [304]。据报道, 纳米粒子引起的长期氧化应激和炎症最终可能导致 DNA 损伤 [305,306]。金属纳米粒子如 Au 或 Ag 具有氧化性质, 可导致遗传损伤 [307,308]。了解纳米粒子毒性的机制, 可以帮助我们更好地设计一种减少甚至避免其毒性暴露的方法。

在本节中我们将介绍一些经合组织提供的制造纳米材料工作组列出的常用纳米材料的眼毒性研究。这些纳米材料现广泛用于许多工业和商业产品中, 可能对公众造成最直接的毒性。我们将现有的工作按照材料分成三类: 金属纳米材料 (Au、Ag、Fe), 金属氧化物纳米材料 (SiO$_2$、TiO$_2$、ZnO、CeO$_2$) 和碳基纳米材料 (碳纳米管、石墨烯、GO、还原氧化石墨烯 (rGO))。

1. 金属纳米材料

金属纳米材料是工作场所中使用最广泛的纳米材料之一 [309,310]。例如, 银纳米粒子由于其抗菌能力而广泛应用于家用洗涤剂、抗菌喷雾剂、服装、袜子和鞋子 [311,312]; 离子银和金在自然日光下通过溶解的有机物质将其还原成金属纳米粒子 [313]; 许多金属纳米粒子可以从金属物体自发产生, 包括线和耳环 [314]。尽管大部分金属被认为是安全的, 但一些研究小组发现它们的纳米颗粒可能对眼睛产生毒性作用。例如, Soderstjerna 等使用小鼠视网膜的体外细胞/组织培养模型研究了银和金纳米粒子的内化、细胞凋亡和氧化应激 (该研究中使用 20 nm 和 80 nm 的银和金纳米颗粒) [293]。在暴露纳米粒子 72 h 后, 研究人员发现, 低浓度纳米粒子 (<0.0065 μg/mL 的 20 nm 纳米粒子和 <0.4 μg/mL 的 80 nm 纳米粒子) 都对视网膜细胞产生不良影响, 如显著的氧化压力和细胞凋亡 (图 8.28)。结果还表明, 这些纳米颗粒尤其对光感受器产生神经毒性作用, 这可能导致视力损害甚至失明。Biswas 的研究小组发现, 金纳米颗粒的眼部毒性与其大小、形状、浓度以及表面积密切相关 [238]。金纳米粒子也会破坏斑马鱼的眼部发育和色素沉着 [265]。此外, Sriram 等的工作表明, 银纳米粒子以一种尺寸依赖的方式在牛视网膜内皮细胞中产生过多的 ROS 而诱导细胞毒性和细胞凋亡 [315]。此外, Kim 等根据经合组织

测试指南，使用新西兰白兔评估了银纳米颗粒的急性眼刺激可能性 [316]。在去除银纳米颗粒后 1 h 观察到结膜发红、水肿和出血，而在去除物质后 24 h、48 h 和 72 h 未发现材料对角膜、虹膜或结膜的刺激迹象。但是，Maneewattanapinyo 等在使用暴露于 5000 ppm 银纳米颗粒的豚鼠的研究中，观察到最初 24 h 内的 1 级结膜刺激 [317]。除了这些结果，我们还知道长期暴露于银或胶体银可能引起银质沉着病 (眼睛色素沉着)[318-321]。因此，慢性职业银纳米颗粒暴露对眼睛的毒性也需要引起重视。

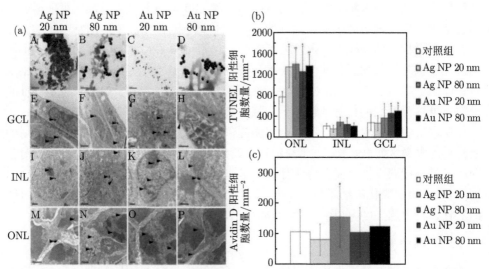

图 8.28　透射显微镜图像显示小鼠视网膜中 Ag NP 和 Au NP 的摄取。(a) 各纳米材料的视网膜分布：Ag NP 20 nm (A), Ag NP 80 nm (B), Au NP 20 nm (C), Au NP 80 nm (D)。E~P. 所有四种类型的纳米颗粒均被培养的视网膜吸收并在所有三个视网膜核神经元层中发现，例如，GCL, INL 和 ONL。20 nm 和 80 nm 尺寸的纳米颗粒都发现是单个纳米材料 (例如 E, M (上箭头)) 或纳米颗粒簇 (例如 E, I, M (下箭头))。20 nm 大小的 Ag NP 和 Au NP 分别在核中 (E, G, I, K, M, O)、核仁 (I, K, O)、线粒体 (G)、细胞质 (E, G, M) 和细胞外空间 (M) 发现。在大多数细胞中，与在其他细胞区室中发现的纳米颗粒的比例相比，20 nm 大小的纳米颗粒大多位于细胞核中 (I, K, O)。值得注意的是，所有纳米材料都在常染色质 (例如 I, K, N) 和异染色质 (例如 I, K, L, P, M) 中存在。在核中检测到大小为 80 nm 的 Ag NP 和 Au NP，但与 20 nm NP(F, J, L, N, P) 和细胞外空间 (H, L, P) 相比要少。在核仁和线粒体内都没有检测到大小为 80 nm 的纳米材料。(b) 在暴露于 20 nm 和 80 nm Ag NP 和 Au NP 后，小鼠视网膜中凋亡细胞的数量增加。图显示 TUNEL 阳性细胞的数量，结果表示为平均值 ± SD (n = 5 ~ 8 组织块/组)。(c) 氧化应激。图显示 Avidin D 阳性细胞的数量，结果表示为平均值 ± SD (n = 4 组织块/组)[293]

除重金属外，其他金属如铁也是工作场所常见的金属纳米材料，并可对眼睛产生潜在的毒性。此前，Dunaief 小组认为铁可引起眼部萎缩，并伴有广泛的眼部疾病，包括虹膜异色症、青光眼、白内障、晶状体变色、视网膜脱离、年龄相关性黄斑变性以及眼内出血 [287,296]。最近，Park 等进一步研究了铁纳米颗粒在人角膜上皮细胞中的毒性机制 [268]。孵育 24 h 后，他们发现铁纳米颗粒可以提高炎症介质如一氧化氮、细胞因子和趋化因子的水平，增加多细胞死亡相关途径指标的水平，以及产生错误转录的 RNA。然而，他们的研究仅在体外试验水平，因此需要进一步的体内研究以更实际的方式研究铁纳米颗粒的眼毒性。

2. 金属氧化物纳米材料

金属氧化物纳米颗粒正在大批量地生产。美国国家纳米技术倡议 (NNI) 的数据显示，每年以数千吨的规模生产含有超细磨料颗粒形式的二氧化硅和二氧化铈，用于精确抛光硅片 [309]。到 2012 年，已有近 150 万吨二氧化硅纳米粒子进入全球农业、食品和化妆品等消费品市场 [322,323]。氧化铈纳米粒子和含氧化铈纳米粒子的材料被广泛应用于抛光玻璃和珠宝，以及许多工业和商业应用的催化转换器 [324,325]。此外，二氧化钛和氧化锌纳米粒子在防晒剂和其他化妆品中广泛应用了数十年 [326]。如此大规模生产和使用金属氧化物纳米颗粒增加了其暴露于人类的风险，而它们的眼毒性研究仅处于早期阶段。

感光细胞的特征在于其超高的氧代谢速率 [327]。因此，感光细胞经常暴露于氧化应激和光子的不利影响中。在导致失明的疾病中，包括遗传性视网膜变性、糖尿病性视网膜病变、黄斑变性和视网膜脱离，无论起始病因如何，细胞内活性氧物质都被认为可以以慢性或急性方式产生并且能够诱导细胞死亡 [328-331]。由于其氧化还原能力，氧化铈被广泛用作抗氧化剂，减少眼睛中的氧化应激 [332-335]。值得注意的是，McGinnis 研究小组利用纳米纤维素颗粒的抗氧化特性来治疗不同的视网膜疾病。例如，他们发现氧化铈纳米粒子可以阻止 ROS 诱导的大鼠视网膜原代细胞培养中的细胞死亡，并防止由光诱导的感光细胞变性引起的视力丧失 [331]。他们还报道，在一个表现出遗传性视网膜和耳蜗退化的 Tubby 突变小鼠模型中，纳米氧化铈可通过上调与神经保护、生存信号通路、氧化应激、抗氧化防御和关键光感受器相关的基因、下调凋亡信号通路和减少光感受器特异性蛋白的错误定位来延迟光感受器变性并保护视网膜功能 [336,337]。此外，他们还研究了纳米氧化铈颗粒在湿性年龄相关性黄斑变性小鼠模型 (极低密度脂蛋白受体敲除 (vldlr$^{-/-}$) 小鼠) 中的抗氧化和新血管形成的抑制功能 [338,339]。最近，他们进一步探索了纳米氧化铈粒子在另一种光感受器变性 P23H-1 大鼠模型中的催化活性 [340]。在抗氧化剂研究中，一些研究还表明纳米氧化铈粒子对人晶状体上皮细胞没有遗传毒性作用 [341]，并且长时间玻璃体内注射也对大鼠视网膜无毒性 [342,343]。

与生活中二氧化硅纳米粒子的大量生产和暴露相比，它们的眼毒性研究还很局限。众所周知，结晶二氧化硅的吸入和停留可引起严重的矽肺病，即肺部的纤维化疾病。然而，直到 2008 年，研究人员才开始研究二氧化硅暴露于眼睛的影响。Yoruk 等第一次表明矽肺患者的眼睛也会受到很大影响 [344]。他们发现，在硅胶暴露 (40 ± 26) 个月后，矽肺患者表现出明显的结膜充血和血栓形成。后来，研究人员开始关注二氧化硅纳米粒子的眼部毒性。例如，Park 的研究小组发现，50 nm、100 nm 和 150 nm 的二氧化硅纳米粒子在人角膜上皮细胞 [345] 和人角膜基质细胞中没有显著的细胞毒性 [346]。使用 SD 大鼠的体内研究也证实了二氧化硅纳米粒子在眼部局部给药中的安全性 [347]。然而，Xu 等最近的一项研究发现，超细 SiO_2 纳米粒子 (30 nm 和 40 nm) 会对原发性人角膜上皮细胞造成细胞膜损伤、细胞死亡和线粒体功能障碍等毒性，以及对 SD 大鼠造成角膜损伤 (图 8.29 (a)~(d)) [348]。对此，作者提出尺寸差异 (在 Xu 等的研究中 ≤40 nm，在 Park 的研究中 ≥50 nm) 可能在体外和体内都表现出不同的毒性。这就需要进一步研究以找出二氧化硅纳米粒子对眼睛毒性的综合影响因素，以确定二氧化硅纳米粒子的安全使用标准。有趣的是，作者还发现，通过引入胎牛血清 (FBS) 可以显著降低超细 SiO_2 纳米颗粒诱导的毒性 (图 8.29 (e))，这可能是由于在纳米颗粒周围形成了保护性蛋白冠。虽然作者还检测了其他抗氧化剂如 GSH、白藜芦醇和姜黄素对防止 SiO_2 纳米颗粒细胞毒性的能力，但它们都没有表现出足够的保护作用。该研究为减少超细颗粒引起的角膜毒性提供了一种治疗方法 (FBS 或其衍生物的引入)。

另外两种典型的金属氧化物纳米颗粒，二氧化钛和氧化锌，在工业和商业产品中也是常见的。通常，初级 TiO_2 和 ZnO 纳米颗粒的尺寸为 10~20 nm，但它们通常在化妆品中以 30~150 nm 的聚集体出现 [349]。由于尺寸在纳米颗粒毒性中起重要作用，不同的组使用不同尺寸的 TiO_2 纳米颗粒来检测眼毒性。先前的研究表明，20~50 nm 的 TiO_2 纳米粒子对视网膜组成细胞以及 C57BL/5 小鼠和斑马鱼的视网膜没有表现出明显的毒性 [350,351]。而在兔子的急性毒性研究中，Warheit 等研究发现，129.4 nm 的细 TiO_2 纳米粒子可以在家兔中产生极低的毒性和可逆的眼结膜发红 [352]。然而，经过反复曝光，Kim 的研究小组发现，小于 75 nm 的二氧化钛会引起眼表损伤，其中结膜杯状细胞的面积在二氧化钛暴露后会下降 [353]。此外，据报道，干眼的眼表比正常眼更容易受到 TiO_2 纳米颗粒暴露的影响 (使用正常和实验干眼大鼠模型) [354]。除了 TiO_2 纳米粒子外，ZnO 纳米粒子的眼毒性也在许多研究中得到了验证。例如，Bi 的小组利用大鼠视网膜神经节细胞来研究 ZnO 纳米粒子的毒性效应和机制。据报道，ZnO 纳米粒子可能通过产生过量 ROS 和 caspase-12 导致细胞死亡，降低质膜钙 ATP 酶和 Bcl-2/caspase-9 的表达和活性，以破坏细胞内钙稳态 [355-357]。此外，Kim 等发现用 20 nm 负电荷的 ZnO 纳米颗粒处理可能会增加视网膜病变，这与它们在眼部病变中的局部分布有关[298]。

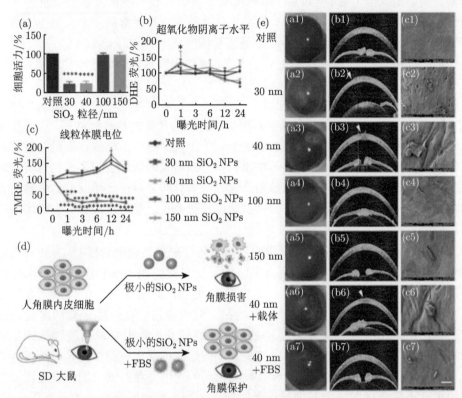

图 8.29　SiO₂ 纳米颗粒的直径和浓度对细胞活力的影响。(a) hCEC 的平均细胞活力通过 CCK8 用酶标仪在用直径 30 nm、40 nm、100 nm 和 150 nm，100 μg/mL 的 SiO₂ 纳米材料处理 24 h 后测量，$n=3$。(b), (c) 不同尺寸的 SiO₂ 纳米材料对 hCEC 的破坏。(b) 细胞内评价 $O_2^{\cdot-}$ 含量，通过二氢乙锭 (DHE) 荧光测量 0~24 h 之间，hCEC 用不同直径 100 μg/mL SiO₂ 处理。(c) 平均线粒体膜电位，通过 0~24 h 之间用不同直径的 100 μg/mL SiO₂ 纳米材料的 hCEC 的四甲基罗丹明乙酯 (TMRE) 荧光测量，$n=3$。(d) 利用 SiO₂ 纳米粒子对角膜的毒性和蛋白冠作为治疗方法的说明。(e) 不同大小的 SiO₂ 纳米材料引起的结构性角膜损伤和 FBS 的治疗效果。(a1)~(a5) 在用蒸馏水与 30nm, 40 nm, 100nm 和 150nm SiO₂ 纳米材料处理后，在钴蓝光下的角膜荧光素染色的代表性图像。(b1)~(b5) 暴露于与 (a1)~(a5) 相同试剂后的代表性眼前段光学相干断层扫描仪 (AS-OCT) 图像，白色箭头表示角膜缺陷。(c1)~(c5) 暴露于与 (a1)~(a5) 相同试剂后的代表性 SEM 图像。在 40 nm SiO₂ 纳米材料处理后用载体或 FBS 处理角膜，角膜荧光素染色的代表性图像 (a6), (a7)，AS-OCT 图像 (b6), (b7) 和 SEM 图像 (c6), (c7)[348]

3. 碳基纳米材料

我们这里涉及的碳纳米颗粒包括富勒烯，碳纳米管 (SWCNT 和 MWCNT)，以及石墨烯及其衍生物 (例如 GO 或 rGO)。富勒烯代表一组包含整个碳原子 (C_x) 的纳米粒子，已广泛应用于许多护肤品、化妆品和生物医学应用中，如生物成像和肿瘤治疗 [358,359]。原始富勒烯 C_{60} 是富勒烯家族 (如 C_{70}，C_{76}，C_{90}，C_{28}，C_{36} 等) 中最常见和稳定的类型 [359]。另一方面，碳纳米管是富勒烯的圆柱形状。凭借其独特的一维中空纳米结构和特殊特性，它们还广泛用于储能、分子电子、艺术材料、医疗和健康设备等 [360]。此外，石墨烯及其衍生物是自然界中碳的二维形式。自 2004 年发现以来，石墨烯及其衍生物被认为是新的革命性材料，广泛用于各种工业、环境和生物医学应用，如电子、下一代半导体、电池、辐射热材料和电化学生物传感器 [361,362]。对碳基纳米材料不断增长的需求引起了人们对其对环境和人类健康潜在毒性的担忧。特别是这些纳米材料悬浮在气相或液体中时大大增加对工人和消费者的暴露，它们可以通过皮肤毛孔或眼睛进入身体来增加潜在的毒性。

早至 1999 年，Huczko 等利用眼刺激试验，研究富勒烯物质对 Draize 兔的毒性作用。他们在每只兔子的两只眼睛中，一只眼睛用 0.2 mL 富勒烯水悬浮液滴注，而另一只眼睛作为对照。研究者在 24 h，48 h 和 72 h 内均未发现任何眼部效应 [363]。后来，为了评估化妆品工业中使用的高纯度富勒烯对眼睛的安全性，Aoshima 等使用实验室动物进行毒性研究，他们发现高度纯化的富勒烯可能导致兔子结膜发红和角膜上皮缺损，但这些症状在眼刺激试验后两天内消失 [364]。然而，尽管这些研究声称富勒烯物质的使用是相对安全的，但是相同的结果可能不能直接应用于富勒烯纳米颗粒，因为尺寸通常在毒性中起重要作用。最近，Ema 等报道了一项关于富勒烯纳米粒子急性眼刺激的研究 [365]。结果表明，在富勒烯纳米粒子处理后的所有时间点，实验兔均未发现角膜混浊、虹膜异常或结膜水肿等现象。虽然结膜红肿和血管充血是由富勒烯在 1 h 后引起的，但 24 h 实验中没有表现出这样的结果。这些研究确实提供了关于富勒烯纳米粒子急性刺激的一些研究成果，但是长期的眼毒性研究以及其他富勒烯衍生物的毒理学作用仍然还是未知数。这需要大家进一步的研究以澄清关于富勒烯的未解决的毒性问题。

碳纳米管的研究中，不同的团体使用了不同的体外或体内模型测试其眼睛毒性。例如，Liu 的研究组所示，SWCNT 和 MWCNT 对人眼细胞都有毒性。SWCNT 对 ARPE-19 细胞具有高毒性，导致细胞活力的降低、超氧化物歧化酶 (SOD) 水平变化、膜完整性破坏和细胞凋亡 [366]。另一方面，MWCNT 可导致细胞存活率下降，乳酸脱氢酶 (LDH) 释放增加，以及人类视网膜色素上皮细胞中 ROS 产生和凋亡细胞的增强 [294]。然而，与对细胞模型的严重毒性相比，碳纳米管在实验动物模型中并没有显示很强的毒性。Huczko 和 Lange 发现，在改良的兔眼试验中，高 SWCNT 含量的碳烟没有造成明显的眼睛损伤 [367]。Kishore 等检测了两种不同尺寸 MWCNT(MWCNT 1：长 5~8 μm，内径 3~8 nm，外径 (140±30) nm；MWCNT 2：长 1~10 μm，内径 2~6 nm，外径 10~15 nm) 在体内和体外对眼睛的刺激作用 [368]。结果显示，在鸡胚绒毛尿囊膜试验 (HET-CAM，体外研究眼睛刺激性的测试) 中，兔子只发现有可逆性结膜发红和出血，刺激指数为零。由于在两种大小的 MWCNT 之间没有发现显著的毒性差异，并且体内和体外结果具有良好的相关性，他们的研究进一步表明了碳纳米管的低毒性。最近，Ema 等研究了两种 SWCNT 产品和两种 MWCNT 产品对兔的眼睛刺激，他们发现只有一种 MWCNT 在刺激作用一小时后，显示出非常弱的、可逆的急性刺激反应 (结膜发红和血管充血)[369]。其他三种碳纳米管在测试条件下均无明显毒性。

具有独特功能的石墨烯目前广泛用于眼睛相关的生物医学应用中。例如，由于其出色的电和机械性能以及良好的生物相容性，石墨烯在避免电磁干扰和脱水保护中被用于涂覆隐形眼镜 [370]。这种直接的眼接触需要高安全性的石墨烯。此前，Tan 等利用人角膜基质成纤维细胞研究石墨烯的毒性，发现石墨烯与角膜细胞和组织具有良好的短期生物相容性 [371]。然而，在实际工业应用中，不仅石墨烯，其衍生物如 GO 或 rGO 也被广泛使用。因此，许多眼睛毒性研究也将重点放在石墨烯衍生物上。Yan 等研究了 GO 对人视网膜色素上皮细胞和活体兔子的毒性 [372]。他们的结果表明，GO 对兔眼的细胞生长/增殖或损伤没有任何显著的毒性。然而，Xu 等之前的研究表明，GO 纳米粒子对原代人角膜上皮细胞和人结膜上皮细胞有着与时间和剂量相关的毒性 [373]。此外，尽管 GO 对兔实验没有引起急性眼刺激，但 GO 短期反复暴露于 SD 大鼠会通过氧化应激诱导对眼睛产生可逆性损伤。与此结果一致的是，最近，An 等使用体外和体内方法研究了 rGO 和 GO 的眼毒性 [374]。在他们的研究中，rGO 暴露并未在小鼠中引起显著的眼部毒性。相反，短期反复 GO 暴露可导致明显的眼内炎症，角膜基质层增厚，角膜细胞凋亡，昆明小鼠虹膜新生血管形成，以及角膜表皮细胞明显的细胞死亡。近期，考虑到 GO 的毒性作用，研究人员开始将重点放在通过使用适当的功能化修饰来减轻 GO 的毒性。例如，Xu 等最近研究了聚乙二醇化 GO(PEG-GO) 在眼组织中的毒性，发现 PEG-GO 的细胞毒性依赖于氧化水平而不是表面电荷 [375]。人眼细胞暴露于高氧化的 PEG-GO 可导致氧化应激相关的细胞毒性。值得一提的是，作者不是简单地测试 PEG-GO 的"粗糙"细胞毒性，而是利用全细胞表达谱分析了不同表面电荷和氧化程度的 PEG-GO 毒性的分子机制，结果表明高度氧化的 PEG-GO 样品通过 NDUFB9 介导的途径诱导 ROS 依赖性的细胞毒性。该方法可能成为研究纳米材料毒性效应的有力工具，因为它可以提供纳米颗粒与生物系统之间复杂相互作用的充分信息，有助于更好地设计合适的表面修饰，以降低石墨烯基纳米材料在生物医学应用中的毒性。

8.10.3　结论

近年来，纳米材料在食品、工业和化妆品领域中的利用率急剧增加，它们所带来的安全隐患也引起了社会各界的广泛关注。在本节中，我们首先总结了一些典型的眼部疾病，从眼表、晶状体、视网膜和视神经等方面对几种典型的颗粒物质暴露性眼病进行了综述。由于异物可在生物体内引起系统性炎症反应，环境纳米颗粒可能对眼睛的各个部位产生毒性。此外，我们还简要介绍了环境纳米粒子对眼睛毒性的最新研究进展。总之，纳米材料的眼睛安全性与其他器官如皮肤或肺的安全性同等重要。对它们的毒性进行研究不仅可以帮助我们了解纳米颗粒使用的危害性，还可以提示我们如何在这样的环境中更好地保护自己。据报道，足够的眼睛保护可以防止 90%与工作有关的眼睛受伤 [376]。为了保护眼睛免受颗粒粉尘和蒸汽的影响，应在纳米材料工作场所提供带侧护罩的护目镜和隐形眼镜清洁液。通过更好地了解纳米粒子对眼睛的毒性，我们可以为纳米材料的接触使用创造更安全的环境。

8.11　内分泌系统作用

很多纳米材料 (NMs) 被设计用于商业目的，例如半导体、建筑材料、化妆品和药物载体，而天然纳米颗粒 (NPs) 已存在于环境中。由于它们独特的理化特性，可能与生物系统发生相互作用。这些相互作用中的某些可能对人体有害，因此，有必要对这些材料在不同器官系统中的潜在"纳米毒性"进行研究。建立纳米毒性概念的目的是识别和评估 NMs 的危害和风险，并评测其安全性。本节将总结和讨论来自细胞系或动物模型的最新报告，这些报告涉及 NMs 对哺乳动物和其他物种的内分泌系统的影响及其在哺乳动物和其他物种内分泌系统中的应用。它将提供一些典型 NMs(例如金属基 NMs、碳基 NMs 和树状聚合物) 对内分泌功能影响的最新研究，其中一些作用不利或有害，而其他作用则有利或预期有利。内分泌功能的破坏与不良后果相关，包括生殖衰竭、代谢综合征和某些类型的癌症。因此，需要进行进一步的研究，以全面了解含有 NMs 的产品引起的病理性内分泌破坏的潜在风险。本节旨在为进一步研究 NMs 与内分泌功能的相互作用提供动力。

内分泌系统由多个内分泌组织组成，这些组织直接产生和分泌激素至循环系统以调节体细胞功能 (图 8.30)。内分泌系统 [377,378] 与神经和免疫系统协同调节人体不同的生理过程,例如维持体内平衡[379],调节能量[380,381],发育,生长[382,383] 和生殖。内分泌系统通过中枢神经系统-垂体-靶器官反馈回路在不同水平上维持其自身的平衡。

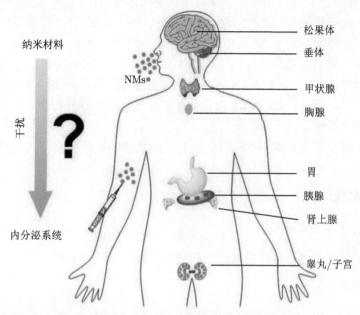

图 8.30 纳米材料在人体内分泌系统中的分布

内分泌干扰物或破坏内分泌的化学物质 (EDCs) 是高度异质的一组分子,在环境中以天然产物或中间产物的形式在经过/未经过多种工程改造的情况下广泛存在[384]。双酚 A 是最著名的例子之一,能够充当雌激素受体激动剂和雄激素受体拮抗剂[385]。内分泌干扰物可能是内分泌失调的主要原因之一。内分泌相关疾病很常见,例如 2 型糖尿病[386]、甲状腺疾病[387]、肥胖症[388]、某些类型的癌症[389,390],甚至是心血管疾病[391],其特征是激素释放异常,异常的激素反应引起内分泌功能低下或功能亢进。内分泌失调对人类健康构成严重威胁。

随着纳米技术的飞速发展,纳米材料的大规模使用引起了人们对其潜在危害人类健康和污染环境的担忧。NMs 是否具有破坏内分泌的功能仍然是一个重要的问题。NMs 被定义为以各种形式存在的材料,基本特征是具有直径在 1∼100 nm 之间的一维结构[392,393]。工程 NMs,包括纳米颗粒 (NPs) 和纳米纤维,NPs 通常分为三类 (无机纳米颗粒、金属纳米颗粒、有机纳米颗粒),纳米纤维通常分为树枝状聚合物 (纳米级聚合物) 和复合材料[394,395]。研究表明,在柴油机尾气和其他污染物流中大规模生成 NMs 已成为重要的环境健康问题。此外,工程化的 NMs 因快速开发而被引入纳米技术的发展，其中许多有望用于疾病治疗 [14,396]、美容生产 [397] 和食品加工 [135] 等。这些 NMs 可能会通过肺、皮肤或肠道进入人体，并通过血液循环进一步进入人体，进而易位到许多其他组织 [398,399]。许多 NMs 由于不能有效消除，会随时间积累在体内 [124]。

近年来的研究表明，某些 NMs 会对肝脏、肺、肾脏 [400,401] 甚至中枢神经系统等产生不良影响。关于 NMs 是否对内分泌系统构成危险，仍然存在许多问题。生殖功能研究表明，暴露于某些 NMs 可能会破坏内分泌功能，例如调节血清性激素水平 [402]。相反，其他 NMs 可能通过多种机制阻止内分泌功能障碍，包括抗氧化作用 [403]。因此，系统的生物安全性必须进行评估以分析 NMs 潜在的内分泌系统影响及毒性。

本节总结了针对不同 NMs 内分泌功能的影响的最新研究，并在已有研究的基础上预测了未来该领域的研究方向。

8.11.1 纳米材料的内分泌干扰机制

1. 对内分泌器官的影响

干扰机制：引起内分泌器官或组织直接损伤。

2. 对激素的影响

干扰机制：① 干扰激素引起的信号转导及生物合成；② 干扰激素的储存和分泌；③ 干扰激素转运到靶细胞，阻碍其被受体蛋白识别，干扰信号中继和级联反应，以及稳态负反馈回路以降低激素水平或功能并引起激素代谢异常。

8.11.2 纳米材料理化性质对内分泌毒性的影响

NPs 对人体健康的不良影响通常取决于其化学结构、大小、形状和结块状态，这是研究内分泌系统中纳米毒性作用时要考虑的因素 (图 8.31)[404]。例如，在基于小鼠的体外模型中，在确定金属纳米颗粒暴露对嗜铬细胞的影响时考虑了银和金纳米颗粒的大小与表面功能 (涂层)[405]。使用碳纤维微电极安培法 (CFMA)，从单个嗜铬细胞释放的肾上腺素观察到 Ag NPs 不同尺寸 (平均直径为 (18.6 ±5.1) nm，(36.0±6.1) nm 和 (54.5±7.8) nm) 不会改变肾上腺素的数量。然而，Ag NPs 促进囊泡内容物释放的速度明显快于对照组。相比之下，使用其他 NPs 处理的囊泡释放值的动力学与对照组无显著差异 [405]。暴露于最小粒径的 Ag NPs 的肾上腺素/去甲肾上腺素释放速度更快，可能是由于最小 NPs 粒径的 Ag 吸收更多。有趣的是，与观察到的最小 Ag NPs 的变化不同，相似大小的 PEG @ Au NPs 不会改变肾上腺素的释放动力学。相比之下，发现 PEG @ Au NPs 显著降低了肾上腺素/去甲肾上腺素的释放 [405]。总的来说，这些结果表明，各种物理化学特性 (包括大小和表面涂层) 通过胞吐作用来调节激素分泌。

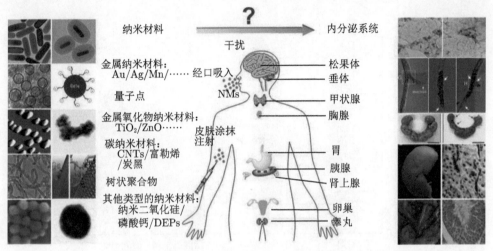

图 8.31　纳米材料与内分泌系统之间的示意性相互作用

1. 纳米材料对内分泌器官的影响

引起内分泌器官或组织直接损伤的 NPs 可能导致内分泌细胞发生病理改变。这些损害无疑将影响内分泌稳态。例如，畸形胎儿的胎盘表现出迷宫层大小和血管组织的明显改变，其特征是径向分布的破坏和胎盘血管床的乔化 [404]。使用抗泛内皮标记物 CD31 和 Azan-Mallory 的抗体进行免疫组织化学分析染色显示，血管密度和分支明显减少，纤维蛋白沉积异常，反映了血管形成血栓的存在 [404]。组织学检查和显微拉曼分析均无法证实胎盘或来自 p-SWCNT(原始的 SWCNT) 暴露的母亲和胎儿中 p-SWCNT 的存在。但是，畸形胎儿的 ROS 水平显著升高，而母体组织 (如肝、肺和脾) 则没有，推测胎儿 ROS 升高可能是观察到的胎儿损伤的原因 [406]。

而 Atteia 的研究表明，硒纳米颗粒 (Se NPs) 可以预防醋酸铅引起的甲状腺功能减退 (图 8.32)[407]。Se NPs 是一种可定制的药物载体，具有良好的生物利用度，疗效显著，毒性较普通硒低。最近有研究表明，用 Se NPs 进行预处理的雄性大鼠对铅引起的甲状腺功能障碍具有保护作用。实验表明，纳米硒 (0.5 mg/kg 体重，腹腔注射) 预处理的大鼠暴露在醋酸铅中持续 15 周，可明显减轻游离三碘甲腺原氨酸 (fT_3) 和游离甲状腺素 (fT_4) 的下降水平，fT_3/fT_4 比值与促甲状腺激素 (TSH) 水平升高接近对照组 (图 8.33)。与此同时，血清和甲状腺组织中铅的积累也减少了，以及维持甲状腺促氧化剂/抗氧化剂平衡和碘化用腺原氢酸脱碘酶 1 型 (ID1) 必需酶代谢 T4 为活性 T3 的基因表达。这些结果表明，Se NPs 具有一定的减少铅对甲状腺损伤的作用，从而发挥保护作用。

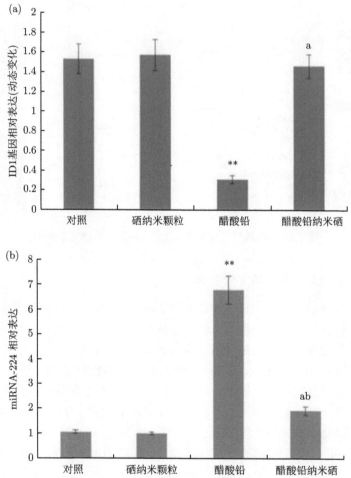

图 8.32　硒纳米颗粒改善甲状腺功能减退。(a) ID1 基因和 (b) 微 RNA-224(miRNA-224 或 miR-224) 在暴露于醋酸铅的大鼠中用硒纳米颗粒预处理和共处理 15 周后甲状腺组织中的相对表达

另外，陈泳等在研究中发现了碳纳米颗粒对甲状旁腺的保护作用 [408]。由于纳米碳示踪剂具有比较高的淋巴趋向性，不进入血管，只进入淋巴结和淋巴管，在淋巴结的清扫中具有重要意义。其利用纳米碳的显色机制在甲状腺手术时注射到甲状腺腺体内，注射 5 min 后，甲状腺及甲状腺引流的淋巴结被纳米碳染成黑色，而甲状旁腺仍为黄褐色，未被染色，通过纳米碳的示踪可

比较清楚地辨认出甲状旁腺，术中可以比较好地保护甲状旁腺及其血管，降低甲状旁腺的损伤率及误切率，减少术后甲状旁腺功能减退的发生。Atteia 等的研究中也发现同样的结果，采用纳米技术，对甲状旁腺具有良好的保护作用 [407]。

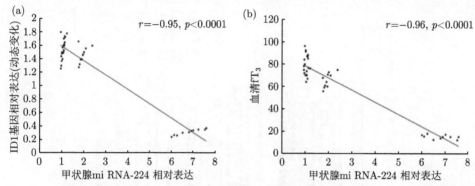

图 8.33　硒纳米颗粒减轻 fT_3 的下降。甲状腺 miRNA-224 相对表达与 (a) ID1 基因相对表达和 (b) 血清 fT_3 水平的相关性

2. 纳米材料对激素的生物合成与代谢影响

Li 等观察到中低浓度的富含纳米颗粒的柴油尾气 (NR-DE) 暴露会显著增加大鼠睾丸中类固醇生成的急性调节蛋白 (StAR) 和细胞色素 P450 侧链裂解 (P450scc 或 CYP11A) 的 mRNA 和蛋白表达，与血浆睾丸激素水平升高相一致 (图 8.34)[409]。StAR 在促进胆固醇从线粒体外膜向内膜的转移中起着重要的作用 [410]。P450scc 对于转运的胆固醇向孕烯醇酮的转化以及类固醇的生成至关重要 [411]，两者都与睾丸激素的生物合成密切相关 (图 8.35)；暴露于中低浓度的 NR-DE 后，睾丸生长激素受体 (GHR) 的 mRNA 水平升高 [411]。生长激素 (GH) 和 GH 调节的胰岛素样生长因子 I(IGF-I) 上调睾丸间质细胞中的 StAR 表达和类固醇生成 [412]。NR-DE 暴露可能会促进 GH 信号传导，并随后增加 StAR 和 P450scc 表达水平，从而增加血浆睾丸激素水平 [411]。CYP 基因超家族由大量编码 P450 还原酶的基因组成，包括 CYP11A(上文所指)，其通常催化涉及分子氧和等价电子的单加氧酶反应。这些酶参与化学药品等外源化学物质的解毒以及类固醇、脂肪酸、维生素和类前列腺素等内源性底物的代谢 [412]。细胞色素 P450 系统在许多细胞中都有表达，但在肝细胞和类固醇激素产生细胞中，细胞色素 P450 的作用尤为重要 [412]。Kulthong 等在体外和体内研究了 Ag NPs 对细胞色素 P450(CYP) 家族 1、2 和 3 的影响 [413]。给 SD 大鼠口服 Ag NPs(0~1000 mg/ (kg 体重 ·d)) 在各种浓度下持续 2 周。在任何测试的 Ag NPs 剂量下，未观察到 CYP1A,CYP2C,CYP2D,

CYP2E1 或 CYP3A 活性的显著变化。然而，在未治疗的对照大鼠或高剂量的 Ag NPs 治疗 2 周的大鼠肝微粒体 (RLM) 中，观察到了 CYP2C 和 CYP2D 活性的强烈抑制 [413]。

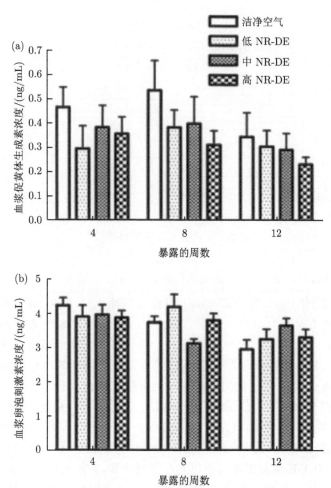

图 8.34   NR-DE 染毒成年雄性大鼠血浆促黄体生成素 (LH)(a) 和卵泡刺激素 (b) 浓度，5h/d，5d/周，连续 4 周、8 周或 12 周。每条代表每组 8 只大鼠的平均值 +SEM(平均值的标准误差)

另一项研究表明，羧基聚苯乙烯小颗粒 (20~60 nm) 在内质网附近达到较高的细胞内浓度，并且这些小颗粒抑制了 CYP450 同工酶的酶活性和底物裂解。这些研究表明某些 NPs 可能影响 CYP450 的酶活性 [414]。据我们所知，CYP450 家族的某些成员参与外源性化学物质的代谢也有助于类固醇的代谢。例如，CYP1A

在雌激素代谢中起作用。因此，NPs 与 CYP450 系统之间的潜在相互作用需要进一步确定。

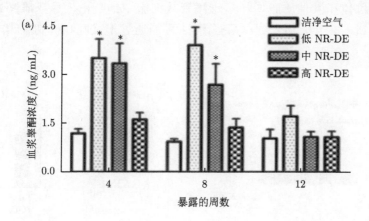

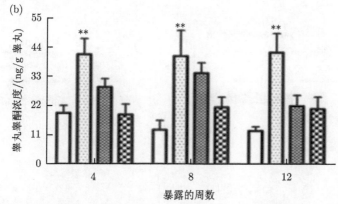

图 8.35　NR-DE 暴露于成年雄性大鼠血浆 (a) 和睾丸 (b) 的睾酮浓度，5 h/d，5 d/周，连续暴露 4 周、8 周或 12 周。每条代表每组 8 只大鼠的平均 +SEM。$*p<0.05$ 和 $**p<0.01$，与对照组比较 (Dunnett 多重比较检验)

3. 纳米材料对激素释放的影响

观察到 CdSe-ZnS 量子点会影响神经分泌性嗜铬细胞分泌儿茶酚胺 (图 8.36)[415]。进一步研究表明，CdSe-ZnS 量子点通过干扰减少了分泌性囊泡实际破裂压 (RRP) 的大小和释放的儿茶酚胺总量，进而影响胞吐机制[415]。除了 CdSe-ZnS 量子点外，金纳米颗粒还穿过细胞膜进入线粒体，从而改变了雌二醇的分泌/积累[416]。与金纳米颗粒共同孵育 1 h 后，积累的纳米颗粒增加了 2 倍 (与对照相比)，观察到雌二醇水平。卵巢颗粒细胞 (GC) 的 TEM 图像表明，培养基中雌二醇的增加可能是由于 GC 的金纳米颗粒浸润和膜细胞器受损所致 [416]。可以想象，纳米金的短期共培养可增加膜细胞器的通透性。例如，线粒体和其他质膜增加了雌激素从细胞中的流出，导致雌激素在培养基中的积累。这一证据表明，某些 NPs 可能通过干扰胞吐机制来调节激素的释放 [416]。

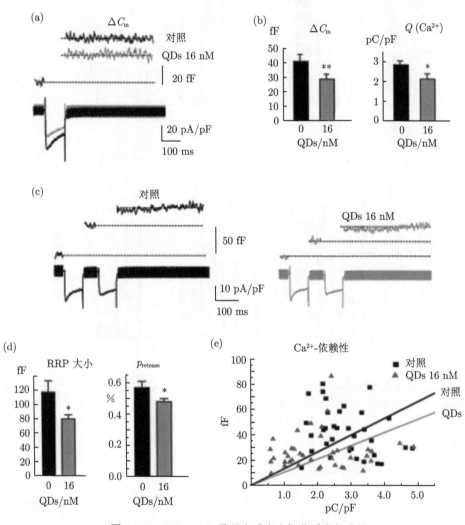

图 8.36　CdSe-ZnS 量子点减少去极化诱发的分泌

4. 纳米材料对配体信号传导的影响

已经观察到不同种类的化合物发挥雌激素作用，包括植物雌激素和金属松质。

由于内源性雌激素没有结构相似性, 对后者的了解相对较少 [417]。此类别包括铅 (Pb)、汞 (Hg)、镍 (Ni)、铜 (Cu)、钴 (Co)、铬 (Cr) 和镉 (Cd)[418,419]。镉是研究最深入的金属雌激素之一, 已显示与雌激素受体 (ER) 配体结合域 (LED) 相互作用, 抑制了引发雌激素信号 17-雌二醇 [420] 的结合, 提示离子和镉的持续释放可能有助于具有镉核心的量子点的金属雌激素作用 [417]。Cd_2 可能与 ER 结合以触发雌激素作用, 包括 MAPK 和 PI3K 的非基因组激活以及基因组激活, 涉及 ER 二聚化并与雌激素反应元件结合以诱导基因转录 [417]。有趣的是, 量子点比 Cd_2 具有更强的雌激素作用。提出了几种可能的机制来解释这一点, 镉离子可以通过多种模式内化进入细胞, 例如二价金属转运蛋白和钙通道 [421,422], 随后通过扩散进入细胞核。Cd_2 在细胞核中的积累逐渐增加了金属硫蛋白 (MT) 的表达。镉缓慢地从细胞核转移到细胞质并与 MT 结合 [423]。但是, 此处测试的 QD 可能以不同于镉的方式从核中输出。这些小的 QD 可能通过核孔进入核中 [424], 一旦分布在各个细胞隔室内, QD 可能会继续释放镉离子, 从而增加 MT 表达并与核 ER 相互作用 [417]。此外, Louis 等发现 QD 的处理导致总泛素水平降低 [425], 鉴于泛素对于包括 ER 在内的许多蛋白质的降解是必需的, QD 螯合泛素可能导致 ER 降解降低 [426]。这使得量子点暴露产生的金属雌激素响应比 Cd 暴露更明显 [417], 量子点还可能导致螯合热休克蛋白 90(HSP90), 并使其在基础条件下保持非活性状态, 从而无法与 ER 结合 [427]。因此, 通过 QD 隔离 HSP90 可以激活 ER, 并解释了 ER 表达细胞中 CdTe QD 诱导的雌激素反应增强 [417]。上述所讨论的机制有助于解释为什么 QD 在细胞模型中引起的雌激素反应比镉更强。

已观察到 TiO_2 NPs 通过间接激活巨噬细胞和 (或) 直接干扰胰岛素信号而损害 Fao 细胞的胰岛素反应, 从而产生胰岛素抵抗。胰岛素刺激处理的巨噬细胞的条件培养基 (CM) 的 Fao 细胞极大地增加了胰岛素的酪氨酸磷酸化受体底物蛋白 IRS1 和 IRS2 以及 GSKβ 的丝氨酸磷酸化 [428]。GSK3 是胰岛素发出的信号级联反应的下游激酶受体, 参与胰岛素在肝细胞中对糖原合成。但是, 在胰岛素刺激后, 与 CM 预孵育的 Fao 细胞中 IRS-1, IRS-2 和 GSK3-β 的磷酸化显著减弱, 与从 TiO_2 NPs 处理过的巨噬细胞中分离出来的相比, 而不会影响 IRS-1, IRS-2 或 GSK-3β 的总表达 [428]。此外, 在肝脏中诱导胰岛素抵抗的浓度的 TiO_2 NPs 能激活 P38 MAPK 和 c-Jun 活化激酶 (JNK)。大量证据表明, 胰岛素抵抗伴随着 "应激激酶"(例如 P38 MAPK 和 JNK) 的慢性激活 [428]。这些酶被各种细胞内或细胞外应激 (包括 NPs) 激活, 并被有丝分裂原和生长因子激活, 包括胰岛素。反过来, 这些激酶可能作用于胰岛素信号分子, 使它们对胰岛素刺激的反应性/敏感性降低。因此, TiO_2 NPs 可能直接和选择性地干扰胰岛素信号传导, 同时减弱激素的促有丝分裂/应激相关

功能 [428]。

8.11.3 结论与观点

我们已经总结了迄今为止的研究，这些研究阐明了纳米材料对内分泌系统的影响，如图 8.31 所示。NMs 对内分泌系统的不利影响可能取决于其理化性质和/或特定的内分泌组织或细胞类型。研究主要集中在 NPs 对性激素的合成和释放以及生殖功能的影响上。现有证据支持以下观点：一些 NMs 影响性激素水平并损害生殖器官的正常功能，例如男性的精子发生和女性的子宫功能。有明确的证据表明某些 CdTe 量子点可能充当内分泌干扰物。因此，NMs 在各种内分泌系统中可能的毒性值得进一步的系统研究，影响内分泌调节可能是缓慢而长期的，但它们在一生中会产生深远的躯体效应，并可能产生代际效应。迄今为止，用于评估 NMs 对内分泌功能的影响的方法和模型相当简单，主要集中在与 NMs 接触的小型动物中参与激素合成的酶的表达和血浆激素水平的检测。因此，需要建立一种合理的方法来确定 NMs 对内分泌功能的潜在危害。这些研究对于提高工程纳米产品的制造和应用的安全性很重要。

有人提出，纳米毒性评估应涵盖 NMs 或 NPs 的理化特性以及体外和体内研究。关于内分泌毒性，还有多个参数，例如 NPs 的暴露途径和暴露时间，以及还应考虑潜在的表观遗传学介导的代际效应。此外，内分泌系统中潜在的纳米毒性机制仍未得到充分探索。除了与生殖有关的系统或器官外，与内分泌有关的系统或器官还应作为今后研究的目标。例如，广泛分布于诸如中枢神经系统、胃肠道和心血管系统的多个器官、系统中的神经内分泌细胞产生还具有内分泌功能的肽或活性类固醇代谢物。此外，造血和免疫系统分泌的细胞因子对内分泌系统产生深远的影响。因此，对免疫系统的潜在纳米毒性也将影响内分泌功能，这可能对内分泌系统产生进一步的复合作用。当前，关于潜在的内分泌相互作用和毒性的数据和知识非常有限。由于不同动物模型的内分泌系统在代谢、敏感性和调节方面存在内在差异，因此这些知识是否可以扩展到其他体内系统 (尤其是人类) 是一个悬而未决的问题。在不同模型中，纳米材料的生物分布和递送效率可能存在差异，这进一步使这个问题令人困惑。此外，应认真研究纳米材料和其他内分泌干扰物对人类健康可能产生的联合或协同毒性。总之，需要进一步研究，以更好地理解含有 NMs 的产品对内分泌功能的潜在影响。

8.12 生殖系统效应

纳米材料的尺寸接近电子的相干长度，加上其具有大比表面的特殊效应，因此其所表现的特性，例如熔点、磁性、光学、导热、导电特性等，往往不同于该物质在整体状态时所表现的性质，使其逐渐应用到各个产业领域。根据 Woodrow Wilson 国际学者中心对全世界纳米技术项目的统计，纳米技术商品的数量逐年稳定上升。纳米材料的出现促进了人类科技的进步，但尺寸在 1~100 nm 的纳米颗粒使人类摄入的概率极大提高，不仅职业人群暴露而且非职业人群也存在暴露。同时因其具有小尺寸特征，更易穿透生物屏障，如血脑屏障、血睾屏障等，不易代谢而在体内蓄积，存在潜在的生物毒性，因此它的负面作用也愈来愈受到人们的关注。许多环境学家开展了纳米材料的毒性研究，并且发现这种材料可以引起动物机体的氧化损伤、炎症效应等 [429]。此外，还有研究表明，纳米颗粒可以积累于动植物体内 [430]，其暴露量增加并进入食物链将对生态平衡及人类健康产生影响。

原本无毒或毒性较低的纳米材料进入人体后，可能产生较强毒性或不良作用。同时，环境中的纳米材料是否存在生物体的发育及生殖毒性，其能否转移至生殖器官并造成生殖系统功能障碍，对后代的生长发育有无阻碍作用，甚至改变人类的基因组，这些都是不可忽视的问题。目前纳米材料的发育及生殖毒性尚无明确的综合探讨及定论，但大多数研究以小鼠、大鼠、斑马鱼等动物为研究对象，涉及材料在各个器官的分布，深入研究基因表达及激素、酶类分泌水平的改变，导致细胞水平 (精子、卵细胞等) 及器官水平的损伤，并最终影响子代的效应。

8.12.1 纳米材料生殖毒性研究进展

1. 亲代雄性生殖毒性

睾丸及附睾是纳米颗粒影响的主要生殖器官。研究表明，大多数纳米颗粒均可通过不同方式到达雄鼠的生殖器官或组织，如睾丸、附睾及生精小管等 [431]。睾丸由精曲小管和间质细胞组成。精曲小管上皮包括生精细胞和支持细胞，其结构和功能的变化将直接影响生精过程的正常进行 [432]。支持细胞的主要功能是支持和营养生精细胞，分泌抑制素和雄激素结合蛋白。相邻支持细胞的基部紧密连接构成血睾屏障，其数量及功能状态决定了精子发生是否能够正常进行。

由精原细胞发生到成熟精子的过程中，任何环节受到外源因素的作用都可能影响精子的发生及成熟，最终引起精子形态和功能异常。精子发生障碍和精子形态改变是纳米材料雄性生殖系统毒性的重要表现，生殖系统关键激素及标志酶表达水平的异常也是主要的毒性评价手段。纳米材料的理化性质、粒径大小是决定材料能否穿过血睾屏障的重要条件，摄入剂量也影响材料在靶器官的积累及时间效应。

因纳米材料具有小尺寸效应、量子尺寸效应、表面效应和宏观量子隧道效应等多种特殊性质，相同粒径不同化学组成的纳米材料在生物机体的分布和代谢的机制可能不同，所以目前关于不同类型纳米颗粒物对雄性生殖系统的确切毒性尚不明确。主要涉及：① DNA 损伤与细胞凋亡及其分子通路；② 氧化应激和内分泌干扰；③ 细胞摄取途径和膜损伤。

1) 材料类型、尺寸、稳定性及剂量

纳米材料的粒径影响其能否进入生殖器官。Morishita 等 [433] 以小鼠为研究对象，连续 2 天尾静脉给药 0.8 mg 的 SiO_2 纳米颗粒，透射电镜下观察发现，70 nm SiO_2 给药组的支持细胞、精母细胞及其细胞核内均存在 SiO_2 纳米颗粒，300 nm 组睾丸中未发现 SiO_2 纳米颗粒 (图 8.37)。Liu 等 [434] 发现，剂量及暴露时间 (18 天或 35 天) 相同时，纳米点 (粒径 3~5 nm) 硫化镉对小鼠的精子损伤要比纳米棒 (直径 30~50 nm，长度 500~1100 nm) 硫化镉大。

金属类纳米材料一般都会对生殖细胞造成不良影响，但是碳类纳米材料中的碳纳米管对小鼠精子的数量及质量无明显影响 (图 8.37)[435]。

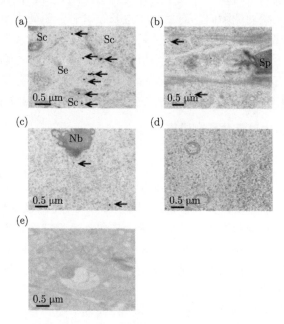

图 8.37 TEM 下观察不同粒径 SiO_2 在睾丸的生物分布。箭头指示存在于支持细胞及精细胞 (a)、精子附近 (b) 和精细胞细胞核 (c) 中的 70 nm SiO_2。300 nm SiO_2 染毒组 (d) 及对照组 (e) 的睾丸中未观察到颗粒 (引自文献 [435]，版权归 Elsevier 公司所有)。Sc：精母细胞；Se：睾丸间质细胞；Sp：精子；Nb：核体

2) 常用检测手段及评价方法

对睾丸组织进行病理学检测是目前常用的评价手段。通过 HE 染色后观察睾丸精曲小管结构、上皮细胞脱落到管腔的程度、支持细胞与生精细胞在管腔的排列结构损伤情况及睾丸间质间隙增大程度，对雄性生殖系统损伤进行评价。

精子数量、活性及畸形率是评价外源有害因素对精子中遗传物质产生不良影响的间接指标 [436]。

LDH-C4 和 SDH 均是细胞内线粒体有氧呼吸反应的关键酶，为精子的生存和活动提供能量。正常情况下，LDH-C4 不能通过细胞膜；当毒性物质使生物膜通透性增加时，可导致睾丸内该酶活力下降。

3) 毒性作用机制

(1) DNA 损伤与细胞凋亡及其分子通路。DNA 损伤被认为是引起胚胎发育异常的原因，是很多药物和环境化学物质导致胚胎畸形的原因 [437]。DNA 损伤将激活 p53 基因，并诱导触发多种细胞程序，如细胞周期停滞和细胞凋亡 [438]。

(2) 氧化应激和内分泌干扰。ROS 的产生及诱导的氧化应激是纳米颗粒产生毒性的主要机制。Zhang 等 [437] 发现，碳纳米管可引起细胞内 ROS 水平显著增加，使睾丸组织发生一定程度的氧化应激、脂质过氧化以及病理改变。

(3) 细胞摄取途径和膜损伤。

2. 亲代雌性生殖毒性

纳米颗粒可以穿透雌性大鼠的胎盘屏障 [439]，分布于子宫或胎盘并造成损伤效应。

金属纳米材料对雌性小鼠具有较高的生殖毒性，而碳类纳米材料对鼠科动物的生殖毒性较低。暴露于碳纳米管 (总剂量 268 µg) 的妊娠期雌性小鼠生育第 1 胎有延迟现象 (暴露时间：第 8、11、15、18 天)[440]，另外，有研究表明，巨噬细胞受体可以提高中国仓鼠卵巢细胞对碳纳米管的吸收。

8.12.2 对子代的发育毒性

1. 材料类型、尺寸、稳定性及剂量

目前，已有研究表明，聚苯乙烯纳米颗粒、二氧化钛纳米颗粒、二氧化硅纳米颗粒、碳基纳米颗粒可穿过孕鼠胎盘屏障，影响小鼠胚胎正常发育。

SiO_2 纳米颗粒 (70 nm) 和 TiO_2 纳米颗粒 (35 nm) 静脉注射到孕鼠体内后，将引起妊娠并发症，同时在胎盘、胎儿肝脏和胎儿脑中均发现了 SiO_2 和 TiO_2 纳米颗粒 (图 8.38)[441]。

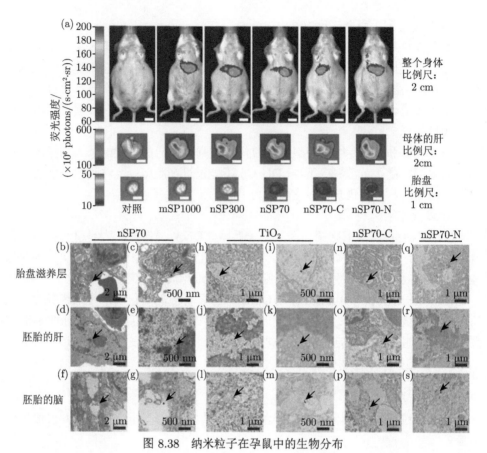

图 8.38　纳米粒子在孕鼠中的生物分布

纳米颗粒的生物分布受粒径大小影响,静脉注射小粒径、高浓度的纳米颗粒将在胎盘和胎儿中聚集。

2. 常用检测手段及评价方法

1) 胎鼠体重

生殖发育毒性检测中,胎鼠体重是胎鼠生长发育的代表性指标之一。需关注对胎鼠可产生影响的直接因素及相关因素,如孕鼠体重。研究表明,母鼠受孕时体重对胎鼠体重、体长、尾长等产生明显影响。

2) 胚胎形成

畸形与变异也是胎鼠发育迟缓的判定基准。每窝活胎数、死胎数、吸收胎数是评价胚胎毒性和致畸作用的常用指标,而受试动物的骨化情况常是评价受试物干扰胎鼠生长发育的较敏感指标。

3) 孕鼠胎盘、卵巢组织病理学检查

胎盘组织血管密集,供血丰富,细胞排列紧密有规则,卵巢组织中可见各级卵泡及排卵受精后的多个黄体, 通过观察胎盘及卵巢组织病理学情况来判断毒性作用 (图 8.39)。

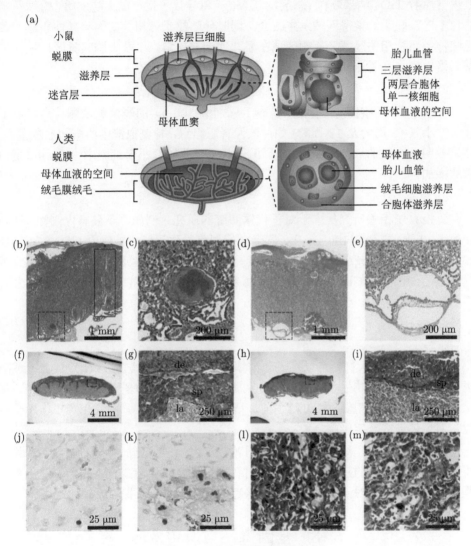

图 8.39 胎盘的病理学检查

3. 毒性作用机制

对于怀孕的雌鼠, 大部分纳米颗粒可以穿透血液-胎盘屏障到达胎儿体内并在胎儿体内积累, 对子代胚胎期及产后的生长发育产生不良影响, 包括对子代神经系统、脏器及免疫系统的毒性。

1) 神经系统

大脑是动物的核心器官, 大部分研究集中于对子代神经系统的影响。孕期小鼠皮下注射 TiO_2 纳米颗粒 (总剂量 0.4 mg) 将导致子代小鼠大脑皮质、嗅球及一些与多巴胺联系的紧密区域发生改变。同时伴随纹状体相关基因差异性表达, 多巴胺神经系统相关区域及前额区域在婴儿期调节异常, 以及大脑嗅觉区出现大量胱天蛋白酶-3 阳性细胞的现象。

2) 脏器

怀孕小鼠 (孕期第 5~9 天) 暴露于总剂量 100 μg 的炭黑纳米颗粒后, 取子代雄性小鼠 (3 周龄及 12 周龄) 的血液及肾脏组织, 检测血清中肌酐和血尿素氮。结果表明, 炭黑纳米颗粒导致 12 周龄子代小鼠肾脏肾小管细胞中 8 型胶原蛋白表达增加。

3) 免疫系统

免疫系统相关研究集中于对子代鼠脾脏的研究。例如, 小鼠鼻内滴注 (怀孕后第 5~9 天, 总剂量 190 μg/(kg 体重)) 炭黑将导致子代小鼠体内 $CD3^+$、$CD4^+$ 和 $CD8^+T$ 细胞的减少。雄性子代小鼠脾脏内 IL-5 的表达水平显著上升, 雌雄子鼠体内 CCR7 和 CCL9 升高。表明母鼠暴露于炭黑后, 子代小鼠免疫系统的发育将被部分抑制。

8.12.3　结论

综上所述, 纳米材料可以进入动物体内, 分布于各个器官组织, 造成激素或酶类的分泌紊乱并影响生殖系统的正常生理功能, 导致生殖器官 (睾丸、子宫)、生殖细胞 (精子、卵细胞) 及 DNA 损伤, 最终到达胎儿体内。胎儿也会反作用于胎盘, 对母体造成一定影响。

随着科技进步, 纳米材料在我们日常生活中的应用更加广泛。这预示着将有更加多样的纳米颗粒进入生态环境, 对我们自身及后代造成一定影响, 产生不同程度的生物毒性。对于纳米材料的生殖毒性还需要进一步探索。

8.13　基因毒性与遗传效应

"遗传毒性" 一词涵盖了更广泛的遗传损伤, 无论这种损伤是否通过细胞 DNA 修复机制得到纠正。化学物质可能通过直接与 DNA 相互作用 (如烷基化剂) 或作用于非 DNA 靶点 (如有丝分裂纺锤体毒物、拓扑异构酶抑制剂等) 而导致 DNA 损伤。突变基因组中的永久变化可导致表型变化, 而诱变剂是能够增加此类变化频率的物质 [442]。因此, 对药物中的原料基因毒性杂质控制是十分有必要的 (图 8.40)。

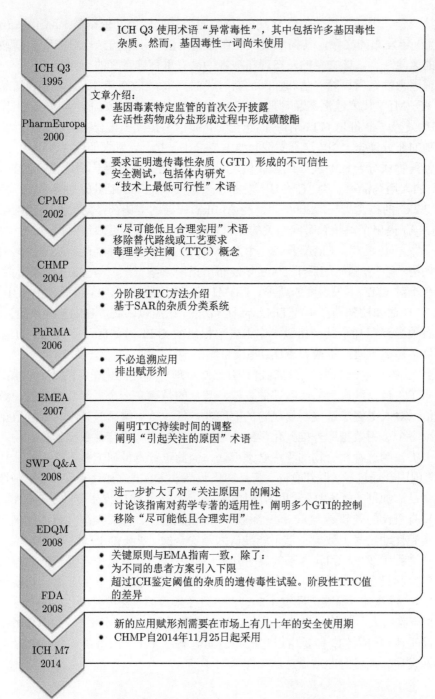

ICH Q3 1995
- ICH Q3 使用术语"异常毒性",其中包括许多基因毒性杂质。然而,基因毒性一词尚未使用

PharmEuropa 2000
文章介绍:
- 基因毒素特定监管的首次公开披露
- 在活性药物成分盐形成过程中形成磺酸酯

CPMP 2002
- 要求证明遗传毒性杂质(GTI)形成的不可信性
- 安全测试,包括体内研究
- "技术上最低可行性"术语

CHMP 2004
- "尽可能低且合理实用"术语
- 移除替代路线或工艺要求
- 毒理学关注阈(TTC)概念

PhRMA 2006
- 分阶段TTC方法介绍
- 基于SAR的杂质分类系统

EMEA 2007
- 不必追溯应用
- 排出赋形剂

SWP Q&A 2008
- 阐明TTC持续时间的调整
- 阐明"引起关注的原因"术语

EDQM 2008
- 进一步扩大了对"关注原因"的阐述
- 讨论该指南对药学专著的适用性,阐明多个GTI的控制
- 移除"尽可能低且合理实用"

FDA 2008
- 关键原则与EMA指南一致,除了:
- 为不同的患者方案引入下限
- 超过ICH鉴定阈值的杂质的遗传毒性试验。阶段性TTC值的差异

ICH M7 2014
- 新的应用赋形剂需要在市场上有几十年的安全使用期
- CHMP自2014年11月25日起采用

图 8.40 针对原料药中基因毒性杂质控制法规的关键修订时间表 [442]

　　第一个关于基因毒性杂质 (GTIs) 的特定监管问题公开依据是 PharmEuropa 在 2000 年发布的文章，其揭示要关注在酒精溶液中磺酸的结合可能导致磺酸盐形成的风险 [443]。该文章的发布现在被视为具有里程碑意义的事件，标志着一个关注基因毒性杂质风险评估和控制的新时代的到来。2002 年 12 月，专利药品委员会 (CPMP) 代表欧洲药品管理局 (EMEA，2004 年更名为 EMA) 安全工作组 (SWP) 发表了一份与 GTIs 有关的意见书，显示了在此类化合物的毒性中存在阈值机制的充分证据 [444]。这份文件向科学界提出了挑战，要求他们寻求不含 GTIs 的活性药物成分合成路线，或者提供 GTIs 的存在是不可避免的理由。2004 年，EMA 的人用药品委员会 (CHMP) 发布了一份关于 GTIs 限量的指南草案，并引入了 TTC 的概念 [445]。2006 年，由 Muller 领导的美国药品研究和制造商协会 (PhRMA) 提出了与接触时间相关的原料药中 GTI 的可接受限值，即阶段性 TTC 方法 [446]。2007 年，EMA 是第一个发布和实施关于如何控制此类杂质的详细指南的机构 [447]，FDA 随后于 2008 年发布了指南草案 [448]，与 EMA 指南的主要区别在于对 GTI 下限程度的要求。CHMP 于 2014 年 9 月 25 日通过了 ICH 指南 M7《评估和控制药品中的 DNA 活性 (诱变) 杂质以限制潜在的致癌风险》，提供了有关当存在几个结构相似、作用机制相似的 GTI 时如何计算 TTC 的信息，并提供了协调 EMA 指南和 FDA 指南草案的建议 [449]。

　　TTC 的基本概念是，可以确定具有已知毒理学特性的化学品的"安全暴露水平"。TTC 是一种实用的风险评估方法，其目的是建立一个人类暴露阈值，低于该阈值，对人类健康造成明显风险的概率非常低。这一概念是基于将毒性数据从一个或多个可用数据库外推到化学结构已知但没有或有限毒性数据的化合物。此外，人类接触这种化合物的程度必须很低，因此进行毒性研究是不合理的。1938 年，美国国会通过了《联邦食品、药品和化妆品法案》的立法修正案，要求制造商确定食品添加剂 (食品中) 和色素添加剂 (食品、药品和化妆品中) 的安全性。其中一项有争议的条款是 "Delaney 条款"，该条款规定，如果发现任何添加剂在人体或实验性动物身上致癌，都不能被认为是安全的 (或获得 FDA 批准)。这一规定最初遭到了 FDA 和科学家的反对，他们一致认为，食品中含量极低的添加剂不一定因其只在剂量极高时才在动物体内引起癌症而被禁止。实际上，在现今的试验中，"零风险" 标准已经被 1.5 μg 的 "几乎零风险" 标准所取代，低于这一阈值，整个美国人口的终生癌症风险可以被视为忽略不计 [450]。TTC 的概念最初是在食品工业中引入的；但是由于它在评估其他暴露条件下的潜在价值，TTC 的概念不断发展。关键时间节点总结如图 8.41 所示。

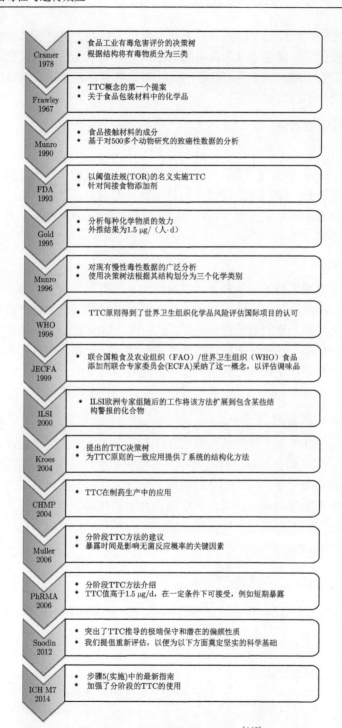

图 8.41 TTC 原则的时间简史 [442]

遗传毒性的生物信息学预测在过去几年取得了相当大的进展。生物信息学预测遗传毒性提供了一种已建立和认可的方法，它定义了 DNA 反应杂质评估的第一步。这是归因于越来越多且可靠的 Ames 筛选数据，相关研究的进展，以及计算机预测系统的不断发展 [451]。

8.13.1　遗传毒性阈值

1. 食物评估

FDA 于 1995 年介绍了食品中可能存在的污染物 (如从包装/接触材料迁移) 或添加剂 (如调味剂 (FL) 吸附物质) 的化学物质的调节。目前，如果食物接触材料中存在的物质的膳食浓度等于或低于 0.5 ppb (25 ng/(kg 体重 · d)，则可提交豁免管制的请求 [450]。

2. 生物制药

药品的分析测试要求通常是基于实用性而不是潜在的毒性。由于生产药物的合成路线往往涉及高度反应性的化学物质，因此最终产品可能含有遗传毒性试剂或遗传毒性反应副产物的残留物并不奇怪。活性药物成分 (API) 的合成经常涉及反应性试剂的使用，这些反应性试剂形成中间体和副产物，在过程结束时，它们仍可能作为杂质存在于最终的药物物质中。这些杂质中的一部分可能具有遗传毒性和致癌性，对患者和临床受试者需要进行额外的安全检测 [452]。

3. 化妆品中的应用

Kroes 等 (2007 年) 分析了他们 (2004 年) 化妆品成分安全性评价决策树的适当性 (图 8.42)。局部接触可通过两种方式影响毒性：首先，角质层作为一个渗透屏障，只有局部剂量的一小部分能够到达全身循环；其次，许多化合物在从肠道吸收过程中在肠腔、肠黏膜和肝脏中经历显著的代谢，这可能导致母体化合物和体内代谢物的比例存在路径特异性差异 [452]。

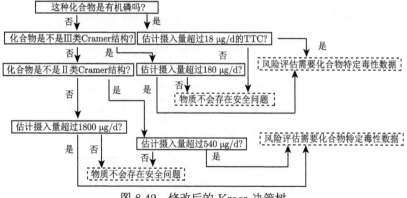

图 8.42　修改后的 Kroes 决策树

8.13.2 纳米颗粒的遗传毒性机制

纳米颗粒既可以引发原发性的基因损伤，也可以间接地发生继发性损伤，其主要机制都与氧化应激产生有关[453]。ROS 参与 DNA 碱基的氧化、DNA 链的断裂和脂质过氧化介导的 DNA 加合物。主要机制一般都有[454]：

(1) 粒子本身产生氧化剂并造成 DNA 损伤的能力。这取决于粒子的物理和化学性质，例如可以通过芬顿类型的反应产生高活性羟基自由基 ·OH 的过渡金属的含量。

(2) 颗粒刺激目标细胞产生氧化剂/遗传毒性化合物的能力。例如，通过影响线粒体电子传递或诱导细胞色素 P450 还原酶。

(3) 颗粒引起炎症并因此由炎症细胞二次形成氧化剂的能力。

此外，纳米粒子的不溶性和表面性质是直接影响细胞遗传毒性的主要因素。一些小的 NPs，如二氧化硅纳米颗粒，可以通过渗透到细胞核直接影响 DNA[455]。

8.13.3 基因毒性试验

1. 细菌反向突变或 Ames 试验

细菌突变试验检测鼠伤寒沙门氏菌和大肠杆菌的特定菌株的突变，这些菌株是为检测一系列诱变剂而构建的，通常被称为 Ames 试验。鼠伤寒沙门氏菌和大肠杆菌菌株分别在组氨酸和色氨酸操纵子中发生突变，这些突变的逆转通过菌落在缺乏这些氨基酸的培养基中生长的能力来衡量。突变中的靶序列意味着菌株检测通过不同机制起作用，即表 8.1 中所示。标准测试使用五种不同的菌株，ICH S2A 指南给出了以下选项。

- *S. typhimurium* TA1535；
- *S. typhimurium* TA98；
- *S. typhimurium* TA1100；
- *S. typhimurium* TA1537 or TA97 or TA97a；
- *S. typhimurium* TA102 or *E. coli* WP2 uvrA or WP2 uvrA (pKM101)。

表 8.1 常见细菌试验菌株的靶 DNA 序列

菌株	恢复突变的方式	靶 DNA 序列
TA1535&TA100	碱基置换	-G-G-G-
TA1537	移码	Near-C-C-C-run
TA98	移码	-G-C-G-C-G-C-G
TA102	转换/颠换	-T-A-A-
WP2 uvrA	碱基置换	-T-A-A-
WP2 uvrA (pKM101)		

监管提交的试验应符合经合组织准则 471，使用的最高水平为 5000 μg/皿，除

非受到指示菌株毒性的限制，或受到初始溶剂 (通常为二甲基亚砜 (DMSO)) 或水琼脂培养基中溶解度的限制。尽管 DMSO 是大多数实验室使用的默认有机溶剂，但其他一些已被证明是相容的，包括二甲基甲酰胺、乙腈、丙酮和 95％乙醇。

2. 对标准 Ames 试验的修正

① 限制菌株数量；② 限制最高测试级别；③ 减少每个剂量水平的试验板数目；④ 减小单个测试板的尺寸；⑤ 仅在 S9 在场的情况下执行测试。

3. 高通量细菌筛选

高通量细菌筛选技术是指以分子水平和细胞水平的试验方法为基础，以微板形式作为试验工具载体，以自动化操作系统执行试验过程，以灵敏快速的检测仪器采集试验结果数据，以计算机对试验数据进行分析处理，同一时间对数以万计的样品检测，并以响应的数据库支持整体运转的技术体系。在制药工业中，各种筛网已被用来预测最初的 Ames 试验的结果。其目的是在很早的阶段提供信息，以便指导化学合成程序，开发这些程序的主要标准都是具有非常高的吞吐量和非常小的化合物要求，通常小于 5 mg。这些分析都有其局限性，即它们产生的结果与 Ames 试验有或多或少的不同。虽然它们在药物发现中有价值，但高通量的益处通常不是测试过程中间体和杂质的主要考虑因素。类似地，过程中间物的供应通常不受限制，尽管它可以隔离足够数量的杂质。虽然一些测试的性能实际上相当好，但没有人预测 Ames 测试的活动精度超过 80‰。

4. 微尺度波动试验

利用 Luria 和 Delbruck 设计的经典波动试验的改进，以及鼠伤寒沙门氏菌和大肠杆菌菌株进行细菌突变试验是可能的。一种使用微量滴定板中液体暴露的方法首次在 Glaxo 发表，并具有自动化的潜力。GlaxoSmithKline 是 GlaxoWellcomen 上的再次优化，但仅限于 TA98 和 TA100，仅能检测到 10％种化合物的阳性。尽管如此，该方法已被证明在其他实验室中是可重复的，并且如果只需要使用非常有限的化合物进行试验，则该方法可能是一个有用的替代方法。

5. 鼠微核试验

微核试验是用于染色体损伤和干扰细胞有丝分裂的化学毒物的快速检测方法。微核是指存在于细胞中主核之外的一种颗粒，大小相当于细胞直径的 1/20~1/5，呈圆形或杏仁状，其染色与细胞核一致，在间期细胞中可以出现一个或多个。一般认为微核是细胞内染色体断裂或纺锤丝受影响而在细胞有丝分裂后期滞留在细胞核外的遗传物质 [456]。

6. 彗星试验

单细胞凝胶电泳或彗星试验是评价试验化合物导致 DNA 链断裂和碱基不稳定位点的能力的一种方法，并且可以应用于体内或体外几乎任何可以通过单细胞悬浮液获得的真核细胞群。在较高的 pH(>13) 下，该分析能够以更高的灵敏度检测 DNA 损伤和单链断裂，这被称为碱性彗星分析。利用基本的电泳概念，该分析可以提供不同的参数，如尾长、DNA 在尾部的百分比和尾矩，表明 DNA 断裂量[453]。大鼠彗星试验作为第二次体内研究，取代了目前普遍认为缺乏敏感性的大鼠肝脏非程序 DNA 合成 (UDS) 试验，已被监管机构接受。作为第二个体内试验，只有肝脏会被常规检查，但方法也可用于分析其他组织，包括外周血淋巴细胞、胃和骨髓。

在彗星试验中，细胞被包埋在显微镜载玻片上的低熔点琼脂糖凝胶 (通常约为 0.75%) 中。凝胶凝固后，将载玻片放入裂解液中 (至少 1 h)。这种溶液含有 Triton X-100 和高浓度的盐 (2.5 mol/L NaCl)，Triton X-100 可以破膜，高浓度的盐可以去除组蛋白和其他可溶性蛋白质。在这一步之后，超螺旋 DNA 被附着在核基质上——这种结构被称为 "类核"[454]。当玻片在碱性电泳缓冲液 (通常含有 0.3 mol/L NaOH，pH>13) 中孵育时，DNA 将解开，从而获得单链 DNA。然后在碱性条件下进行电泳，通常在 0.7 ～1 V/cm (通常为 25 V，但电泳槽的大小可能会有所不同，因此电压应表示为伏特每厘米) 下大约 30 min。电流将 DNA 从细胞核拉向阳极，从而形成一幅看起来像一颗有头有尾的彗星的图像。DNA 损伤是由于 DNA 的构象和分子量的变化而引起的 DNA 迁移的增加，并被测量为彗星尾部的 DNA 含量。

大鼠彗星试验要求在给药后 3~6 h (或 C_{max}，如果已知) 和大约 24 h 对样品进行分析。为了减少使用的动物数量，连续两天给药，第二天处理组织。如果有必要同时进行彗星和骨髓微核试验，那么就有可能将两者结合起来。正在开发一种方法，连续三天给相同的动物注射相同的剂量，在第三天测量两个终点。经合组织的一项准则尚未制定，但是，关于微核试验，最高剂量必须是最大耐受量，最高不得超过 2000 mg/kg 体重[450]。

7. 大鼠肝非程序 DNA 合成 (UDS) 法

UDS 试验测量的是由反应性化学物质形成共价加合物后 DNA 的切除修复。UDS 可以在体外或体内使用任何不分裂的细胞群体来测量；细胞不分裂的要求仅仅是因为切除修复产生的 DNA 合成量远远超过了细胞分裂过程中合成的量。通过测量放射性标记核苷酸 (通常为 [^{3}H]-胸腺嘧啶) 的摄取来评估 UDS。然后，放射性标记的 DNA 的量可以通过提取与分光光度法和闪烁计数测量比活度，或者通过细胞或组织制剂的微自动放射照相来量化[450]。

8. DNA 结合试验

在开发药物时，如果在任何测试中发现阳性结果，那么确定这种反应是否是由于形成了与 DNA 的共价加合物而引起的就很重要了。虽然人们通常认为 Ames 试验的阳性结果是由于 DNA 反应，但体外哺乳动物细胞试验的阳性结果发生率相对较高，其中一些可能是由于其他因素。为了在任何特定的测试中评估进一步的阳性结果，测试一种试剂形成 DNA 加合物的能力可能是有用的。如果加合物不能被证明，这可以用证据权重的方法来支持一种非毒性的作用方式，因此，阈值和安全裕度是可以争论的。尽管阴性的 Ames 试验通常足以将杂质视为无毒的，但偶尔会进行额外的试验，包括体外哺乳动物细胞试验，以满足不同地区的化学注册和运输要求，以及这方面的积极结果可能需要进一步调查 [450]。

8.13.4　总结

毒理学关注的临界值 (TTC) 是指人类摄入或接触的水平，尽管缺乏化学特异性毒性数据，但被认为是可忽略不计的风险。TTC 方法是一种风险表征的形式，在这种方法中，由于使用其他化合物的数据而产生的不确定性与低水平的暴露是平衡的。鉴定潜在遗传毒性杂质的试验方法多样，但细菌反向突变分析和修饰阳离子是初级筛选中重要的环节。在遗传毒理学中，诱导的 DNA 损伤被称作癌症风险的代名词，因为众所周知，癌症是由遗传畸变引起的。因此，基因损伤 (突变) 常被用作癌症风险的短期生物标志。

8.14　致畸效应

毫无疑问，纳米技术的应用会给生物医学、工业生产等方面带来非常好的进步，同时也能改善人们生活质量、促进经济发展，但是其应用却存在一定的弊端。如今商业产品中纳米技术应用的日益广泛也对其安全性提出更为严苛的要求，亟需对将要应用于生活生产方面以及正在进行研究的纳米材料进行毒性评价，尤其是对后代产生的畸形性影响包括种类及畸变率进行确切的评估。

近年来，由于纳米粒子具有良好的物理化学性质和良好的生物相容性，其合成及应用越来越受到重视，在生物医学领域占有日益重要的地位，例如更有针对性的药物输送方法、新的癌症治疗方法以及疾病的早期发现方法，但同时它们也可能会产生不良影响，若忽视了其潜在毒性，也许会得不偿失。

例如银纳米粒子，尽管因为其粒径小、比表面积大等优点能够到达细菌核内部抑制大肠杆菌和金黄色葡萄球菌生长 [457]，但有研究人员发现银纳米粒子对斑马鱼胚胎存在致畸效应，即经银纳米粒子处理后的斑马鱼胚胎出现小头、颌和鼻畸形、出血、尾部畸形、心包水肿等不同程度的畸形 [458]。也就是说，尽管银纳米粒子已经广泛应用于医疗领域、导电涂层、催化材料、电镀工业、新能源等领域，但其安全性仍然有待更严格的审查。

通过对纳米材料的深入的毒理学研究来改进纳米材料的合成方法或路径以降低其毒性从而使其更好地为人类社会造福正是毒理学发展的一个愿景。

8.14.1 致畸研究方法简介

纳米颗粒的潜在毒性是通过利用发育生物学和遗传学中一个有吸引力的模型来解决的：斑马鱼 (zebrafish)。斑马鱼养殖方便、繁殖周期短、产卵量大、胚胎体外受精、体外发育、胚体透明，最重要的是斑马鱼与人类有着 87% 的同源基因，非常适于建立毒理学模型，为无创的实时毒性评估提供了一个经济可行的中位图筛选平台 (图 8.43)。

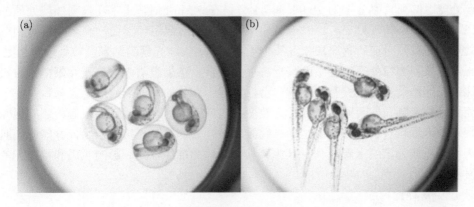

图 8.43 斑马鱼胚胎

通过使斑马鱼暴露于不同浓度的纳米粒子溶液中，收集致死率、孵化率、畸形率、胚胎孵化情况等数据信息对纳米粒子的毒理学效应进行评价，另外还辅以材料表征从而探索、完善纳米粒子毒性效应的机制。也有部分研究利用小鼠模型来研究纳米材料的致畸效应，指标包括胎儿畸形、胎儿丢失、子代行为变化等。

8.14.2 常见纳米材料致畸研究进展

许多纳米材料凭借其小的粒径、高的比表面积、便于修饰的表面以及良好的生物相容性等优点进入研究人员的视野并相继应用于靶向载药体、多功能造影剂、人体替换材料等生物医药领域，然而很大一部分在实验室取得卓越研究成效的纳米材料却仍难以真正地应用于临床，除了放大生产时难以控制质量的原因之外，还因为所研究的纳米材料目前仅仅以小鼠为模型进行简单的毒性评测，当纳米材料进入人体后，其中复杂的生化反应使得对材料的毒理学评价更加困难，所以在临床前需进行漫长的动物实验，同时也需根据不同的毒理学评价选择不同的动物模型以达到更全面地评估纳米材料的毒理学效应的目的，而致畸效应的主要评测模型即是上述提到的斑马鱼。

1. 碳基纳米材料致畸研究进展

1) 壳聚糖纳米粒子

为了研究壳聚糖纳米粒子的致畸毒性，有研究人员[459]制备了壳聚糖纳米粒子，并对其进行了表征，以正常壳聚糖粒子为对照用于斑马鱼胚胎致畸研究。将斑马鱼胚胎分别暴露于正常壳聚糖颗粒和合成的壳聚糖纳米颗粒。随着壳聚糖添加量的增加，斑马鱼胚胎暴露于正常壳聚糖颗粒和壳聚糖纳米颗粒中，死亡率增加，孵化率降低。在受精后 120 h (hpf)，壳聚糖纳米颗粒处理组和正常壳聚糖颗粒处理组的死亡率分别为 25.0% 和 44.4%。在 72 hpf 时，正常壳聚糖颗粒处理组在 300 mg/L 和 400 mg/L 时的孵化率分别低于对照组。然而，壳聚糖纳米颗粒处理组与对照组在所有添加浓度下均无显著差异。与壳聚糖纳米颗粒处理组相比，正常壳聚糖颗粒处理组胚胎的畸形态更为丰富。结果表明，与普通壳聚糖颗粒相比，壳聚糖纳米颗粒具有较高的安全性。但也有其他研究表明，使斑马鱼暴露于壳聚糖纳米颗粒发现胚胎神经行为改变，包括幼虫的过度活跃效应等，还发现壳聚糖纳米颗粒对初级和次级运动神经元轴突发育均有明显抑制作用，并能影响肌肉结构，认为该纳米颗粒具有破坏斑马鱼幼体的神经行为、影响肌肉和神经元的发育的能力[433]。

2) 富勒烯

有研究人员[461]研究了富勒烯纳米颗粒 (C_{60}) 和 3，4-苯并芘相互作用对斑马鱼胚胎的毒理学影响，通过免疫荧光和电镜观察污染物在细胞内的吸收和细胞内定位并应用一套基因毒性和氧化应激的生物标志物以及功能蛋白组学分析来评估 C_{60} 与 3，4-苯并芘相互作用的毒性效应。结果表明，C_{60} 的单独暴露会在胚胎中引起氧化应激，并下调能量代谢相关蛋白的表达。C_{60}、3，4-苯并芘诱导细胞反应机制类似于 3，4-苯并芘，但在处于暴露的胚胎中会产生更大的细胞损害。同时，暴露于 C_{60} 可引起肌酸激酶 A (Ckma)、肌酸激酶 m 型亚型 X1 (Ckmb) 和核苷二磷酸激酶 B (Nme2b.2) 等多种激酶下调，而这些蛋白参与细胞信号传递、生长和分化，以及能量代谢，激酶水平的改变可能会对胚胎产生负面影响从而间接导致胚胎出现畸形。

3) 石墨烯

目前对于氧化石墨烯 (GO) 在预测的环境浓度下对生物发育或特定分子机制的影响亟待阐明。有研究人员验证了微量 GO 的毒性，阿利新蓝染色显示 GO 能够影响梅克尔软骨的发育，与对照组相比，经 GO 处理的胚胎有颅骨的下降和心输出量下降。石墨烯注射后，受精卵的心脏血管化和分支血管密度下降[462]。GO还在转录组和代谢组水平上改变了半乳糖代谢，GO暴露后，半乳糖代谢途径中的果糖、半乳糖和葡萄糖水平显著增加。与对照组相比，GO治疗组表现出葡萄糖上调(分别上调2倍和4倍)和乳酸下调(下调超过1/3)，表明能量代谢很有可能被GO破坏，从而影响了斑马鱼幼虫的生长。此外，GO显著改变了肌醇水平(下调2/3～27/28)，高水平的葡萄糖通过氧化应激和肌醇耗尽导致胚胎畸形(例如，卵黄囊和心脏畸形)。另有研究人员[463]将受精后2 h的斑马鱼胚胎暴露于不同浓度(1 mg/L、5 mg/L、10 mg/L、50 mg/L、100 mg/L)的GO中96 h，然后评估了这三种纳米材料对自发运动、心率、孵化率、幼虫长短、死亡率和畸形的影响发现，GO悬液对斑马鱼20 s自发运动、仔鱼身长度和孵化率无明显影响，但经100 ng/L GO处理的胚胎在48 hpf时心率明显下降，证明GO还有一定的亚致死作用。

4) 碳纳米管

在动物研究中，持续暴露于CNTs可引起持续的炎症、纤维化，长期吸入后会导致肺中的基因损伤，并且在小鼠给药的多壁碳纳米管实验中，静脉和腹腔注射及气管内灌注后观察到胎儿畸形、胎儿丢失、子代行为变化以及第一胎分娩延迟[464]。也有研究人员以斑马鱼胚胎为动物模型将其暴露于多壁碳纳米管，但没有观察到明显的形态畸形和死亡率。碳纳米管的毒性受其合成来源、其自身的修饰和动物的暴露方式等影响[463]。

2. 含金属材料致畸研究进展

1) Au纳米粒子

以斑马鱼为动物模型，将其胚胎暴露于不同浓度的Au与Ag纳米粒子中，研究人员发现，相比于Ag组，Au组出现的畸形少得多，这可能是由于在体内Au纳米粒子活性更低，基本呈惰性[458]。当斑马鱼分别暴露于Au纳米粒子和块体Au材料中时，研究人员发现前者需要孵化时间更多且孵化完胚胎出现死亡，活下来的胚胎无明显畸形，而后者无明显影响。还有研究人员[465]采用不同浓度的Ag纳米粒子、Au纳米粒子和植物提取物对斑马鱼胚胎的死亡率进行了研究，发现只有在浓度较高(300 mg/mL)时，Au纳米粒子才会导致100%的死亡率，而在Au纳米粒子175 mg/mL处理时胚胎观察到卵黄囊水肿[466]。总体来看，Au纳米粒子的致畸毒性较低。

2) Ag纳米粒子

将斑马鱼胚胎分别暴露于Ag与Au纳米粒子，发现即使是在相同浓度下，Ag纳米粒子相比于Au纳米粒子"更有毒"，并且观察到小头部、颌和鼻畸形、发育迟缓、循环畸形、出血及血凝块、尾部畸形等[458]。有许多不同的参数可能导致引起纳米材料毒性的副作用，包括剂量或浓度、颗粒稳定性、颗粒物理化学性质和纳米颗粒功能化。虽然这些研究结果表明，Ag 纳米粒子会引起轻微的尺寸依赖的毒性反应，但金属表面环境似乎在确定毒性方面发挥了更重要的作用，因为同等尺寸的 Au 纳米粒子在实验下的任何浓度或时间点都未表现出明显毒性。纳米颗粒的化学性质决定了它的细胞摄取/定位，它与体内血清蛋白的结合，以及其产生活性氧 (ROS)、免疫抑制或刺激及其他毒性反应的能力。有研究人员 [466] 使斑马鱼暴露于不同尺寸的 Ag 纳米粒子，出现了明显的畸形。卵黄囊水肿是最常见的畸形，眼睛畸形、心包水肿、尾巴和/或脊柱弯曲及鳍折畸形是观察到的其他畸形。也有研究人员发现，将斑马鱼胚胎暴露在不同 Ag 纳米粒子浓度下观察到胚胎卵黄囊水肿和尾巴畸形及胚胎死亡 [465]。有研究表明，Ag 纳米粒子在斑马鱼胚胎发育过程中能够抑制红细胞生成，从而影响胚胎发育 [467]。

3) ZnO 纳米粒子

有研究人员发现，在 72 hpf 时，80％以上的胚胎能够在不含 ZnO NPs 的胚胎培养基中孵出幼鱼。然而，当胚胎暴露于 ZnO NPs 时，孵化率仅为 1％～3％[468]。在 96 hpf 时，所有控制组的胚胎均孵化成功，暴露于 NPs 的胚胎孵化率仍然很低，在 20％～30％之间。大多数暴露于 ZnO NPs 的幼虫甚至在 96 hpf 时也不能孵化，这表明 ZnO NPs 对斑马鱼胚胎具有毒性。此外，对于那些存活并孵化或被除去绒毛膜的幼虫，观察到明显的畸形，包括腹部 (卵黄囊) 和心包水肿。另外有研究表明 [469]，纳米氧化锌在斑马鱼发育早期具有发育毒性，具有诱导氧化应激和改变氧化相关基因表达的作用。纳米氧化锌可导致斑马鱼胚胎出现一系列异常，包括充血、心包水肿、尾部畸形和脊柱弯曲。其研究结果还表明，SOD、CAT、Gpx 等基因活性的上调，MDA 含量的升高，Bcl-2、Gstp2、Nqo1 mRNA 等基因的抑制，以及 Ucp2 的升高均参与了纳米氧化锌对斑马鱼胚胎发育的毒性作用。也有研究表明 [470]，在暴露于所有锌形态的胚胎中观察到明显的孵化延迟，并观察到畸形，包括卵黄囊水肿、眼畸形、心包水肿、脊髓和尾巴弯曲、鳍折畸形。

4) TiO$_2$ 纳米粒子

将斑马鱼胚胎暴露于不同浓度 TiO$_2$ NPs 中并评估 24 hpf 时的胚胎死亡率、48 hpf 时的孵化率，统计胚胎畸形率，并在立体显微镜下拍摄胚胎畸形照片 [470]。研究人员在立体显微镜下观察到典型的畸形，包括心包水肿和尾巴弯曲，其畸形率表现出剂量依赖性，高浓度时畸形率更大。另有研究 [471] 表明，适量浓度的 TiO$_2$ NPs 能够诱导斑马鱼胚胎早熟孵化，而过早孵化的胚胎相对于身体尺寸而言，具有更小的尺寸和更大的卵黄囊。

5) CuO 纳米粒子

随暴露的 CuO NPs 浓度增加，胚胎有明显的心跳迟缓现象，CuO NPs 处理对斑马鱼胚胎孵化率有剂量依赖性的影响 [472]。与 0 ppm 相比，40 ppm 和 60

ppm 处理的胚胎显示出明显的孵化率延迟。暴露于 60 ppm CuO NPs 的胚胎的孵化率低于 50%。在 40 ppm 和 60 ppm 的 CuO NPs 处理的斑马鱼胚胎中，既表现出非轴畸形、头部畸形、球囊或耳石、心脏畸形、卵黄畸形和生长迟缓，也表现出轴向畸形、脊髓畸形、末端尾部畸形、脊柱侧弯、脊柱裂和尾部畸形。

6) MgO 纳米粒子

将斑马鱼胚胎暴露于不同浓度的 MgO NPs(50 mg/L、100 mg/L、200 mg/L和 400 mg/L) 中 4 ~ 96 hpf，研究人员发现胚胎孵化率呈剂量依赖性下降，并观察到不同类型的畸形，包括缺眼、脊柱弯曲、颅面畸形、小耳朵、卵黄囊肿等[473]。在特定时间测定不同浓度 MgO NPs 下斑马鱼胚胎和幼虫的存活率，发现胚胎存活率呈剂量依赖性下降。该研究表明，MgO NPs 显著影响斑马鱼胚胎的孵化率和存活率，并且还能够引起大量畸形。

3. 其他纳米材料致畸研究进展

1) Si 相关纳米粒子

将斑马鱼胚胎暴露于 50 mg/L 和 100 mg/L 的三硅酸钠会导致畸形患病率显著增加，其中包括卵黄囊水肿、心包水肿或脊髓弯曲。其他硅形态在任何测试浓度下都没有显著增加畸形患病率[466]。另有研究人员[474] 将斑马鱼暴露于 0 mg/L、50 mg/L、100 mg/L 和 200 mg/L 的 SiO_2 纳米颗粒，进行实验。实验结果观察到的畸形类型包括脊柱弯曲、心包水肿和卵黄囊水肿，在高水平的 SiO_2 纳米颗粒暴露下观察到高度的形变。在与十溴二苯醚共暴露条件下，脊柱弯曲在所有畸形类型中所占比例最高，且与 SiO_2 纳米颗粒浓度无关。有研究使用体内斑马鱼平台研究直径为 20 nm、50 nm 和 80 nm 的 SiO_2 纳米颗粒的毒性，结果表明，除了孵化时间的加快和斑马鱼胚胎/幼体行为的改变外，SiO_2 纳米颗粒不会引起任何发育缺陷，也不会引起任何心脏和肝脏毒性，但对神经行为系统构成潜在风险[475]。另有研究人员[476] 通过静脉微注射，发现 SiO_2 纳米颗粒能够以剂量依赖性的方式引起心血管畸形。有关于 SiO_2 纳米线的研究表明，实验对照中采用的 SiO_2 纳米颗粒毒性小且无明显致畸效应但 SiO_2 纳米线在相对较低的剂量下仍然具有毒性和致畸性[477]。

2) 复合纳米材料

复合纳米材料是材料领域发展的一个态势，通过结合不同材料的优势使效能达到最大化。然而，有报道证明，将斑马鱼胚胎暴露于新型的第三代碳硅烷葡萄糖-DMMS 的纳米材料中，观察到胚胎出现了头部和尾部变形、严重心包水肿[478]。另外，二氧化钛纳米颗粒和多壁碳纳米管 (MWCNT) 复合物因为能够提高光催化效率是一种很有潜力应用于能源领域的材料。有研究人员通过实验发现，斑马鱼胚胎经复合材料 TiO_2-MWCNT 处理孵化后，各组均未观察到畸形或水肿且没有任何一组死亡，该研究表明材料具有一定安全性 [479]。但这不是复合材料绝对安全的证据，由于生产途径、生产过程以及应用的环境、材料的毒性各异，若要对材料进行完整确切的毒理学评价还需要多方面的考量。

8.15   致 癌 毒 性

如今人类不仅在纳米材料的合成 (实验室)、制造 (工业)、使用 (消费产品、设备、药品等) 的各个步骤都暴露于含有纳米颗粒的环境中，而且在自然环境中，例如污染的水源等，都充斥着比以往更多的纳米颗粒 (图 8.44)[480]。根据对来自西欧和北美的从事 TiO_2 生产行业的男性工人的流行病学研究，与一般人群相比，这些工人罹患肺癌和肾癌的风险较高 [481]。虽然以目前的数据还不足以说明暴露于纳米粒子与癌症诱发间的因果关系，但一定程度上也提醒了我们纳米颗粒的致癌潜在可能不能忽略。另外，越来越多的以细胞系为实验材料、在体外进行的研究表明，某些纳米颗粒具有一定的致癌能力。

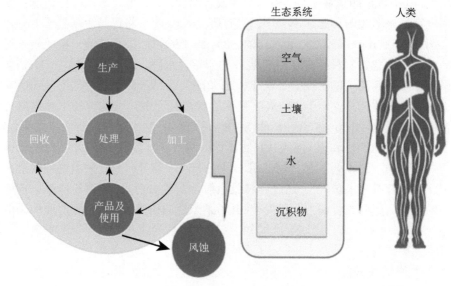

图 8.44   工程纳米粒子的生命周期与人类暴露于纳米粒子的模式 [480]

纳米粒子具有极大的比表面积且边界上的原子数增加，这些特点赋予了纳米粒子独特的物理化学 (光学、磁性、电学) 和催化特性。这些特殊的性质可能导致纳米粒子独特的生物学效应。众所周知，遗传毒性和癌症之间联系密切。加上纳米粒子能诱导氧自由基的产生、DNA 损伤和基因的突变，这些研究为预测纳米粒子的致癌性提供了宝贵的信息。纳米粒子可以诱导氧化应激，随后引发炎症反应，从这个角度来说，这可能是致癌作用的引发剂 [480]。

8.15.1 几种典型的纳米粒子的致癌性研究进展

1. 碳纳米管致癌性研究进展

基于流行病学的研究表明，2013 年以前几乎没有关于单壁碳纳米管的致癌性报道 [482]，但在后来的研究中也有少数报道，例如 2017 年，有研究团队报道了单壁碳纳米管能上调肺上皮细胞的 Slug 因子 (一种诱导人肺上皮细胞上皮-间质转化的关键转录因子)，致使细胞周期紊乱，从而诱导该种细胞癌化 [483]。至于纳米管的另一大类，多壁碳纳米管的致癌性在大鼠上的动物实验多次被报道，但在人身上尚未见报道 [482]。

实验人员将大鼠暴露于浓度梯度的多壁碳纳米管-7 中 (多壁碳纳米管-7 的颗粒浓度为 $0 \ mg/m^3$，$0.02 \ mg/m^3$，$0.2 \ mg/m^3$，$2 \ mg/m^3$)，进行了时长为 104 周的实验。结果显示，与清洁空气对照组相比，暴露于 $0.2 \ mg/m^3$ 和 $2 \ mg/m^3$ 多壁碳纳米管-7 的雄性大鼠和暴露于 $2 \ mg/m^3$ 多壁碳纳米管-7 的雌性大鼠的肺癌，主要是细支气管肺泡癌、腺癌的发生明显增加，且多壁碳纳米管-7 给肺造成的负荷呈现出明显的浓度依赖性和时间依赖性 [484]。

向 7 只雄性大鼠阴囊内单次注射多壁碳纳米管，在 37~40 周后，由于腹膜内出现弥漫性间皮瘤，注射了多壁碳纳米管的 6 只动物死亡或垂死或出现带血性腹水症状。解剖死亡的大鼠发现，大鼠腹膜间皮肥大，并发展了许多间皮瘤结节或乳头状病变和间皮增生 [485]。p53 杂合子小鼠腹腔注射多壁碳纳米管诱导间皮瘤呈现剂量依赖性 [486]。

暴露于多壁碳纳米管的小鼠，肺癌相关标志基因表达受到显著影响。在 63 个肺癌标记基因中，有 7 个基因在暴露于多壁碳纳米管 7 天后显示出显著的表达变化。这 7 个基因是 Arpgap19，Nos2，Shh，Wif1，Mt3，Ccdc99 和 Msx2。其中 Arpgap19，Nos2，Shh 和 Wif1 参与信号转导，Mt3 参与细胞增殖，而 Ccdc99 参与细胞周期调控，Msx2 是一种转录因子和致癌基因 [487]。

基于包括以上在内的众多研究结果，2014 年，国际癌症研究机构 (IARC) 把多壁碳纳米管-7 等物质归类为对人类的致癌物 (2B 组)。由于对其他种类的碳纳米管尚缺乏足够的致癌证据，因此单壁碳纳米管和除多壁碳纳米管-7 的多壁碳纳米管被归类为对人类的致癌物质 (第 3 组)[488]。

目前也有很多关于多壁碳纳米管致癌性的机制的研究。有研究表明，多壁碳纳米管的直径和刚度是间皮损伤和癌发生的关键因素，具有高结晶度的薄多壁碳纳米管显示出间皮细胞膜穿孔和体外细胞毒性以及随后的体内致炎性。相反，厚的或缠结的多壁碳纳米管毒性较小，易引发炎症、癌症 [489]。除多壁碳纳米管刺穿致癌的机制外，可能的致癌机制比如在间皮细胞中的非刺穿类型的致癌机制 (图 8.45)[490]。

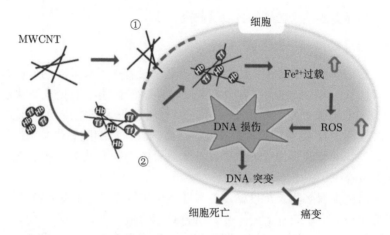

① 穿孔　　② 通过TfR1内化
Hb 血红蛋白　　*Tf* 转铁蛋白　　Ⅰ 转铁蛋白受体1

图 8.45　血红蛋白和转铁蛋白在多壁碳纳米管诱导的间皮损伤和致癌作用中的机制 [490]

2. 基于金属的纳米粒子致癌性研究进展

1) 银纳米粒子

现有不少涉及银纳米粒子致癌性的研究,但某些研究结果指向不同的方向,在得出关于银纳米粒子是否具有致癌性的可靠结论之前，还需要继续进行研究 [491]。

在某项研究中，在胞质分裂阻滞微核测定中，银纳米粒子诱导细胞微核形成的显著增加，表明银纳米粒子具有遗传毒性作用。因此，银纳米粒子可能诱导癌症的发生。在体外细胞转化试验中，为评估银纳米粒子的致癌可能性，将小鼠成纤维细胞暴露于银纳米粒子 72 h，在所有测试剂量 (0.17 μg/mL, 0.66 μg/mL, 2.65 μg/mL, 5.30 μg/mL 和 10.60 μg/mL) 下均显示出显著的肿瘤形态学转化，并且转化率以剂量依赖性方式显著增加。这些结果表明，在短期暴露下，银纳米粒子对小鼠成纤维细胞具有体外致癌能力 [492]。

另有研究,在 Caco-2 细胞长期暴露于低非细胞毒性银纳米粒子浓度 (0.5 μg/mL, 1 μg/mL) 6 周的条件下，通过使用共聚焦显微镜观察银纳米粒子的摄取情况，发现在细胞质和细胞核中均存在高浓度的银纳米粒子。至于细胞转化的测定结果，例如细胞黏附性、细胞外基质金属蛋白酶分泌水平、迁移能力等指标，均暗示银纳米粒子能促进细胞的癌变 [493]。

暴露于银纳米粒子的 BEAS-2B 细胞可以通过 MAPK 激酶 (P38，JNK 和 ERK) 和 p53 信号通路的复杂调节诱导抗细胞凋亡反应和细胞迁移，即长期接触低剂量的银纳米粒子可以增强非致瘤性 BEAS-2B 细胞向恶性细胞转化 [494]。

同时也有指向不同结果的研究。有一研究报道，与未处理的细胞相比，银纳米棒、线显著增加了基因突变和转化灶的数量，但球形银纳米粒子既没有诱变也没有致癌潜力 [495]。

2) 镍纳米粒子

Bridge 于 1933 年首次报道了镍工人有患鼻腔癌的倾向。1937 年，Baader 在一家工厂的镍工人中发现了 17 例鼻癌和 19 例肺癌。现代流行病学研究表明，镍精炼厂工人长期暴露于烘烤和冶炼过程中吸入的含镍粉尘和烟尘所致的肺和鼻腔恶性肿瘤死亡率增加。总之，镍及其化合物的致癌性已通过众多人类流行病学研究和动物致癌生物测定法得到证实和证明 [496]。不仅如此，镍纳米颗粒的致癌性也是目前研究人员比较关注的研究方向，在不少动物模型中，镍纳米颗粒的致癌性已被证实。

有研究人员给大鼠植入镍纳米粒子，该组的所有动物在 4 至 6 个月后，植入部位形成可见的结节，且被诊断为横纹肌肉瘤 (图 8.46)。在植入镍纳米粒子的情况下，肌细胞核的显著多态性很常见。通常，还观察到大量中央坏死、营养不良性钙化和骨化 [497]。

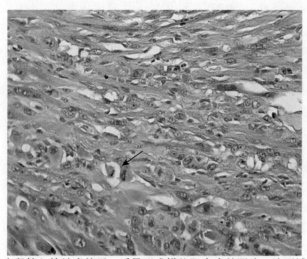

图 8.46　给大鼠植入镍纳米粒子，诱导形成横纹肌肉瘤的照片。该区域显示出具有核多态性的癌变细胞和一些在进行有丝分裂的细胞 [497]

金属镍纳米粒子以时间依赖的方式激活 Ras，c-myc，C-Jun，P65 和 P50 蛋白质的表达 [498]。其中 Ras 和 c-myc 是肿瘤启动子基因。Ras 基因产物参与调节细胞的生长和分化。Ras 基因的过度表达将导致细胞持续增殖，这是细胞癌化发展的预示 [499]。c-myc 基因表达失调也与许多恶性肿瘤有关 [500]。且将小鼠表皮 JB6 P$^+$ 细胞用作体外皮肤癌发生模型,也能观察到镍纳米粒子诱导小鼠表皮 JB6 细胞癌化转变,表明镍纳米粒子在体外能诱导细胞的恶性转化 [498]。

与镍离子及镍的复合物相比,镍的纳米粒子显示出更明显的致癌性。用镍纳米粒子处理肺上皮细胞,其 DNA 链断裂明显增加,被诱导氧化应激,且在一定浓度下还能诱导发生蛋白质去折叠 [501]。

3) TiO$_2$ 纳米粒子致癌性研究进展

全球范围内人们大量生产 TiO$_2$ 纳米粒子,用于颜料和化妆品制造等方面。根据流行病学研究结论,目前 TiO$_2$ 暴露与肺癌之间未产生任何统计学上的显著相关性,且流行病学研究未提供关于 TiO$_2$ 颗粒的粒径或粒度分布的数据,故在现有的流行病学研究的基础上,暂时不能得出与暴露于纳米 TiO$_2$ 有关的癌症风险的结论 [502-504]。

TiO$_2$ 在防晒霜和化妆品中用于屏蔽紫外线,其对皮肤的副作用尚未见报道。在动物模型及体外人皮肤细胞实验中,均发现 TiO$_2$ 不能渗透完整无损的皮肤,并且只能停留在角质层和表皮中,且均暂未观察到 TiO$_2$ 纳米粒子导致的皮肤癌 [505,506]。

尽管 TiO$_2$ 具有化学惰性,但 TiO$_2$ 纳米粒子仍可能对健康产生负面影响。在动物模型中,有研究发现 TiO$_2$ 纳米粒子具有遗传毒性 [507];又比如向气管内滴注超细 TiO$_2$ 制剂后,大鼠肺泡巨噬细胞和间质粒细胞产生持续炎症,进而引起大鼠的肿瘤反应 [509]。诸如此类的报道引起了人们对 TiO$_2$ 纳米粒子潜在健康危害的关注。

但因为存在较大的数据缺口,TiO$_2$ 对人类致癌性的影响还很难下定论,需要更多的研究来验证。

8.15.2 总结

现在,纳米粒子越来越多地用于服装、化妆品、涂料、电器、食品、医学和医疗保健等领域,尤其是在医学成像和诊断、伤口敷料、药物输送和治疗方面。故我们更要关注纳米粒子潜在的致癌性安全问题。

纳米粒子致癌性归因于多种因素。例如,纳米粒子与遗传物质直接相互作用,损伤 DNA;诱导活性氧的产生而造成间接损害;可溶性纳米粒子释放有毒离子,与细胞质或核蛋白相互作用,与有丝分裂纺锤体或其他成分结合,干扰细胞周期检查点功能等。

目前预测纳米粒子的致癌性大多是基于基因毒性、细胞毒性测试,评估纳米粒子对人类的毒性的报道尚少。在评估纳米粒子在人体中的风险时,尚存一些知识空白 (图 8.47)[480]。

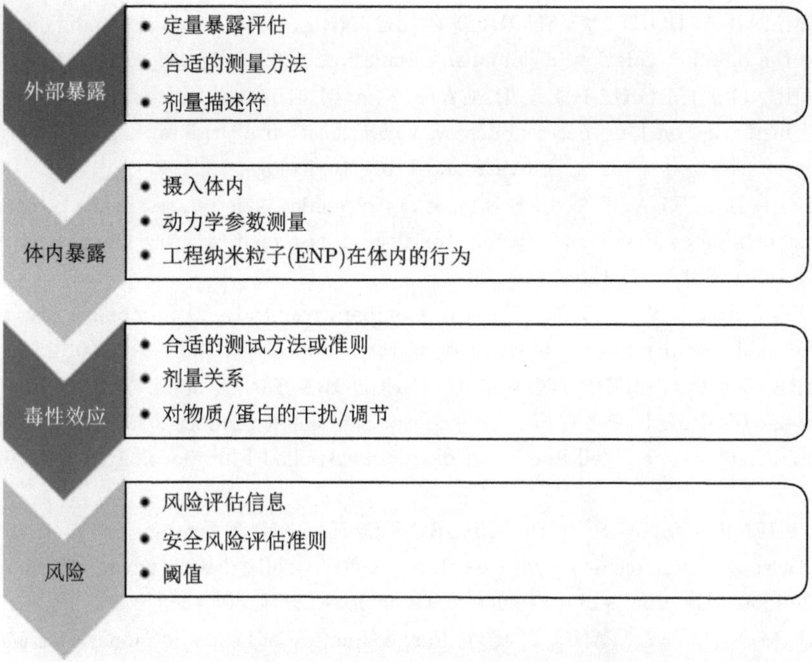

图 8.47　在纳米颗粒的风险评估中的知识差距 [480]

(刘颖，郭馨婧，聂广军，刘晶，陈汉清，汪冰，丰伟悦，崔雪晶，辛琪，张乐帅，
朱双，谷战军，宁漫漫，梁晓宇，李江雪，李仕林，王紫瑶，梅婕，陈春英)

参 考 文 献

[1] YUSOFF N I M, BREEM A A S, ALATTUG H N M, et al. The effects of moisture susceptibility and ageing conditions on nano-silica/polymer-modified asphalt mixtures. Construction and Building Materials, 2014, 72: 139-147.

[2] ONAKPOYA I, HENEGHAN C, ARONSON J. Postmarketing withdrawal of human medicinal products because of adverse reactions in animals: A systematic review and analysis. Pharmacoepidemiology and Drug Safety, 2017, 26: 1328-1337.

[3] KOLA I, LANDIS J. Can the pharmaceutical industry reduce attrition rates. Nature Reviews Drug Discovery, 2004, 3: 711-716.

[4] ZHU M, NIE G, MENG H, et al. Physicochemical properties determine nanomaterial cellular uptake, transport, and fate. Accounts of Chemical Research, 2013, 46: 622-631.

[5] LI S, JIANG Q, LIU S, et al. A DNA nanorobot functions as a cancer therapeutic in response to a molecular trigger *in vivo*. Nature Biotechnology, 2018, 36: 258-264.

[6] RUJANAPUN N, AUEVIRIYAVIT S, BOONRANGSIMAN S, et al. Human primary erythroid cells as a more sensitive alternative *in vitro* hematological model for nanotoxicity studies: Toxicological effects of silver nanoparticles. Toxicology in Vitro, 2015, 29: 1982-1992.

[7]   NEMMAR A, HOET P, VANQUICKENBORNE B, et al. Passage of inhaled particles into the blood circulation in humans. Circulation, 2002, 105: 411-414.

[8]   MEIRING J J, BORM P J A, BAGATE K, et al. The influence of hydrogen peroxide and histamine on lung permeability and translocation of iridium nanoparticles in the isolated perfused rat lung. Particle and Fibre Toxicology, 2005, 2: 3.

[9]   CHEAH H Y, KIEW L V, LEE H B, et al. Preclinical safety assessments of nano-sized constructs on cardiovascular system toxicity: A case for telemetry. Journal of Applied Toxicology, 2017, 37: 1268-1285.

[10] ZHU M, FENG W, WANG B, et al. Comparative study of pulmonary responses to nano- and submicron-sized ferric oxide in rats. Toxicology, 2008, 247: 102-111.

[11] BARRETT E G, JOHNSTON C J, OBERDORSTER G, et al. Silica binds serum proteins resulting in a shift of the dose-response for silica-induced chemokine expression in an alveolar type ii cell line. Toxicology and Applied Pharmacology, 1999, 161: 111-122.

[12] ROTHENRUTISHAUSER B, SCHURCH S, HAENNI B, et al. Interaction of fine particles and nanoparticles with red blood cells visualized with advanced microscopic techniques. Environmental Science & Technology, 2006, 40: 4353-4359.

[13] ZHU M, FENG W, WANG Y, et al. Particokinetics and extrapulmonary translocation of intratracheally instilled ferric oxide nanoparticles in rats and the potential health risk assessment. Toxicological Sciences, 2009, 107: 342-351.

[14] CHEN C, XING G, WANG J, et al. Multihydroxylated [Gd@C$_{82}$(OH)$_{22}$]n nanoparticles: Antineoplastic activity of high efficiency and low toxicity. Nano Letters, 2005, 5: 2050-2057.

[15] ZHANG W, ZHONG D, LIU Q, et al. Effect of chitosan and carboxymethyl chitosan on fibrinogen structure and blood coagulation. Journal of Biomaterials Science, Polymer Edition, 2013, 24: 1549-1563.

[16] NEMMAR A, HOET P, DINSDALE D, et al. Diesel exhaust particles in lung acutely enhance experimental peripheral thrombosis. Circulation, 2003, 107: 1202-1208.

[17] KHANDOGA A, STAMPFL A, TAKENAKA S, et al. Ultrafine particles exert pro-thrombotic but not inflammatory effects on the hepatic microcirculation in healthy mice in vivo. Circulation, 2004, 109: 1320-1325.

[18] ANNA R, PAUL J, DAVID A-E, et al. Nanoparticle-induced platelet aggregation and vascular thrombosis. British Journal of Pharmacology, 2005, 146: 882-893.

[19] PATLOLLA A K, HACKETT D, TCHOUNWOU P B. Silver nanoparticle-induced oxidative stress-dependent toxicity in sprague-dawley rats. Molecular and Cellular Biochemistry, 2015, 399: 257-268.

[20] EAST B W, BODDY K, WILLIAMS E D, et al. Silver retention, total body silver and tissue silver concentrations in argyria associated with exposure to an anti-smoking remedy containing silver acetate. Clinical and Experimental Dermatology, 1980, 5: 305-311.

[21] DER ZANDE M V, VANDEBRIEL R J, VAN DOREN E, et al. Distribution, elimination, and toxicity of silver nanoparticles and silver ions in rats after 28-day oral exposure. ACS Nano, 2012, 6: 7427-7442.

[22] LOESCHNER K, HADRUP N, QVORTRUP K, et al. Distribution of silver in rats following 28 days of repeated oral exposure to silver nanoparticles or silver acetate. Particle and Fibre Toxicology, 2011, 8: 18.

[23] ESPINOSACRISTOBAL L F, MARTINEZCASTANON G A, LOYOLARODRIGUEZ J P, et al. Toxicity, distribution, and accumulation of silver nanoparticles in wistar rats. Journal of Nanoparticle Research, 2013, 15: 1702.

[24] KIM Y S, KIM J S, CHO H S, et al. Twenty-eight-day oral toxicity, genotoxicity, and gender-related tissue distribution of silver nanoparticles in sprague-dawley rats. Inhalation Toxicology, 2008, 20: 575-583.

[25] HADRUP N, LAM H R. Oral toxicity of silver ions, silver nanoparticles and colloidal silver—A review. Regulatory Toxicology and Pharmacology, 2014, 68: 1-7.

[26] ASL B A, MOGHARIZADEH L, KHOMJANI N, et al. Probing the interaction of zero valent iron nanoparticles with blood system by biophysical, docking, cellular, and molecular studies. International Journal of Biological Macromolecules, 2018, 109: 639-650.

[27] JONGHOON C, VYTAS R, HITCHINS V M, et al. Physicochemical characterization and *in vitro* hemolysis evaluation of silver nanoparticles. Toxicological Sciences An Official Journal of the Society of Toxicology, 2011, 123(1): 133-143.

[28] ZHAO Y, SUN X, ZHANG G, et al. Interaction of mesoporous silica nanoparticles with human red blood cell membranes: Size and surface effects. Acs Nano, 2011, 5: 1366.

[29] NEMMAR A, YUVARAJU P, BEEGAM S, et al. *In vitro* platelet aggregation and oxidative stress caused by amorphous silica nanoparticles. International Journal of Physiology, Pathophysiology and Pharmacology, 2015, 7: 27-33.

[30] NEMMAR A, MELGHIT K, ALSALAM S, et al. Acute respiratory and systemic toxicity of pulmonary exposure to rutile Fe-doped TiO_2 nanorods. Toxicology, 2011, 279: 167-175.

[31] GUPTA A K, GUPTA M. Synthesis and surface engineering of iron oxide nanoparticles for biomedical applications. Biomaterials, 2005, 26: 3995-4021.

[32] IMMORDINO M L, DOSIO F, CATTEL L. Stealth liposomes: Review of the basic science, rationale, and clinical applications, existing and potential. International Journal of Nanomedicine, 2006, 1: 297-315.

[33] ILINSKAYA A, DOBROVOLSKAIA M A. Nanoparticles and the blood coagulation system. Part i: Benefits of nanotechnology. Nanomedicine: Nanotechnology, Biology and Medicine, 2013, 8: 773-784.

[34] SHARMA A, MADHUNAPANTULA S V, ROBERTSON G P. Toxicological considerations when creating nanoparticle-based drugs and drug delivery systems. Expert Opinion on Drug Metabolism & Toxicology, 2012, 8: 47-69.

[35] LI S, BENNETT Z T, SUMER B D, et al. Nano-immune-engineering approaches to advance cancer immunotherapy: Lessons from ultra-pH-sensitive nanoparticles. Accounts of Chemical Research, 2020, 53: 2546-2557.

[36] ONAKPOYA I J, HENEGHAN C J, ARONSON J K. Postmarketing withdrawal of human medicinal products because of adverse reactions in animals: A systematic review and analysis. Pharmacoepidemiology and Drug Safety, 2017, 26: 1328-1337.

[37] CHENG C, MULLER K H, KOZIOL K K K, et al. Toxicity and imaging of multi-walled carbon nanotubes in human macrophage cells. Biomaterials, 2009, 30: 4152-4160.

[38] REDDY S T, VAN DER VLIES A J, SIMEONI E, et al. Exploiting lymphatic transport and complement activation in nanoparticle vaccines. Nature Biotechnology, 2007, 25: 1159-1164.

[39] MANOLOVA V, FLACE A, BAUER M, et al. Nanoparticles target distinct dendritic cell populations according to their size. European Journal of Immunology, 2008, 38: 1404-1413.

[40] DE JONG W H, VAN DER VEN L T M, SLEIJFFERS A, et al. Systemic and immunotoxicity of silver nanoparticles in an intravenous 28 days repeated dose toxicity study in rats. Biomaterials, 2013, 34: 8333-8343.

[41] NAKANISHI T, KUNISAWA J, HAYASHI A, et al. Positively charged liposome functions as an efficient immunoadjuvant in inducing cell-mediated immune response to soluble proteins. Journal of Controlled Release, 1999, 61: 233-240.

[42] GITROWSKI C, AL-JUBORY A R, HANDY R D. Uptake of different crystal structures of tio2 nanoparticles by caco-2 intestinal cells. Toxicology Letters, 2014, 226: 264-276.

[43] GOPPERT T M, MULLER R H. Polysorbate-stabilized solid lipid nanoparticles as colloidal carriers for intravenous targeting of drugs to the brain: Comparison of plasma protein adsorption patterns. Journal of Drug Targeting, 2005, 13: 179-187.

[44] DOBROVOLSKAIA M A, MCNEIL S E. Immunological properties of engineered nanomaterials. Nature Nanotechnology, 2007, 2: 469-478.

[45] DONALDSON K, BROWN G M, BROWN D M, et al. Contrasting bronchoalveolar leukocyte responses in rats inhaling coal-mine dust, quartz, or titanium dioxide: Effects of coal rank, airborne mass concentration, and cessation of exposure. Environmental Research, 1990, 52: 62-76.

[46] HART G A, HESTERBERG T W. *In vitro* toxicity of respirable-size particles of diatomaceous earth and crystalline silica compared with asbestos and titanium dioxide. Journal of Occupational and Environmental Medicine, 1998, 40: 29-42.

[47] BORM P J A, ROBBINS D, HAUBOLD S, et al. The potential risks of nanomaterials: A review carried out for ecetoc. Particle and Fibre Toxicology, 2006, 3: 11.

[48] GOWLAND B T G, MCINTOSH A D, DAVIES I M, et al. Implications from a field study regarding the relationship between polycyclic aromatic hydrocarbons and glutathione s-transferase activity in mussels. Marine Environmental Research, 2002, 54: 231-235.

[49] CHEN B X, WILSON S R, DAS M, et al. Antigenicity of fullerenes: Antibodies specific for fullerenes and their characteristics. Proceedings of the National Academy of Sciences of the United States of America, 1998, 95: 10809-10813.

[50] SALVADOR-MORALES C, FLAHAUT E, SIM E, et al. Complement activation and protein adsorption by carbon nanotubes. Molecular Immunology, 2006, 43: 193-201.

[51] XU L, LIU Y, CHEN Z, et al. Morphologically virus-like fullerenol nanoparticles act as the dual-functional nanoadjuvant for hiv-1 vaccine. Advanced Materials, 2013, 25: 5928-5936.

[52] LIU J, FENG X, CHEN Z, et al. The adjuvant effect of $C_{60}(OH)_{22}$ nanoparticles promoting both humoral and cellular immune responses to hcv recombinant proteins. Materials Science & Engineering C—Materials for Biological Applications, 2019, 97: 753-759.

[53] XU L, LIU Y, CHEN Z, et al. Surface-engineered gold nanorods: Promising DNA vaccine adjuvant for hiv-1 treatment. Nano Letters, 2012, 12: 2003-2012.

[54] CHEN Z, LIU Y, SUN B, et al. Polyhydroxylated metallofullerenols stimulate il-1 beta secretion of macrophage through tlrs/myd88/nf-kappa b pathway and nlrp3 inflammasome activation. Small, 2014, 10: 2362-2372.

[55] MITCHELL L A, LAUER F T, BURCHIEL S W, et al. Mechanisms for how inhaled multiwalled carbon nanotubes suppress systemic immune function in mice. Nature Nanotechnology, 2009, 4: 451-456.

[56] LUTSIAK M E C, KWON G S, SAMUEL J. Biodegradable nanoparticle delivery of a th2-biased peptide for induction of th1 immune responses. Journal of Pharmacy and Pharmacology, 2006, 58: 739-747.

[57] POIRIER M, SIMARD J-C, ANTOINE F, et al. Interaction between silver nanoparticles of 20nm (agnp20) and human neutrophils: Induction of apoptosis and inhibition of de novo protein synthesis by agnp20 aggregates. Journal of Applied Toxicology, 2014, 34: 404-412.

[58] CHATTERJEE N, EOM H J, CHOI J. Effects of silver nanoparticles on oxidative DNA damage-repair as a function of p38 mapk status: A comparative approach using human jurkat t cells and the nematode caenorhabditis elegans. Environmental and Molecular Mutagenesis, 2014, 55: 122-133.

[59] LEE B-C, LEE J Y, KIM J, et al. Graphene quantum dots as anti-inflammatory therapy for colitis. Science Advances, 2020, 6: 2630.

[60] THOMPSON B S, MITCHELL T C. Measurement of daughter cell accumulation during lymphocyte proliferation *in vivo*. Journal of Immunological Methods, 2004, 295: 79-87.

[61] TOMAR N, DE R K. Immunoinformatics: An integrated scenario. Immunology, 2010, 131: 153-168.

[62] VAN DER LAAN J W, VAN LOVEREN H. Current status and burning issues in immunotoxicity testing of drugs. Toxicology and applied pharmacology, 2005, 207: 435-440.

[63] SCHEUERLEIN H, KÖCKERLING F. Anatomy of the liver. Zentralbl Chir, 2000, 125: 578-586.

[64] ABDEL-MISIH S R Z, BLOOMSTON M. Liver anatomy. Surgical Clinics of North America, 2010, 90: 643-653.

[65] JUZA R M, PAULI E M. Clinical and surgical anatomy of the liver: A review for clinicians. Clinical Anatomy, 2014, 27: 764-769.

[66] CHEN H, SHEN F, SHERBAN A, et al. Dep domain-containing mtor-interacting protein suppresses lipogenesis and ameliorates hepatic steatosis and acute-on-chronic liver injury in alcoholic liver disease. Hepatology, 2018, 68: 496-514.

[67] CHENG X, KIM S Y, OKAMOTO H, et al. Glucagon contributes to liver zonation. Proceedings of the National Academy of Sciences, 2018, 115: E4111-E4119.

[68] CHEN H. Nutrient mtorc1 signaling contributes to hepatic lipid metabolism in the pathogenesis of non-alcoholic fatty liver disease. Liver Research, 2020, 4: 15-22.

[69] ZHAO R, ZHU M, ZHOU S, et al. Rapamycin-loaded mpeg-plga nanoparticles ameliorate hepatic steatosis and liver injury in non-alcoholic fatty liver disease. Frontiers in Chemistry, 2020, 8: 407.

[70] MITCHELL O, FELDMAN D M, DIAKOW M, et al. The pathophysiology of thrombocytopenia in chronic liver disease. Hepat Med, 2016, 8: 39-50.

[71] BAJAJ J S. Alcohol, liver disease and the gut microbiota. Nature Reviews Gastroenterology & Hepatology, 2019, 16: 235-246.

[72] SINGH A B, DONG B, XU Y, et al. Identification of a novel function of hepatic long-chain acyl-coa synthetase-1 (acsl1) in bile acid synthesis and its regulation by bile acid-activated farnesoid x receptor. Biochimica et Biophysica Acta (BBA)—Molecular and Cell Biology of Lipids, 2019, 1864: 358-371.

[73] FARRELL G C, LARTER C Z. Nonalcoholic fatty liver disease: From steatosis to cirrhosis. Hepatology, 2006, 43: S99-S112.

[74] PERZ J F, ARMSTRONG G L, FARRINGTON L A, et al. The contributions of hepatitis bvirus and hepatitis cvirus infections to cirrhosis and primary liver cancer worldwide. Journal of Hepatology, 2006, 45: 529-538.

[75] CHEN M, SUZUKI A, BORLAK J, et al. Drug-induced liver injury: Interactions between drug properties and host factors. J Hepatol, 2015, 63: 503-514.

[76] LAI D, TENG F, HAMMAD S, et al. Hepatic smad7 overexpression causes severe iron overload in mice. Blood, 2018, 131: 581-585.

[77] SEITZ H K, BATALLER R, CORTEZ-PINTO H, et al. Alcoholic liver disease. Nature Reviews Disease Primers, 2018, 4: 16.

[78] WONG M C S, HUANG J L, GEORGE J, et al. The changing epidemiology of liver diseases in the asia-pacific region. Nature Reviews Gastroenterology & Hepatology, 2019, 16: 1.

[79] BLANCO E, SHEN H, FERRARI M. Principles of nanoparticle design for overcoming biological barriers to drug delivery. Nature Biotechnology, 2015, 33: 941-951.

[80] SHI J, KANTOFF P W, WOOSTER R, et al. Cancer nanomedicine: Progress, challenges and opportunities. Nature Reviews Cancer, 2017, 17: 20-37.

[81] CHAUHAN V P, JAIN R K. Strategies for advancing cancer nanomedicine . Nature Materials, 2013, 12: 958-962.

[82] WEISSLEDER R, NAHRENDORF M, PITTET M J. Imaging macrophages with nanoparticles. Nature Materials, 2014, 13: 125.

[83] WANG H, THORLING C A, LIANG X, et al. Diagnostic imaging and therapeutic application of nanoparticles targeting the liver. Journal of Materials Chemistry B, 2015, 3: 939-958.

[84] HAMEL F, GRONDIN M, DENIZEAU F, et al. Wheat extracts as an efficient cryoprotective agent for primary cultures of rat hepatocytes. Biotechnology and Bioengineering, 2006, 95: 661-670.

[85] WISSE E, BRAET F, LUO D, et al. Structure and function of sinusoidal lining cells in the liver. Toxicologic Pathology, 1996, 24: 100-111.

[86] ROBINSON M W, HARMON C, O'FARRELLY C. Liver immunology and its role in inflammation and homeostasis. Cellular & Molecular Immunology, 2016, 13: 267-276.

[87] HALL K C, BERNIER S G, JACOBSON S, et al. Sgc stimulator praliciguat suppresses stellate cell fibrotic transformation and inhibits fibrosis and inflammation in models of nash. Proc Natl Acad Sci USA, 2019, 116: 11057-11062.

[88] MICHELOTTI G A, MACHADO M V, DIEHL A M. Nafld, nash and liver cancer. Nat Rev Gastroenterol Hepatol, 2013, 10: 656-665.

[89] MACPARLAND S A, TSOI K M, OUYANG B, et al. Phenotype determines nanoparticle uptake by human macrophages from liver and blood. ACS Nano, 2017, 11: 2428-2443.

[90] POON W, ZHANG Y N, OUYANG B, et al. Elimination pathways of nanoparticles. ACS Nano, 2019, 13: 5785-5798.

[91] TSOI K M, MACPARLAND S A, MA X Z, et al. Mechanism of hard-nanomaterial clearance by the liver. Nat Mater, 2016, 15: 1212-1221.

[92] CAI R, CHEN C. The crown and the scepter: Roles of the protein corona in nanomedicine. Advanced Materials (Deerfield Beach, Fla), 2019, 31: e1805740.

[93] MOHAMMED E T, SAFWAT G M. Grape seed proanthocyanidin extract mitigates titanium dioxide nanoparticle (TiO$_2$-NPs)-induced hepatotoxicity through tlr-4/nf-κb signaling pathway. Biological Trace Element Research, 2019.

[94] AHAMED M, ALI D, ALHADLAQ H A, et al. Nickel oxide nanoparticles exert cytotoxicity via oxidative stress and induce apoptotic response in human liver cells (hepg2). Chemosphere, 2013, 93: 2514-2522.

[95] CHEN Z, ZHOU D, HAN S, et al. Hepatotoxicity and the role of the gut-liver axis in rats after oral administration of titanium dioxide nanoparticles. Particle and Fibre Toxicology, 2019, 16: 1-17.

[96] MALHI H, KAUFMAN R J. Endoplasmic reticulum stress in liver disease. J Hepatol,

2011, 54: 795-809.

[97] LAKE A D, NOVAK P, HARDWICK R N, et al. The adaptive endoplasmic reticulum stress response to lipotoxicity in progressive human nonalcoholic fatty liver disease. Toxicological Sciences: An Official Journal of the Society of Toxicology, 2014, 137: 26-35.

[98] KAPLOWITZ N, JI C. Unfolding new mechanisms of alcoholic liver disease in the endoplasmic reticulum. Journal of gastroenterology and hepatology, 2006, 21(Suppl 3): S7-S9.

[99] YANG X, SHAO H, LIU W, et al. Endoplasmic reticulum stress and oxidative stress are involved in ZnO nanoparticle-induced hepatotoxicity. Toxicology Letters, 2015, 234: 40-49.

[100] HU H, GUO Q, FAN X, et al. Molecular mechanisms underlying zinc oxide nanoparticle induced insulin resistance in mice. Nanotoxicology, 2020, 14: 59-76.

[101] DU B, YU M, ZHENG J. Transport and interactions of nanoparticles in the kidneys. Nature Reviews Materials, 2018, 3: 358-374.

[102] LONGMIRE M, CHOYKE P L, KOBAYASHI H. Clearance properties of nano-sized particles and molecules as imaging agents: Considerations and caveats. Nanomedicine (Lond), 2008, 3: 703-717.

[103] BERTRAND N, LEROUX J C. The journey of a drug-carrier in the body: An anatomo-physiological perspective. Journal of Controlled Release, 2012, 161: 152-163.

[104] WANG B, HE X, ZHANG Z, et al. Metabolism of nanomaterials in vivo: Blood circulation and organ clearance. Accounts of Chemical Research, 2013, 46: 761-769.

[105] DU B, JIANG X, DAS A, et al. Glomerular barrier behaves as an atomically precise bandpass filter in a sub-nanometre regime. Nature Nanotechnology, 2017, 12: 1096-1102.

[106] 李广然, 钟先阳. 肾脏的解剖结构和生理功能. 新医学, 2005, 36: 379-380.

[107] SANCEY L, KOTB S, TRUILLET C, et al. Long-term in vivo clearance of gadolinium-based aguix nanoparticles and their biocompatibility after systemic injection. ACS Nano, 2015, 9: 2477-2488.

[108] SEMMLER-BEHNKE M, KREYLING W G, LIPKA J, et al. Biodistribution of 1.4- and 18-nm gold particles in rats. Small, 2008, 4: 2108-2111.

[109] ELCI S G, JIANG Y, YAN B, et al. Surface charge controls the suborgan biodistributions of gold nanoparticles. ACS Nano, 2016, 10: 5536-5542.

[110] MAACK T, JOHNSON V, KAU S T, et al. Renal filtration, transport, and metabolism of low-molecular-weight proteins: A review. Kidney International, 1979, 16: 251-270.

[111] PENG C, XU J, YU M, et al. Tuning the in vivo transport of anticancer drugs using renal-clearable gold nanoparticles. Angewandte Chemie, 2019, 131: 8567-8571.

[112] WANG H, WANG J, DENG X, et al. Biodistribution of carbon single-wall carbon nanotubes in mice. Journal of Nanoscience and Nanotechnology, 2004, 4: 1019-1024.

[113] RUGGIERO A, VILLA C H, BANDER E, et al. Paradoxical glomerular filtration of

carbon nanotubes. Proceedings of the National Academy of Sciences of the United States of America, 2010, 107: 12369-12374.

[114] JASIM D A, MURPHY S, NEWMAN L, et al. The effects of extensive glomerular filtration of thin graphene oxide sheets on kidney physiology. ACS Nano, 2016, 10: 10753-10767.

[115] LI X, WANG B, ZHOU S, et al. Surface chemistry governs the sub-organ transfer, clearance and toxicity of functional gold nanoparticles in the liver and kidney. Journal of nanobiotechnology, 2020, 18: 1-16.

[116] JIANG X, DU B, ZHENG J. Glutathione-mediated biotransformation in the liver modulates nanoparticle transport. Nature Nanotechnology, 2019, 14: 874-882.

[117] YU M, ZHOU J, DU B, et al. Noninvasive staging of kidney dysfunction enabled by renal-clearable luminescent gold nanoparticles. Angewandte Chemie, International Edition, 2016, 55: 2787-2791.

[118] CHOI C H J, ZUCKERMAN J E, WEBSTER P, et al. Targeting kidney mesangium by nanoparticles of defined size. Proceedings of the National Academy of Sciences of the United States of America, 2011, 108: 6656-6661.

[119] UZAR N K, ABUDAYYAK M, AKCAY N, et al. Zinc oxide nanoparticles induced cyto- and genotoxicity in kidney epithelial cells. Toxicology Mechanisms and Methods, 2015, 25: 334-339.

[120] FADDAH L M, BAKY N A A, AL-RASHEED N M, et al. Role of quercetin and arginine in ameliorating nano zinc oxide-induced nephrotoxicity in rats. BMC Complementary and Alternative Medicine, 2012, 12: 60.

[121] SARKAR A, DAS J, MANNA P, et al. Nano-copper induces oxidative stress and apoptosis in kidney via both extrinsic and intrinsic pathways. Toxicology, 2011, 290: 208-217.

[122] COCCINI T, RODA E, BARNI S, et al. Morphological and cytohistochemical evaluation of renal effects of cadmium-doped silica nanoparticles given intratracheally to rat. Journal of Physics: Conference Series, 2013, 429:

[123] CHEN Z, MENG H, XING G, et al. Acute toxicological effects of copper nanoparticles *in vivo*. Toxicology Letters, 2006, 163: 109-120.

[124] WANG J, ZHOU G, CHEN C, et al. Acute toxicity and biodistribution of different sized titanium dioxide particles in mice after oral administration. Toxicology Letters, 2007, 168: 176-185.

[125] DEROSA M C, MONREAL C, SCHNITZER M, et al. Nanotechnology in fertilizers. Nat Nanotechnol, 2010, 5: 91.

[126] SHI J, VOTRUBA A R, FAROKHZAD O C, et al. Nanotechnology in drug delivery and tissue engineering: From discovery to applications. Nano Lett, 2010, 10: 3223-3230.

[127] SONG W, ANSELMO A C, HUANG L. Nanotechnology intervention of the microbiome for cancer therapy. Nat Nanotechnol, 2019, 14: 1093-1103.

[128] NAZARENKO Y, ZHEN H, HAN T, et al. Potential for inhalation exposure to en-

gineered nanoparticles from nanotechnology-based cosmetic powders. Environmental health perspectives, 2012, 120: 885-892.

[129] BUMBUDSANPHAROKE N, KO S. Nano-food packaging: An overview of market, migration research, and safety regulations. Journal of Food Science, 2015, 80: R910-R923.

[130] PATRA J K, DAS G, FRACETO L F, et al. Nano based drug delivery systems: Recent developments and future prospects. Journal of Nanobiotechnology, 2018, 16: 71.

[131] SCOTT N, CHEN H. Nanoscale science and engineering for agriculture and food systems. Industrial Biotechnology, 2012, 8: 340-343.

[132] CHUN A L. Will the public swallow nanofood?. Nat Nanotechnol, 2009, 4: 790-791.

[133] LEE J, MAHENDRA S, ALVAREZ P J. Nanomaterials in the construction industry: A review of their applications and environmental health and safety considerations. ACS Nano, 2010, 4: 3580-3590.

[134] SZAKAL C, ROBERTS S M, WESTERHOFF P, et al. Measurement of nanomaterials in foods: Integrative consideration of challenges and future prospects. ACS Nano, 2014, 8: 3128-3135.

[135] MOMIN J K, JOSHI B H. Nanotechnology in Foods// RAI M, RIBEIRO C, MATTOSO L, et al. Nanotechnologies in Food and Agriculture. Cham: Springer International Publishing, 2015: 3-24.

[136] DE LA TORRE-ROCHE R, HAWTHORNE J, DENG Y, et al. Multiwalled carbon nanotubes and c60 fullerenes differentially impact the accumulation of weathered pesticides in four agricultural plants. Environ Sci Technol, 2013, 47: 12539-12547.

[137] NGUYEN T A H, HAMPTON M A, NGUYEN A V. Evaporation of nanoparticle droplets on smooth hydrophobic surfaces: The inner coffee ring deposits. Journal of Physical Chemistry C, 2013, 117: 4707-4716.

[138] WANG H, DU L J, SONG Z M, et al. Progress in the characterization and safety evaluation of engineered inorganic nanomaterials in food. Nanomedicine (Lond), 2013, 8: 2007-2025.

[139] CHEN X X, CHENG B, YANG Y X, et al. Characterization and preliminary toxicity assay of nano-titanium dioxide additive in sugar-coated chewing gum . Small, 2013, 9: 1765-1774.

[140] STADLER T, BUTELER M, WEAVER D K. Novel use of nanostructured alumina as an insecticide. Pest Management Science, 2010, 66: 577-579.

[141] BENELLI G. Mode of action of nanoparticles against insects. Environmental Science and Pollution Research International, 2018, 25: 12329-12341.

[142] KHODAKOVSKAYA M, DERVISHI E, MAHMOOD M, et al. Carbon nanotubes are able to penetrate plant seed coat and dramatically affect seed germination and plant growth. ACS Nano, 2009, 3: 3221-3227.

[143] KHODAKOVSKAYA M V, KIM B S, KIM J N, et al. Carbon nanotubes as plant growth regulators: Effects on tomato growth, reproductive system, and soil microbial

community. Small, 2013, 9: 115-123.

[144] TIWARI D K, DASGUPTASCHUBERT N, CENDEJAS L M V, et al. Interfacing carbon nanotubes (cnt) with plants: Enhancement of growth, water and ionic nutrient uptake in maize (zea mays) and implications for nanoagriculture . Applied Nanoscience, 2014, 4: 577-591.

[145] WANYIKA H, GATEBE E, KIONI P N, et al. Mesoporous silica nanoparticles carrier for urea: Potential applications in agrochemical delivery systems . Journal of Nanoscience and Nanotechnology, 2012, 12: 2221-2228.

[146] SUREKHA P, KISHORE A S, SRINIVAS A, et al. Repeated dose dermal toxicity study of nano zinc oxide with sprague-dawley rats. Cutaneous and Ocular Toxicology, 2012, 31: 26-32.

[147] HENKLER F, TRALAU T, TENTSCHERT J, et al. Risk assessment of nanomaterials in cosmetics: A european union perspective. Archives of Toxicology, 2012, 86: 1641-1646.

[148] OSMOND M, MCCALL M J. Zinc oxide nanoparticles in modern sunscreens: An analysis of potential exposure and hazard. Nanotoxicology, 2010, 4: 15-41.

[149] MAHLER G J, ESCH M B, TAKO E, et al. Oral exposure to polystyrene nanoparticles affects iron absorption. Nature Nanotechnology, 2012, 7: 264-271.

[150] ENSIGN L M, CONE R A, HANES J. Oral drug delivery with polymeric nanoparticles: The gastrointestinal mucus barriers. Advanced Drug Delivery Reviews, 2012, 64: 557-570.

[151] BIMBO L M, SARPARANTA M, SANTOS H A, et al. Biocompatibility of thermally hydrocarbonized porous silicon nanoparticles and their biodistribution in rats. ACS Nano, 2010, 4: 3023-3032.

[152] YANG K, GONG H, SHI X, et al. *In vivo* biodistribution and toxicology of functionalized nano-graphene oxide in mice after oral and intraperitoneal administration. Biomaterials, 2013, 34: 2787-2795.

[153] VONG L B, TOMITA T, YOSHITOMI T, et al. An orally administered redox nanoparticle that accumulates in the colonic mucosa and reduces colitis in mice. Gastroenterology, 2012, 143: 1027-1036.

[154] YAMAGO S, TOKUYAMA H, NAKAMURA E, et al. *In vivo* biological behavior of a water-miscible fullerene: ^{14}C labeling, absorption, distribution, excretion and acute toxicity. Chemistry & Biology, 1995, 2: 385-389.

[155] JANI P U, MCCARTHY D, FLORENCE A T. Titanium dioxide (rutile) particle uptake from the rat gi tract and translocation to systemic organs after oral administration. International Journal of Pharmaceutics, 1994, 105: 157-168.

[156] JANI P U, HALBERT G, LANGRIDGE J, et al. Nanoparticle uptake by the rat gastrointestinal mucosa: Quantitation and particle size dependency. Journal of Pharmacy and Pharmacology, 1990, 42: 821-826.

[157] LEE C, JEONG H, KIM D, et al. The effect of fluorination of zinc oxide nanoparticles

on evaluation of their biodistribution after oral administration. Nanotechnology, 2012, 23: 205102.

[158] DES RIEUX A, FIEVEZ V, GARINOT M, et al. Nanoparticles as potential oral delivery systems of proteins and vaccines: A mechanistic approach. Journal of Controlled Release, 2006, 116: 1-27.

[159] MACPHERSON A J, HARRIS N L. Interactions between commensal intestinal bacteria and the immune system. Nature Reviews Immunology, 2004, 4: 478-485.

[160] RUFF W E, GREILING T M, KRIEGEL M A. Host-microbiota interactions in immune-mediated diseases. Nature Reviews Microbiology, 2020, (Supp.1): 1-18.

[161] ZHENG D, LIWINSKI T, ELINAV E. Interaction between microbiota and immunity in health and disease. Cell Research, 2020, 30: 492-506.

[162] ARUMUGAM M, RAES J, PELLETIER E, et al. Enterotypes of the human gut microbiome. Nature, 2011, 473: 174-180.

[163] GUARNER F, MALAGELADA J. Gut flora in health and disease. Lancet, 2003, 361: 512-519.

[164] HOOPER L V, GORDON J I. Commensal host-bacterial relationships in the gut. Science, 2001, 292: 1115-1118.

[165] CARUSO R, LO B C, NEZ G. Host-microbiota interactions in inflammatory bowel disease. Nature Reviews Immunology, 2020: 1-16.

[166] LEDERBERG J. Infectious history. Science, 2000, 288: 287-293.

[167] NICHOLSON J K, HOLMES E, KINROSS J, et al. Host-gut microbiota metabolic interactions. Science, 2012, 336: 1262-1267.

[168] FLINT H J, SCOTT K P, LOUIS P, et al. The role of the gut microbiota in nutrition and health. Nature Reviews Gastroenterology & Hepatology, 2012, 9: 577-589.

[169] CHEN H, ZHAO R, WANG B, et al. Acute oral administration of single-walled carbon nanotubes increases intestinal permeability and inflammatory responses: Association with the changes in gut microbiota in mice. Adv Healthc Mater, 2018, 7: e1701313.

[170] CHEN H, WANG B, GAO D, et al. Broad-spectrum antibacterial activity of carbon nanotubes to human gut bacteria. Small, 2013, 9: 2735-2746.

[171] CHEN H, WANG B, ZHAO R, et al. Coculture with low-dose swcnt attenuates bacterial invasion and inflammation in human enterocyte-like caco-2 cells. Small, 2015, 11: 4366-4378.

[172] CHEN H, ZHAO R, WANG B, et al. The effects of orally administered AG, TiO_2 and SiO_2 nanoparticles on gut microbiota composition and colitis induction in mice. NanoImpact, 2017, 8: 80-88.

[173] CHEN H, GAO D, WANG B, et al. Graphene oxide as an anaerobic membrane scaffold for the enhancement of B.adolescentis proliferation and antagonistic effects against pathogens E.coli and S.aureus. Nanotechnology, 2014, 25: 165101.

[174] LI J, CHEN H, WANG B, et al. ZnO nanoparticles act as supportive therapy in DSS-induced ulcerative colitis in mice by maintaining gut homeostasis and activating Nrf2

signaling. Scientific Reports, 2017, 7: 43126.

[175] CUI X, BAO L, WANG X, et al. The nano–intestine interaction: Understanding the location-oriented effects of engineered nanomaterials in the intestine. Small, 2020, 16: 1907665.

[176] VAN BERLO D, WILHELMI V, BOOTS A W, et al. Apoptotic, inflammatory, and fibrogenic effects of two different types of multi-walled carbon nanotubes in mouse lung. Archives of Toxicology, 2014, 88: 1725-1737.

[177] MANKE A, LUANPITPONG S, DONG C, et al. Effect of fiber length on carbon nanotube-induced fibrogenesis. International Journal of Molecular Sciences, 2014, 15: 7444-7461.

[178] XIA T, ZHU Y, MU L, et al. Pulmonary diseases induced by ambient ultrafine and engineered nanoparticles in twenty-first century. National Science Review, 2016, 3: 416.

[179] ZHAO F, ZHAO Y, LIU Y, et al. Cellular uptake, intracellular trafficking, and cyto-toxicity of nanomaterials. Small, 2011, 7: 1322-1337.

[180] IVERSEN T G, SKOTLAND T, SANDVIG K. Endocytosis and intracellular transport of nanoparticles: Present knowledge and need for future studies . Nano Today, 2011, 6: 176-185.

[181] XIAO Y, FORRY S P, GAO X, et al. Dynamics and mechanisms of quantum dot nanoparticle cellular uptake. Journal of Nanobiotechnology, 2010, 8: 13.

[182] HANIU H, SAITO N, MATSUDA Y, et al. Effect of dispersants of multi-walled carbon nanotubes on cellular uptake and biological responses. Int J Nanomedicine, 2011, 6: 3295-3307.

[183] RAFFA V, CIOFANI G, VITTORIO O, et al. Physicochemical properties affecting cellular uptake of carbon nanotubes. Nanomedicine, 2010, 5: 89-97.

[184] LAM C W, JAMES J T, MCCLUSKEY R, et al. Pulmonary toxicity of single-wall carbon nanotubes in mice 7 and 90 days after intratracheal instillation. Toxicological Sciences, 2004, 77: 126-134.

[185] SHVEDOVA A A, KISIN E, MURRAY A R, et al. Inhalation vs. Aspiration of single-walled carbon nanotubes in c57bl/6 mice: Inflammation, fibrosis, oxidative stress, and mutagenesis. American Journal of Physiology—Lung Cellular and Molecular Physiology, 2008, 295: L552-L565.

[186] BOCZKOWSKI J, LANONE S. Respiratory toxicities of nanomaterials—A focus on carbon nanotubes. Advanced Drug Delivery Reviews, 2012, 64: 1694-1699.

[187] MA H L, SSTRAUSS T. Inhalation toxicity of multiwall carbon nanotubes in rats exposed for 3 months. Toxicological Sciences, 2009, 112: 468-481.

[188] KEN-ICHIRO I, RIE Y, EIKO K, et al. Repeated pulmonary exposure to single-walled carbon nanotubes exacerbates allergic inflammation of the airway: Possible role of oxidative stress. Free Radical Biology & Medicine, 2010, 48: 924-934.

[189] DONALDSON K, POLAND C A. Inhaled nanoparticles and lung cancer—What we can learn from conventional particle toxicology. Swiss Medical Weekly, 2012, 142: w13547.

[190] LU X, ZHU Y, BAI R, et al. Long-term pulmonary exposure to multi-walled carbon nanotubes promotes breast cancer metastatic cascades. Nat Nanotechnol, 2019, 14: 719-727.

[191] 张荣, 郑玉新. 纳米级碳黑颗粒毒理学研究. 中国毒理学会第七次全国毒理学大会暨第八届湖北科技论坛论文集, 2015.

[192] ROGERIEUX F, MAILLOT-MARéCHAL E, MOISAN F, et al. Time course of TiO_2 and carbon black nanoparticles induced pulmonary inflammation in rats. Toxicology Letters, 2007, 172: S122.

[193] BENGTSON S, KNUDSEN K B, KYJOVSKA Z O, et al. Differences in inflammation and acute phase response but similar genotoxicity in mice following pulmonary exposure to graphene oxide and reduced graphene oxide. PloS One, 2017, 12: e0178355.

[194] KAEWAMATAWONG T, BANLUNARA W, MANEEWATTANAPINYO P, et al. Acute and subacute pulmonary toxicity caused by a single intratracheal instillation of colloidal silver nanoparticles in mice: Pathobiological changes and metallothionein responses. Journal of Environmental Pathology Toxicology & Oncology Official Organ of the International Society for Environmental Toxicology & Cancer, 2014, 33: 59-68.

[195] PAULUHN J. Subchronic inhalation toxicity of iron oxide (magnetite, Fe_3O_4) in rats: Pulmonary toxicity is determined by the particle kinetics typical of poorly soluble particles. Journal of Applied Toxicology, 2012, 32: 488-504.

[196] SUN Q, TAN D, ZE Y, et al. Pulmotoxicological effects caused by long-term titanium dioxide nanoparticles exposure in mice. Journal of Hazardous Materials, 2012, 235-236: 47-53.

[197] LEE K P, TROCHIMOWICZ H J, REINHARDT C F. Pulmonary response of rats exposed to titanium dioxide (TiO_2) by inhalation for two years. Toxicology & Applied Pharmacology, 1985, 79: 179-192.

[198] ZHU J, XU M, GAO M, et al. Graphene oxide induced perturbation to plasma membrane and cytoskeletal meshwork sensitize cancer cells to chemotherapeutic agents. Acs Nano, 2017, 11: 2637-2651.

[199] YI X, SHI X, GAO H. A universal law for cell uptake of one-dimensional nanomaterials. Nano Letters, 2014, 14: 1049.

[200] 葛帅, 汪溪洁, 李华, 等. 中药心脏毒性评价方法的研究进展. 中国毒理学会中药与天然药物毒理专业委员会第一次（2016 年）学术交流大会, 中国天津, 2016.

[201] LI Z, HULDERMAN T, SALMEN R, et al. Cardiovascular effects of pulmonary exposure to single-wall carbon nanotubes. Environmental Health Perspectives, 2007, 115: 377-382.

[202] CHENG W W, LIN Z Q, WEI B F, et al. Single-walled carbon nanotube induction of rat aortic endothelial cell apoptosis: Reactive oxygen species are involved in the mitochondrial pathway. Int J Biochem Cell Biol, 2011, 43: 564-572.

[203] ZHIQING L, ZHUGE X, FUHUAN C, et al. Icam-1 and vcam-1 expression in rat aortic endothelial cells after single-walled carbon nanotube exposure . J Nanosci Nanotechnol,

2010, 10: 8562-8574.

[204] GUTIERREZ-HERNANDEZ J M, RAMIREZ-LEE M A, ROSAS-HERNANDEZ H, et al. Single-walled carbon nanotubes (swcnts) induce vasodilation in isolated rat aortic rings. Toxicol in Vitro, 2015, 29: 657-662.

[205] SIMEONOVA P P. Nanoparticle Exposure and Systemic Cardiovascular Effects-experimental Data// SIMEONOVA P P, OPOPOL N, LUSTER M I. Nanotechnology—Toxicological Issues and Eenvironmental Safety. Berlin: Springer, 2007: 53-64.

[206] SINGH S K, SINGH M K, NAYAK M K, et al. Thrombus inducing property of atomically thin graphene oxide sheets. ACS Nano, 2011, 5: 4987-4996.

[207] SINGH S K, SINGH M K, KULKARNI P P, et al. Amine-modified graphene: Thromboprotective safer alternative to graphene oxide for biomedical applications. ACS Nano, 2012, 6: 2731-2740.

[208] BANGEPPAGARI M, PARK S H, KUNDAPUR R R, et al. Graphene oxide induces cardiovascular defects in developing zebrafish (danio rerio) embryo model: *In-vivo* toxicity assessment. Sci Total Environ, 2019, 673: 810-820.

[209] LIAO K H, LIN Y S, MACOSKO C W, et al. Cytotoxicity of graphene oxide and graphene in human erythrocytes and skin fibroblasts. ACS Appl Mater Interfaces, 2011, 3: 2607-2615.

[210] YANG C, TIAN A, LI Z. Reversible cardiac hypertrophy induced by peg-coated gold nanoparticles in mice. Sci Rep, 2016, 6: 20203.

[211] GAO J, MAHAPATRA C T, MAPES C D, et al. Vascular toxicity of silver nanoparticles to developing zebrafish (Danio rerio). Nanotoxicology, 2016, 10: 1363-1372.

[212] SHENG L, WANG X, SANG X, et al. Cardiac oxidative damage in mice following exposure to nanoparticulate titanium dioxide. J Biomed Mater Res A, 2013, 101: 3238-3246.

[213] KNUCKLES T L, YI J, FRAZER D G, et al. Nanoparticle inhalation alters systemic arteriolar vasoreactivity through sympathetic and cyclooxygenase-mediated pathways. Nanotoxicology, 2012, 6: 724-735.

[214] MIKKELSEN L, SHEYKHZADE M, JENSEN K A, et al. Modest effect on plaque progression and vasodilatory function in atherosclerosis-prone mice exposed to nanosized TiO_2. Part Fibre Toxicol, 2011, 8: 32.

[215] YU X, ZHAO X, ZE Y, et al. Changes of serum parameters of TiO_2 nanoparticle-induced atherosclerosis in mice. J Hazard Mater, 2014, 280: 364-371.

[216] BAKY N A, FADDAH L M, AL-RASHEED N M, et al. Induction of inflammation, DNA damage and apoptosis in rat heart after oral exposure to zinc oxide nanoparticles and the cardioprotective role of alpha-lipoic acid and vitamin E. Drug Res (Stuttg), 2013, 63: 228-236.

[217] YAN Z, WANG W, WU Y, et al. Zinc oxide nanoparticle-induced atherosclerotic alterations *in vitro* and *in vivo*. Int J Nanomedicine, 2017, 12: 4433-4442.

[218] MONSE C, HAGEMEYER O, RAULF M, et al. Concentration-dependent systemic

response after inhalation of nano-sized zinc oxide particles in human volunteers. Part Fibre Toxicol, 2018, 15: 8.

[219]　GUO C, YANG M, JING L, et al. Amorphous silica nanoparticles trigger vascular endothelial cell injury through apoptosis and autophagy via reactive oxygen species-mediated MAPK/Bcl-2 and PI3K/Akt/mTOR signaling. Int J Nanomedicine, 2016, 11: 5257-5276.

[220]　DUAN J, YU Y, YU Y, et al. Silica nanoparticles enhance autophagic activity, disturb endothelial cell homeostasis and impair angiogenesis. Part Fibre Toxicol, 2014, 11: 50.

[221]　CORBALAN J J, MEDINA C, JACOBY A, et al. Amorphous silica nanoparticles trigger nitric oxide/peroxynitrite imbalance in human endothelial cells: Inflammatory and cytotoxic effects. Int J Nanomedicine, 2011, 6: 2821-2835.

[222]　DAS S, SINGH S, SINGH V, et al. Oxygenated functional group density on graphene oxide: Its effect on cell toxicity. Particle & Particle Systems Characterization, 2013, 30: 148-157.

[223]　GE C, LI Y, YIN J J, et al. The contributions of metal impurities and tube structure to the toxicity of carbon nanotube materials. NPG Asia Materials, 2012, 4: e32.

[224]　HUANG Y W, WU C H, ARONSTAM R S. Toxicity of transition metal oxide nanoparticles: Recent insights from in vitro studies. Materials (Basel), 2010, 3: 4842-4859.

[225]　BURKE A R, SINGH R N, CARROLL D L, et al. Determinants of the thrombogenic potential of multiwalled carbon nanotubes. Biomaterials, 2011, 32: 5970-5978.

[226]　VAN DER MERWE D, BROOKS J, GEHRING R, et al. A physiologically based pharmacokinetic model of organophosphate dermal absorption. Toxicological Sciences, 2006, 89: 188-204.

[227]　ROUSE J G, YANG J, BARRON A R, et al. Fullerene-based amino acid nanoparticle interactions with human epidermal keratinocytes. Toxicology in Vitro, 2006, 20: 1313-1320.

[228]　ROUSE J G, YANG J, RYMAN-RASMUSSEN J P, et al. Effects of mechanical flexion on the penetration of fullerene amino acid-derivatized peptide nanoparticles through skin. Nano letters, 2007, 7: 155-160.

[229]　ROUSE J G, HASLAUER C M, LOBOA E G, et al. Cyclic tensile strain increases interactions between human epidermal keratinocytes and quantum dot nanoparticles. Toxicology in Vitro, 2008, 22: 491-497.

[230]　ZHANG L, MONTEIRO-RIVIERE N. Assessment of quantum dot penetration into intact, tape-stripped, abraded and flexed rat skin. Skin Pharmacology and Physiology, 2008, 21: 166-180.

[231]　RYMAN-RASMUSSEN J P, RIVIERE J E, MONTEIRO-RIVIERE N A. Surface coatings determine cytotoxicity and irritation potential of quantum dot nanoparticles in epidermal keratinocytes. Journal of Investigative Dermatology, 2007, 127: 143-153.

[232]　RYMAN-RASMUSSEN J P, RIVIERE J E, MONTEIRO-RIVIERE N A. Variables influencing interactions of untargeted quantum dot nanoparticles with skin cells and

identification of biochemical modulators. Nano Letters, 2007, 7: 1344-1348.

[233] AL-HAJAJ N A, MOQUIN A, NEIBERT K D, et al. Short ligands affect modes of qd uptake and elimination in human cells. Acs Nano, 2011, 5: 4909-4918.

[234] ZHANG L W, MONTEIRO-RIVIERE N A. Mechanisms of quantum dot nanoparticle cellular uptake. Toxicological Sciences, 2009, 110: 138-155.

[235] ZHANG L W, BäUMER W, MONTEIRO-RIVIERE N A. Cellular uptake mechanisms and toxicity of quantum dots in dendritic cells. Nanomedicine, 2011, 6: 777-791.

[236] GAO S, TIAN B, HAN J, et al. Enhanced transdermal delivery of lornoxicam by nanostructured lipid carrier gels modified with polyarginine peptide for treatment of carrageenan-induced rat paw edema. International Journal of Nanomedicine, 2019, 14: 6135.

[237] CORDENONSI L M, FACCENDINI A, CATANZARO M, et al. The role of chitosan as coating material for nanostructured lipid carriers for skin delivery of fucoxanthin. International Journal of Pharmaceutics, 2019, 567: 118487.

[238] ESPOSITO E, SGUIZZATO M, DRECHSLER M, et al. Lipid nanostructures for antioxidant delivery: A comparative preformulation study. Beilstein Journal of Nanotechnology, 2019, 10: 1789-1801.

[239] DAS L, KAURAV M, PANDEY R S. Phospholipid–polymer hybrid nanoparticle-mediated transfollicular delivery of quercetin: Prospective implement for the treatment of androgenic alopecia. Drug Development and Industrial Pharmacy, 2019, 45: 1654-1663.

[240] PIRES F Q, DA SILVA J K R, SA-BARRETO L L, et al. Lipid nanoparticles as carriers of cyclodextrin inclusion complexes: A promising approach for cutaneous delivery of a volatile essential oil. Colloids and Surfaces B: Biointerfaces, 2019, 182: 110382.

[241] SHIN J U, GWON J, LEE S-Y, et al. Silver-incorporated nanocellulose fibers for antibacterial hydrogels. ACS Omega, 2018, 3: 16150-16157.

[242] LI G, ZHANG D, QIN S. Preparation and performance of antibacterial polyvinyl alcohol/polyethylene glycol/chitosan hydrogels containing silver chloride nanoparticles via one-step method. Nanomaterials, 2019, 9: 972.

[243] SANDRI G, MIELE D, FACCENDINI A, et al. Chitosan/glycosaminoglycan scaffolds: The role of silver nanoparticles to control microbial infections in wound healing. Polymers, 2019, 11: 1207.

[244] AHN E-Y, JIN H, PARK Y. Green synthesis and biological activities of silver nanoparticles prepared by carpesium cernuum extract. Archives of Pharmacal Research, 2019, 42: 926-934.

[245] LI R, CHEN Z, REN N, et al. Biosynthesis of silver oxide nanoparticles and their photocatalytic and antimicrobial activity evaluation for wound healing applications in nursing care. Journal of Photochemistry and Photobiology B: Biology, 2019, 199: 111593.

[246] RAHIMI S, NASERZADEH P, MOUSAVI Z, et al. Nickel oxide nanoparticles exert selective toxicity on skin mitochondria and lysosomes isolated from the mouse model of

melanoma. Journal of Biochemical and Molecular Toxicology, 2019, 33: e22376.

[247] VALSAMI-JONES E, LYNCH I. How safe are nanomaterials?. Science, 2015, 350: 388-389.

[248] HELLAND A, WICK P, KOEHLERA, et al. Reviewing the environmental and human health knowledge base of carbon nanotubes. Environmental Health Perspectives, 2007, 115(8): 1125-1131.

[249] SHAW C A, MORTIMER G M, DENG Z J, et al. Protein corona formation in bronchoalveolar fluid enhances diesel exhaust nanoparticle uptake and pro-inflammatory responses in macrophages. Nanotoxicology, 2016, 10: 981-991.

[250] OBERDöRSTER G, OBERDöRSTER E, OBERDöRSTER J. Nanotoxicology: An emerging discipline evolving from studies of ultrafine particles. Environmental Health Perspectives, 2005, 113: 823-839.

[251] STERN S T, MCNEIL S E. Nanotechnology safety concerns revisited. Toxicological Sciences An Official Journal of the Society of Toxicology, 2008, 101: 4.

[252] MAHER B A, AHMED I A M, KARLOUKOVSKI V, et al. Magnetite pollution nanoparticles in the human brain. Proceedings of the National Academy of Sciences, 2016, 113: 10797-10801.

[253] AFIFI M, SADDICK S, ZINADA O A A. Toxicity of silver nanoparticles on the brain of oreochromis niloticus and tilapia zillii. Saudi Journal of Biological Sciences, 2016, 23: 754-760.

[254] BAGHERI-ABASSI F, ALAVI H, MOHAMMADIPOUR A, et al. The effect of silver nanoparticles on apoptosis and dark neuron production in rat hippocampus. Iranian Journal of Basic Medical Science, 2015.

[255] TIN-TIN-WIN-SHWE, YAMAMOTO S, AHMED S, et al. Brain cytokine and chemokine mrna expression in mice induced by intranasal instillation with ultrafine carbon black. Toxicology Letters, 2006, 163: 153-160.

[256] CZAJKA M, SAWICKI K, SIKORSKA K, et al. Toxicity of titanium dioxide nanoparticles in central nervous system. Toxicology in Vitro, 2015, 29: 1042-1052.

[257] ELAZAB E E, NAHLA, SALEM, et al. Are titanium dioxide nanoparticles toxic to the cerebral cortex of rats? A histological and immunohistochemical study. Egyptian Journal of Histology, 2015, 38: 573-581.

[258] ELDER A, GELEIN R, SILVA V, et al. Translocation of inhaled ultrafine manganese oxide particles to the central nervous system. Environmental Health Perspectives, 2006, 114: 1172-1178.

[259] O'NEAL S L, ZHENG W. Manganese toxicity upon overexposure: A decade in review. Current Environmental Health Reports, 2015, 2: 315-328.

[260] FENG X, CHEN A, ZHANG Y, et al. Central nervous system toxicity of metallic nanoparticles. International Journal of Nanomedicine, 2015, 10: 4321-4340.

[261] SRIVASTAVA V, GUSAIN D, SHARMA Y C. Critical review on the toxicity of some widely used engineered nanoparticles. Industrial & Engineering Chemistry Research,

2015, 54: 150512123214001.

[262] ZHANG L, ALIZADEH D, BADIE B. Carbon nanotube uptake and toxicity in the brain. Methods in Molecular Biology, 2010, 625: 55.

[263] GAO J. The neural toxicity of multi-walled carbon nanotubes on wista rats. Tianjin: Nankai University, 2016.

[264] LOCKMAN P R, KOZIARA J M, MUMPER R J, et al. Nanoparticle surface charges alter blood-brain barrier integrity and permeability. Journal of Drug Targeting, 2004, 12: 635-641.

[265] KIM K T, ZAIKOVA T, HUTCHISON J E, et al. Gold nanoparticles disrupt zebrafish eye development and pigmentation. Toxicol Sci, 2013, 133: 275-288.

[266] CASPI R R. A look at autoimmunity and inflammation in the eye. J Clin Invest, 2010, 120: 3073-3083.

[267] TAGHAVI S M, MOMENPOUR M, AZARIAN M, et al. Effects of nanoparticles on the environment and outdoor workplaces. Electron Physician, 2013, 5: 706-712.

[268] PARK E J, CHAE J B, KANG S, et al. Nano-sized iron particles may induce multiple pathways of cell death following generation of mistranscripted RNA in human corneal epithelial cells. Toxicol in Vitro, 2017, 42: 348-357.

[269] KARAKOCAK B B, RALIYA R, DAVIS J T, et al. Biocompatibility of gold nanoparticles in retinal pigment epithelial cell line. Toxicol in Vitro, 2016, 37: 61-69.

[270] SUH W H, SUSLICK K S, STUCKY G D, et al. Nanotechnology, nanotoxicology, and neuroscience. Progress in Neurobiology, 2009, 87: 133-170.

[271] BUZEA C, PACHECO I I, ROBBIE K. Nanomaterials and nanoparticles: Sources and toxicity. Biointerphases, 2007, 2: MR17-MR71.

[272] ARAúJO J, GARCIA M L, MALLANDRICH M, et al. Release profile and transscleral permeation of triamcinolone acetonide loaded nanostructured lipid carriers (ta-nlc): *In vitro* and *ex vivo* studies. Nanomed Nanotechnol, 2012, 8: 1034-1041.

[273] UGǓRLU N, AŞıK M D A, ÇAKMAK H B, et al. Transscleral delivery of bevacizumab-loaded chitosan nanoparticles. J Biomed Nanotechnol, 2019, 15: 830-838.

[274] WILLIAMD, TOWNSEND O D. How nanotechnology will revolutionize eye care. http://www.reviewofcontactlenses.com/article/how-nanotechnology-will-revolutionize-eye-care[2022-8-12].

[275] KIM J H, KIM J H, KIM K W, et al. Intravenously administered gold nanoparticles pass through the blood-retinal barrier depending on the particle size, and induce no retinal toxicity. Nanotechnology, 2009, 20: 505101.

[276] BOYES W K, CHEN R, CHEN C, et al. The neurotoxic potential of engineered nanomaterials. Neurotoxicology, 2012, 33: 902-910.

[277] SABER A T, MIKKELSEN S H, LAM H R, et al. Hazard assessment of nanomaterials in consumer products. Environmental Project, 2015, 156.

[278] ZHOU H Y, HAO J L, WANG S, et al. Nanoparticles in the ocular drug delivery. Int J Ophthalmol, 2013, 6: 390-396.

[279] ZHU S, GONG L, LI Y, et al. Safety assessment of nanomaterials to eyes: An important but neglected issue. Advanced Science, 2019, 6: 1802289.

[280] TAKAHASHI Y, WATANABE A, MATSUDA H, et al. Anatomy of secretory glands in the eyelid and conjunctiva: A photographic review. Ophthalmic Plastic and Reconstructive Surgery, 2013, 29: 215-219.

[281] GIPSON I K. The ocular surface: The challenge to enable and protect vision: The friedenwald lecture. Invest Ophthalmol Vis Sci, 2007, 48: 4390-4398.

[282] TORRICELLI A A, NOVAES P, MATSUDA M, et al. Ocular surface adverse effects of ambient levels of air pollution. Arq Bras Oftalmol, 2011, 74: 377-381.

[283] MATSUDA M, BONATTI R, MARQUEZINI M V, et al. Lacrimal cytokines assessment in subjects exposed to different levels of ambient air pollution in a large metropolitan area. PLoS One, 2015, 10: e0143131.

[284] EOM Y, SONG J S, LEE H K, et al. The effect of ambient titanium dioxide microparticle exposure to the ocular surface on the expression of inflammatory cytokines in the eye and cervical lymph nodes. Invest Ophthalmol Vis Sci, 2016, 57: 6580-6590.

[285] AHMAD A, AHMAD I, KHAN M A, et al. On-set of cataract and accumulation of copper, lead and cadmium in smokers of karachi, pakistan. J Environ Anal Toxicol, 2014, 5: 1000252.

[286] LANGFORD-SMITH A, TILAKARATNA V, LYTHGOE P R, et al. Age and smoking related changes in metal ion levels in human lens: Implications for cataract formation. PLoS One, 2016, 11: e0147576.

[287] HE X, HAHN P, IACOVELLI J, et al. Iron homeostasis and toxicity in retinal degeneration. Prog Retin Eye Res, 2007, 26: 649-673.

[288] AVUNDUK A M, YARDIMCI S, AVUNDUK M C, et al. Determinations of some trace and heavy metals in rat lenses after tobacco smoke exposure and their relationships to lens injury. Exp Eye Res, 1997, 65: 417-423.

[289] BANERJEE A, MONDAL N K, DAS D, et al. Neutrophilic inflammatory response and oxidative stress in premenopausal women chronically exposed to indoor air pollution from biomass burning. Inflammation, 2012, 35: 671-683.

[290] BRITO J M, BELOTTI L, TOLEDO A C, et al. Acute cardiovascular and inflammatory toxicity induced by inhalation of diesel and biodiesel exhaust particles. Toxicol Sci, 2010, 116: 67-78.

[291] FULLERTON D G, BRUCE N, GORDON S B. Indoor air pollution from biomass fuel smoke is a major health concern in the developing world. Trans R Soc Trop Med Hyg, 2008, 102: 843-851.

[292] WEST S K, BATES M N, LEE J S, et al. Is household air pollution a risk factor for eye disease?. International Journal of Environmental Research and Public Health, 2013, 10: 5378-5398.

[293] SODERSTJERNA E, BAUER P, CEDERVALL T, et al. Silver and gold nanoparticles exposure to in vitro cultured retina—studies on nanoparticle internalization, apoptosis,

oxidative stress, glial- and microglial activity. PLoS One, 2014, 9(8): e105359.

[294] YAN L, LI G, ZHANG S, et al. Cytotoxicity and genotoxicity of multi-walled carbon nanotubes with human ocular cells. Sci Bull, 2013, 58: 2347-2352.

[295] MEMISOGULLARI R, YUKSEL H, COSKUN A, et al. High serum homocysteine levels correlate with a decrease in the blood flow velocity of the ophthalmic artery in highway toll collectors. The Tohoku Journal of Experimental Medicine, 2007, 212: 247-252.

[296] RAJU H B, HU Y, VEDULA A, et al. Evaluation of magnetic micro- and nanoparticle toxicity to ocular tissues. PLoS One, 2011, 6: e17452.

[297] SONG D, DUNAIEF J L. Retinal iron homeostasis in health and disease. Front Aging Neurosci, 2013, 5: 24.

[298] KIM Y H, KWAK K A, KIM T S, et al. Retinopathy induced by zinc oxide nanoparticles in rats assessed by micro-computed tomography and histopathology. Toxicol Res, 2015, 31: 157-163.

[299] OLIVA G, PERRI F, DI CLEMENTE D, et al. Evaluation on changes in intraocular tension in individuals exposed to air pollution by fine particles (overall analysis). Prev Res, 2014, 3: 148-153.

[300] YANOFF M, DUKER J S. Ophthalmology. Elsevier Health Sciences, 2018.

[301] PROW T W. Toxicity of nanomaterials to the eye. Wiley interdisciplinary reviews Nanomedicine and Nanobiotechnology, 2010, 2: 317-333.

[302] CHANG X L, YANG S T, XING G. Molecular toxicity of nanomaterials. J Biomed Nanotechnol, 2014, 10: 2828-2851.

[303] YAH C S, SIMATE G S, IYUKE S E. Nanoparticles toxicity and their routes of exposures. Pakistan Journal of Pharmaceutical Sciences, 2012, 25: 477-491.

[304] SCHERZAD A, MEYER T, KLEINSASSER N, et al. Molecular mechanisms of zinc oxide nanoparticle-induced genotoxicity short running title: Genotoxicity of ZnO NPs. Materials (Basel), 2017, 10: 1427.

[305] RIM K T, SONG S W, KIM H Y. Oxidative DNA damage from nanoparticle exposure and its application to workers' health: A literature review. Safety and Health at Work, 2013, 4: 177-186.

[306] KHANNA P, ONG C, BAY B H, et al. Nanotoxicity: An interplay of oxidative stress, inflammation and cell death. Nanomaterials, 2015, 5: 1163-1180.

[307] DOGAN-TOPAL B, USLU B, OZKAN S A. Chapter 14—Detection of DNA Damage Induced by Nanomaterials// GRUMEZESCU A M. Nanoscale Fabrication, Optimization, Sscale-up and Biological Aspects of Pharmaceutical Nanotechnology. Kidlington: William Andrew Publishing, 2018: 547-577.

[308] WAN R, MO Y, FENG L, et al. DNA damage caused by metal nanoparticles: Involvement of oxidative stress and activation of atm. Chem Res Toxicol, 2012, 25: 1402-1411.

[309] RAY P C, YU H, FU P P. Toxicity and environmental risks of nanomaterials: Challenges and future needs. J Environ Sci Health C Environ Carcinog Ecotoxicol Rev, 2009, 27:

1-35.

[310] VANCE M E, KUIKEN T, VEJERANO E P, et al. Nanotechnology in the real world: Redeveloping the nanomaterial consumer products inventory. Beilstein J Nanotechnol, 2015, 6: 1769-1780.

[311] MARAMBIO-JONES C, HOEK E M V. A review of the antibacterial effects of silver nanomaterials and potential implications for human health and the environment. J Nanopart Res, 2010, 12: 1531-1551.

[312] QUADROS M E, MARR L C. Silver nanoparticles and total aerosols emitted by nanotechnology-related consumer spray products. Environ Sci Technol, 2011, 45: 10713-10719.

[313] YIN Y, LIU J, JIANG G. Sunlight-induced reduction of ionic ag and au to metallic nanoparticles by dissolved organic matter. ACS Nano, 2012, 6: 7910-7919.

[314] GLOVER R D, MILLER J M, HUTCHISON J E. Generation of metal nanoparticles from silver and copper objects: Nanoparticle dynamics on surfaces and potential sources of nanoparticles in the environment. ACS Nano, 2011, 5: 8950-8957.

[315] SRIRAM M I, KALISHWARALAL K, BARATHMANIKANTH S, et al. Size-based cytotoxicity of silver nanoparticles in bovine retinal endothelial cells . Nanosci Methods, 2012, 1: 56-77.

[316] KIM J S, SONG K S, SUNG J H, et al. Genotoxicity, acute oral and dermal toxicity, eye and dermal irritation and corrosion and skin sensitisation evaluation of silver nanoparticles. Nanotoxicology, 2013, 7: 953-960.

[317] MANEEWATTANAPINYO P, BANLUNARA W, THAMMACHAROEN C, et al. An evaluation of acute toxicity of colloidal silver nanoparticles. J Vet Med Sci, 2011, 73: 1417-1423.

[318] ROSENMAN K D, SEIXAS N, JACOBS I. Potential nephrotoxic effects of exposure to silver. Br J Ind Med, 1987, 44: 267-272.

[319] MOSS A P, SUGAR A, HARGETT N A, et al. The ocular manifestations and functional effects of occupational argyrosis. Archives of Ophthalmology (Chicago, Ill : 1960), 1979, 97: 906-908.

[320] LANSDOWN A B. A pharmacological and toxicological profile of silver as an antimicrobial agent in medical devices. Adv Pharmacol Sci, 2010, 2010: 910686.

[321] DRAKE P L, HAZELWOOD K J. Exposure-related health effects of silver and silver compounds: A review. Ann Occup Hyg, 2005, 49: 575-585.

[322] LILJENSTR M C, LAZAREVIC D, FINNVEDEN G. Silicon-based Nanomaterials in a Life-cycle Perspective, Including a Case Study on Self-cleaning Coatings. Stockholm: US AB, 2013.

[323] MURUGADOSS S, LISON D, GODDERIS L, et al. Toxicology of silica nanoparticles: An update. Arch Toxicol, 2017, 91: 2967-3010.

[324] TROVARELLI A. Catalytic properties of ceria and CeO_2-containing materials. Cat Rev, 1996, 38: 439-520.

[325] KAšPAR J, FORNASIERO P, GRAZIANI M. Use of ceo2-based oxides in the three-way catalysis. Catal Today, 1999, 50: 285-298.

[326] OSE M. Literature review on the safety of titanium dioxide and zinc oxide nanoparticles in sunscreens. https://www.tga.gov.au/literature-review-safety-titanium- dioxide-and-zinc-oxide-nanoparticles-sunscreens [2022-8-12].

[327] PUNZO C, XIONG W, CEPKO C L. Loss of daylight vision in retinal degeneration: Are oxidative stress and metabolic dysregulation to blame?. J Biol Chem, 2012, 287: 1642-1648.

[328] BARNHAM K J, MASTERS C L, BUSH A I. Neurodegenerative diseases and oxidative stress. Nature Reviews Drug Discovery, 2004, 3: 205-214.

[329] CALDWELL R B, BARTOLI M, BEHZADIAN M A, et al. Vascular endothelial growth factor and diabetic retinopathy: Pathophysiological mechanisms and treatment perspectives. Diabetes/metabolism Research and Reviews, 2003, 19: 442-455.

[330] LEWIS G P, ERICKSON P A, ANDERSON D H, et al. Opsin distribution and protein incorporation in photoreceptors after experimental retinal detachment. Exp Eye Res, 1991, 53: 629-640.

[331] CHEN J, PATIL S, SEAL S, et al. Rare earth nanoparticles prevent retinal degeneration induced by intracellular peroxides. Nat Nanotechnol, 2006, 1: 142-150.

[332] CAO H L, CHEN J, ZHOU X, et al. Cerium oxide nanoparticles protect human pigment epithelium (rpe) cells against hydrogen peroxide (H_2O_2)-induced cell death. Invest Ophthalmol Vis Sci, 2007, 48: 5052.

[333] PATIL S, RESHETNIKOV S, HALDAR M K, et al. Surface-derivatized nanoceria with human carbonic anhydrase II inhibitors and fluorophores: A potential drug delivery device. J Phys Chem C, 2007, 111: 8437-8442.

[334] CAI X, SEAL S, MCGINNIS J F. Cerium Oxide Nanoparticle Reduction of Oxidative Damage in Retina// STRATTON R D, HAUSWIRTH W W, GARDNER T W. Studies on Retinal and Choroidal Disorders. Totowa, NJ: Humana Press, 2012: 399-418.

[335] V KYOSSEVA S, MCGINNIS J. Cerium oxide nanoparticles as promising ophthalmic therapeutics for the treatment of retinal diseases world journal of ophthalmology. World J Ophthalmol, 2015, 5: 23-30.

[336] KONG L, CAI X, ZHOU X, et al. Nanoceria extend photoreceptor cell lifespan in tubby mice by modulation of apoptosis/survival signaling pathways. Neurobiology of Disease, 2011, 42: 514-523.

[337] CAI X, SEZATE S A, SEAL S, et al. Sustained protection against photoreceptor degeneration in tubby mice by intravitreal injection of nanoceria. Biomaterials, 2012, 33: 8771-8781.

[338] ZHOU X, WONG L L, KARAKOTI A S, et al. Nanoceria inhibit the development and promote the regression of pathologic retinal neovascularization in the vldlr knockout mouse. PLoS One, 2011, 6: e16733.

[339] CAI X, SEAL S, MCGINNIS J F. Sustained inhibition of neovascularization in vldlr$^{-/-}$

mice following intravitreal injection of cerium oxide nanoparticles and the role of the ask1-p38/jnk-nf-kappab pathway. Biomaterials, 2014, 35: 249-258.

[340] WONG L L, PYE Q N, CHEN L, et al. Defining the catalytic activity of nanoceria in the p23h-1 rat, a photoreceptor degeneration model. PLoS One, 2015, 10: e0121977.

[341] PIERSCIONEK B K, LI Y, YASSEEN A A, et al. Nanoceria have no genotoxic effect on human lens epithelial cells. Nanotechnology, 2010, 21: 035102.

[342] WONG L L, HIRST S M, PYE Q N, et al. Catalytic nanoceria are preferentially retained in the rat retina and are not cytotoxic after intravitreal injection. PLoS One, 2013, 8: e58431.

[343] CAI X, SEAL S, MCGINNIS J F. Non-toxic retention of nanoceria in murine eyes. Molecular Vision, 2016, 22: 1176-1187.

[344] YORUK O, ATES O, ARAZ O, et al. The effects of silica exposure on upper airways and eyes in denim sandblasters. Rhinology, 2008, 46: 328-333.

[345] PARK J H, JEONG H, HONG J, et al. The effect of silica nanoparticles on human corneal epithelial cells. Sci Rep, 2016, 6: 37762.

[346] YIM B, PARK J H, JEONG H, et al. The effects of nonporous silica nanoparticles on cultured human keratocytes. Invest Ophthalmol Vis Sci, 2017, 58: 362-371.

[347] KIM M, PARK J H, JEONG H, et al. An evaluation of the in vivo safety of nonporous silica nanoparticles: Ocular topical administration versus oral administration. Sci Rep, 2017, 7: 8238.

[348] SUN D, GONG L, XIE J, et al. Toxicity of silicon dioxide nanoparticles with varying sizes on the cornea and protein corona as a strategy for therapy. Sci Bull, 2018, 63: 907-916.

[349] SCHILLING K, BRADFORD B, CASTELLI D, et al. Human safety review of "nano" titanium dioxide and zinc oxide. Photochem Photobiol Sci, 2010, 9: 495-509.

[350] JO D H, KIM J H, SON J G, et al. Anti-angiogenic effect of bare titanium dioxide nanoparticles on pathologic neovascularization without unbearable toxicity. Nanomedicine, 2014, 10: 1109-1117.

[351] WANG Y J, HE Z Z, FANG Y W, et al. Effect of titanium dioxide nanoparticles on zebrafish embryos and developing retina. Int J Ophthalmol, 2014, 7: 917-923.

[352] WARHEIT D B, HOKE R A, FINLAY C, et al. Development of a base set of toxicity tests using ultrafine TiO$_2$ particles as a component of nanoparticle risk management. Toxicol Lett, 2007, 171: 99-110.

[353] EOM Y, SONG J S, LEE D Y, et al. Effect of titanium dioxide nanoparticle exposure on the ocular surface: An animal study. Ocul Surf, 2016, 14: 224-232.

[354] HAN J Y, KANG B, EOM Y, et al. Comparing the effects of particulate matter on the ocular surfaces of normal eyes and a dry eye rat model. Cornea, 2017, 36: 605-610.

[355] GUO D, BI H, LIU B, et al. Reactive oxygen species-induced cytotoxic effects of zinc oxide nanoparticles In rat retinal ganglion cells. Toxicol in Vitro, 2013, 27: 731-738.

[356] GUO D, BI H, WANG D, et al. Zinc oxide nanoparticles decrease the expression and

activity of plasma membrane calcium atpase, disrupt the intracellular calcium homeostasis in rat retinal ganglion cells. Int J Biochem Cell Biol, 2013, 45: 1849-1859.

[357] GUO D, BI H, WU Q, et al. Zinc oxide nanoparticles induce rat retinal ganglion cell damage through Bcl-2, caspase-9 and caspase-12 pathways. J Nanosci Nanotechnol, 2013, 13: 3769-3777.

[358] LALWANI G, SITHARAMAN B. Multifunctional fullerene- and metallofullerene-based nanobiomaterials. Nano LIFE, 2013, 03: 1342003.

[359] MOUSAVI S Z, NAFISI S, MAIBACH H I. Fullerene nanoparticle in dermatological and cosmetic applications. Nanomedicine, 2017, 13: 1071-1087.

[360] STONE V, HANKIN S, AITKEN R, et al. Engineered nanoparticles: Review of health and environmental safety (enrhes). Project final report. https://www.nanowerk.com/nanotechnology-report.php?reportid=133 [2022-8-12].

[361] SINGH V, JOUNG D, ZHAI L, et al. Graphene based materials: Past, present and future. Prog Mater Sci, 2011, 56: 1178-1271.

[362] TUNG T T, NINE M J, KREBSZ M, et al. Recent advances in sensing applications of graphene assemblies and their composites. Adv Funct Mater, 2017, 27: 1702891.

[363] HUCZKO A, LANGE H, CALKO E. Short communication: Fullerenes: Experimental evidence for a null risk of skin irritation and allergy. Fullerene Sci Techn, 1999, 7: 935-939.

[364] AOSHIMA H, SAITOH Y, ITO S, et al. Safety evaluation of highly purified fullerenes (HPFs): Based on screening of eye and skin damage. The Journal of Toxicological Sciences, 2009, 34: 555-562.

[365] EMA M, MATSUDA A, KOBAYASHI N, et al. Dermal and ocular irritation and skin sensitization studies of fullerene C_{60} nanoparticles. Cutan Ocul Toxicol, 2013, 32: 128-134.

[366] YAN L, ZHANG S, ZENG C, et al. Cytotoxicity of single-walled carbon nanotubes with human ocular cells. Adv Mater Res, 2011, 287-290: 32-36.

[367] HUCZKO A, LANGE H. Carbon nanotubes: Experimental evidence for a null risk of skin irritation and allergy. Fullerene Sci Techn, 2001, 9: 247-250.

[368] KISHORE A S, SUREKHA P, MURTHY P B. Assessment of the dermal and ocular irritation potential of multi-walled carbon nanotubes by using *in vitro* and *in vivo* methods. Toxicol Lett, 2009, 191: 268-274.

[369] EMA M, MATSUDA A, KOBAYASHI N, et al. Evaluation of dermal and eye irritation and skin sensitization due to carbon nanotubes. Regulatory Toxicology and Pharmacology: RTP, 2011, 61: 276-281.

[370] LEE S, JO I, KANG S, et al. Smart contact lenses with graphene coating for electromagnetic interference shielding and dehydration protection. ACS Nano, 2017, 11: 5318-5324.

[371] TAN X W, THOMPSON B, KONSTANTOPOULOS A, et al. Application of graphene as candidate biomaterial for synthetic keratoprosthesis skirt. Invest Ophthalmol Vis

Sci, 2015, 56: 6605-6611.

[372] YAN L, WANG Y, XU X, et al. Can graphene oxide cause damage to eyesight?. Chem Res Toxicol, 2012, 25: 1265-1270.

[373] WU W, YAN L, WU Q, et al. Evaluation of the toxicity of graphene oxide exposure to the eye. Nanotoxicology, 2016, 10: 1329-1340.

[374] AN W, ZHANG Y, ZHANG X, et al. Ocular toxicity of reduced graphene oxide or graphene oxide exposure in mouse eyes. Exp Eye Res, 2018, 174: 59-69.

[375] WU W, YAN L, CHEN S, et al. Investigating oxidation state-induced toxicity of pegylated graphene oxide in ocular tissue using gene expression profiles. Nanotoxicology, 2018, 1-17.

[376] PEATE W F. Work-related eye injuries and illnesses. American Family Physician, 2007, 75: 1017-1022.

[377] DI CORNITE G, SABBADINI M G, CORTI A, et al. Conversation galante: How the immune and the neuroendocrine systems talk to each other. Autoimmunity Reviews, 2007, 7: 23-29.

[378] ARVIZO R R, BHATTACHARYYA S, KUDGUS R A, et al. Intrinsic therapeutic applications of noble metal nanoparticles: Past, present and future. Chemical Society reviews, 2012, 41: 2943-2970.

[379] NEEDLEMAN P, GREENWALD J E. Atriopeptin—A cardiac hormone intimately involved in fluid, electrolyte, and blood-pressure homeostasis. New England Journal of Medicine, 1986, 314: 828-834.

[380] MURPHY K G, BLOOM S R. Gut hormones and the regulation of energy homeostasis. Nature, 2006, 444: 854-859.

[381] MEIER U, GRESSNER A M. Endocrine regulation of energy metabolism: Review of pathobiochemical and clinical chemical aspects of leptin, ghrelin, adiponectin, and resistin. Clinical Chemistry, 2004, 50: 1511-1525.

[382] BERNSTEIN R M, SETCHELL J M, VERRIER D, et al. Maternal effects and the endocrine regulation of mandrill growth. American Journal of Primatology, 2012, 74: 890-900.

[383] BOLE-FEYSOT C, GOFFIN V, EDERY M, et al. Prolactin (prl) and its receptor: Actions, signal transduction pathways and phenotypes observed in prl receptor knockout mice. Endocrine Reviews, 1998, 19: 225-268.

[384] CRISP T M, CLEGG E D, COOPER R L, et al. Environmental endocrine disruption: An effects assessment and analysis. Environmental Health Perspectives, 1998, 106: 11-56.

[385] KRISHNAN A V, STATHIS P, PERMUTH S F, et al. Bisphenol-a—An estrogenic substance is released from polycarbonate flasks during autoclaving. Endocrinology, 1993, 132: 2279-2286.

[386] BROWNLEE M. The pathobiology of diabetic complications—A unifying mechanism. Diabetes, 2005, 54: 1615-1625.

[387] BIONDI B, COOPER D S. The clinical significance of subclinical thyroid dysfunction. Endocrine Reviews, 2008, 29: 76-131.

[388] DESPRES J-P, LEMIEUX I. Abdominal obesity and metabolic syndrome. Nature, 2006, 444: 881-887.

[389] WU Z S, YANG K, WAN Y, et al. Tumor expression of human growth hormone and human prolactin predict a worse survival outcome in patients with mammary or endometrial carcinoma. Journal of Clinical Endocrinology & Metabolism, 2011, 96: E1619-E1629.

[390] ZHU T, EMERALD B S, ZHANG X, et al. Oncogenic transformation of human mammary epithelial cells by autocrine human growth hormone. Cancer Research, 2005, 65: 317-324.

[391] VAN GAAL L F, MERTENS I L, DE BLOCK C E. Mechanisms linking obesity with cardiovascular disease. Nature, 2006, 444: 875-880.

[392] SOHAL I S, CHO Y K, O'FALLON K S, et al. Dissolution behavior and biodurability of ingested engineered nanomaterials in the gastrointestinal environment. ACS Nano, 2018, 12: 8115-8128.

[393] MCCLEMENTS D J, DELOID G, PYRGIOTAKIS G, et al. The role of the food matrix and gastrointestinal tract in the assessment of biological properties of ingested engineered nanomaterials (IENMs): State of the science and knowledge gaps. NanoImpact, 2016, 3-4: 47-57.

[394] COLVIN V L. The potential environmental impact of engineered nanomaterials. Nature Biotechnology, 2003, 21: 1166-1170.

[395] CUI X, XU S, WANG X, et al. The nano-bio interaction and biomedical applications of carbon nanomaterials. Carbon, 2018, 138: 436-450.

[396] ROCO M C. Nanotechnology: Convergence with modern biology and medicine . Current Opinion in Biotechnology, 2003, 14: 337-346.

[397] CENGIZ E, WISSING S A, MUELLER R H, et al. Sunblocking efficiency of various TiO$_2$-loaded solid lipid nanoparticle formulations. International Journal of Cosmetic Science, 2006, 28: 371-378.

[398] DONALDSON K, TRAN L, JIMENEZ L A, et al. Combustion-derived nanoparticles: A review of their toxicology following inhalation exposure . Particle and Fibre Toxicology, 2005, 2(1): 10.

[399] GRADISHAR W J, TJULANDIN S, DAVIDSON N, et al. Phase iii trial of nanoparticle albumin-bound paclitaxel compared with polyethylated castor oil-based paclitaxel in women with breast cancer. Journal of Clinical Oncology, 2005, 23: 7794-7803.

[400] SHARMA V, SINGH P, PANDEY A K, et al. Induction of oxidative stress, DNA damage and apoptosis in mouse liver after sub-acute oral exposure to zinc oxide nanoparticles. Mutation Research-Genetic Toxicology and Environmental Mutagenesis, 2012, 745: 84-91.

[401] GE C, MENG L, XU L, et al. Acute pulmonary and moderate cardiovascular responses

of spontaneously hypertensive rats after exposure to single-wall carbon nanotubes. Nanotoxicology, 2012, 6: 526-542.

[402] LI W Q, WANG F, LIU Z M, et al. Gold nanoparticles elevate plasma testosterone levels in male mice without affecting fertility. Small, 2013, 9: 1708-1714.

[403] BAL R, TURK G, TUZCU M, et al. Protective effects of nanostructures of hydrated C-60 fullerene on reproductive function in streptozotocin-diabetic male rats. Toxicology, 2011, 282: 69-81.

[404] LU X, LIU Y, KONG X, et al. Nanotoxicity: A growing need for study in the endocrine system. Small, 2013, 9: 1654-1671.

[405] LOVE S A, LIU Z, HAYNES C L. Examining changes in cellular communication in neuroendocrine cells after noble metal nanoparticle exposure. Analyst, 2012, 137: 3004-3010.

[406] PIETROIUSTI A, MASSIMIANI M, FENOGLIO I, et al. Low doses of pristine and oxidized single-wall carbon nanotubes affect mammalian embryonic development. ACS Nano, 2011, 5: 4624-4633.

[407] ATTEIA H H, ARAFA M H, PRABAHAR K. Selenium nanoparticles prevents lead acetate-induced hypothyroidism and oxidative damage of thyroid tissues in male rats through modulation of selenoenzymes and suppression of mir-224. Biomedicine & Pharmacotherapy, 2018, 99: 486-491.

[408] 陈泳, 单伟颖. 纳米碳颗粒显色对甲状旁腺的保护作用. 中国组织工程研究, 2016, 20: 4476.

[409] LI C, TANEDA S, SUZUKI A K, et al. Effects of 3-methyl-4-nitrophenol in diesel exhaust particles on the regulation of testicular function in immature male rats. Journal of Andrology, 2007, 28: 252-258.

[410] WEST L A, HORVAT R D, ROESS D A, et al. Steroidogenic acute regulatory protein and peripheral-type benzodiazepine receptor associate at the mitochondrial membrane. Endocrinology, 2001, 142: 502-505.

[411] RAMDHAN D H, ITO Y, YANAGIBA Y, et al. Nanoparticle-rich diesel exhaust may disrupt testosterone biosynthesis and metabolism via growth hormone. Toxicology Letters, 2009, 191: 103-108.

[412] KANZAKI M, MORRIS P L. Growth hormone regulates steroidogenic acute regulatory protein expression and steroidogenesis in leydig cell progenitors . Endocrinology, 1999, 140: 1681-1686.

[413] KULTHONG K, MANIRATANACHOTE R, KOBAYASHI Y, et al. Effects of silver nanoparticles on rat hepatic cytochrome P450 enzyme activity. Xenobiotica, 2012, 42: 854-862.

[414] FRöHLICH E, KUEZNIK T, SAMBERGER C, et al. Size-dependent effects of nanoparticles on the activity of cytochrome P450 isoenzymes. Toxicology and Applied Pharmacology, 2010, 242: 326-332.

[415] GOSSO S, GAVELLO D, GIACHELLO C N, et al. The effect of CdSe-Zns quan-

tum dots on calcium currents and catecholamine secretion in mouse chromaffin cells. Biomaterials, 2011, 32: 9040-9050.

[416] STELZER R, HUTZ R J. Gold nanoparticles enter rat ovarian granulosa cells and subcellular organelles, and alter *in-vitro* estrogen accumulation. Journal of Reproduction and Development, 2009, 55: 685-690.

[417] JAIN M P, VAISHEVA F, MAYSINGER D. Metalloestrogenic effects of quantum dots. Nanomedicine, 2012, 7: 23-37.

[418] GARCIA-MORALES P, SACEDA M, KENNEY N, et al. Effect of cadmium on estrogen receptor levels and estrogen-induced responses in human breast cancer cells. Journal of Biological Chemistry, 1994, 269: 16896-16901.

[419] MARTIN M B, REITER R, PHAM T, et al. Estrogen-like activity of metals in mcf-7 breast cancer cells. Endocrinology, 2003, 144: 2425-2436.

[420] SAFE S. Cadmium's disguise dupes the estrogen receptor. Nature Medicine, 2003, 9: 1000-1001.

[421] BRESSLER J P, OLIVI L, CHEONG J H, et al. Divalent metal transporter 1 in lead and cadmium transport. Annals of the New York Academy of Sciences, 2004, 1012: 142-152.

[422] VESEY D A. Transport pathways for cadmium in the intestine and kidney proximal tubule: Focus on the interaction with essential metals. Toxicology Letters, 2010, 198: 13-19.

[423] LEE W-K, THÉVENOD F. Cell organelles as targets of mammalian cadmium toxicity. Archives of Toxicology, 2020, 94: 1017-1049.

[424] LOVRIĆ J, BAZZI H S, CUIE Y, et al. Differences in subcellular distribution and toxicity of green and red emitting cdte quantum dots. Journal of Molecular Medicine, 2005, 83: 377-385.

[425] LOUIS S, GAGNé F, AUCLAIR J, et al. The characterisation of the behaviour and gill toxicity of cds/cdte quantum dots in rainbow trout (oncorhynchus mykiss). International Journal of Biomedical Nanoscience and Nanotechnology, 2010, 1: 52-69.

[426] WONG C, CHEN S. Heat shock protein 90 inhibitors: New mode of therapy to overcome endocrine resistance. Cancer Research, 2009, 69: 8670-8677.

[427] NEL A, XIA T, MÄDLER L, et al. Toxic potential of materials at the nanolevel. Science, 2006, 311: 622-627.

[428] GUREVITCH D, SHUSTER-MEISELES T, NOV O, et al. TiO_2 nanoparticles induce insulin resistance in liver-derived cells both directly and via macrophage activation. Nanotoxicology, 2012, 6: 804-812.

[429] KANG G S, GILLESPIE P A, GUNNISON A, et al. Long-term inhalation exposure to nickel nanoparticles exacerbated atherosclerosis in a susceptible mouse model. Environmental health perspectives, 2011, 119: 176-181.

[430] HAMDI H, ROBERTO T R, HAWTHORNE J, et al. Impact of non-functionalized and amino-functionalized multiwall carbon nanotubes on pesticide uptake by lettuce

(*Lactuca sativa L.*). Nanotoxicology, 2015, 9: 172-180.

[431] LI C H, SHEN C C, CHENG Y W, et al. Organ biodistribution, clearance, and genotoxicity of orally administered zinc oxide nanoparticles in mice . Nanotoxicology, 2012, 6: 746-756.

[432] 王心如, 孙志伟, 陈雯. 毒理学基础.6 版. 北京: 人民卫生出版社, 2012.

[433] MORISHITA Y, YOSHIOKA Y, SATOH H, et al. Distribution and histologic effects of intravenously administered amorphous nanosilica particles in the testes of mice. Biochemical & Biophysical Research Communications, 2012, 420: 297-301.

[434] LIU L, SUN M, LI Q, et al. Genotoxicity and cytotoxicity of cadmium sulfide nanomaterials to mice: Comparison between nanorods and nanodots. Environmental Engineering Science, 2014, 31: 373-380.

[435] BAI Y, ZHANG Y, ZHANG J, et al. Repeated administrations of carbon nanotubes in male mice cause reversible testis damage without affecting fertility. Nature Nanotechnology, 2010, 5: 683-689.

[436] 潘发明. 甲胺磷对小鼠精子质量的影响. 中国工业医学杂志, 2002, 15: 208-210.

[437] ZHANG X P, LIU F, CHENG Z, et al. Cell fate decision mediated by p53 pulses. Proceedings of the National Academy of Sciences of the United States of America, 2009, 106(30): 12245-12250.

[438] PURVIS J E, KARHOHS K W, MOCK C, et al. P53 dynamics control cell fate. Science, 2012, 336: 1440-1444.

[439] SARLOK, BLACKBURN K L, CLARK E D, et al. Tissue distribution of 20 nm, 100 nm and 1000 nm fluorescent polystyrene latex nanospheres following acute systemic or acute and repeat airway exposure in the rat. Toxicology, 2009, 263(2-3): 117-126.

[440] HOUGAARD K S, JACKSON P, KYJOVSKA Z O, et al. Effects of lung exposure to carbon nanotubes on female fertility and pregnancy. A study in mice. Reproductive Toxicology, 2013, 41: 86-97.

[441] YAMASHITA K, YOSHIOKA Y, HIGASHISAKA K, et al. Silica and titanium dioxide nanoparticles cause pregnancy complications in mice. Nature Nanotechnology, 2011, 6: 321-328.

[442] SZEKELY G, AMORES DE SOUSA M C, GIL M, et al. Genotoxic impurities in pharmaceutical manufacturing: Sources, regulations, and mitigation. Chem Rev, 2015, 115: 8182-8229.

[443] MEDICINES E D F T Q O, HEALTHCARE. Enquiry: Alkyl mesilate (methane sulfonate) impurities in mesilate salts. Pharmeuropa, 2000, 12: 27.

[444] PRODUCTS C F P M. Position paper on the limits of genotoxic impurities. London, UK: CPMP, 2002.

[445] EMEA. Committee for medicinal products for human use (chmp), guideline on the limits of genotoxic impurities. 2004.

[446] MüLLER L, MAUTHE R J, RILEY C M, et al. A rationale for determining, testing, and controlling specific impurities in pharmaceuticals that possess potential for genotoxicity.

Regulatory Toxicology and Pharmacology, 2006, 44: 198-211.

[447] EMEA. Guideline on the limits of genotoxic impurities. Committee for Medicinal Products for Human Use (CPMP), 2006.

[448] FDA. Guidance for industry—Genotoxic and carcinogenic impurities in drug substances and products: Recommended approaches. Draft, December, 2008.

[449] EMEA. Ich guideline m7 on assessment and control of DNA reactive (mutagenic) impurities in pharmaceuticals to limit potential carcinogenic risk. 2014.

[450] TEASDALE A. Genotoxic Impurities: Strategies for Identification and Control. Hoboken: John Wiley & Sons, Inc., 2011.

[451] WICHARD J D. In silico prediction of genotoxicity. Food and Chemical Toxicology: An International Journal Published for the British Industrial Biological Research Association, 2017, 106: 595-599.

[452] MUNRO I C, RENWICK A G, DANIELEWSKA-NIKIEL B. The threshold of toxicological concern (TTC) in risk assessment. Toxicol Lett, 2008, 180: 151-156.

[453] JAGANATHAN H, GODIN B. Biocompatibility assessment of si-based nano-and microparticles. Advanced Drug Delivery Reviews, 2012, 64: 1800-1819.

[454] KARLSSON H L. The comet assay in nanotoxicology research. Analytical and Bioanalytical Chemistry, 2010, 398: 651-666.

[455] CHEN M, VON MIKECZ A. Formation of nucleoplasmic protein aggregates impairs nuclear function in response to SiO_2 nanoparticles. Experimental Cell Research, 2005, 305: 51-62.

[456] 王爽, 纪磊, 徐剑, 等. 95% 2 甲 4 氯异辛酯原药小鼠骨髓多染红细胞微核试验研究. 浙江化工, 2019, 50: 29-31.

[457] MARTÍNEZ-CASTAóN G A, NIO-MARTÍNEZ N, MARTÍNEZ-GUTIERREZ F, et al. Synthesis and antibacterial activity of silver nanoparticles with different sizes. Journal of Nanoparticles Research, 2008, 10: 1343-1348.

[458] BAR-ILAN O, ALBRECHT R M, FAKO V E, et al. Toxicity assessments of multisized gold and silver nanoparticles in zebrafish embryos. Small, 2009, 5: 1897-1910.

[459] WANG Y, ZHOU J, LIU L, et al. Characterization and toxicology evaluation of chitosan nanoparticles on the embryonic development of zebrafish, danio rerio. Carbohydr Polym, 2016, 141: 204-210.

[460] YUAN Z Y, LI Y, HU Y L, et al. Chitosan nanoparticles and their tween 80 modified counterparts disrupt the developmental profile of zebrafish embryos. International Journal of Pharmaceutics, 2016, 515: 644-656.

[461] DELLA TORRE C, MAGGIONI D, GHILARDI A, et al. The interactions of fullerene C_{60} and benzo(alpha)pyrene influence their bioavailability and toxicity to zebrafish embryos. Environ Pollut, 2018, 241: 999-1008.

[462] ZHANG X, ZHOU Q, ZOU W, et al. Molecular mechanisms of developmental toxicity induced by graphene oxide at predicted environmental concentrations. Environ Sci Technol, 2017, 51: 7861-7871.

[463] LIU X T, MU X Y, WU X L, et al. Toxicity of multi-walled carbon nanotubes, graphene oxide, and reduced graphene oxide to zebrafish embryos. Biomed Environ Sci, 2014, 27: 676-683.

[464] KOBAYASHI N, IZUMI H, MORIMOTO Y. Review of toxicity studies of carbon nanotubes. J Occup Health, 2017, 59: 394-407.

[465] RAMACHANDRAN R, KRISHNARAJ C, SIVAKUMAR A S, et al. Anticancer activity of biologically synthesized silver and gold nanoparticles on mouse myoblast cancer cells and their toxicity against embryonic zebrafish. Mater Sci Eng C Mater Biol Appl, 2017, 73: 674-683.

[466] LACAVE J M, RETUERTO A, VICARIO-PARES U, et al. Effects of metal-bearing nanoparticles (Ag, Au, CdS, ZnO, SiO_2) on developing zebrafish embryos. Nanotechnology, 2016, 27: 325102.

[467] CUI B, REN L, XU Q H, et al. Silver-nanoparticles inhibited erythrogenesis during zebrafish embryogenesis. Aquatic Toxicology, 2016, 177: 295-305.

[468] KTEEBA S M, EL-ADAWI H I, EL-RAYIS O A, et al. Zinc oxide nanoparticle toxicity in embryonic zebrafish: Mitigation with different natural organic matter. Environ Pollut, 2017, 230: 1125-1140.

[469] ZHAO X, WANG S, WU Y, et al. Acute zno nanoparticles exposure induces developmental toxicity, oxidative stress and DNA damage in embryo-larval zebrafish. Aquat Toxicol, 2013, 136-137: 49-59.

[470] HU Q, GUO F, ZHAO F, et al. Effects of titanium dioxide nanoparticles exposure on parkinsonism in zebrafish larvae and pc12. Chemosphere, 2017, 173: 373-379.

[471] SAMAEE S M, RABBANI S, JOVANOVIC B, et al. Efficacy of the hatching event in assessing the embryo toxicity of the nano-sized TiO_2 particles in zebrafish: A comparison between two different classes of hatching-derived variables. Ecotoxicol Environ Saf, 2015, 116: 121-128.

[472] GANESAN S, ANAIMALAI THIRUMURTHI N, RAGHUNATH A, et al. Acute and sub-lethal exposure to copper oxide nanoparticles causes oxidative stress and teratogenicity in zebrafish embryos. J Appl Toxicol, 2016, 36: 554-567.

[473] GHOBADIAN M, NABIUNI M, PARIVAR K, et al. Toxic effects of magnesium oxide nanoparticles on early developmental and larval stages of zebrafish (danio rerio). Ecotoxicol Environ Saf, 2015, 122: 260-267.

[474] CHAO S J, HUANG C P, CHEN P C, et al. Teratogenic responses of zebrafish embryos to decabromodiphenyl ether (bde-209) in the presence of nano-SiO_2 particles. Chemosphere, 2017, 178: 449-457.

[475] PHAM D H, ROO B D, NGUYEN X B, et al. Use of zebrafish larvae as a multi-endpoint platform to characterize the toxicity profile of silica nanoparticles. Scientific Reports, 2016, 6: 37145.

[476] DUAN J C, HU H J, FENG L, et al. Silica nanoparticles inhibit macrophage activity and angiogenesis via vegfr2-mediated mapk signaling pathway in zebrafish embryos.

Chemosphere, 2017, 183: 483-490.

[477] NELSON S M, MAHMOUD T, MILES BEAUX I I, et al. Toxic and teratogenic silica nanowires in developing vertebrate embryos. Nanomedicine Nanotechndogy Biology & Medicine, 2010, 6: 93-102.

[478] LIEGERTOVA M, WROBEL D, HERMA R, et al. Evaluation of toxicological and teratogenic effects of carbosilane glucose glycodendrimers in zebrafish embryos and model rodent cell lines. Nanotoxicology, 2018, 12: 797-818.

[479] DA SILVA G H, CLEMENTE Z, KHAN L U, et al. Toxicity assessment of TiO_2-MWCNT nanohybrid material with enhanced photocatalytic activity on Danio rerio (zebrafish) embryos. Ecotoxicol Environ Saf, 2018, 165: 136-143.

[480] KUMAR A, DHAWAN A. Genotoxic and carcinogenic potential of engineered nanoparticles: An update. Arch Toxicol, 2013, 87: 1883-1900.

[481] NG C T, LI J J, BAY B H, et al. Current studies into the genotoxic effects of nanomaterials. J Nucleic Acids, 2010, 2010(5).

[482] TOYOKUNI S. Genotoxicity and carcinogenicity risk of carbon nanotubes. Adv Drug Deliv Rev, 2013, 65: 2098-2110.

[483] WANG P, VORONKOVA M, LUANPITPONG S, et al. Induction of slug by chronic exposure to single-walled carbon nanotubes promotes tumor formation and metastasis. Chem Res Toxicol, 2017, 30: 1396-1405.

[484] KASAI T, UMEDA Y, OHNISHI M, et al. Lung carcinogenicity of inhaled multi-walled carbon nanotube in rats. Part Fibre Toxicol, 2016, 13: 53.

[485] SAKAMOTO Y, NAKAE D, FUKUMORI N, et al. Induction of mesothelioma by a single intrascrotal administration of multi-wall carbon nanotube in intact male fischer 344 rats. J Toxicol Sci, 2009, 34: 65-76.

[486] TAKAGI A, HIROSE A, FUTAKUCHI M, et al. Dose-dependent mesothelioma induction by intraperitoneal administration of multi-wall carbon nanotubes in p53 heterozygous mice. Cancer Sci, 2012, 103: 1440-1444.

[487] PACURARI M, QIAN Y, PORTER D W, et al. Multi-walled carbon nanotube-induced gene expression in the mouse lung: Association with lung pathology. Toxicol Appl Pharmacol, 2011, 255: 18-31.

[488] GROSSE Y, LOOMIS D, GUYTON K Z, et al. Carcinogenicity of fluoro-edenite, silicon carbide fibres and whiskers, and carbon nanotubes. Lancet Oncol, 2014, 15: 1427-1428.

[489] NAGAI H, OKAZAKI Y, CHEW S H, et al. Diameter and rigidity of multiwalled carbon nanotubes are critical factors in mesothelial injury and carcinogenesis. Proc Natl Acad Sci U S A, 2011, 108: E1330-E1338.

[490] WANG Y, OKAZAKI Y, SHI L, et al. Role of hemoglobin and transferrin in multi-wall carbon nanotube-induced mesothelial injury and carcinogenesis. Cancer Sci, 2016, 107: 250-257.

[491] HADRUP N, SHARMA A K, LOESCHNER K. Toxicity of silver ions, metallic silver, and silver nanoparticle materials after in vivo dermal and mucosal surface exposure: A

review. Regul Toxicol Pharmacol, 2018, 98: 257-267.

[492]　CHOO W, MOON B, SONG S, et al. Morphological transformation induced by silver nanoparticles in a Balb/c 3T3 A31-1-1 mouse cell model to evaluate *in vitro* carcinogenic potential. Environ Health Toxicol, 2017, 32: e2017016.

[493]　VILA L, MARCOS R, HERNANDEZ A. Long-term effects of silver nanoparticles in caco-2 cells. Nanotoxicology, 2017, 11: 771-780.

[494]　CHOO W H, PARK C H, JUNG S E, et al. Long-term exposures to low doses of silver nanoparticles enhanced *in vitro* malignant cell transformation in non-tumorigenic beas-2b cells. Toxicol in Vitro, 2016, 37: 41-49.

[495]　GABELOVA A, EL YAMANI N, ALONSO T I, et al. Fibrous shape underlies the mutagenic and carcinogenic potential of nanosilver while surface chemistry affects the biosafety of iron oxide nanoparticles. Mutagenesis, 2017, 32: 193-202.

[496]　KASPRZAK K S, SUNDERMAN F W, Jr, SALNIKOW K. Nickel carcinogenesis. Mutat Res, 2003, 533: 67-97.

[497]　HANSEN T, CLERMONT G, ALVES A, et al. Biological tolerance of different materials in bulk and nanoparticulate form in a rat model: Sarcoma development by nanoparticles. J R Soc Interface, 2006, 3: 767-775.

[498]　MAGAYE R, ZHOU Q, BOWMAN L, et al. Metallic nickel nanoparticles may exhibit higher carcinogenic potential than fine particles in jb6 cells. PloS One, 2014, 9.

[499]　BREDEL M, POLLACK I F. The p21-ras signal transduction pathway and growth regulation in human high-grade gliomas. Brain Res Brain Res Rev, 1999, 29: 232-249.

[500]　AL-ASSAR O, CROUCH D H. Inactivation of map kinase signalling in myc transformed cells and rescue by licl inhibition of gsk3. Mol Cancer, 2005, 4: 13.

[501]　AKERLUND E, CAPPELLINI F, DI BUCCHIANICO S, et al. Genotoxic and mutagenic properties of Ni and NiO nanoparticles investigated by comet assay, gamma-h2ax staining, hprt mutation assay and toxtracker reporter cell lines. Environ Mol Mutagen, 2018, 59: 211-222.

[502]　CHEN J L, FAYERWEATHER W E. Epidemiologic study of workers exposed to titanium dioxide. J Occup Med, 1988, 30: 937-942.

[503]　BOFFETTA P, SOUTAR A, CHERRIE J W, et al. Mortality among workers employed in the titanium dioxide production industry in europe. Cancer Causes Control, 2004, 15: 697-706.

[504]　BECKER H, HERZBERG F, SCHULTE A, et al. The carcinogenic potential of nanomaterials, their release from products and options for regulating them. Int J Hyg Environ Health, 2011, 214: 231-238.

[505]　CROSERA M, PRODI A, MAURO M, et al. Titanium dioxide nanoparticle penetration into the skin and effects on hacat cells. International Journal of Environmental Research and Public Health, 2015, 12: 9282-9297.

[506]　XU J, SAGAWA Y, FUTAKUCHI M, et al. Lack of promoting effect of titanium dioxide particles on ultraviolet b-initiated skin carcinogenesis in rats. Food and Chemical

Toxicology: An international Journal Published for the British Industrial Biological Research Association, 2011, 49: 1298-1302.

[507] TROUILLER B, RELIENE R, WESTBROOK A, et al. Titanium dioxide nanoparticles induce DNA damage and genetic instability *in vivo* in mice. Cancer Res, 2009, 69: 8784-8789.

[508] CORBALAN J J, MEDINA C, JACOBY A, et al. Amorphous silica nanoparticles aggregate human platelets: Potential implications for vascular homeostasis. Int J Nanomedicine, 2012, 7: 631-639.

[509] BORM P J A, HOHR D, STEINFARTZ Y, et al. Chronic inflammation and tumor formation in rats after intratracheal instillation of high doses of coal dusts, titanium dioxides, and quartz. Inhalation Toxicology, 2000, 12: 225-231.

第 9 章　医用纳米材料的环境效应

伴随着越来越多性能优异的纳米材料被合成并应用于医学领域，这些医用纳米材料和其他纳米材料一样，最终通过各种途径进入环境，包括大气、水和土壤。如前面的章节所述，纳米材料的物理化学性质既不同于常规的化学小分子化合物、生物大分子或有机高分子，也不同于大尺寸的颗粒物，同时不同的医用纳米材料化学组成不同、粒径和形貌不同、表面性质不同，在使用过程中还有可能发生各种变化，比如在人体内的代谢。进入环境的纳米材料千姿百态，进入环境后，它们的性质还会受环境介质和环境条件的影响，从而产生复杂的生物及环境效应。因此，医用纳米材料有可能具有独特的环境与生态毒理效应。随着环境中纳米材料浓度的增加，环境生物摄入纳米材料的可能性增加，存在潜在的负面生物效应。目前已经积累了大量纳米材料在环境中的行为以及对环境生物影响的数据，对相关机制和影响因素也开展了深入探讨，发现纳米材料会对环境生物造成各种各样的危害，机制和影响因素也非常复杂 [1]。虽然已经有专家总结了关于纳米医用产品对环境的影响，认为纳米材料在环境中的剂量水平很低，目前对环境生物的影响有限 [2]，但是，由于无法准确判断或识别纳米材料包括医用纳米材料的产量，因此目前纳米材料在环境中的浓度无法准确界定，而一些纳米材料在环境和生物体系表现出独特的行为，这促使我们更全面地关注可用于医学领域的纳米材料的环境生物效应。

9.1　医用纳米材料的暴露

纳米材料的职业暴露和人群暴露的研究从 2000 年开始飞速增长 [3]，不仅有安全性评价的研究，也有管理条例，包括法律、标准等。关于职业暴露的各种研究远远多于人群暴露的研究，显然是因为职业暴露才是接触纳米材料可能性最高的暴露，同时也因为人群暴露的纳米材料浓度很低，分析手段有限。需要说明的是，目前所获得的暴露数据多是利用模型和少量已有的纳米材料释放数据计算得到的。

9.1.1　生产场所的职业暴露

在纳米材料生产和使用纳米材料制造相关产品的职业暴露中，呼吸暴露是最需要关注的。不同纳米材料有不同的职业暴露限值 (occupational exposure limit,

OEL)。欧洲联合研究中心的研究人员建议碳纳米管 (CNT) 的 OEL 为 1 mg/m^3 [4]。对于难溶纤维，OEL 大致在 0.1 ~ 2 个纤维/cm^3，但在生产高岭土纳米管 (直径小于 100 nm，长径比最高 200) 的场所，收集环境中的纳米颗粒 (NPs) 分析，发现高岭土纳米管形成团聚，最长的单根纳米管是 2 mm；生产环境中的高岭土纳米管的可吸入浓度为 143 mg/m^3，高于建议的 CNT 的 OEL 的 100 倍 [5]。波兰诺弗职业医学学院建议的 Ag 纳米颗粒和 TiO$_2$ 纳米颗粒的最大容许浓度分别是 10 μg/m^3 和 300 μg/m^3[6]。

除了质量标准，纳米物体的特性，如它们的表面积、颗粒数浓度或纤维长径比被认为是比质量更好的暴露指标。对于不溶性纳米材料，英国标准协会 (BSI) 建议的颗粒数浓度基准暴露水平 (BEL) 为 20000 粒/cm^3。荷兰社会经济委员会对基准暴露的数量浓度与质量浓度的关系进行换算并给出了纳米材料的参考值 (NRV)。一般情况下：CNT 和金属氧化物纤维的浓度不应超过 0.01 个纤维/cm^3，建议密度大于 6 g/cm^3 的颗粒 (包括金属 (如 Ag、Au 和 Fe) 和金属氧化物 (如 CoO、CeO$_2$ 和 Fe$_x$O$_y$)) 的最大浓度为 20000 粒/cm^3，而密度低于 6 g/cm^3 的金属氧化物 (如 TiO$_2$、ZnO 和 Al$_2$O$_3$)、富勒烯、树枝状大分子、纳米黏土、聚苯乙烯、SiO$_2$、炭黑等的最大浓度为 40000 粒/cm^3 [6]。

对国内两家生产 SiO$_2$ NPs 的企业进行取样测量，发现 SiO$_2$ NPs 投料口总粉尘浓度为 0.26~255.5 mg/m^3[7]。

此外，生产过程中纳米材料粉尘会直接、间接和皮肤接触，也会有少量的经口摄入。

9.1.2 医院医疗活动场所的职业暴露

在医院医疗场所，医护人员接触医用纳米材料的主要途径是在实施医疗活动过程中的呼吸和皮肤接触。考虑到医疗场所的严密措施和规定、医用纳米产品的安全规范，医护人员的纳米材料暴露水平应该是非常低的，偶然出现的较高水平的暴露应来源于意外事故。

9.1.3 使用人群的暴露

使用人群的医用纳米材料接触是复杂的，这涉及医用纳米产品的复杂多样性以及测量技术的困难。医用纳米产品多种多样，包括药物、体内检测试剂和组织工程材料。不同医用纳米材料和使用人群的接触方式也各有不同，包括皮肤接触、呼吸、注射和口服、手术植入 (图 9.1)[8]。

很多纳米材料具有抗菌性，可制成抗菌敷料和药膏用于临床。比如市场上已经有很多含 Ag 纳米材料的敷料和洗液、表面 Ag 纳米材料包覆的仪器器械。这些产品的使用会使人群通过皮肤接触医用纳米材料。为了治疗肺部疾病，研发了含纳米材料的喷雾/喷剂。这类药物会使得医用纳米材料通过呼吸进入体内。更常规的是纳米药物和体内检测试剂通过静脉、腹腔等注射以及口服进入人体，达到治疗或者靶向位点的目的。目前已经有不少纳米药物通过 FDA 批准进入临床。手术植入纳米组织工程材料也是医用纳米材料进入体内的一个主要途径。随着技术的发展，出现了很多纳米材料制备的组织材料，比如人造骨、组织修复材料等。通过手术，这些含纳米材料的组织工程材料被植入体内，长时间在体内存留。除了上述暴露方式，还有一些特殊的接触方式，例如治疗眼部疾病的纳米药物可以通过眼睛进入体内。

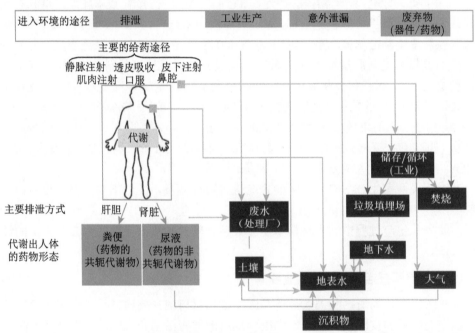

图 9.1　纳米药物可能的来源和进入环境的传输的概念示意图。纳米药物和转化产品可能通过排泄被释放到水中，从皮肤、生产设施、溢出物和产品处置中被冲洗掉。它们可以从鼻吸入器中释放到大气中。复合医疗产品的焚烧与垃圾填埋场的磨损和风化可能导致其排放到大气中。
引自文献 [8]，有改动

通过上述方式进入体内后，纳米材料会在人体内吸收、分布、代谢、排泄(ADME)。虽然已经有大量纳米材料在动物体内的 ADME 数据，但绝大多数是制备出的纳米材料的信息，和医用纳米产品相关的信息还非常有限。另外，目前还有很多未能了解的方面，特别是代谢和排泄，而这也会影响纳米材料从人体进入环境的评估以及后续的纳米生态环境影响评估。这些评估需要知道进入人体的纳米材料是否以纳米形态排出，排出量有多少。只有以纳米形态排出，后续的安全性评估才需要考虑纳米特性的问题[9]。纳米材料在体内是否代谢成为非纳米形态排出，以及排出的 NPs 是否团聚等，都是目前尚不清楚的问题。有研究表明，小粒径的 NPs 能够从体内直接排出。比如，谷胱甘肽 (GSH) 修饰的 2.1 nm Au NPs，28 天内有 94% 从尿液中排出 [10]。但也有研究表明，NPs 在体内代谢，不仅表面修饰被除去，NPs 本身也会分解，无法确定有 NPs 排出体外。Bourrinet 等研究葡聚糖修饰的超顺磁性氧化铁 NPs 在体内的分布和排泄时发现，在 84 天内只有 1% 的 Fe 进入尿液，20% 的 Fe 进入粪便；而葡聚糖则在 56 天内完全排出体外 [11]。不一致的排泄行为导致无法确定排出的 Fe 是否还是 NPs 状态，但可以确定表面修饰基团在体内已经从 NPs 表面脱落。也就是说，体内释放/排放的 NPs 已经和初始的 NPs 有很大的不同。

医用纳米材料使用的详细信息和使用过程中释放的信息严重缺乏，相关分析检测也因技术困难受到限制，这使得使用人群的暴露信息严重匮乏，影响医用纳米材料的生物和环境安全评估。

9.2 医用纳米材料的环境暴露

随着纳米科技在医学领域应用的发展，医用纳米材料的种类和数量快速增加。在医用纳米产品的生产和人群使用过程中，纳米材料会被释放和排放到环境中。而进入环境的纳米材料受环境因素影响，发生转化、迁移，和环境生物作用，从而影响生态环境。

9.2.1 医用纳米材料的释放和排放

采用动态概率物流模型 (dynamic probabilistic material flow model) 估算，到 2020 年纳米材料的产量相比 2017 年要增加 3 倍 [12]。医用纳米材料的产量也不例外地在大幅增加。2019 年医用纳米材料生产量约为 60 万吨/年，年增长率达到 21.1%[13]。例如，可以作为医用敷料、组织工程和其他生物应用的高岭土纳米管，年产量达 5 万吨；可以用作载药、成像和组织工程的 CNT 年产量有 4000 吨 [5]。不可避免地，这些医用纳米材料会通过多种途径进入环境 (图 9.1)。例如在原料纳米材料和纳米产品的生产、使用及使用后弃置等环节中直接或间接释放进入环境。一部分直接排放进入环境，包括畜牧使用的纳米药物；其余进入诸如污水处理厂或填埋场等，再通过污水处理厂流出；生物污泥应用于土壤，或陆地填埋场渗滤液溢出间接进入环境。医用纳米材料在环境中的释放量也随着医用纳米材料生产量的增加而增加。通过调查研究和模型估算，我们推测每年大约有 25 万吨的医用纳米材料被释放到垃圾填埋场、土壤和空气中，大约 6.9 万吨的医用纳米材料被排放到全球的地表水中 [13]。TiO_2 和 ZnO 纳米材料在污泥中有相对较高的浓度 (在欧洲，TiO_2 和 ZnO 的 85% 浓度分别为 540 mg/kg 体重和 110 mg/kg 体重)[14]。TiO$_2$ 和 ZnO 纳米材料在污泥处理的土壤中可能会以 $42 \sim 89$ μg/(kg·a) 和 $1.6 \sim 3.3$ μg/(kg·a) 的速率增加[15]。在亚洲,释放到环境中的医用纳米材料约有 10%～30%最终存在于水体中,在欧洲这个数字为 3%～17%,在南美洲约为 4%～19%[13]。需要说明的是,目前主要是靠模型估算进入环境的纳米材料的浓度[16]。纳米材料的生产和工业/消费使用的准确数据是决定模型准确性的关键因素。

9.2.2　医用纳米材料在环境介质中的迁移

纳米材料在环境介质中的迁移与其他环境污染物类似,会在水、土壤、大气、生物圈中相互迁移转化 (图 9.1)[8,17]。相对来说,纳米材料在水环境中的迁移行为研究最为深入,而其在大气中的行为则少有研究[18]。

1. 在水中的迁移

纳米材料进入水环境后会发生分散悬浮、团聚、沉降等行为,其中团聚和沉降行为是决定其迁移、转化和归趋的关键,也是影响其生态毒性的重要因素[19]。纳米材料可能与水中存在的离子、有机物、胶体及生物体等通过范德瓦耳斯力、静电力和化学键等发生相互作用,导致纳米材料的分散或团聚,进而影响其形态与性质的变化。

团聚有同质团聚和异质团聚两种。同质团聚是指 NPs 因比表面积大、表面能高而自发地团聚到一起形成团聚体,团聚使 NPs 的表面积和界面自由能降低,从而趋于稳定。异质团聚是指 NPs 与水环境中的悬浮颗粒物、天然有机质 (NOM) 和无机胶体作用发生的团聚。环境体系中大量存在的自然胶体使得异质团聚成为主要的团聚方式;由于在现实环境体系中,NPs 的浓度都是很低的,形成同质团聚的概率很低,因此,异质团聚是控制河水中纳米材料迁移转化的主要机制[20,21],而同质团聚对迁移贡献有限。纳米材料在水环境中团聚会增加其粒径,根据斯托克斯定律,重力作用会使团聚的颗粒发生沉降。团聚提高了纳米材料的沉降能力,增加了其在沉积物中的富集,降低了迁移能力。

影响纳米材料在水体沉降的因素来自纳米材料自身物化性质和水环境条件两方面。纳米材料的物化性质包括尺寸、形状、化学组成、晶体结构、表面修饰、浓度等。理论上,颗粒尺寸越大,越易发生沉降,但颗粒在水中的行为受多种因素综合影响。例如 NPs 的尺寸还会影响其表面电荷[22]。在 NPs 的表面电荷随着粒径变化的情况下,粒径变大的时候不一定会使粒子更易发生团聚[23]。部分纳米材料容易发生溶解或降解。例如含金属纳米材料在水中溶解,释放金属离子,这导致材料的纳米特性丢失,形同普通的离子。水环境条件包括 pH、离子强度、NOM (特别是腐殖质) 的种类及其浓度、生物体。pH 会改变 NPs 的表面电荷和电势,从而改变 NPs 的聚集性能[24]。水环境中的离子会通过改变 NPs 的双电层结构影响颗粒间的静电排斥力,从而增加或降低团聚[25]。总体来说,离子强度增加会提高 NPs 团聚能力。和在生物环境中 NPs 表面会形成蛋白冠类似，环境中的成分，如 NOM，也会在 NPs 表面包覆，改变 NPs 的表面性质，如稳定 NPs、避免团聚，从而影响其环境生态效应 [26,27]。海水和淡水的最大差别就是海水中离子强度高、NOM 含量低，这容易引起 NPs 的团聚和沉降 [28]。但 NOM 与 NPs 之间的作用较为复杂，会受到 NOM 种类和浓度、NPs 种类、水体 pH 等诸多因素的影响，不能一概而论。

纳米材料的物化性质和水环境的各种因素相互影响，形成复杂的网络反馈，共同作用，影响纳米材料与介质之间的作用力，从而影响其在水中的聚沉行为。另外，还有诸如温度、光照等因素也会对纳米材料在水环境中的行为产生影响。

2. 在土壤中的迁移

纳米材料在土壤中的部分行为与在水环境中相似，比如团聚和溶解，但也有很多不同，比如应变 (straining)、沉积/移动、扩散等，其中部分行为和土壤天然胶体相关 [29]。直接落在土壤上的 NPs，以及在污水处理厂的含纳米材料的污泥倾倒到土壤中后，从污泥基质中释放的 NPs 可能进入土壤孔隙中，发生同质团聚，团聚有可能再分散或通过重力沉降；NPs 和土壤胶体发生异质团聚。当 NPs 或团聚体接近孔壁时，将通过布朗运动扩散或者被直接拦截或附着。通过重力沉降和附着统称为沉积。NPs 在土壤中这些行为过程的概率因纳米材料和土壤的性质而异。在土壤中溶解的纳米材料的归趋与其可溶性成分一致。例如，Heggelund 等 [30] 发现 ZnO NPs 在土壤中的行为没有纳米特性，在归趋、溶解方面和块状 ZnO 有着类似的行为。

纳米材料在土壤中也会发生团聚作用，包括同质团聚和异质团聚。诸多研究证明团聚增加 NPs 的粒径，抑制 NPs 在土壤中的迁移。与水环境中类似，NPs 与土壤中胶体的强异质团聚作用，限制了其迁移能力 [31]。虽然土壤性质如何影响 NPs 的团聚还不是很清楚，但是已发现同一纳米材料在不同土壤中的团聚和迁移会有很大的差异 [32]。例如，黏土的边与边之间的正电荷密度较高，表面带负电的 Ag NPs 容易在其中团聚，形成大粒径的团聚体，从而大大降低了 Ag NPs 在其中的移动性。

纳米材料在土壤中的迁移能力还与土壤的理化性质 (组分、pH、离子强度、NOM 等) 有关。就氧化石墨烯 (GO) 而言，它在石灰岩介质中的迁移能力较在沙土中低很多，迁移能力随着土壤 pH 的降低而减小 [33]；细菌生物膜的存在也降低 GO 的迁移率 [34]；Ca^{2+} 的存在会促进 GO 的团聚并在 GO 和土壤之间形成链接，抑制 GO 在土壤中的迁移。土壤的理化性质一方面会影响 NPs 与介质间的范德瓦耳斯力，另一方面会改变 NPs 的表面电荷，从而影响 NPs 与介质间的静电作用力。这与对纳米材料在水环境中迁移能力的影响是相似的。比如，NOM

会稳定土壤中的 NPs，抑制同质团聚和异质团聚 [35]。

目前，纳米材料在土壤环境中的行为的研究报道基本局限于其在土壤孔隙环境中的迁移扩散，主要目的是考察纳米材料穿透土层污染地下水的可能性。研究方法主要是实验室的土柱模拟，和实际更接近的野外实践研究很少。但是，土柱模拟实验中的填塞材料已经从惰性固定相发展为天然土壤 [9]。这已经非常接近真实环境，可以获得纳米材料在土壤中的真实行为。

3. 在大气中的迁移

大约只有 $0.1\%\sim1.5\%$ 的纳米材料被释放到大气中 [36]，所以在大气中含量非常低。Gottschalk 等通过模型计算，得到荷兰空气中的 NPs 浓度在几 pg/m^3 水平 [37]，Mueller 和 Nowack 模拟计算给出瑞士上空中 Ag NPs 和 TiO_2 NPs 的浓度分别为 $1.7\ ng/m^3$ 和 $1.5\ ng/m^3$ [38]。大气中的自然源和人为源释放的 NPs 会发生复杂的物理和化学变化，包括团聚、溶解、吸附、氧化和光化学反应，并且与大气中其他化学物质、共存污染物相互作用，并随气流进行长距离迁移 [39,40]。目前这方面的研究更多关注空气污染物形成的颗粒物，对纳米级颗粒物的关注近几年才开始。虽然医用纳米材料在空气中的释放很低，考虑到持续增加的产量、在空气中的长距离迁移和复杂的光化学反应，今后还是需要关注。

9.2.3　医用纳米材料在环境中的分布和形态

尽管现在有许多关于医用纳米材料风险评估的研究 [41]，但对其潜在的暴露，即环境中医用纳米材料的当前和未来浓度以及归趋知之甚少。有关纳米材料在医用产品中的信息很少；在相关产品的使用、回收和处置中的释放也是未知的。同时多数释放源都是非点源，例如人和家庭。这让医用纳米材料在环境中的浓度和分布数据极度缺乏。分析测量现实环境中纳米材料的规范、系统几乎是不存在的，更不要说医用纳米材料。因此都是通过一些模型来估计纳米材料的浓度和分布，而模型的准确性取决于对纳米材料的生命周期和生产量的准确认知。遗憾的是，目前这些信息是缺乏和不精确的，所以用模型估算的结果只能作为参考，与现实情况有相当的差距 [42]。

研究人员用模型估算了一些重要纳米材料，包括 Ag、TiO_2 和碳纳米材料，在环境中的浓度 [43]。估算的地表水中的医用纳米浓度在一个很宽的范围内，这可能是真实环境中的情况，也可能是方法带来的差别或者是两者的叠加。因为进入市场的医用纳米材料的量不能准确知道，这种自上而下的模型方法很容易得到错误的结果。同样，在局部利用自下而上的模型得到的估计值也是多变的。TiO_2 NPs 和 Ag NPs 在地表水中的浓度分别为 $11\sim1600\ ng/L$ 和 $4\sim320\ ng/L$ 的范围内 [42]。模型推算的欧洲河流中的 ZnO NPs 和 Ag NPs 的分布结果显示，一半的河段中 Ag NPs 的长期 (数月至数年) 平均浓度大于 $0.002\ ng/L$，ZnO NPs 的大于

1.5 ng/L[42]。这些浓度数据是仅基于家用产品的预测，而且基于最近对纳米材料排放的估计，并未考虑未来可能增加的排放，说明预测的长期浓度是被低估的，也加剧了风险估计的不可靠性[42]。

除了用模型预测，研究人员已经在环境样品中分析到纳米材料的存在。例如，Hoque 等对加拿大污水处理厂的废水进行分析时发现其中含有 Ag NPs，平均粒径为 9.3 nm，浓度为 1900 ng/L[44]。Luo 等分析污水处理厂污水排放口附近沉积物，发现其中存在 TiO$_2$ NPs[45]。这说明纳米材料确实存在于我们的环境中，不可忽视。

进入环境中的纳米材料，除了发生前面所述的团聚和沉降这类物理过程的转化外，也会发生化学和生物过程的转化[46,47]。化学过程的转化包括之前所述的溶解/降解和后续的化学种态的改变、氧化还原反应、光化学反应等。比如，ZnO NPs 在土壤中会溶解成锌离子，而锌离子会转化成各种种态 (例如 ZnS、Zn$_3$(PO$_4$)$_2$、Zn 的半胱氨酸络合物)，也会吸附在矿物的表面。具体会如何转化，和环境条件密切相关[48]。生物过程的转化包括生物降解和生物改性。例如微生物介导的碳纳米材料的生物降解和表面改性[49]。这些转化有可能增加或降低纳米材料的毒性[50]，也有可能不会改变纳米材料的毒性[51]。纳米材料在环境中的转化依赖于纳米材料本身的性质和所处环境条件，但两方面的因素都非常复杂并互相牵连，目前还有很多问题没有厘清，比如多长时间才会发生转化、转化是否可逆、转化对纳米材料的生物累积和持久性有没有影响等[9]。

9.2.4 医用纳米材料的生物蓄积和放大

纳米材料容易被各种生物摄取，但摄取能力差别很大，摄取过程和机制还不完全清楚，部分摄取过程具有纳米特性依赖性。另外，纳米材料会在生物体内蓄积，能够沿食物链传递，但绝大部分没有生物放大作用[52]。针对食物链传递规律的研究多为从初级到次级的营养传递，向更高营养级传递的基础数据不多，而且结果受定量方法、暴露时间、暴露过程中纳米材料的理化特性、分散及转化等影响。此外，考虑到所用的纳米材料的浓度普遍偏高，所用的体系多为模拟体系，和实际环境不符，生物蓄积或生物放大的结果外推到真实环境还比较困难[53]。

在多种陆生食物链中都观察到各种 NPs 沿食物链转移，但绝大多数没有生物放大作用。Ag NPs 在土壤蚯蚓-跳虫食物链的转移随着剂量增加而增加，会抑制跳虫的运动[54]。聚乙烯吡咯烷酮 (PVP) 修饰的 Ag NPs 可以通过大肠杆菌转移到秀丽隐杆线虫，而且 25 nm 的颗粒比 75 nm 的颗粒更容易在食物链中积累[55]。类似地，TiO$_2$ NPs 可以从植物体内转移到蝴蝶幼虫体内，并通过幼虫排泄物在环境中传播[56]。研究 CeO$_2$ NPs 在陆地食物链莴苣-角虫-鸡中的迁移和转化发现，经莴苣-鸡、莴苣-角虫和角虫-鸡转移后，CeO$_2$ NPs 的生物放大因子分别为

0.179、0.246 和 0.403，即在双营养和三营养食物链暴露期间没有生物放大 [57]。量子点通过食物吸收从纤毛虫转移到更高营养的轮虫中，但在轮虫中未观察到量子点生物放大 [58]。聚苯乙烯纳米球 (nPS) 能从土壤到绿豆再到消费者非洲巨蜗牛转移 [59]。在 Au NPs 的研究中观察到了生物放大。5 nm、10 nm 和 15 nm Au NPs 从初级生产者烟草到初级消费者烟草角虫的营养转移和生物放大作用平均因子分别是 6.2、11.6 和 9.6 [60]。

　　纳米材料的水生食物链转移研究较多，但同样很少观察到生物放大。最近的一项研究发现，中国太湖水生生物中存在 Ag NPs (18.8 ~ 41.0 nm) 和 Ti NPs (46.6~116 nm)，Ag NPs 表现出高生物累积潜力，在鱼食物链中表现出生物放大，而 Ti NPs 则是被生物稀释 [61]。类似地，10 μm 和 20 μm 长的 PVP 修饰的 Ag 纳米线能够沿着莱茵衣藻-大型溞-斑马鱼这条食物链转移，影响到更高营养水平的有机体，而且 10 μm 的纳米线比 20 μm 的在鱼体内的积累量大 [62]。不过，在卤虫-黑点青鳉食物链中，Ag NPs 没有表现出显著的生物放大效应 [63]，在四级食物链绿藻-水蚤-血蠕虫-鲤鱼中，Ag NPs 的食物链转移仅发生在绿藻到水蚤之间，也没有观察到生物放大作用 [64]。同样，多项研究表明，各种 NPs 在水生食物链中转移，但生物放大效应不明显。如 TiO$_2$ NPs 从大型溞转移到斑马鱼 [65]，从沙蚕向大菱鲆幼鱼转移 [66]。常雪灵课题组在不同营养层次的水生食物链藻-大型溞-斑马鱼上，完整地研究了富勒醇在水生食物链的传递、转化和代谢的规律 [67-70]。富勒醇经过三级食物链斜生栅藻-大型溞-斑马鱼传递，在斜生栅藻-大型溞二级食物链中出现富勒醇的生物放大作用，但鱼对富勒醇摄食速率远小于对其净化代谢速率，即富勒醇能够通过三级食物链的暴露传递，但不会在鱼体内造成大量累积，对高营养级别的生物鱼不具有生物放大作用 (图 9.2)[70]。总体来说，低剂量的碳纳米颗粒在实际暴露环境中，更容易被绿藻和浮游生物所捕获同化或消化，可能被高营养级别的鱼体生物净化和排泄。NPs 可以通过食物链向上转移，从浮游生物进入鱼 [71]。以藻类莱茵衣藻、大型溞、二次消费鱼中华青鳉和终端消费鱼谈氏鰤为四级食物链的实验中也发现 NPs 沿食物链传递 [72]。

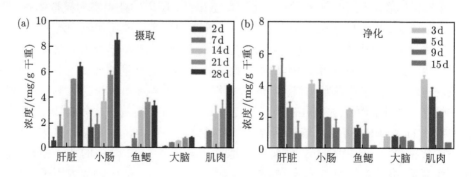

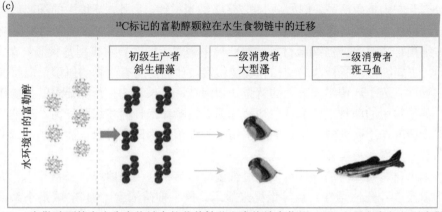

图 9.2　富勒醇颗粒在水生食物链中的营养转移和生物放大作用。(a) 斑马鱼各组织对富勒醇的摄取；(b) 斑马鱼各组织对摄取的富勒醇的净化代谢；(c) 富勒醇在水生食物链中的营养转移和生物放大示意图。引自文献 [70]，有改动

9.3　医用纳米材料的生态效应

医用纳米材料从各个渠道进入环境介质中后会在水、土壤、大气、生物圈中相互迁移转化。在此过程中，对土壤和水体中的各种各级生物造成影响 [2,73,74]。下面我们选择性概述医用纳米材料对部分典型的土壤、水体和大气中的生物的影响、相关机制和影响因素。

9.3.1　土壤环境中的纳米材料

1. 微生物

微生物在环境中广泛存在，数量巨大，种类繁多，在自然界物质循环和维持生态平衡中发挥着重要作用。1 g 土壤中含有多达 6000~50000 种、10^{10} ~10^{11} 个细菌和多达 200 m 的真菌菌丝 [75]，代表了土壤中看不见的大多数微生物。如果被释放到环境中的医用纳米材料进入环境，对微生物产生毒性效应，破坏微生物种群，打破土壤微生物的平衡，可能导致土壤缺乏活力、降解有机物能力减弱、影响植物正常生长，进而导致诸如土地沙漠化等更严重的问题，甚至危及生物圈的物质循环和能量循环，对整个生态系统产生威胁。

总体来说，医用纳米材料，尤其是作为抗菌材料使用的纳米材料，显著抑制微生物的生长和繁殖。由于纳米材料对细菌和真菌的毒性研究最多，下面就以它们为代表，总结医用纳米材料对微生物造成的影响和危害。

1) 细菌

纳米材料对细菌的作用研究非常广泛，从个体生化反应到包含多种细菌的复杂生态系统等多个层面，都有涉及 [76-78]。这是因为很多纳米材料具有抗菌作用，

已经被开发为抗菌产品,例如 Ag 和 ZnO 纳米材料。另外,环境中的细菌能够吸附、沉降纳米材料,在影响纳米材料的环境行为和归趋的同时被纳米材料影响。

细菌种类繁多,但纳米材料抗菌研究中最常用的实验室模型是大肠杆菌 (E. coli),主要因为大肠杆菌的结构和功能常常被认为是所有生物的原型,而且其基础生物学、分子遗传学等方面的背景知识清楚,生长迅速、营养要求低且操作简单。其他常用的菌种包括金黄色葡萄球菌、枯草芽孢杆菌和绿脓杆菌。在纳米材料对细菌的作用研究中,往往同时采用多种细菌作为研究对象,而且越来越关注细菌群落及现实环境体系。

纳米材料对细菌的毒性可以通过细菌的存活率、生长曲线、繁殖能力、突变能力以及非致死性毒性终点等指标来显示。最小抑菌浓度 (MIC) 或最小杀菌浓度 (MBC) 提供了一种标准化的方法来比较纳米材料对细菌的毒性。细菌的形态学变化观察、氧化应激指标、特殊蛋白质含量和酶活性的测量也是常用的技术手段。此外,更加灵敏且定量分析的组学方法 (如基因组学、蛋白质组学和代谢组学) 等的应用大大提高了我们对纳米材料的细菌毒性的了解。对细菌菌群的影响一般显示在微生物生物量、群落活动、群落组成和丰富度、微生物多样性、基因组和结构多样性的变化等方面。

金属及金属氧化物纳米材料多有广谱的抗菌性能,典型的代表就是 Ag NPs 和 ZnO NPs。北极土壤中加入质量分数为 0.066% 的 20 nm Ag NPs、20 nm Cu NPs 和 15 nm SiO$_2$ NPs 就能抑制土壤中多数细菌的生长,降低土壤中细菌脂肪酸含量。其中加拿大缓生根瘤菌对 Ag NPs 尤其敏感,生长量数量级减少,易感程度比对照高出 100 万倍 [79]。Ag NPs 抑制土壤基质中绿针假单胞菌 O6 的生长 [80]。研究 Ag NPs 对农牧交错带土壤细菌和真菌群落的影响显示,Ag NPs 显著降低土壤脱氢酶和脲酶活性,改变细菌群落组成,酸杆菌和疣状杆菌的相对丰度显著降低,变形杆菌增加 [81]。CuO NPs 与土壤青枯菌相互作用,阻止生物膜的形成,减少菌群移动,干扰 ATP 的产生。从超微结构观察到,与 CuO NPs 作用后,细胞膜受到明显的机械损伤,并伴有大量 NPs 的吸收 (图 9.3)[82]。就医用纳米材料来说,Ag NPs 是使用量最大的含金属纳米材料,同时它的毒性也最大。商品化的 ZnO NPs 和 CuO NPs 对绿针假单胞菌 O6 有明显的毒性,但 CuO NPs(MIC 为 200 mg/L) 比 ZnO NPs(MIC 为 500 mg/L) 的毒性更大 [83]。当 ZnO NPs 中掺杂镁离子时,对细菌的毒性降低 [84]。

Huang 等 [85] 研究 ZnO NPs 对土壤中根瘤菌-豆科植物共生关系的影响时发现,ZnO NPs 会改变根瘤菌的形态,损伤细菌外膜,使细胞质中出现包涵体,直至细菌死亡;溶出 Zn^{2+} 影响根际 pH 并促使产生活性氧 (ROS),延缓了根瘤菌与寄主植物间早期的相互作用。TiO$_2$ NPs 对根瘤菌-豆科植物共生有类似的影响,包括改变根瘤菌的细胞表面形态,破坏根瘤菌-豆科植物的共生系统,延缓结瘤与

生物固氮等 [86]。1 mg/g 的 ZnO NPs、SiO$_2$ NPs、TiO$_2$ NPs 和 CeO$_2$ NPs 作用于农业土壤，通过热代谢、功能菌丰度和酶活性分析发现，ZnO NPs 和 CeO$_2$ NPs 可抑制土壤产热代谢，减少土壤固氮菌、溶磷菌和溶钾菌的数量，抑制酶活性，TiO$_2$ NPs 降低了功能菌的丰度和酶活性，而 SiO$_2$ NPs 则对土壤微生物活性有一定的促进作用 [87]。在加利福尼亚草原采集的土壤中研究不同浓度的 15~20 nm TiO$_2$ NPs 和 20~30 nm ZnO NPs 对土壤细菌的影响发现，它们都降低了细菌的生物量和多样性，也改变了土壤细菌群落的组成，而且 ZnO NPs 的作用强于 TiO$_2$ NPs 的，这些现象与暴露时间和浓度呈正相关 [88]。

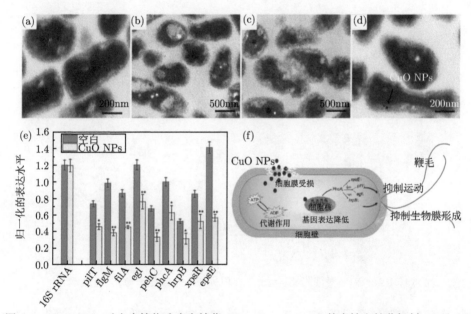

图 9.3　CuO NPs 对土生植物致病青枯菌 (*R. solanacearum*) 的毒性和抑菌机制。(a)~(d) 不同浓度 CuO NPs 作用下青枯菌的 TEM 图: (a) 0 μg/mL，(b) 125 μg/mL，(c) 250 μg/mL，(d) 250 μg/mL；(e) CuO NPs 作用前后青枯菌内与运动能力、生物膜形成、致病有关的基因的表达水平；(f) 抑菌机制。引自文献 [82]，有改动

　　碳纳米材料，如富勒烯、CNT 和石墨烯，对细菌也有毒性，但毒性受很多因素影响 [89,90]。富勒烯、石墨烯和多壁 CNT (MWCNT)，显著改变了土壤细菌群落的组成，但对土壤优势菌的迁移影响不大 [91]。4 mg/L、20~500 nm 的富勒烯团聚体使大肠杆菌和枯草芽孢杆菌生长缓慢、繁殖抑制、有氧呼吸速率降低 [92]。

　　有机纳米材料也对细菌产生影响。研究阳离子囊泡对菲氏弧菌的影响时发现，十二烷基硫酸钠/十二烷基二甲基溴化铵囊泡 (SDS/DDAB) 和单油酸/油酸钠组成的囊泡 (Mo/NaO) 抑制细菌的发光，但只有 SDS/DDAB 囊泡引起基因毒性，

而且纳米材料在环境中的老化会导致囊泡的破裂和内部组分的泄漏，增强对细菌的毒性 [93,94]。

医用纳米材料对细菌的毒性机制是复杂的，并未完全阐明。由 ROS 产生的膜损伤和由纳米材料引起的物理损伤被认为是主要的途径 [95]。ROS 的形成是已经被广泛认可的 NPs 毒性机理之一。NPs 诱导细菌产生 ROS，对其各组分产生损伤 (图 9.4)[95,96]。ROS 导致含硫氨基酸间形成二硫键，干扰蛋白质的结构和功能；ROS 间接破坏细菌细胞的遗传物质导致 DNA 双链断裂、交联和形成加合物。

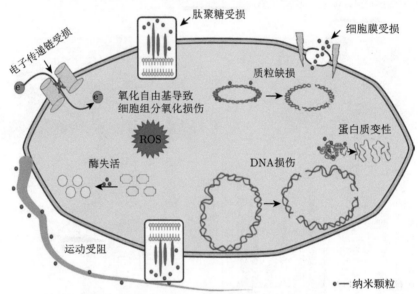

图 9.4　NPs 对细菌及其组分的作用机制。引自文献 [95]，有改动

细菌的细胞壁是阻碍 NPs 进入细菌的有效隔膜。大粒径的 NPs 是很难穿过细胞壁的，但小粒径的 NPs 还是能够通过不同途径穿过细胞壁 [97,98]。进入细菌的 NPs 在内部作用，引发不同的效应。同时，NPs 能黏附或嵌在细胞壁上，通过物理作用使细胞壁凹陷，改变细胞膜渗透性，破坏细胞壁的完整性和功能，从而导致细菌死亡；黏附的 NPs 可能释放金属离子进入细菌，阻挡细菌摄入营养物质 (如蛋白质)，还可能改变细菌的膜电位，导致细菌自由基水平显著升高，影响物质摄取和代谢等生物过程，最终导致细菌的损伤和死亡 [99,100]。

还有一些其他因素造成毒性，如 NPs 引起的 DNA 和蛋白质损伤以及酶失活。此外，环境中的污染物常常是多种共存的，NPs 与环境污染物联合对细菌产生或协同或拮抗的毒性效应 [101]。

纳米材料的化学组成、粒径、表面性质、浓度，细菌的种类、数量，土壤类型和理化性质、物种丰富度、和纳米材料的作用，以及光照、温度等外界条件等因素综合影响纳米材料与土壤细菌间的相互作用[102]。

总体来说，金属和金属氧化物纳米材料比碳纳米材料 (富勒烯和 CNT) 对土壤微生物的毒性更大[103]。金属 NPs，例如 Cu、Ag、Au 和 Zn，均具有抗菌活性[104]。金属和金属氧化物 NPs 即使浓度非常低 (小于 1 mg/kg) 也可能对微生物的活性、丰度和多样性造成有害影响；与之相反，多在高浓度 (如大于 250 mg/kg) 才能观察到碳纳米材料的负面影响[105]。

除了化学组成，纳米材料的尺寸、形状、表面电荷和团聚等的变化可显著改变纳米材料与细菌的作用[106]。细菌表面带有负电荷，因此，一般来说，表面带正电的 NPs 对细菌的毒性更强。比较未修饰、柠檬酸修饰、PVP 修饰和聚乙烯亚胺 (PEI) 修饰的 Ag NPs 对革兰氏阳性菌的影响，证实表面正电荷越多的 Ag NPs 抑制细菌生长的能力越强，其中 PEI 修饰的 Ag NPs 表面带有最多的正电荷，抑菌能力最强[107]。环境介质可以调节 NPs 的表面电荷密度，影响其对细菌的毒性[100]。在生理盐水中，CeO_2 NPs 带正电，与细胞壁之间的静电作用导致细胞外膜失稳、ROS 增加、细菌活力降低；在磷酸盐缓冲液中，NPs 与细胞壁之间的接触明显减少，因此没有明显的细胞毒性。光照下，棒状和球形的 TiO_2 NPs 比管状和片状的对大肠杆菌和嗜水气单胞菌具有更高的毒性[108]。究其原因，发现是 TiO_2 NPs 聚集体的排列及其与细菌表面的相互作用受形状的影响 (图 9.5)。纳米管聚集成束，纳米片相互堆叠，减小了它们的暴露表面积，从而减少了与细菌表面的接触；纳米球因球形几何形状和各向同性形成了不紧密的聚集体，在细菌表面未显示出特定的取向，与细菌之间的接触程度更高；纳米棒因其较低的长径比表现得更像纳米球，因此毒性较高，但低于球形 TiO_2 NPs 的毒性。可见，纳米材料的形状间接影响了其团聚/分散，从而影响了其细菌毒性。Bradford 等也发现聚集状态的 Ag NPs 对细菌生长的影响很小[109]。

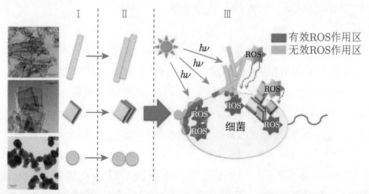

图 9.5　不同形状的 TiO_2 NPs 对细菌的光毒性。引自文献 [108]，有改动

含金属的纳米材料的杀菌性能与其溶解性能密切相关。例如，Ag NPs 的杀菌

能力主要来源于其释放的银离子, 而不是 NPs 本身 [110]。因此, Ag NPs 的大小、形状、表面包覆等对其抗菌性能的影响都是间接的, 一方面影响银离子的释放速度和程度, 另一方面影响 Ag NPs 的转运和生物利用度等 [110]。对生物膜, 情况则不十分明朗, 除了银离子, NPs 本身也有贡献 [9]。因此, 对于这一类具有溶解性的纳米材料, 除了关注它们的离子释放速度和能力, 也需要具体情况具体分析。

两种不同纳米材料联合作用也会改变单个纳米材料的毒性。研究人员观察了金属氧化物 NPs 单独或联合对亚硝化单胞菌的急性毒性 [111]。他们发现 TiO₂ NPs 能够减轻 CeO₂ NPs 的毒性, 联合显示拮抗作用, 毒性低于单一 NPs; 而混合的 CeO₂ NPs 和 ZnO NPs 则显示协同作用, 毒性高于单一 NPs。两种不同 NPs 和细菌之间的静电作用对它们的直接接触和最终的毒性起关键作用。现实环境中是多种污染物共存的复合污染体系, 今后需要对联合毒性加以关注。

纳米材料的细菌毒性也因细菌类型而异。例如, 革兰氏阳性菌和革兰氏阴性菌的膜成分不同, 导致它们对同一纳米材料的响应不同 [112]。研究 TiO₂ NPs 对土壤细菌的丰度和活性影响时发现, 暴露 90 天后, 在 0.05~500 mg/kg 干土浓度范围内, TiO₂ NPs 都能使氨氧化古菌 (AOA) 丰度降低 40%, 而硝基螺旋体则未受影响; 在中等浓度下, 氨氧化细菌 (AOB) 和革兰氏阴性菌硝化细菌的丰度降低 [113]。

土壤性质的影响发生在土壤中的所有反应。土壤的盐度、质地 (例如沙土、黏土等)、pH、NOM 等决定了纳米材料的生物利用度 [29]。研究 10 nm Ag NPs 对绿针假单胞菌 O6 的毒性时, 在沙土中观察到细菌死亡, 但壤土中没有细菌死亡 [80]。壤土中的钙离子、氯离子、腐殖酸改变了 Ag NPs 的团聚, 从而缓解了对细菌的毒性。六种不同质地和有机质含量的农业土壤暴露于低环境相关浓度或意外峰值的 TiO₂ NPs (分别为 1 mg/kg 干土和 500 mg/kg 干土)90 天, 也观察到不同的响应 [114]。只有高有机质的粉质黏土中的微生物群落的活性和丰度受到影响, 说明土壤 pH 和 NOM 含量是决定因素。

2) 真菌

土壤真菌占地下总微生物量的 81%~95%, 因此真菌同样是数量大、种类多的群类。真菌具有真正的细胞核, 通过化能有机营养获得能量, 以孢子进行繁殖, 在生态环境中扮演重要的角色, 包括分解动植物遗体、遗物和排泄物, 参与物质循环和能量传递。医用纳米材料, 特别是研发的医用抗真菌的纳米材料, 进入环境后不可避免地会影响真菌的生长、结构和生物活性, 从而引起环境生态效应和潜在风险 [115,116]。

NPs 可以改变环境微生物群落组成, 进而影响环境真菌的功能。Ag NPs 能降低土壤中细菌脂肪酸含量, 但提高真菌脂肪酸含量, 并抑制土壤呼吸作用 [117]。在 Ag NPs 作用下, 土壤中优势菌柔膜菌目 (*Helotiales*) 比例显著降低 (从 75% 降低到 7%), 而肉座菌目 (*Hypocreales*) 则从 1% 提高至 70%; 土壤的主要基因随着 Ag NPs 浓度增加，从横节霉菌 (*Chalara*) 变成虫草菌属 (*Cordyceps*) 和棒束孢属 (*Isaria*)，最后主要是 *Cordyceps*。Liu 等报道 Au NPs 对黑曲霉 (*Aspergillus niger*)、冻土毛霉 (*Mucor Hiemalis*) 和产黄青霉 (*Penicillium chrysogenum*) 的存活率有抑制作用，而且对黑曲霉的抑制有粒径效应 [118]。

白腐菌是一类能降解木质素并引起木材白色腐烂的真菌，对碳循环极为重要。CdSe/ZnS 量子点对四种白腐菌云芝 (*Trametes versicolor*)、凤尾菇 (*Lentinus sajor caju*)、平菇 (*Pleurotus ostreatus*) 和黄孢原毛平革菌 (*Phanerochaete chrysosporium*) 的生长有不同的抑制作用，对 *L. sajor caju* 的毒性最大 (半效应剂量 EC_{50} 为 2.04 mg/L)[119]。羧基和氨基修饰的 CdSe/ZnS 量子点都引起 *P. chrysosporium* 从丝状变为颗粒状 [120]。Ag NPs 和 Cu NPs 均可抑制 *T. versicolor* 的生长和分解颗粒板的能力，且 Cu NPs 的抑制率更高 [121]。对 Ag NPs 和 *P. chrysosporium* 作用的研究发现，硫源、Ag NPs 释放的银离子是重要影响因素 [122,123]。

金属氧化物 NPs 也对真菌群落和落叶腐烂功能产生影响。在研究 ZnO NPs 对赤桦木树叶腐烂的影响时发现，NPs 降低了微生物的多样性，优势菌从未分类真菌、接合菌和担子菌变为了子囊菌和壶菌 [124]。沙土中 Fe_3O_4 NPs 大幅抑制了真菌数量和质量，抑制枯草分解，且体系的二氧化碳含量和溶解有机物都下降 [125]。而 TiO_2 NPs 可以防止黑甲肉座菌和卷枝毛霉对不同木材的腐烂，经 TiO_2 NPs 处理后，白腐菌和褐腐菌都无法在木材上定殖 [126]。

现有研究一致表明，碳纳米材料同样影响环境真菌的丰度和群类 [127]。Rodrigues 等报道了羧基化 CNT 抑制土壤真菌数量，其中对青霉菌和正青霉影响最大，可能对磷溶解、循环产生阻滞 [128]。GO 对土壤真菌的生长表现出低浓度刺激、高浓度抑制，但随着暴露时间增加，刺激作用减弱、抑制作用增加。同时，GO 改变了土壤真菌的组成，球孢菌 (*Goidanichiella sphaerospora*) 等丰度下降，弯孢节丛孢 (*Arthrobotrys musiformis*) 等丰度增加 [129]。石墨烯和 GO 抑制黄曲霉 (*Aspergillus flavus*) 和黑曲霉 (*Aspergillus niger*) 的生长，引起菌丝的变形、粗糙化和扁平化，发生细胞核和染色质固缩等凋亡现象，毒性导致糖苷酶的活性下降 [130]。杨胜韬课题组系统研究了石墨烯、CNT、富勒烯和纳米金刚石对白腐菌 *P. chrysosporium* 的生长、结构和功能的影响，并发现碳纳米材料在白腐菌培养体系中发生转化 (图 9.6)[131-133]。分散性良好的 GO 和羧基化富勒烯对白腐菌产生严重的毒性，引起白腐菌生物质量下降、菌丝变短和无序化、细胞出现空泡等毒性效应，进而抑制白腐菌分泌漆酶和锰过氧化物酶的活性，抑制对活性艳红和木材的分解作用。培养体系中团聚明显的还原 GO、CNT、富勒烯和纳米金刚石则对白腐菌的毒性较小，甚至在低浓度表现出一定的刺激效应。除了未修饰的 CNT 因大量进入白腐菌细胞对其分解活性有一定抑制，其他几种材料对其分解活性的抑制均比较小。一些研究关注了碳纳米材料对白腐菌产酶的影响，发现不同材料刺激或不影响产酶[134,135]。

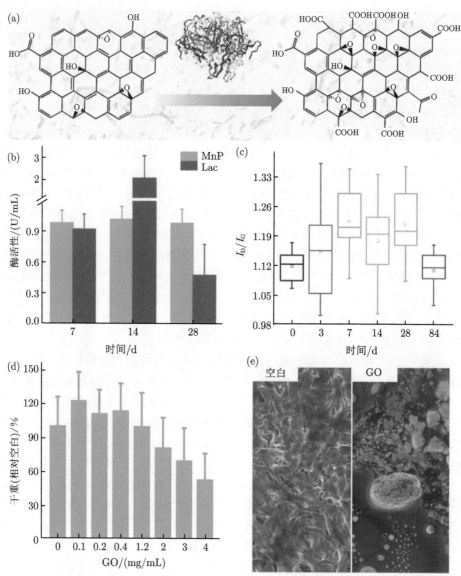

图 9.6　石墨烯的转化及其对白腐菌 *P. chrysosporium* 分解作用的调节。(a) 石墨烯在白腐菌培养体系转化的示意图；(b) 石墨烯对酶活性的影响；(c) 石墨烯拉曼光谱的 I_D/I_G 变化；(d) GO 抑制白腐菌干重；(e) GO 破坏白腐菌菌丝。引自文献 [131]～[133]，有改动

与无机纳米材料类似，有机纳米材料对真菌也有影响，且体系不同影响不同。固体脂质纳米粒 (SLN) 对真菌的生长具有一定刺激效应，含山嵛酸甘油酯和低十六烷基三甲基溴化铵 (CTAB) 的 SLN 的刺激作用比含硬脂酸甘油酯和高 CTAB

的 SLN 的刺激效应更强[136]。Nomura 等研究了 nPS 对米曲霉和构巢曲霉的毒性[137]。羧基表面的 nPS 不能进入细胞，也不引起细胞死亡，而氨基表面的 nPS 在不同培养体系中行为和毒性不同。在 NaCl 液体培养基中，nPS 进入米曲霉细胞，而无法进入构巢曲霉细胞；在蔗糖培养基中，nPS 覆盖在真菌表面，导致细胞死亡；在琼脂培养基中，nPS 也不能进入细胞，这是细胞性质以及纳米材料与细胞作用不同导致的。Galindo 等发现 SDS/DDAB 囊泡和 Mo/NaO 囊泡显著抑制了四种白腐菌的生长[119]。

纳米材料除了直接作用于真菌，还可能通过真菌间接地对其他环境生物产生影响。Cu NPs (5~50 mM) 和 Ag NPs (5 mM) 刺激苏格兰松菌根侵染，Ag NPs (25 mM 和 50 mM) 抑制菌根形成[138]。Ag NPs 降低了丛枝菌根真菌的群落多样性、真菌的生长和功能、菌根侵染率、碱性磷酸酶活性以及磷吸收利用，最终抑制玉米生长[139]。Fe_3O_4 NPs 对丛枝菌根真菌有类似的影响[140]。

除了负面影响，纳米材料与真菌的作用也产生有益的环境效应。Wang 等报道丛枝菌根能减轻 ZnO NPs 对玉米的毒性，减少玉米对 Zn 的富集[141]。根内球囊霉菌的分泌物球囊霉素可以降低 ZnO NPs 对胡芦巴的毒性，即对 Zn 的摄入和迁移降低，根和地上部的质量、长度均更高[142]。

不难看出，医用纳米材料对真菌都有影响，但毒性结果之间差别较大，需要对具体的纳米材料具体分析，而且因为体系复杂，同类材料的毒性数据差异也非常大。Ag NPs 对真菌的毒性研究主要采用的浓度范围是 0.01~100 mg/L，低于 10 mg/L 时 Ag NPs 已经表现出毒性效应[117,122,143]。ZnO 的毒性测试用到的浓度范围为 5~800 mg/L[141,142,144-148]。CuO NPs 引起真菌毒性的最低效应浓度为 5~400 mg/L。石墨烯的毒性效应最低在 1 ng/kg 土的剂量下就被观测到，但也有研究在 100 mg/L 下仍观察不到石墨烯毒性[129,132]。TiO_2 NPs 对真菌的生长抑制作用发生在 15 g/L，在环境浓度下几乎可以认为无毒。基于现阶段的研究成果很难得出医用纳米材料对真菌毒性的结论性判断，不过金属离子溶出明显且离子毒性大的 Ag、ZnO 等 NPs 对各类真菌影响最大，主要的毒性机制是溶出的金属离子引起氧化应激。不含金属的碳纳米材料总体表现出较低的真菌毒性和较高的环境稳定性，在现有环境浓度下对环境真菌不构成明显威胁。

影响纳米材料对真菌作用的因素来自三个方面：一是纳米材料的物化性质，包括化学组成、粒径、表面性质、分散和团聚、浓度，直接或间接决定了 NPs 的电荷和分散性，是调控纳米材料对真菌毒性的关键因素；二是真菌的种类；三是环境体系的条件，包括土壤的理化性质、物种丰富度、光照、温度等。这些因素综合影响纳米材料与真菌间的作用。

不同纳米材料对真菌的影响差别非常大，与纳米材料的化学组成和化学稳定性有很大关系。金属离子溶出明显且离子毒性大的 NPs 对各类真菌影响最大；碳纳米材料总体表现出较低的真菌毒性。粒径是纳米材料的基本纳米特性,对其生物效应影响明显,但没有一致的规律。Liu 等发现花形和星形 Au NPs 对黑曲霉、冻土毛霉和产黄青霉的毒性大于球形的 [118]。表面基团和电荷是非常重要的影响因素,尤其是影响 NPs 的分散和团聚。Guo 等发现 PVP 修饰和柠檬酸修饰的 Ag NPs 都主要沉积在 *P. chrysosporium* 生物膜的中下层,但 PVP 修饰的引起细胞活力下降,而柠檬酸修饰的没有明显毒性 [122]。氨基化 CdSe/ZnS 量子点比羧基化的更容易被白腐菌细胞摄入 [149]。羧基化的 nPS 不能进入米曲霉和构巢曲霉细胞,引起真菌死亡,但氨基化的 nPS 在不同培养体系中对两种真菌影响不同,有能进入细胞引起真菌死亡的,也有不产生影响的 [137]。另外,浓度也是关键因素。Zhang 等观察到 TiO$_2$ NPs 在低浓度下刺激多头绒泡菌生长,高浓度下抑制其生长 [150]。

真菌对纳米材料的敏感程度和真菌种类密切相关。Cu NPs 抑制白腐菌生长和分解颗粒板的能力比 Ag NPs 的强 [121],但对病原真菌和木头腐烂相关真菌的抑制能力则相反 [151]。Au NPs 抑制云芝、凤尾菇和平菇的生长,但不影响黄孢原毛平革菌的生长 [119]。

真菌生存环境复杂,其中的许多因素影响纳米材料对真菌的作用。牛血清白蛋白和半胱氨酸都能减轻 Ag NPs 引起的白腐菌细胞活力降低 [152]。土壤不同,CuO NPs 导致真菌脱氢酶活力和真菌数量改变的能力不同,有下降也有上升 [146]。在红壤性水稻土和黄石土中石墨烯和 GO 对土壤真菌丰度的影响表现为刺激,在黄壤土和黄壤性水稻土中则表现为抑制 [153]。

2. 植物

植物作为环境的重要组成部分,是生态系统的主要生产者,对生态系统的功能至关重要。当医用纳米材料进入环境与植物接触时,不可避免地影响其生物性能 [154]。纳米材料对植物生理活性的影响已经有大量研究 [155,156]。已有数据显示,NPs 能够被植物吸收,在植物体内迁移和转化,抑制包括粮食植物在内的植物的生长,影响根瘤共生体固氮在内的养分循环等。植物扎根于土壤来吸收养分,根系是受纳米材料影响最大的部分。纳米材料会附着在植物根部,部分进入植物根部从而影响植物的其他部位。土壤纳米材料与植物叶片接触概率低,再加上叶片表面存在脂质保护层,因此纳米材料更多是黏附在叶片表面,只有极少量可以经由气孔进入叶片。实际上对植物叶片造成影响更多的是由于纳米材料及其释放的离子经由植物根系吸收后,运输至植物其他部分,如叶片,所导致的离子毒性。

大多数纳米材料对种子并无明显不良影响。例如,Ag、CeO$_2$、ZnO 等 NPs 对大豆种子萌发和生长无不良影响 [157,158]。MWCNT 还可以促进大麦、大豆和玉米的种子萌发 [159]。没有较大影响的原因可能是 NPs 无法进入种子内部。可以推测，具有溶解性的含金属纳米材料对种子的影响有可能大于不易溶解的纳米材料；能进入种子的纳米材料对种子的影响大于不能进入种子的纳米材料 [160,161]。

但多数情况下，纳米材料对植物根系生长有抑制作用。Ag NPs 可以显著地诱导水稻根部细胞氧化应激从而抑制植物根部生长 [162]，在植物中能够以颗粒和离子形式存在 [163]。在大部分情况下，倘若不考虑颗粒浓度，Ag NPs 的毒性要小于银离子。这是因为 Ag NPs 滞留在植物的外周组织中，而银离子渗透性更强，可以通过植物根部被运输到植物的其他部位。因此，因溶解度更高，小粒径 Ag NPs 比大粒径的具有更高的植物毒性 [164]。同样，ZnO NPs 也抑制植物根部生长，但是毒性较 Ag NPs 低，其植物毒性源于 ROS 过量产生、NPs 和溶解离子的联合毒性 [165]。同样，ZnO NPs 的毒性小于溶解的锌离子的毒性 [166]。研究人员发现 ZnO NPs 导致黑麦草生物量显著减少、根尖萎缩、根表皮和皮层细胞高度空泡化或塌陷，但毒性并不能完全由溶解解释 [167]。ZnO NPs 在根表面强力黏附，在根内胚层和中柱的质外体和原生质体中观察到单个的 ZnO NP，但很难观察到 ZnO NPs 在黑麦草中向上转运。其他易溶解的含金属 NPs 也有类似的植物毒性 [168]。对植物根系有损伤的还有稀土氧化物纳米材料。张智勇课题组研究 La_2O_3、Gd_2O_3、Yb_2O_3 和 CeO_2 等 NPs 对 7 种高等植物 (萝卜、油菜、番茄、莴苣、小麦、甘蓝和黄瓜) 的毒性时发现，在 2 g/L 剂量下，前面三种材料严重影响植物根系生长，且在不同的植物生长过程中抑制作用不同；但 CeO_2 NPs 只对莴苣根的伸长有影响 [169]。他们随后针对黄瓜的研究发现，经 2 g/L CeO_2 NPs 处理 21 天后，黄瓜根部表皮和细胞间隙出现针状簇状物 $CePO_4$。Ce 以 CeO_2 和 $CePO_4$ 的形式存在于根部，以 CeO_2 和羧酸铈的形式存在于茎 [170]。他们推测 CeO_2 NPs 首先被吸收到根表面，在有机酸和还原物质的帮助下部分溶解，释放出的铈离子与磷酸根沉淀在根表面和细胞间隙，或与羧基化合物形成络合物 (图 9.7)。此外观察到 NPs 对植物的基因毒性 [171-173]。ZnO NPs 能使根分生组织出现染色体畸变、微核形成、DNA 链断裂以及细胞周期阻滞等，导致细胞死亡 [171]。

TiO_2 NPs 的植物毒性在含金属纳米氧化物中是较小的，对植物根系的生长具有较轻的抑制作用，甚至有促进生长的现象 [174-176]，而且可以降低植物对其他金属如 Cd 的吸收，对植物根系起到一定的保护作用 [177]。Au NPs 也不容易被植物吸收或对植物产生损伤 [178]。

NPs 不仅会附着在植物根部，而且可以进入植物根部从而影响植物的其他部位 [179]。例如，ZnO NPs 对植物叶片造成影响主要依靠溶解的锌离子。叶片中的 Zn 浓度比茎高 3 倍，说明叶片是 Zn 的富集器官，植物细胞中的 Zn 大部分是溶解的离子 [180]。叶片中的锌离子影响植物对 K、Mg 等必需元素的吸收，降低了叶片内叶绿素和类胡萝卜素浓度 [181]。TiO_2 NPs 也在植物组织中转移，但不发生生物转化或溶解，对叶片并无明显毒性 [182,183]。

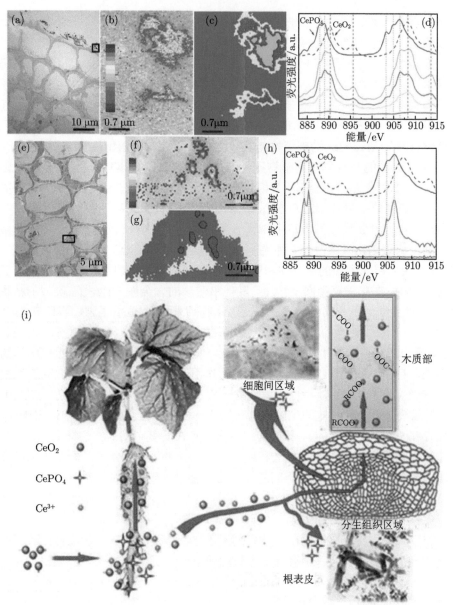

图 9.7 NPs 在黄瓜植株中的生物转化和转运作用。(a) 和 (e) 黄瓜根部细胞的 TEM 图；(b) 和 (f) 分别为 (a) 和 (e) 中矩形区域的 Ce 分布图；(c) 和 (g) 分别为 (b) 和 (f) 用 STXM 分析得到的 Ce 成分的颜色编码图，Ce 含量从高到低的顺序是绿色 > 红色 > 黄色，蓝色代表无 Ce 区域；(d) 和 (h) 分别是 (c) 和 (g) 提取的 XAFS 谱图，其中黑线为标准样品，其他颜色为根部样品，垂直虚线表示 CePO₄ 的特征峰，垂直短线表示 CeO₂ NPs 的特征峰；(i) CeO₂ NPs 在植物内迁移的示意图。引自文献 [170]，有改动

　　碳纳米材料对植物的影响是两面性的。总体来说，单壁 CNT (SWCNT) 能够促进大多数植物根系生长，表面修饰后效果更明显，但也有少量不影响或生长抑制的报道[184,185]。例如，SWCNT 不影响白菜和胡萝卜的根系，但抑制土豆和莴苣根系的生长[186]。低剂量下 SWCNT 能缓解天仙子植株的干旱胁迫，但剂量到 400 mg/L 以上则造成其细胞损伤[187]。在对种子萌发和植物生长产生影响方面，MWCNT 的影响大于 SWCNT，可能与引起氧化应激的水平有关[160]。富勒醇能够很快被小麦根部吸收并滞留，很少量被输运到茎叶，不仅不影响小麦生长，而且能够促进小麦根部的生长，提高叶绿素合成，有利于小麦的光合作用[188]。GO 同样在小麦根中积累，但其与生物分子相互作用强，阻碍了向茎叶的转移，而且 GO 诱导的氧化应激改变了根系细胞结构，抑制了根系发育，导致小麦幼苗生长抑制 (图 9.8)[189]。富勒烯、还原型 GO 和 MWCNT 作用 30 天均对水稻的株高和根长产生负面影响，显著降低了根皮层细胞直径，导致细胞收缩和变形，且在 500 mg/kg 剂量下，水稻根系生长素、吲哚乙酸、油菜素甾体和赤霉素的含量均显著增加[91]。石墨烯能穿透番茄种子的外壳刺激种子的萌发，影响植株生物量的累积和幼苗的正常生长[161]。此外，不同碳纳米材料和其他污染物的联合作用结果不同。由于良好的吸附性能，MWCNT 能够降低农药氯丹、双对氯苯基三氯乙烷 (DDT) 及其代谢物在植物根系中的积累，但富勒烯则会增加植物对氯丹和 p, p'-DDE 的积累[190,191]。联合作用时，TiO_2 NPs 能够减轻 Ag NPs 对拟南芥的影响[192]。

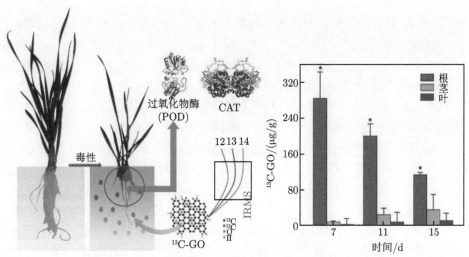

图 9.8 GO 在小麦植株中的分布和对其生长的影响及机制。引自文献 [189]

　　有机纳米材料影响植物根系的研究比较少。在研究 50 nm nPS 对洋葱种子萌发影响的实验中发现，10~1000 mg/L 的 nPS 对种子发芽率没有影响，但在剂量高于 100 mg/L 时根系生长会被抑制[193]。对根分生组织分析表明，在最低剂量下，植物已经表现出细胞毒性 (有丝分裂指数降低) 和遗传毒性 (细胞遗传异常和微核)；在最高剂量下，在不同细胞中观察到 nPS 的内化。

纳米材料也会通过影响土壤中固氮菌的活性及固氮功能，进一步影响一些高等植物的生长情况 [180]。这在前面细菌和真菌部分有介绍。

纳米材料植物毒性的机制主要是产生过量 ROS，它会导致植物的氧化应激、脂质过氧化、蛋白质和 DNA 损伤 [42,194]。在正常生长条件下，植物在叶绿体、线粒体和过氧化物酶体中产生积极 ROS，主要作为非生物应激反应和病原防御的信号分子，然后通过部署有效的 ROS 清除抗氧化机制 (酶和非酶) 来平衡这种氧化应激 [195]。然而，外源性纳米材料的存在会过度刺激 ROS 的产生，引起脂质过氧化、DNA 链破坏、叶绿素和类胡萝卜素含量降低、光合速率降低、植物生物量降低、可溶性蛋白质含量降低和植物生长抑制，对植物生长和代谢产生负面影响 [196]。NPs 诱导 ROS 过量产生的能力取决于它们各自的物理化学性质、植物种类以及环境条件。在可调节范围内，植物通过刺激抗氧化酶的活性来抵抗氧化应激 [179]。此外还有其他一些机制，如 Ag NPs 通过释放银离子堵塞细胞离子通道，导致细胞死亡 [164]。

和对其他生物的影响一样，纳米材料对植物的毒性受到多种因素的影响，不仅包括 NPs 本身、植物本身，还包括复杂的环境因素，甚至其他生物，如微生物。这些因素混合在一起，联合作用，因此有些情况下很难分辨 NPs 是如何影响植物的。

Ag NPs 是目前已知的对植物毒性最大的 NPs，TiO_2、Au 等 NPs 对植物毒性较小或有部分积极影响，而 Fe_2O_3 NPs 等对植物生长有明显促进作用，如提高植物叶片中叶绿素含量、促进植物根系伸长和提高植物总生物量 [197]。粒径的影响总体来说是小粒径的 NPs 毒害作用更强，尤其是溶解性 NPs[164,198]。Ag、ZnO、CuO 等 NPs 在体系中释放离子的能力是其植物毒性的决定因素 [164,166,198-200]。表面修饰对 NPs 植物毒性的影响源于它调节了 NPs 的溶解、分散团聚以及与植物表面作用的能力 [201]。例如，还原型 GO 在豌豆中的积累量和转移量比 GO 的入得多。大量还原型 GO 进入叶片组织，导致叶片显微结构改变和光合作用抑制，而 GO 则主要富集在豌豆根部，引起根部损伤，对植株生长抑制更明显，表现出更大的毒性效应 (图 9.9)[202]。究其原因，含氧基团提高了 GO 在培养液中的分散性，从而增加了其与生物细胞接触的可能性，导致毒性增大。此外，不能忽视浓度的影响。纳米材料浓度增加，对植物的毒性随之增加。在低浓度下大多数纳米材料对植物无影响或具有刺激生长的作用，但当浓度过高超过植物的耐受阈值时，会对植物产生有害影响 [187,199]。但考虑到环境体系中纳米材料的浓度大多数是非常低的，纳米材料对植物的影响是非常有限的。

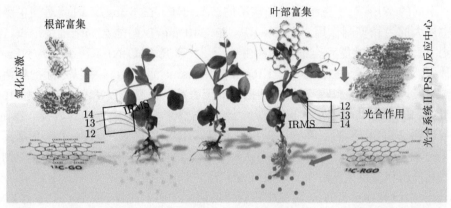

图 9.9 还原型 GO 和 GO 在豌豆植株内的积累和生物效应。引自文献 [202]，有改动

不同种类植物对同一纳米材料的响应也有所不同，说明不同种植物对于纳米材料的耐受性是不同的 [169,186]。还有一些环境因素影响纳米材料对植物的毒性。例如一些病虫害可破坏叶片的保护组织，如角质层、表皮甚至叶肉，当植物叶片发生病虫害时，叶片对 NPs 就没有屏障作用 [203]。土壤菌群在多数情况下可以帮助固氮，促进植物根系生长，但是纳米材料的抗菌能力使得这类细菌无法正常生长和工作，从而影响植物根系生长 [175,180]。水培和土培体系的对比研究显示，水培体系会放大 GO 对莜麦的毒性，而在土培体系中 GO 的毒性大幅减轻 [204]。这是由于 GO 与土培的基质蛭石之间有强相互作用，使得 GO 的迁移受限制，减少了其与莜麦根部的接触，从而减轻了毒性。类似地，土壤中的有机质可以与 NPs 相互作用，降低其植物毒性 [205,206]。

9.3.2 水环境中的纳米材料

和其他纳米材料一样，医用纳米材料进入环境后，最终也会进入与人类活动关系密切的水体中，对其中的各种水生生物产生潜在的影响。水体可分为淡水和海水，它们之间的区别主要是盐度，海水的密度比淡水大，含有高浓度的氯化钠及其他矿物盐。水体中 NPs 随着地表径流在海水中汇集，因此其在海水中的浓度要高于在淡水中的，同时海水中丰富的其他种类离子可以促进纳米材料在海水中的溶解 [207,208]。水生生物是生活在各类水体中的生物的总称。水生生物种类繁多，有各种微生物、藻类以及水生高等植物、各种无脊椎动物和脊椎动物。这里我们选择其中一些典型物种总结纳米材料对它们的影响。

1. 微生物

医用纳米材料对水体中微生物的作用和机制，和对土壤中细菌和真菌的有很多相似之处，包括毒性作用、机制和影响因素。这里仅简单介绍。

　　不同的 NPs 对水生细菌的影响不同。Ag NPs 在 5 mg/L 时就对假单胞菌产生最大的生长抑制作用，而 Pt NPs 在 ≥10 mg/L 时才会抑制细菌生长，浓度到 22.2 mg/L 才能完全抑制细菌生长 [209]。研究 ZnO NPs 和 Fe_2O_3 NPs 对两种天然河流水样 (Elands 河 (ER) 和 Bloubank 河 (BR)) 中枯草芽孢杆菌的毒性时发现，Fe_2O_3 NPs 对枯草芽孢杆菌无影响，但高浓度 (100 µg/L 和 1000 µg/L) 下在 ER 中可显著降低细胞活力和膜完整性，在 BR 中未观察到；在 ER 中观察到 ATP 水平的下降比 BR 中的更高；ROS 的产生与 NPs 类型和暴露介质无关 (图 9.10)[210]。商品化 ZnO NPs 显著抑制废水中的地衣芽孢杆菌、侧孢短芽孢杆菌和假单胞菌的生长，而且 pH 的改变对其细菌毒性没有显著影响 [211]。Batista 等研究 Ag NPs 对溪流中橡树落叶腐烂的影响时发现，Ag NPs 作用后，降低了孢子萌发率，体系中的优势菌四齿关节孢子虫 (Articulospora tetracladia) 水平下降，Infundibura sp. 丰度提高成为主要菌种，并检测到新的菌丝状真菌 (Fontanospora sp.)[143]。对比低浓度 (0 µM, 2.5 µM, 25 µM, 50 µM) ZnO NPs、负载 Ag 的 ZnO NPs、TiO_2 NPs 和负载 Ag 的 TiO_2 NPs 对分解溪流落叶的真菌的影响发现，群落中的优势菌葡萄球菌 (Neonectria lugdunensis) 含量进一步提高，四种 NPs 对孢子萌发都有抑制，负载 Ag 没有明显区别，只是发现负载 Ag 的 ZnO NPs 比 ZnO NPs 对生物量影响更显著 [145]。但现实水环境中纳米材料的浓度远低于上述实验浓度，推测环境中的 NPs 对细菌的毒性并不显著 [212]。一项研究发现，TiO_2 NPs(最终浓度为 1 mg/L) 使人工河流沉积物中的细菌数量迅速 (1 天内) 减少，呼吸速率和反硝化酶活性增加，这些在 3 周内恢复 [213]。对水环境中细菌的影响研究显示，碳纳米管、富勒烯和石墨烯的毒性依次降低 [15,214]。水生微生物 (以真菌为主) 还能够改变碳纳米材料的结构。白腐菌对富勒醇具有生物降解作用，在培养 32 周后，富勒醇笼状结构被破坏，产生二氧化碳、乙酸等降解产物，同时部分碳被用于合成微生物自身物质 [215]。两种不同纳米材料联合作用有可能会改变单个纳米材料的毒性，产生协同、拮抗等作用 [216]。

　　环境体系中的很多因素影响纳米材料的细菌毒性。TiO_2 NPs 等具有光催化性能，对水生微生物的破坏作用主要为受光照后产生的自由基致死 [217]。但水中的 TiO_2 NPs 容易团聚，大大降低了其对微生物的毒性。在模拟太阳辐射下，分析来自密歇根湖和芝加哥河两个水生栖息地的细菌群落，短期暴露于几种商业 TiO_2 NPs 后的响应 [218]。结果表明，芝加哥河菌群对 TiO_2 NPs 的抗性更强，但两种细菌群落组成发生了显著变化，包括细菌总体多样性降低，放线菌、鞘氨醇菌、边缘居住菌和黄杆菌的相对丰度降低，以及边缘杆菌显著增加。类似的研究显示，在模拟太阳辐射下，以密歇根湖水为水环境模型评估 6 种商用 TiO_2 NPs 对大肠杆菌的急性毒性时发现，毒性阈值低于先前的报道。可见光照射下 TiO_2 NPs 基本上无杀菌能力，仅去除 UVB 波段会稍微减轻毒性；富里酸可以降低 TiO_2 NPs 的聚集程度, 降低细菌毒性[219]。NOM 能够改变 NPs 的表面电荷, 改变 NPs 与微生物的作用, NOM 包覆还能降低 NPs 的溶解并结合溶解的离子, 从而减轻 NPs 的毒性[220,221]。在研究 ZnO NPs 与在不同成熟阶段的恶臭假单胞菌 KT2440 生物膜作用时发现, 生物膜越成熟对 ZnO NPs 的敏感性越低, 在初始生物膜阶段, ZnO NPs 使细菌的 ATP 含量降低了 90% 以上, 而成熟生物膜的 ATP 含量仅略有下降[220]。水中常见的离子 (Mg^{2+}、Ca^{2+}、PO_4^{3-} 等)、有机物质 (蛋白质、腐殖酸、天然有机物等) 会促进纳米颗粒的团聚, 降低其溶解性, 从而减少纳米颗粒对水生微生物的毒性[212,222]。外部光照条件也是重要影响因素之一。自然光照条件下, Ag NPs 抑制落叶腐烂, 夜晚人工照明条件下抑制作用大幅减弱[223]。ZnO NPs 在光照条件下提高了真菌群落的多样性, 且不同浓度的 ZnO NPs 暴露组的真菌群落组成均有明显不同[144]。

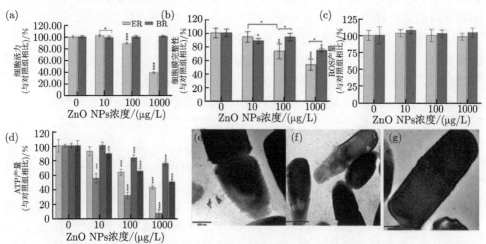

图 9.10 ZnO NPs 对河流水系枯草芽孢杆菌的毒性。(a) 对细胞活力的影响; (b) 对细胞膜完整性的影响; (c) 对细菌内 ROS 水平的影响; (d) 对 ATP 水平的影响; (e)~(g) 100 μg/L 和 1000 μg/L ZnO NPs 对枯草芽孢杆菌的形貌影响: (e) 100 μg/L, (f) 1000 μg/L, (g) 空白。引自文献 [210], 有改动

2. 藻类

藻类是具有叶绿素、能进行光合作用、光能自养型生活的无根茎叶分化、无维管束、无胚的叶状体生物。作为自然界水生态系统中重要的初级生产者, 藻类不仅是水中溶解氧的主要供应者, 也是地球上最重要的固氮和固碳生物。同时, 藻类是水生生物食物链的基础, 是各种水生生物的食物来源。因此, 藻类是常用的纳米材料的风险评估模型[224]。医用纳米材料进入水环境中对藻类的生存有潜在影响, 同时藻类可以将纳米材料带入食物链, 通过食物链传递或富集, 对高营养

水平生物产生影响。

藻类毒性检测已经形成标准，如 OECD (2011) Test No. 201: Freshwater alga and cyanobacteria, growth inhibition test 和 ASTM (2012) Standard guide for conducting static toxicity tests with microalgae。通常的方法就是将藻类暴露于含污染物的培养体系中培养不同时间 (如 OECD 推荐的 72 h)，观察藻类生长、种群、形态和功能的变化。常用的毒性指标有细胞计数、颜色改变、形状和大小等的形态学变化，膜完整性、氧化应激、线粒体功能，以及光合作用的能力、酶活性、蛋白质含量等生理生化变化。藻类植物的种类繁多，目前已知有 3 万种左右。绿藻 (如莱茵衣藻)、淡水藻 (如小球藻)、海藻 (如三角褐指藻) 在生化、基因和细胞方面有很多优势，是常用藻类模型。纳米材料对藻类的毒性研究已经有大量数据 [224,225]。2014 年张鹏细致总结了之前的相关研究进展 [226]。针对医学纳米材料，这些年也有了很多的研究进展，但更多集中在含金属无机纳米材料，有机纳米材料的工作较少。

纳米材料一般通过简单的扩散与藻类相接触，然后发生包括吸附、吸收在内的相互作用 [225]。NPs 的吸附主要依赖其与藻细胞之间的相互作用，如细胞表面带负电荷，容易吸附表面带正电的 NPs；CNT 可以通过氧缺陷与藻细胞形成氢键而吸附；NPs 释放的金属离子与藻细胞表面的离子交换位点结合，也可以介导 NPs 的吸附。大多数 NPs 都可以各种作用吸附在藻类植物上 [227]。NPs 的吸附可能导致藻毒性，包括物理损害和生化损伤。

藻细胞的壁厚且坚韧，被认为是阻止 NPs 进入细胞的第一道屏障 [224]。藻类可以摄入 NPs [68,228]，但不同藻类对不同 NPs 的摄入能力差异较大，且受到其他因素的影响，如 NPs 的浓度和暴露时间 [227]。NPs 以及释放的离子通过穿过或破坏细胞壁和细胞膜进入细胞，一部分沉积在细胞壁和质膜之间的空间；进入细胞质的 NPs 可与叶绿体、液泡、内质网、高尔基体、线粒体等细胞器接触，通过诱导氧化应激等改变和损伤细胞的结构和功能，如导致内质网肿胀、损伤线粒体、破坏叶绿体的结构、影响藻类细胞的新陈代谢和生殖功能。

纳米材料对藻类植物的毒性体现在生长的抑制、结构的改变、生理生化的改变等，图 9.11 给出了 NPs 对藻类细胞多个参数的改变范围 [225]。Ag NPs 诱导 ROS 和脂质过氧化，从而抑制藻细胞生长、光合作用以及叶绿素合成 [229]。ZnO NPs 可以进入斜生栅藻细胞质，导致细胞核和叶绿体损伤 [230]；可以改变小球藻形貌、降低存活率、破坏膜完整性，但小球藻也会通过自身聚集减小暴露面积、将锌离子分泌出体外等方式进行自我保护 [231]。TiO_2 NPs 吸附在藻细胞表面，破坏细胞，减少叶绿体数量，降解细胞器，从而抑制藻类的光合作用效率，减少生物量和阻滞细胞生长 [228,232]。碳纳米材料对藻类也表现出较大的毒性 [233]，0.5 mg/L 的 MWCNT 就会抑制斜生栅藻的生长，石墨烯 72 h 的 EC_{50} 为

1.14 mg/L [234,235]。纳米材料也影响藻类的转录和代谢反应，CeO_2 NPs 与常规尺寸的 CeO_2 和溶解的铈离子在低毒性条件下，显示出不同的转录组学和代谢组学反应[236]。

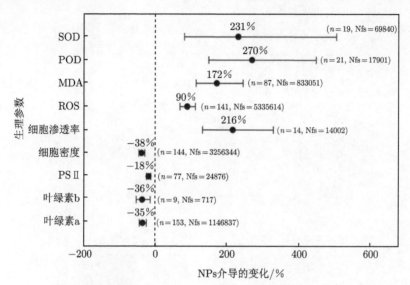

图 9.11　NPs 介导的藻类细胞生理参数变化的幅度。n 是样本数目，Nfs 是失安全系数，使用 Rosenberg 加权法 ($\alpha = 0.05$) 计算。引自文献 [225]，有改动

　　氧化应激、金属离子释放、物理损伤和遮光作用是纳米材料对藻类的主要毒性机制 (图 9.12)。虽然并不是每种纳米材料对藻类的毒性都和氧化应激有因果关系，但多数研究表明，纳米材料引起藻类细胞产生氧化应激，导致细胞膜破损等毒性作用[27,224,225,237]。NPs，如 TiO_2 和 SiO_2，吸附在藻表面引起遮光效应，影响光照、色素等光合作用所需的条件，减弱了藻类对光的吸收，从而抑制藻类细胞的光合作用过程，导致毒性。研究 MWCNT 对小球藻的毒性机制发现，藻类毒性源于多种机制，包括金属催化剂残留物、营养元素的吸附、氧化应激、聚集和物理相互作用、遮光效应[237]。在半抑制浓度 IC_{50} 附近的浓度下，MWCNT 引起的氧化应激对藻类生长抑制的贡献是 50%，结块和物理相互作用贡献 25%，遮光作用贡献 25%。NPs 和释放的离子对藻毒性的贡献需要具体分析，例如 Ag NPs 毒性高于银离子的和银离子毒性高于 Ag NPs 的都有报道[238,239]。藻类对 NPs 的毒性也有一定的缓解机制[231]。

　　和其他生物一样，NPs 的物化性质，包括化学组成、粒径、聚集态、表面化学等，影响其对藻类的毒性。小粒径的 NPs 更容易吸附在藻类表面，造成更大的毒性；更容易聚集，影响纳米-生物作用[236]。NPs 的表面基团有可能增加藻细胞膜的通透性，提高细胞摄取，导致毒性增强[240]。NPs 溶解释放金属离子对藻类毒

性有很大影响 [238,241]。由于在两种介质中释放锌离子的量不同，海洋微藻对 ZnO NPs 的敏感性高于淡水微藻的 [242]。

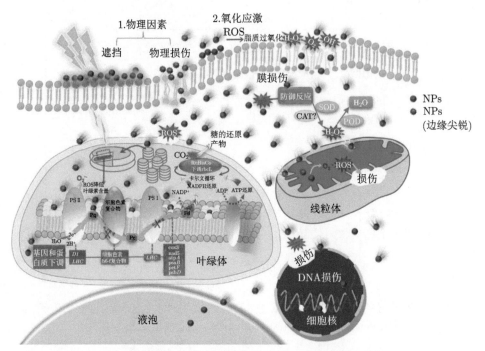

图 9.12　NPs 对藻类细胞膜和细胞器的毒性机制。引自文献 [225]，有改动

　　藻类的细胞壁厚度、细胞体积、多糖等有机质含量对 NPs 的藻毒性都有影响。藻类可以分泌富含多糖的纤维素等，促进 NPs 在水环境中聚集形成较大的颗粒，减少其和藻类细胞的接触，从而减小对藻类的毒性 [243]。研究 TiO_2 NPs 对小球藻和绿藻的毒性作用时观察到，单细胞物种小球藻更容易受到损伤，细胞核、细胞膜及叶绿体均有结构损伤 [244]。

　　当然，环境因素的影响不可避免，特别是藻类所在水环境的特征和性质，如水化学性质、光照和水温、NOM、离子强度和 pH[245]。例如，溶解的腐殖酸和表面结合的腐殖酸都可以增加 TiO_2 NPs 表面的负电荷量，从而限制对藻类细胞的吸附和毒性 [246]。环境体系中的腐殖酸会减轻 CuO NPs 对溪流微生物分解者和落叶分解的影响 [247]。但 Wang 等研究发现，溶解有机质苏万尼河黄腐酸能明显促进 CuO NPs 被铜绿微囊藻吸收和产生藻毒性 [248]。低 pH 可促进莱茵衣藻对 CdTe/CdS 量子点中 Cd 的积累 [249]。TiO_2 NPs 具有光催化性质，在光照下产生活性氧，对藻类产生氧化损伤，抑制藻的生长 [250]。

3. 水蚤

水蚤是一种小型的甲壳动物，大多生活在各种淡水水域中。它们以藻类为食，同时还作为无脊椎捕食动物和鱼的饵料，在水生食物链中发挥重要作用。它们对水体内化学物质的变化比鱼类敏感，被广泛地应用于水生态系统中急/慢性毒理研究。大型溞 (*Daphnia magna*) 是国际公认的标准实验材料，绝大多数的研究就选用这个模型。

纳米材料对大型溞的毒性研究目前没有专门的规范，所以相关研究大都参照已有的、针对化学物质或污染物的规范，即 OECD guideline for testing of chemicals, No. 202: *Daphnia* sp., acute immobilisation test and reproduction test 和 OECD guideline for testing of chemicals, No. 211: *Daphnia magna* reproduction test，用于测量半致死/效应剂量 (LC_{50}/EC_{50})、最低可观察效应浓度 (lowest-observable-effect concentration, LOEC) 等指标。此外，吸收、积累、摄食率、繁殖、酶活性、氧化应激和形态变化也常常用于反映纳米材料对水蚤的影响。

大型溞可以摄取纳米材料，包括含金属纳米材料和碳纳米材料。纳米材料主要积累在大型溞外壳、体内的大多数器官，尤其是肠道中 [251]。纳米材料可以通过围食膜进入中肠上皮细胞的微绒毛之间，改变中肠上皮细胞微结构，但并不能通过中肠上皮细胞被内化吸收 [252-254]。水相暴露于 0.1 mg/L 和 1.0 mg/L 富勒醇 48 h 后，大型溞体内富勒醇的稳态浓度为体重干重的 0.39% 和 1.37%，48 h 净化代谢后，摄取量的 90% 以上被排出体外 (图 9.13) [67]。肠道是纳米材料的主要累积和排泄器官，并且能够从母代传递到子代，而且藻类等的存在可以降低大型溞对纳米材料的摄取和排出 [68,255,256]。在研究 TiO_2 NPs 对大型溞的作用时发现，在低钙浓度下，NPs 通过内吞和被动饮用被摄入，并分布在全身，其中腹部和肠道的浓度最高；在高钙浓度下，NPs 被主动摄取并集中在肠道中 [257]。不过，也有不少工作显示，NPs 能够穿过肠道屏障，例如 ZnO NPs 穿过肠道上皮细胞屏障内化进入体内，可以通过渗透或胞吞作用进入中肠细胞，分布在细胞中，包括细胞核 [258]；nPS 随着浓度增加在大型溞体内的富集量也增加，在肠道中富集，并可以穿过肠道上皮屏障 [259]。总之，大型溞可以主动或被动地摄取纳米材料，其体内富集主要集中在肠道；摄取能力与大型溞的体型、体系中 NPs 的浓度正相关。其他因素，如是否存在食物以及存在什么食物、介质的成分、NPs 的粒径和表面性质等，也会影响摄取率及摄取速率。

不同纳米材料对大型溞的毒性差异很大，体现在 EC_{50} 和 LC_{50} 数值上。例如 48 h 急性毒性研究发现 ZnO NPs 和 CuO NPs 的 LC_{50} 约为 3.2 mg/L，而 TiO_2 NPs 的浓度到 20 g/L 对大型溞都没有明显毒性 [260]。另一项急性毒性研究中，TiO_2 NPs 的 LOEC 为 2.0 mg/L，LC_{50} 为 5.5 mg/L。富勒烯的 LOEC 为

$0.26\ \text{mg/L}$，LC_{50} 为 $0.46\ \text{mg/L}$[261]。急性毒性和长期毒性的结果也会有显著差别。急性暴露 24 h 下，TiO_2 NPs 的 LC_{50} 和 EC_{50} 都大于 100 mg/L，而在 21 天暴露下，LC_{50} 和 EC_{50} 分别为 2.62 mg/L 和 0.46 mg/L[262]。表面氨基和羧基的 nPS 的 EC_{50} 分别为 36.2 mg/L 和 111.4 mg/L，相差 2 倍多 [259]。可以看出，即使是同一种纳米材料，毒性也相去甚远，从侧面反映出纳米材料性质对其毒性的影响力。

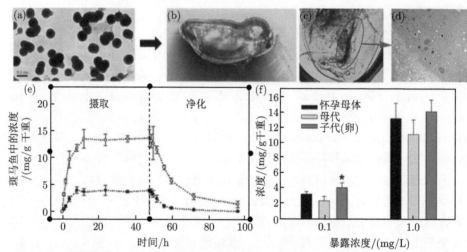

图 9.13　富勒醇在大型溞体内的累积、净化和子代传递。(a) 富勒醇颗粒的 TEM 照片；
(b) 大型溞的光学显微镜照片；(c) 培养于含 1.0 mg/L 富勒醇的人工淡水中的大型溞的光学
显微镜照片；(d) 大型溞肠道的 TEM 照片，可以看到富勒醇颗粒；(e) 在含 0.1 mg/L 和
1.0 mg/L 富勒醇的人工淡水中培养的大型溞对富勒醇的摄入和净化代谢；(f) 在含 0.1 mg/L
和 1.0 mg/L 富勒醇的人工淡水中培养 24 h 后，怀孕母体、母代和卵中富勒烯醇的积累。引
自文献 [67]，有改动

　　纳米材料会通过对氧化应激、离子调节过程、消化系统产生负面影响造成蚤类生长、生理功能、繁殖和行为方面的毒性 [13]。离子调节过程失调多源于 NPs 抑制 Na^+/K^+-ATP 酶活性及阻碍钠离子吸收。随着浓度的增加，SiO_2 NPs 会引起大型溞形态变化，甚至身体破裂，存活的个体心跳变弱 [251]。大型溞暴露在 425 mg/L 的 TiO_2 NPs 中 24 h 后，体内会产生泡状结构 [253]。ZnO NPs 可以影响大型溞细胞骨架运输系统、细胞呼吸及生殖等方面相关基因的表达 [263]。富勒烯暴露可以提高大型溞的心率、跳频速率和胸附肢的拍击频率 [264]。nPS 诱导 ROS 生成并激活 MAPK 信号通路，从而对大型溞产生毒性并影响其生理行为，表面修饰可以降低毒性，氨基表面的 nPS 的毒性大于羧基表面的 [265]。另外，有报道蚤类能够释放某些蛋白质，在 NPs 表面生成生态冠 [266]，导致水蚤的吸收和毒性增加。

纳米材料暴露也会引起水蚤行为的改变。1 mg/L 的 CeO_2 NPs 使猴蚤和大型溞的游泳速度下降了 30%～40%[267]。Stanley 等将大型溞暴露在 MWCNT 中 48 h，发现 LC_{50} 为 29.3 mg/L，EC_{50} (游泳速度) 为 6.7 mg/L，表明行为试验比传统的急性毒性试验更能反映 NPs 对水蚤的影响[268]。此外，研究发现 TiO_2 NPs 导致大型溞对藻类的摄取和过滤速率下降[269]。

许多碳纳米材料，包括富勒烯、SWCNT 和 MWCNT，不仅对 F0 代水蚤具有毒性，而且诱导多代毒性，毒性高度依赖于纳米材料的表面化学[270]。富勒烯丙二酸盐、SWCNT 及氨基化修饰物、MWCNT 导致 F1 代水蚤存活率或繁殖率显著下降；氨基化 SWCNT 减少了到 F2 代的繁殖。nPS 对大型溞体型及生殖的影响研究显示，在暴露 21 天后，大型溞的体型随着 nPS 的浓度提高显著下降，且新生蚤数目以及体型都有所下降[271]。

纳米材料对水蚤的毒性受包括纳米材料和环境的多种因素的影响[272]。纳米材料的表面性质是影响最大的因素之一。对于大型溞而言，更易摄取带有正电荷的 NPs 且毒性更大[273,274]。对 CdSe/ZnS 量子点、Au NPs 及 nPS 的研究都证明了这一点[259,265,274-276]。对于可溶解的含金属的纳米材料来说，NPs、溶解的离子或 NPs 和溶解的离子共同对大型溞毒性起主导作用的情况都存在，具体和纳米材料以及环境条件相关。Xiao 等研究 Cu NPs 和 ZnO NPs 对大型溞的毒性效应机制时发现，在低浓度时，溶解的金属离子对毒性效应起主导作用，而高浓度时 NPs 起主导作用[277]。NPs 的团聚的影响不可忽视。Roemer 等研究柠檬酸修饰的 Ag NPs 时发现，只有当培养基稀释 10 倍以后才能忽略 NPs 聚集状态对大型溞毒性的影响[278]。

水体环境是个复杂的环境，大型溞总是暴露于种类和数量众多的物质中。食物会增加或降低大型溞对 NPs 的敏感性[279]。在食物存在下，大型溞摄取的 Au NPs 可以很快排出，而不被上皮细胞摄取[256]。水环境中植物和沉积物也对纳米材料的毒性有影响。Bone 等发现无论是单独的植物，还是和沉积物结合的植物，都可以在一定程度上降低 Ag NPs 对大型溞的毒性[280]。光照也会影响水环境中 NPs 对水蚤的毒性。CdSe/ZnSe 量子点在环境水平的紫外线照射下，加速了有毒离子的释放，引起大型溞的 ROS 过量产生和死亡率上升[281]。

4. 贝类

纳米材料进入水体后，由于纳米材料的自身性质和环境条件，有可能发生团聚、吸附等作用，沉入水底，对底栖生物造成影响。贝类是水生无脊椎动物的代表，属于底栖生物，分布广泛，主要在海洋和河口中。作为滤食者，贝类能够从水柱中摄取悬浮物质，产生形态和功能改变，敏感地反映水体环境污染。大量研究表明纳米材料可以被贝类吸收并且产生多种毒性作用。

　　纳米材料可以进入贝类不同组织和细胞中 (图 9.14)[282]。已知的途径主要有两条：一是黏液纤毛作用，滤食性贝类依靠鳃丝及着生纤毛摄取食物，纳米材料可以通过这种方式进入消化腺；另一种是水动力学作用，纳米材料会随着水流通过鳃丝到达鳃的背部，沿着鳃的背部进入消化腺 [283]。进入消化腺的纳米材料部分留在消化腺内，有些可以进入贝上皮细胞；部分随粪便排出 [283,284]。TiO_2 (15~60 nm) 被紫贻贝 (*Mytilus galloprovincialis*) 摄取后在消化腺和鳃部积累 [285]。类似地，富勒烯在贻贝各器官均有明显的蓄积，以消化腺最高 [286]。MWCNT(直径 12~14 nm, 100 mg/L 在海水中) 被偏顶蛤 (*Modiolus modiolus*) 摄取，在肠腔 (长度为 10~150 μm 的 MWCNT) 和消化腺小管 (长度为 10~50 μm 的 MWCNT) 中观察到较大的聚集，上皮细胞内的聚集最小 [287]。Ward 等发现团聚的 NPs 更容易被贝类摄取 [288]。不过在对 Ag NPs 的研究中则发现较高浓度的 Ag NPs 诱导更多的聚集、较少的溶解和较少的生物累积，在较低浓度情形恰恰相反 [289]。可能与纳米材料的种类不同有关。nPS 可以黏附在河蚬 (*Corbicula fluminea*) 外套膜中，通过摄食在内脏组织中以及通过呼吸在鳃中积累，鳃和消化腺是 nPS 的主要蓄积器官 [290]。总体来说，NPs 对贝类的毒性与其被贝类的摄取量正相关 [290]，但不是简单的线性关系，而是存在一个阈值 [291]。

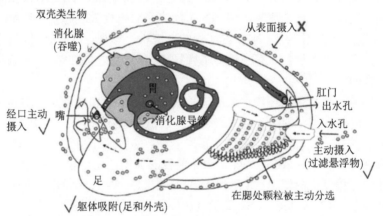

图 9.14　双壳类生物对纳米材料的主动和被动吸收。引自文献 [282]，有改动

　　NPs 对贝产生一系列毒性效应，包括线粒体、溶酶体和细胞膜损伤，活性氧产生和抗氧化水平的降低，蛋白质水平改变，免疫毒性和遗传毒性。Ag、CuO、TiO_2、炭黑等 NPs 和 SWCNT 诱导紫贻贝氧化应激反应，导致紫贻贝的金属硫蛋白表达上升、谷胱甘肽过氧化物酶活性升高、脂质过氧化、蛋白质表达下降、DNA 损伤、溶酶体变形和膜稳定性下降、炎症和免疫反应 [285,292-295]。溶酶体损伤是最常见的毒性作用指标，在多种纳米材料对贝的影响中都观察到。如菲律宾蛤

仔 (*Ruditapes philippinarum*) 暴露于 20 nm Au NPs 导致溶酶体变形 [296]，ZnO NPs 刺激自噬，并导致溶酶体膜不稳定 [297]。

MWCNT(直径 12～14 nm，100 mg/L 在海水中) 引起偏顶蛤上皮的组织病理学改变 (侵蚀、坏死、细胞空泡化倾向增加) 和结缔组织肿胀 [287]。nPS 在河蚬中的积累诱导氧化应激，引起抗氧化系统失衡，导致肝脏损伤、神经毒性和肠道炎症 [290]。产生炎症和免疫毒性是纳米材料对贝的重要毒性效应。Ag NPs 能明显诱导鳃组织炎症反应相关的形态学改变，暴露时间的长短以及粒径对产生的炎症强度有很大影响 [298]。研究氨基化的 nPS 重复暴露对紫贻贝免疫应答的影响发现，首次暴露可显著影响血细胞线粒体和溶酶体参数、血清溶菌酶活性和增殖/凋亡标志物的转录，观察到膜外蛋白前体的明显上调，以及溶菌酶和抗菌肽 mytilin B 的下调；第二次暴露后观察到血细胞亚群的变化，基础功能参数和增殖/凋亡标志物的重建，血淋巴杀菌活性以及 6 个免疫相关基因中 5 个的转录显著提高 [299]。Au NPs 诱导河蚬发生氧化应激、免疫基因激活及细胞凋亡 [300]。ZnO NPs、Fe_2O_3 NPs、CuO NPs 及 MWCNT 在泥蚶 (*Tegillarca granosa*) 中诱导 ROS，引起 DNA 损伤，降低血细胞的细胞活力，改变体内神经递质的含量，以及影响免疫和神经递质相关基因的表达，从而阻碍泥蚶的免疫反应 [301]。纳米材料对贝类发育的影响也很明显。富勒烯干扰牡蛎的发育 [302]，CdTe 量子点导致牡蛎鳃的氧化应激、鳃和消化腺的 DNA 损伤 [303]。此外，纳米材料具有神经毒性并能改变贝的行为。暴露在 TiO_2 NPs 污染的海水中的泥蚶的乙酰胆碱酯酶活性显著降低，编码调节酶 (AChE、GABAT 和 MAO) 的基因表达以及神经递质的受体 (mAChR3、GABAD 和 DRD3) 的表达均显著下调 [304]。CNT 对贝类也有神经毒性 [305]。15～40 nm Au NPs 导致浅沟蛤 (*Scrobicularia plana*) 出现挖洞和觅食行为异常 [306]。

NPs 不仅会对贝成体造成影响，也会对贝胚胎造成影响。Ringwood 等发现 Ag NPs 会显著抑制牡蛎受精卵的孵化率，导致美洲牡蛎胚胎发育受损，包括溶酶体损伤、金属硫蛋白 mRNA 水平上升、氧化损伤胚胎发育受损、鳃和肝组织中毒 [307]。PVP/PEI 包被的 5 nm Ag 粒子 (10 μg/L) 对紫贻贝影响的研究表明，饲养 21 天后，精子活力和受精成功率不受影响，但暴露组释放的卵子少；父母暴露后，异常胚胎的比例显著高于对照组 [308]。而暴露于富勒烯还导致幼体生长发育受到抑制 [302]。nPS 显著降低太平洋牡蛎受精成功率和胚胎幼虫发育，并伴有大量畸形，直至发育完全停止，且氨基表面的 nPS 对配子 (EC_{50}=4.9 μg/mL) 和胚胎 (EC_{50}=0.15 μg/mL) 的毒性强于 nPS 及羧基表面的 nPS[309]。与贝成体类似，只有 NPs 的浓度高于阈值才会有较明显的毒害反应。低浓度 NPs 主要导致卵膜破损，高浓度则主要导致卵囊水肿。

过量活性氧引起的氧化应激被认为是 NPs 的毒性的主要机制。贝类也不例

外 (图 9.15)[293,310]。Sanchis 等用代谢组学的手段研究了 10 mg/L 富勒烯对紫贻贝的影响 [311]。他们发现富勒烯导致代谢组几种游离氨基酸的浓度显著改变。小的非极性氨基酸和支链氨基酸增加；谷氨酰胺浓度显著降低，预示兼性无氧能量代谢被激活。此外，脂质含量也有显著改变，说明富勒烯导致缺氧和氧化应激。对 GO 的研究也显示，ROS 诱导的氧化损伤是其导致美洲牡蛎不良结局途径 (AOP) 的一个关键事件 [312]。NPs 诱导活性氧的能力主要取决于它们的物化性能，包括粒径、表面基团和电荷、溶解度等，也取决于所处的环境体系。影响纳米材料溶解和团聚的因素也会影响贝对 NPs 的摄取，从而间接影响 NPs 的毒性。

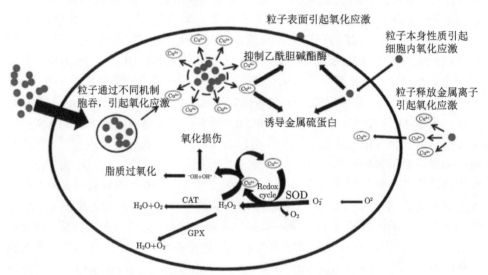

图 9.15　Cu NPs 暴露对贻贝的影响机制。引自文献 [293]，有改动

　　纳米材料对贝类的影响取决于它们之间的相互作用，而这个相互作用与纳米材料的分散/团聚行为密切相关。环境参数，如 pH、离子强度、NOM 种类和浓度、阳光，甚至潮汐等都可能引起纳米材料团聚行为的改变 [313]，进而影响摄取和毒性。

　　和与其他生物的作用一样，纳米材料性质的方方面面都有可能对毒性产生影响。Au NPs 导致河蚬发生氧化应激、免疫基因激活及细胞凋亡，效应显著高于金离子，且在基因水平上比金离子产生更多的影响 [300]。淡水河蚬摄入 Ag NPs 时，颗粒主导了 60 nm Ag NPs 的吸收，而颗粒和离子对皮肤吸收和摄入 15 nm Ag NPs 的贡献相等 [314]。表面功能化后 CNT 在代谢能力和氧化应激反应方面对菲律宾蛤仔的影响更大 [305]。较高浓度的 Ag NPs 诱导更多的聚集、较少的溶解和在石斑牡蛎中较低的生物累积，而较低浓度的 Ag NPs 表现恰恰相反 [289]。

在水体体系中，联合暴露是不可避免的。视具体条件，纳米材料与其他化学物质能产生从协同到拮抗的各种交互作用，也能促进或抑制摄取。Al-Subiai 等将贻贝单独或联合暴露于富勒烯和多环芳烃荧蒽，发现联合暴露可使 DNA 链断裂水平增加，总谷胱甘肽含量增加 [315]。单独接触 CeO$_2$ NPs 不会对紫贻贝产生毒性作用，对紫贻贝体内 Hg 的积累也没有影响，但 CeO$_2$ NPs 和 Hg 共同暴露后，NPs 可以减轻 Hg 引起的生化变化 [316]。

海洋酸化对 NPs 的贝毒性的影响近年来比较受关注。海洋酸化条件下，NPs 与低 pH 的协同作用会对贝的摄食代谢产生不利影响。研究 TiO$_2$ NPs 和低 pH 对贻贝的特异性动态行为 (SDA) 的影响时发现，在海水酸化或 TiO$_2$ NPs 作用条件下，贻贝的标准代谢率、需氧代谢范围、SDA 斜率和 SDA 显著降低，而峰值代谢率、峰值时间和 SDA 持续时间显著增加；当两者同时存在时，除峰值时间和 SDA 外，还观察到 SDA 参数的交互作用 [317]。类似地，研究发现 TiO$_2$ NPs 在低 pH 条件下对贻贝消化酶活性产生影响，降低了淀粉酶、胃蛋白酶、胰蛋白酶和脂肪酶的活性，提高了溶菌酶的活性，而且 NPs 的影响大于酸度的影响 [318]。在 CNT、ZnO 等纳米材料的贝毒性研究中也观察到海水酸化的影响 [319,320]。

盐度和温度也是需要考虑的影响因素。温度升高会导致暴露于 CeO$_2$ NPs 的贻贝代谢和生化功能的丧失 [316]。在研究 ZnO NPs(0.1 mg/L) 对蓝贻贝的影响时发现，在盐度 15 时，ZnO NPs 抑制 Toll 样受体 TLRb 和 c、C 型凝集素及补体系统成分 C3q 的 mRNA 表达，表明病原体识别能力受损；盐度在 5~15 间波动时，ZnO NPs 暴露增加了血细胞中多种免疫相关基因的表达，包括补体系统成分 C1 和 C3q 以及 Toll 样受体 TLRa；在低盐度 (盐度 5) 时，ZnO NPs 作用不明显 [321]。CeO$_2$ NPs 对贝类的影响也受盐度调节 [322]。此外，还有潮汐、季节等的影响。当紫贻贝暴露于羧化 MWCNT (0.01 mg/L) 时，潮汐导致贝的代谢增加 (需要在缺氧后重新建立其生理和生化性能)、抗氧化酶活性增加、脂质过氧化或蛋白质羧基化，这可能与体系过量 ROS 产生有关 [323]。可见，纳米材料在海洋生态系统中的存在会对潮间带生物和持续沉入水中的生物有不同的毒性影响。Duroudier 等评估了秋季和春季食性、浓度接近环境相关剂量的 PVP/PEI 包被的 Ag NPs (1 µg/L 或者 10 µg/L) 连续喂食 21 天对雌性紫贻贝的影响 [324]。秋季有变化的检测点数量比春季高，而且参与碳水化合物运输和代谢的基因则在秋季发生特殊变化，即季节不同，转录模式发生了不同的变化。同年在类似的体系中观察到季节对消化腺蛋白质表达的影响，发现在秋季丙酮酸代谢、柠檬酸循环、半胱氨酸和蛋氨酸代谢、乙醛酸和二元酸代谢发生改变，在春季与吞噬体形成和过氧化氢代谢有关的蛋白质表达有差异 [325]。这些表明在贝的纳米生态毒理学研究中也应考虑季节因素。

5. 鱼类

水生脊椎动物的典型代表是鱼类。世界上现存的鱼类约三万多种，海洋中占三分之二，其余的生活在淡水中。2004 年 Oberdorster 等发表了富勒烯对大嘴鲈鱼的毒性研究工作 [326]，引起广泛关注。虽然后续证实测得的毒性更多来源于分散富勒烯的四氢呋喃，但还是激发了人们对纳米材料的生态影响的关注。

斑马鱼对各类水环境污染十分敏感，是毒理学研究常用的模式生物。斑马鱼胚胎毒性试验已成为生态毒理学研究的一种重要方法，也是各国标准组织认可的测定单一化学品毒性的标准方法之一。此外，还有虹鳟鱼、青鳉鱼、鲫鱼等被用于纳米材料的水生物毒性研究。纳米材料对鱼类的影响有很多，从摄入和生物累积、鱼的形态改变和结构变化、各组织脏器的损伤，到免疫、神经和行为、生殖和遗传毒性等 [327]。

鱼通过鳃摄取纳米材料 [328,329]。NPs 主要集中在鳃和肠中，在肝脏、肌肉、血液和大脑中也有累积 (图 9.16)[227]。分散的 NPs 可以与上皮细胞作用，使得 NPs 吸附在膜表面，吸附作用受纳米材料的形状、表面电荷等诸多因素影响；团聚的 NPs 可以直接沉积在上皮部分 [330]。鱼对纳米材料释放的离子的摄取视具体情况不同。

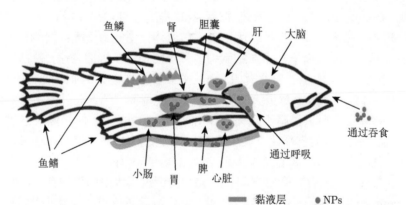

图 9.16　NPs 在鱼外表面的吸附和主要内脏器官的分布。所涉及的外部界面包括鳞片、黏液层、鳍和皮肤。鱼体内的 NPs 可能在鳃、胃、肠、胆囊、肝、肾、脾、心和脑等器官中聚集。

引自文献 [227]，有改动

胚胎对 NPs 比成鱼更敏感。多种医用纳米材料会导致斑马鱼孵化延迟、孵化率降低和死亡率增加、幼鱼畸形等。NPs 可以沉积在斑马鱼胚胎表面，对胚胎造成毒性 [331]。研究 ZnO NPs 对黄条虾虎鱼胚胎的发育影响，发现 NPs 显著抑制孵化，在 1～25 mg/L 范围内孵化抑制和致死率呈剂量依赖关系，到第 5 天，死亡率急剧上升 [207]。ZnO NPs 还可引起诸氏鲻虾虎鱼胚胎和幼鱼的脊柱弯曲、水肿、发育不全和其他畸形[207]。Bai 等将斑马鱼胚胎暴露于 50 nm 的 ZnO NPs 中，发现随暴露浓度 (1～100 mg/L) 升高，胚胎死亡率亦显著升高；暴露 96 h，ZnO NPs 浓度高于 25 mg/L 时胚胎全部死亡，低于 25 mg/L 时导致斑马鱼幼鱼的体长下降、尾部发育畸形等[332]。其他氧化物纳米材料也会影响斑马鱼胚胎的孵化。Lin 等发现 CuO NPs、ZnO NPs 和 NiO NPs 延迟斑马鱼胚胎的孵化，这和 NPs 释放离子抑制与孵化相关的酶 ZHE1 的活性密切相关[333]。随着 SiO_2 NPs 剂量的增加 (25～200 mg/L)，斑马鱼胚胎的孵化率降低，死亡率和细胞死亡率增加[334]。Au NPs 造成斑马鱼胚胎眼睛发育障碍和色素沉着[335]，Ag NPs 诱导氧化应激增加，引起卵泡细胞凋亡，导致斑马鱼卵母细胞生发泡破裂，降低了卵泡中总环磷酸腺苷浓度[336]。Ong 等发现 10 mg/L 的 Ag NPs 和 CdSe 量子点延迟斑马鱼的孵化，而 100 mg/L 的 CdSe 量子点以及 10 mg/L 的 ZnO NPs 完全抑制斑马鱼孵化，胚胎在绒毛膜内死亡[337]。他们认为纳米材料与斑马鱼孵化酶的相互作用是抑制孵化的主要机制，而且纳米材料对斑马鱼的影响源于纳米特性，而不是由溶解引起。在富勒烯、富勒醇、CNT 和石墨烯材料的研究中也观察到斑马鱼孵化延迟的现象[338-340]。例如，2.5 mg/L 富勒醇和 0.2 mg/L 富勒烯导致斑马鱼的尾鳍畸形、卵黄囊水肿、心包水肿和胸鳍畸形，富勒醇浓度升高到 5 mg/L 时，斑马鱼胚胎肿胀，发育迟缓。

纳米材料可能导致鱼的形态改变、结构变化和各组织脏器的损伤。Smith 等研究发现，SWCNT 沉淀在鳃黏液上，导致虹鳟鱼的通气率、鳃病变 (水肿、黏液细胞改变、增生) 和黏液分泌随剂量增加而增加，同时具有轻微的神经毒性和心血管毒性[341]。SWCNT 暴露导致鳃和肠中的 Na、K-ATP 酶活性显著增加，鳃、脑和肝的脂质过氧化产物增加。不过，鱼生长、血液学、生物分布、组织病理学、渗透调节和生物化学的分析显示，在虹鳟鱼日粮中加入 SWCNT 和富勒烯 (500 mg/kg 日粮)，除了在第四周观察到脑中脂质过氧化外，没有观察到其他明显的毒性反应[342]。另一项在虹鳟鱼幼鱼上进行的 SWCNT(0.25 mg/L) 毒性研究也给出了类似的结论[343]。而白蛋白修饰的 Ag NPs 通过扩散或内吞作用进入，在幼鱼的表皮层积累，并通过凋亡引起皮肤异常[344]。纳米材料的共同暴露会产生和单独暴露不同的效应。在虹鳟鱼的培养体系中，维持 25 nm ZnO NPs 浓度 (1.25 mg/L) 不变，加入 50 nm Cu NPs (0.0425～0.34 mg/L)，在单独不会产生急性毒性的浓度下，共同暴露导致虹鳟鱼的死亡；Cu NPs 能够促进 ZnO NPs 的摄取，使得鱼体内的 Cu 和 Zn 的水平增加；共同暴露导致鱼鳃和肝中的 GST 活力和 GSH/GSSG 值的改变，特别是在低浓度 Cu NPs 的情况下[345]。纳米材料在鱼体中的靶器官和其他传统化学物质的类似，但肾显示出在排出纳米材料、阻止毒性方面的重要作用[343,346]。

鱼的免疫系统对纳米材料非常敏感。Au NPs 可以破坏炎症和其他免疫反应

途径 [347]。Ag NPs 引起氧化应激从而在成年斑马鱼中引起免疫毒性，抑制 TLR4，以及鱼肝组织中的免疫因子 IL1B、CEBP、TRF 和 TLR22[348]。Hedayati 也报道 Ag NPs 通过抑制 ACH50 和溶菌酶活性在斑马鱼中引起免疫抑制，而且抑制作用可以通过加入抗氧化剂维生素 E 来消除 [349]。

鱼的行为反应也是一个敏感的毒性指标，支撑行为的神经系统特别容易受到氧化应激的影响，而纳米材料的一个特性就是容易引起自由基产生。研究发现，带负电和中性的 1.5 nm Au NPs 使斑马鱼胚胎运动活性降低，胚胎培育到成年后，在敲击刺激下表现出异常的惊吓行为，带负电的暴露组在光照下也表现出异常的成年行为 [350]。研究 24～27 nm 的 nPS 对鲫鱼的影响时发现，培养 62 天后，由于聚集游动的新陈代谢过程减慢，鲫鱼变得不活跃；鲫鱼的脑组织变得更重、更柔软 [351]。金属纳米材料也会干扰鱼类的感觉侧线功能 [352]。SiO_2 NPs 导致幼鱼总游动距离呈剂量依赖性下降。25 mg/L 和 50 mg/L 浓度下产生大量的多动症，而在 100 mg/L 和 200 mg/L 浓度下幼鱼在黑暗期活性显著降低 [334]。SiO_2 NPs 还能引起斑马鱼颜色偏好的改变，并可能导致类似帕金森病的行为，而且 15 nm NPs 的作用比 50 nm NPs 的作用显著 [353]。

鱼类的生殖系统也受到纳米材料的干扰。持续 21 天 10 μg/L、50 μg/L 和 100 μg/L 的 ZnO NPs 暴露对鲤鱼睾丸造成损伤，即观察到多种转录因子和少量甾体生成酶基因的表达明显下调，氧化应激相关酶 (如过氧化氢酶、超氧化物歧化酶和谷胱甘肽-S-转移酶) 显著升高，睾丸管腔缺损，精子生成缓慢；暴露停止后，损伤有一定的恢复 [354]。长期暴露于 0.1 mg/L TiO_2 NPs 中的斑马鱼的生殖系统受到干扰，13 周后，斑马鱼卵的总数减少了 29.5%，胚胎死亡率增加 [355]。

研究人员也观察到含金属 NPs 的基因毒性。Geffroy 等通过随机多态性 DNA 聚合酶链式反应 (RAPD-PCR) 对极低剂量 Au NPs (36～106 ng/(fish·d)) 引起的斑马鱼的基因毒性分析发现，RAPD 探针的杂交位点数量显著改变，参与 DNA 修复、解毒过程、细胞凋亡、线粒体代谢和氧化应激的基因表达也受到影响；鱼脑和肌肉中都出现线粒体功能障碍 [356]。用定量 RAPD-PCR 等方法也发现 TiO_2 NPs 作用 14 天后导致斑马鱼遗传毒性 [357]。成年斑马鱼暴露于 LC_{50} 浓度 (71.1 μg/L) 的 Ag NPs 14 天，在外周血细胞中观察到遗传毒性效应，如微核的存在、细胞核的异常 [348]。类似地，彗星和微核分析显示，4.7～74.4 mg/L 的 γ-Fe_2O_3 NPs 和斑马鱼成鱼作用 96 h 能诱发大量鱼 DNA 损伤 [358]。

金属 NPs 也改变斑马鱼的肠道菌群。给斑马鱼饲喂含 Cu NPs 或 Ag NPs 的食物 (500 mg/kg)14 天后，斑马鱼肠上皮完整，但肠道微生物群落结构发生了改变，而且不同粒子影响不同，如一些有益的细菌菌株 (如索氏鲸杆菌 (*Cetobacterium somerae*)) 在 Cu NPs 暴露组中无法检测到，但可以在 Ag NPs 暴露组中检出 [359]。

令人吃惊的是，纳米材料可能会阻塞鱼类的嗅觉通道，使它们不能用化学方法感受到水中的报警物质[360]。这些影响对鱼类自身的影响有限，但对生态影响深远。例如，失去感觉可能改变鱼类的觅食行为，降低对捕食者的敏感性和回避污染水域的能力，甚至影响鱼类迁徙。

无论是淡水鱼还是海鱼，NPs 对鱼的毒性主要表现在引起鱼类肝脏损伤，毒性机制主要是由于氧化应激[332,361,362]。纳米材料除了本身会在多种条件下，如光照，产生过量 ROS 之外，也通过干扰细胞的代谢活动和干扰细胞之间的相互作用，促进 ROS 的生成，各组织器官中抗氧化系统的失衡会导致 ROS 水平进一步提高。ROS 超出机体的自我清除能力后，造成机体组织损伤、脂质过氧化，从而引起机体生理机能的改变[362]。

对于鱼卵来说，水体中的 NPs 会进入胚胎绒毛膜，堵塞囊孔，阻碍营养物质通过绒毛膜孔的正常运输，导致胚胎发育过程中养料供应不足，影响胚胎发育。NPs 导致的胚胎孵化酶分泌异常和诱发的组织缺氧也是胚胎发育畸形或死亡的关键因素。此外，NPs 聚集在细胞膜上，造成膜脂质过氧化和渗透功能改变，使卵膜脆性减弱，再加上影响胚体的扭动，进而改变胚胎的孵化时间和孵化率。

同样，已经发现纳米材料的许多性质会影响其对鱼的毒性，包括化学成分、粒径、形状、表面基团、溶解度特征；也发现环境条件对纳米材料鱼毒性的影响，如水环境的成分、含有的其他污染物。

纳米材料的化学成分对于其毒性作用至关重要。例如，在相同的实验条件下，Ag NPs 导致斑马鱼 100% 的死亡率，而 Au NPs 仅引起 3% 的死亡率；亚致死浓度的 Ag NPs 引起斑马鱼多种发育缺陷，包括较小的头部和尾鳍、较大的卵黄囊和眼睛，而 Au NPs 仅表现出较小的亚致死毒性[363]。ZnO NPs 引起斑马鱼胚胎和幼体发育迟缓，降低存活率和孵化率，造成组织损伤，但相同条件下 TiO$_2$ NPs 和 Al$_2$O$_3$ NPs 则没有引起负面影响[364]。在斑马鱼中观察到多种含金属 NPs 的粒径对毒性的影响，但影响趋势并不完全相同[363]。形状 (球形、棒状和星形) 对 Au NPs 被斑马鱼摄取的影响研究表明，棒状的比其他形状的吸收和清除率更高[365]。Hua 等评估了不同形状的 ZnO(纳米球、纳米棒、立方亚微米颗粒) 对斑马鱼胚胎的毒性作用，从存活率和孵化率方面看，纳米棒比其他两种形状的毒性更大[366]。

纳米材料的表面包覆/改性是其毒性的重要决定因素。PVP、柠檬酸盐、支链 PEI 和硅酸盐表面修饰的 50 nm Ag NPs 对虹鳟鱼幼鱼的生物利用度和毒性研究表明，鱼肝中的 Ag 含量依次降低，肝 Ag 水平与鱼的 DNA 损伤和炎症显著相关[367]。对 ZnO NPs 及其壳聚糖、PEG 修饰物对斑马鱼胚胎毒性的研究显示，表面修饰减少了 ZnO NPs 在斑马鱼胚胎上的吸附，壳聚糖修饰的 ZnO NPs 处理的斑马鱼胚胎的存活率比聚乙二醇 (PEG) 修饰的 NPs 暴露组更高[368]。SiO$_2$ NPs 表面修饰氨基、琥珀酸和 PEG 的时候对斑马鱼胚胎没有明显作用,但表面修饰 PEI 时,浓度 50 mg/L 即可引起胚胎在 48 hpf 全部死亡,因为只有 PEI 修饰的 NPs 可以穿过膜孔进入鱼卵 [369]。斑马鱼胚胎能够摄取 1.5 nm Au NPs,但受精后 6~24 h 或 6~48 h 暴露于 2-巯基乙磺酸 (MES) 和 N, N, N-三甲基氨甲硫醇 (TMAT) 修饰的 Au NPs,而不是 2-(2-巯基乙氧基) 乙醇修饰的 Au NPs 会导致炎症和免疫反应途径被干扰,运输机制被错误地调节 [347]。表面基团也影响 NPs 对斑马鱼的行为调节 [350]。

含金属纳米材料的毒性不可避免地与其溶解性相关。ZnO NPs 对鱼卵的毒性来自 NPs 本身和释放的离子,对斑马鱼胚胎的致死率贡献主要来自 NPs(52% ~72%),对孵化率抑制,NPs 应对 38% 到 83% 的负面反应负责 [366]。Lin 等发现 CuO NPs 和 ZnO NPs 影响斑马鱼胚胎的孵化,主要是因为 NPs 释放的离子影响了与孵化相关的酶 ZHE1 的活性 [333]。要确定 NPs 对斑马鱼的毒性作用是来自其自身的还是离子的释放,还需要做大量工作。

鱼品种对纳米材料暴露的敏感性存在差异。50 nm Cu NPs 对幼年虹鳟、肥头小鱼和斑马鱼的 LC_{50} (96 h) 分别为 0.68 mg/L、0.28 mg/L 和 0.22 mg/L,96 h 的 LOEC 分别为 0.17 mg/L、0.023 mg/L 和小于 0.023 mg/L[370]。Cu NPs 对鳃丝和鳃表皮扁平细胞造成损害,但在不同鱼中程度有差异。

所处环境条件也会改变纳米材料的性质,从而影响其毒性。TiO_2 NPs 本身对斑马鱼幼体甲状腺内分泌系统没有影响,但会增加铅的生物浓度,加剧铅引起的斑马鱼甲状腺内分泌系统破坏 [371]。斑马鱼联合暴露于 TiO_2 NPs(100 μg/L) 和双酚 A (2 μg/L 和 20 μg/L) 混合物中 3 个月,改变了鱼肠道微生物群落,诱导了较高的病原菌丰度和较低的菌丝丰度;双酚 A 浓度较低时显示拮抗作用,浓度较高时显示协同作用 [372]。光照也是很重要的因素,可以诱导 NPs 的物理化学转化,改变其毒性。模拟太阳光下,Ag NPs 和 TiO_2 NPs 的氧化应激依赖性胚胎毒性显著增加,阳光促进 TiO_2 NPs 生成羟基自由基,对 Ag NPs 则是促进表面氧化和物理化学改性以及银离子脱落,提高了 Ag 的生物利用度 [373]。

9.3.3　大气中的纳米材料

纳米材料被释放到空气中,除了在空气中迁移,还会沉降到陆地和水体中。受大气中纳米材料影响的主要是陆生生物,特别是陆生植物。大气中和沉降的 NPs 有可能落在植物上,对植物有潜在的影响。目前大气中的 NPs 对植物影响的研究仅有几篇 [374],但可以通过叶面暴露来反映空气中的 NPs 对植物的影响。

大气中的 NPs 可能黏附在叶面上,并通过叶面进入植物并转运。叶面对 NPs 的黏附和叶面的表面自由能性能以及 NPs 性质有关 [375,376]。叶面暴露下,Ag NPs 能够进入莴苣中并被转运到其他部分,且 NPs 对植物积累 Ag 的相对贡献率大于

65%；Ag NPs 在植物体内的积累阻碍了营养物质的运输，导致毒性[377]。研究毛榛、樟子松和黑杨对 Ag NPs 的吸收发现，NPs 通过叶片进入树干的速度比通过根更快。在实验中，Ag NPs 分别供给三种植物的叶片和根系。茎中 Ag 的含量在叶片处理组中高于根处理组，黑杨中高于毛榛和樟子松[378]。小麦叶片暴露于 Au NPs 2 周后，对柠檬酸修饰的 Au NPs 摄取不完全，部分残留在角质层外侧，但进入叶片的 NPs 能有效地转移到植物脉管系统中。相比之下，几乎所有 PVP 修饰的 Au NPs 都穿过了角质层，但其通过叶肉细胞的转运较少。无论 NPs 的表面修饰和大小，Au NPs 大部分积累在幼芽 (10%~30%) 和根部 (10%~25%)，5%~15% 的 NPs (<50 nm) 甚至渗出到根际土壤中[379]。另外一项研究也支持 Au NPs 能够进入叶片内部，且 Au NPs 的聚集状态改变，并与植物生物分子如叶绿素和类胡萝卜素发生作用[380]。在叶面喷施 Fe_2O_3 NPs 对小麦幼苗的影响研究中观察到，暴露 21 天后，叶片、茎和根中的 Fe 含量分别为 1100 μg/kg、280 μg/kg 和 160 μg/kg，且扫描电子显微镜等分析显示气孔开口可能是 NPs 吸收的途径[381]。分析 Fe 从叶片向茎、根的转运速率发现植物铁调控过程参与其中。类似地，Fe_3O_4 NPs 进入叶细胞并在整个烟草植株中运输和积累[382]。碳纳米材料也能进入叶片。MWCNT 通过表皮细胞层被吸收到暴露叶片的薄壁细胞中[383]。仅有的气溶胶暴露的结果显示，纳米材料能够吸附和进入叶片。地衣细胞中观察到气溶胶暴露的 MWCNT[384]。CeO_2 NPs 气溶胶暴露后，玉米叶片上吸附和吸收的 Ce 不能通过洗涤去除，也不依赖于在黑暗和光照条件下气孔的关闭或打开，但在气溶胶暴露后的玉米植株培养中出现的新叶中没有测到 Ce，说明摄入的 Ce 没有在玉米植株中转运[374]。

叶面暴露的 NPs 对植物的影响比较复杂，有的表现为积极促进作用，也有的具有毒性。用 MWCNT 喷施两月龄的药用植物黄丹，发现叶片光合色素下降，氧化应激指数 (酶和非酶的抗氧化物) 增加，呈剂量依赖性；迷迭香酸含量增加，最高到对照的 4 倍，迷迭香酸合成酶的活性和基因表达模式与迷迭香酸积累呈正相关[383]。总的来说，低浓度的 MWCNT 可以通过诱导活性氧生成促进药物代谢产物的产生；较高浓度下，MWCNT 具有毒性，并对黄丹产生氧化损伤。气溶胶暴露的 MWCNT 也会抑制地衣的细胞活力[384]。根暴露的毒性和叶面暴露相比要显著得多，如更大程度的植物生物量减少、氧化损伤增加以及更高数量的超微结构损伤[377,385,386]。这可能与 NPs 在植物内的亚细胞分配和化学种态有关。叶面接触 Ag NPs 后，莴苣生物解毒金属池中 Ag 含量高 (叶面接触为 29.2%~53.0%，根接触为 12.8%~45.4%)，而无机形式的 Ag 比例低 (6.1%~11.9% 对 14.1%~19.8%)[385]。在莴苣上也观察到 Ag NPs 叶面暴露比根暴露引起的毒性低，纳米特异性毒性和 Ag NPs 在莴苣中的吸收量占总毒性和 Ag 的植物积累的相对贡献率大于 65%[377]，而且还观察到 Ag NPs 在植物中的转化/聚集[385]。Au NPs 和

Ag NPs 对橡叶莴苣的抗氧化能力有不同程度的影响，不影响幼苗抗坏血酸过氧化物酶活性和 L-抗坏血酸的含量，提高了 GSH 含量，经 Au NPs 处理后，总过氧化物酶活性增加，而 Ag NPs 则降低总过氧化物酶活性 [387]。不同植物对 NPs 的响应不同。Ag NPs 叶面暴露于毛栎、樟子松和黑杨的叶片，减少了黑杨地上部分的生物量和茎长度，但不影响其余两种树木；观察到氧化胁迫依赖于树种，暴露引起毛栎叶片 H_2O_2 积累和杨树叶氧自由基增加 [378]。在 4 周龄黄瓜植株叶片上，Ag NPs 导致代谢重编程，包括抗氧化防御系统的激活 (酚类化合物的上调) 和光合作用的下调 (植物素的上调)，以及呼吸作用的增强 (上调了三羧酸循环中间产物)、光呼吸的抑制 (降低了甘氨酸与丝氨酸的比例) 和膜性质的改变 (提高了十五酸和花生四烯酸，下调了亚油酸和亚麻酸) 等 [388]。光合作用受影响是叶面暴露的一个重要后果。在叶面喷施 Fe_2O_3 NPs 对小麦幼苗的影响研究中发现，暴露 21 天后，叶片中的抗氧化酶活性和丙二醛含量都发生了变化，这是由于 Fe_2O_3 NPs 介导的芬顿反应产生的过量羟基自由基；自由基促进了叶绿素的降解，对光合作用产生了负面影响，抑制了生物量的产生 [381]。TiO_2 NPs 叶面暴露后显著降低了葡萄植株的净二氧化碳的吸收量，增加了气孔导度，表明光合作用受到代谢 (非体) 抑制 [389]。

叶面暴露的纳米材料也会对植物产生积极作用。NPs 具有促进光合作用、提高生物量、提高抗逆能力等性能 [390-392]。TiO_2 NPs 的叶面施用会通过扩散效应，增加水分利用率和轻微地激活次生代谢，对萝卜的光合作用产生短暂的积极影响 [393]。Fe_3O_4 NPs 增加植株干重和鲜重，激活植物抗氧化剂，上调水杨酸合成和反应的 PR 基因的表达，诱导内源水杨酸的积累，从而增强植物对烟草花叶病毒的抗性 [382]。类似地，4 周龄的玉米植株叶面施用 NPs 10 天，Fe NPs 对玉米叶片净光合速率和叶绿素含量分别提高了 19.9% 和 19.3%，Fe_3O_4 NPs 分别提高了 27.5% 和 26.1%，导致 Fe NPs 和 Fe_3O_4 NPs 可分别显著提高植物生物量 31.8% 和 34.6% [394]。代谢组学研究表明，两种含 Fe 的 NPs 都能诱导玉米叶片的代谢重编程，一些相容性溶质和抗氧化化合物的生物合成受到抑制。此外，暴露于含 Fe 的 NPs 会暂时关闭一些能量消耗途径，如光呼吸、丙氨酸代谢、支链氨基酸生物合成，能量消耗途径的权衡可能是光合作用增强的另一种解释。叶面喷施 γ-Fe_2O_3 NPs 对柑橘生长影响不大，但 NPs 具有较强的叶面吸附能力，可减少养分的流失 [395]。此外，还发现 NPs 可以减轻其他污染或危害的毒性作用。叶面暴露于 TiO_2 NPs 可显著降低玉米地上部 Cd 含量，并通过增加超氧化物歧化酶和谷胱甘肽 S-转移酶活性和上调多种代谢途径，减轻 Cd 的毒性 [386]；叶面暴露于 TiO_2 NPs 能够抵消藏红花因紫外线暴露而受损的一些植物特征 [396]。

除了直接影响，大气纳米材料还有可能产生间接影响，比如植物的生长发育受抑制后，对病虫害和其他污染的抵抗力下降等。

9.4 总结和展望

医用纳米材料的生态环境效应已经得到比较广泛的研究，获得了不少数据和信息，也得到了一些结论，为医用纳米材料的安全评价提供了基础。但目前这方面的研究还存在不少问题，有待进一步深入的研究和探索。

首先，急需对医用纳米材料的真实环境暴露水平进行准确的分析检测。目前还缺乏关于含纳米材料产品的公开数据，纳米材料的环境释放水平及其在环境中的存在浓度大多是靠模型推测，也很少有真实环境中的测量数据，更何况纳米材料进入环境后还可能发生各种转化。虽然环境中纳米材料的浓度水平总体来说都比较低，但准确的数据对正确的分析和评估是必不可少的。纳米材料的生态效应与其环境浓度、在环境中的状态和性质密切相关，对环境中纳米材料的浓度和存在状态的准确分析检测能够帮助我们设计更合理的实验来评价环境中纳米材料的生态效应。

其次，需要在真实环境中开展生态毒理研究。早期的工作更多是在实验室的简单的模型体系上进行研究，给了解纳米材料的生态效应提供了很好的基础数据，但真实的环境体系往往是很复杂的，很多效应都是多种复杂作用的结果，同时生物在自然环境中的分布处于动态平衡，自然环境条件复杂且提供生物生长的营养物质有限。所以，在简单的模型体系中获得的结果不能完全反映纳米材料的生态效应。另外，研究中使用的纳米材料也需要考虑其环境相关性，比如纳米材料在环境中的物理、化学和生物变化，随时间的老化，以及和环境组分的相互作用。目前已经有不少研究者采用接近实际场景的条件和体系进行研究，获得了一些更接近真实的数据。

另外，还需要开展更多的低剂量、长期效应研究，纳米材料在生物链中传递的研究，以及毒性机制的研究。当前大多数相关研究使用的纳米材料的剂量偏高，和实际环境中的浓度相差很远，这有可能导致我们高估纳米材料对环境生态造成的危害。今后需要更多地开展环境剂量的毒性研究。此外，在真实环境暴露中，暴露时间往往很长，且在此期间纳米材料会发生转化。例如，微生物群落对慢性和急性暴露的反应可能不同。如果敏感的群落被耐受的群落取代，则急性暴露可能导致更多的耐受性微生物群落；相反，如果微生物对这种反复污染没有抵抗力，那么长期暴露可能具有更大的危害。因此，在低剂量下进行的长期接触研究将提供对评估纳米材料的生态毒性更有用的数据。纳米材料可以被各种生物吸附、吸收和积累，这可能导致纳米材料通过食物链进行营养转移。对纳米材料的生物蓄积和营养转移的研究还比较有限，大多数发现生物蓄积，但生物放大的能力有限。考虑到纳米材料随食物链传递的可能性和对人体的潜在危害，今后应该开展更多研究来了解纳米材料对更高水平生物的影响。纳米材料的毒性机制目前主要集中在 ROS 产生和氧化应激，其他毒性机制包括物理损伤、蛋白质变性、DNA 损伤、行为效应等。对纳米材料毒性机制的进一步了解对于其风险评估至关重要。

当然，开展低剂量、长期效应研究往往还离不开发展相应的分析检测技术。医用纳米材料的生态环境效应研究中已经产生了一批新技术、新方法，更多的新技术和方法还会不断涌现。技术和方法的革新可以大大推动学科的发展。传统的毒理学研究方法也需要与时俱进，需要把经过验证的新技术、新方法和新思路规范化、标准化，使之成为毒理学研究常备方法，加速毒理学研究的进展。

最后，可能也是最重要的，需要全面甄别、总结已有的数据，以期获得规律性的结果，以指导医用纳米材料的设计和应用。目前积累的大量数据其实是良莠不齐的，一些相似或相近研究的结果甚至是相互矛盾的。这既有材料不标准，研究方法不规范、不统一的原因，也有实验设计不严谨等多方面的原因。令人高兴的是，在领域中逐渐形成共识，认识到材料、方法等标准化的重要性，可以预见今后相关研究的质量会大幅提高。

致谢

上海大学的励佳蓓、奚文松、周明珠、陈星竹、刘春园、吴昊、谈诗颖和汤学睿，以及西南民族大学的张强强和马强参与了数据和文献的搜集整理。

(王海芳，杨胜韬，常雪灵，孙早霞，曹傲能)

参 考 文 献

[1] SELCK H, HANDY R D, FERNANDES T F, et al. Nanomaterials in the aquatic environment: A European Union-United States perspective on the status of ecotoxicity testing, research priorities, and challenges ahead. Environmental Toxicology and Chemistry, 2016, 35(5): 1055-1067.

[2] BERKNER S, SCHWIRN K, VOELKER D. Nanopharmaceuticals: Tiny challenges for the environmental risk assessment of pharmaceuticals. Environmental Toxicology and Chemistry, 2016, 35(4): 780-787.

[3] KUHLBUSCH T A J, WIJNHOVEN S W P, HAASE A. Nanomaterial exposures for worker, consumer and the general public. Nanoimpact, 2018, 10: 11-25.

[4] MIHALACHE R, VERBEEK J, GRACZYK H, et al. Occupational exposure limits for manufactured nanomaterials, a systematic review. Nanotoxicology, 2017, 11(1): 7-19.

[5] KOIVISTO A J, BLUHME A B, KLING K I, et al. Occupational exposure during handling and loading of halloysite nanotubes — A case study of counting nanofibers. Nanoimpact, 2018, 10: 153-160.

[6] OBERBEK P, KOZIKOWSKI P, CZARNECKA K, et al. Inhalation exposure to various nanoparticles in work environment—Contextual information and results of measurements. Journal of Nanoparticle Research, 2019, 21(11): 222.

[7] 杨红, 徐健英, 刘仁平, 等. 纳米二氧化硅对职业暴露人群健康危害的调查. 东南大学学报 (医学版), 2015, 34(5): 721-725.

[8] MAHAPATRA I, CLARK J, DOBSON P J, et al. Potential environmental implications of nano-enabled medical applications: Critical review. Environmental Science—Processes & Impacts, 2013, 15(1): 123-144.

[9] LEAD J R, BATLEY G E, ALVAREZ P J J, et al. Nanomaterials in the environment: Behavior, fate, bioavailability, and effects—An updated review. Environmental Toxicology and Chemistry, 2018, 37(8): 2029-2063.

[10] LIN Z M, MONTEIRO-RIVIERE N A, RIVIERE J E. Pharmacokinetics of metallic nanoparticles. Wiley Interdisciplinary Reviews—Nanomedicine and Nanobiotechnology, 2015, 7(2): 189-217.

[11] BOURRINET P, BENGELE H H, BONNEMAIN B, et al. Preclinical safety and pharmacokinetic profile of ferumoxtran-10, an ultrasmall superparamagnetic iron oxide magnetic resonance contrast agent. Investigative Radiology, 2006, 41(3): 313-324.

[12] SUN T Y, MITRANO D M, BORNHOFT N A, et al. Envisioning nano release dynamics in a changing world: Using dynamic probabilistic modeling to assess future environmental emissions of engineered nanomaterials. Environmental Science & Technology, 2017, 51(5): 2854-2863.

[13] LEKAMGE S, BALL A S, SHUKLA R, et al. The toxicity of nanoparticles to organisms in freshwater. Reviews of Environmental Contamination and Toxicology, 2020, 248: 1-80.

[14] SUN T Y, GOTTSCHALK F, HUNGERBUHLER K, et al. Comprehensive probabilistic modelling of environmental emissions of engineered nanomaterials. Environmental Pollution, 2014, 185: 69-76.

[15] KANG S, MAUTER M S, ELIMELECH M. Microbial cytotoxicity of carbon-based nanomaterials: Implications for river water and wastewater effluent. Environmental Science & Technology, 2009, 43(7): 2648-2653.

[16] BAALOUSHA M, CORNELIS G, KUHLBUSCH T A J, et al. Modeling nanomaterial fate and uptake in the environment: Current knowledge and future trends. Environmental Science: Nano, 2016, 3(2): 323-345.

[17] ABBAS Q, YOUSAF B, AMINA, et al. Transformation pathways and fate of engineered nanoparticles (ENPs) in distinct interactive environmental compartments: A review. Environment International, 2020, 138: 105646.

[18] KABIR E, KUMAR V, KIM K H, et al. Environmental impacts of nanomaterials. Journal of Environmental Management, 2018, 225: 261-271.

[19] SCHULTZ A G, BOYLE D, CHAMOT D, et al. Aquatic toxicity of manufactured nanomaterials: Challenges and recommendations for future toxicity testing. Environmental

Chemistry, 2014, 11(3): 207-226.

[20] PRAETORIUS A, SCHERINGER M, HUNGERBUHLER K. Development of environmental fate models for engineered nanoparticles—A case study of TiO_2 nanoparticles in the rhine river. Environmental Science & Technology, 2012, 46(12): 6705-6713.

[21] SANI-KAST N, SCHERINGER M, SLOMBERG D, et al. Addressing the complexity of water chemistry in environmental fate modeling for engineered nanoparticles. Science of the Total Environment, 2015, 535: 150-159.

[22] VENUGOPAL E, ASWAL V K, KUMARASWAMY G. Nanoparticle size controls aggregation in lamellar nonionic surfactant mesophase. Langmuir, 2013, 29(31): 9643-9650.

[23] AFSHINNIA K, SIKDER M, CAI B, et al. Effect of nanomaterial and media physicochemical properties on Ag NM aggregation kinetics. Journal of Colloid and Interface Science, 2017, 487: 192-200.

[24] PENG Y H, TSAI Y C, HSIUNG C E, et al. Influence of water chemistry on the environmental behaviors of commercial ZnO nanoparticles in various water and wastewater samples. Journal of Hazardous Materials, 2017, 322: 348-356.

[25] CHOWDHURY I, DUCH M C, MANSUKHANI N D, et al. Colloidal properties and stability of graphene oxide nanomaterials in the aquatic environment. Environmental Science & Technology, 2013, 47(12): 6288-6296.

[26] MUDUNKOTUWA I A, GRASSIAN V H. Biological and environmental media control oxide nanoparticle surface composition: The roles of biological components (proteins and amino acids), inorganic oxyanions and humic acid. Environmental Science: Nano, 2015, 2(5): 429-439.

[27] ANGEL B M, VALLOTTON P, APTE S C. On the mechanism of nanoparticulate CeO_2 toxicity to freshwater algae. Aquatic Toxicology, 2015, 168: 90-97.

[28] KLAINE S J, KOELMANS A A, HORNE N, et al. Paradigms to assess the environmental impact of manufactured nanomaterials. Environmental Toxicology and Chemistry, 2012, 31(1): 3-14.

[29] CORNELIS G, HUND-RINKE K, KUHLBUSCH T, et al. Fate and bioavailability of engineered nanoparticles in soils: A review. Critical Reviews in Environmental Science and Technology, 2014, 44(24): 2720-2764.

[30] HEGGELUND L R, DIEZ-ORTIZ M, LOFTS S, et al. Soil pH effects on the comparative toxicity of dissolved zinc, non-nano and nano ZnO to the earthworm *Eisenia fetida*. Nanotoxicology, 2014, 8(5): 559-572.

[31] LABILLE J, HARNS C, BOTTERO J Y, et al. Heteroaggregation of titanium dioxide nanoparticles with natural clay colloids. Environmental Science & Technology, 2015, 49(11): 6608-6616.

[32] 周东美. 纳米 Ag 粒子在我国主要类型土壤中的迁移转化过程与环境效应. 环境化学, 2015, 34(4): 605-613.

[33] DONG S N, SUN Y Y, GAO B, et al. Retention and transport of graphene oxide in

water-saturated limestone media. Chemosphere, 2017, 180: 506-512.

[34] HE J Z, WANG D J, FANG H, et al. Inhibited transport of graphene oxide nanoparticles in granular quartz sand coated with *Bacillus subtilis and Pseudomonas putida* biofilms. Chemosphere, 2017, 169: 1-8.

[35] PAKARINEN K, AKKANEN J, LEPPANEN M T, et al. Distribution of fullerenes (nC_{60}) between sediment and water in freshwaters. Chemosphere, 2014, 108: 320-325.

[36] KELLER A A, MCFERRAN S, LAZAREVA A, et al. Global life cycle releases of engineered nanomaterials. Journal of Nanoparticle Research, 2013, 15(6): 1692.

[37] GOTTSCHALK F, LASSEN C, KJOELHOLT J, et al. Modeling flows and concentrations of nine engineered nanomaterials in the Danish environment. International Journal of Environmental Research and Public Health, 2015, 12(5): 5581-5602.

[38] MUELLER N C, NOWACK B. Exposure modeling of engineered nanoparticles in the environment. Environmental Science & Technology, 2008, 42(12): 4447-4453.

[39] TIWARI A J, MARR L C. The role of atmospheric transformations in determining environmental impacts of carbonaceous nanoparticles. Journal of Environmental Quality, 2010, 39(6): 1883-1895.

[40] JEEVANANDAM J, BARHOUM A, CHAN Y S, et al. Review on nanoparticles and nanostructured materials: History, sources, toxicity and regulations. Beilstein Journal of Nanotechnology, 2018, 9: 1050-1074.

[41] MAHAPATRA I, CLARK J R A, DOBSON P J, et al. Expert perspectives on potential environmental risks from nanomedicines and adequacy of the current guideline on environmental risk assessment. Environmental Science: Nano, 2018, 5(8): 1873-1889.

[42] BUNDSCHUH M, FILSER J, LUDERWALD S, et al. Nanoparticles in the environment: Where do we come from, where do we go to? Environmental Sciences Europe, 2018, 30(1): 6.

[43] SUN T Y, BORNHOFT N A, HUNGERBUHLER K, et al. Dynamic probabilistic modeling of environmental emissions of engineered nanomaterials. Environmental Science & Technology, 2016, 50(9): 4701-4711.

[44] HOQUE M E, KHOSRAVI K, NEWMAN K, et al. Detection and characterization of silver nanoparticles in aqueous matrices using asymmetric-flow field flow fractionation with inductively coupled plasma mass spectrometry. Journal of Chromatography A, 2012, 1233: 109-115.

[45] LUO Z X, WANG Z H, LI Q Z, et al. Spatial distribution, electron microscopy analysis of titanium and its correlation to heavy metals: Occurrence and sources of titanium nanomaterials in surface sediments from Xiamen Bay, China. Journal of Environmental Monitoring, 2011, 13(4): 1046-1052.

[46] LOWRY G V, GREGORY K B, APTE S C, et al. Transformations of nanomaterials in the environment. Environmental Science & Technology, 2012, 46(13): 6893-6899.

[47] HARTMANN N, SKJOLDING L, HANSEN S, et al. Environmental Fate and Behaviour of Nanomaterials: New Knowledge on Important Transformation Processes[M].

Copenhagen: Danish Environmental Protection Agency, 2014.

[48] MA R, LEVARD C, JUDY J D, et al. Fate of zinc oxide and silver nanoparticles in a pilot wastewater treatment plant and in processed biosolids. Environmental Science & Technology, 2014, 48(1): 104-112.

[49] CHOUHAN R S, QURESHI A, YAGCI B, et al. Biotransformation of multi-walled carbon nanotubes mediated by nanomaterial resistant soil bacteria. Chemical Engineering Journal, 2016, 298: 1-9.

[50] LEVARD C, HOTZE E M, LOWRY G V, et al. Environmental transformations of silver nanoparticles: Impact on stability and toxicity. Environmental Science & Technology, 2012, 46(13): 6900-6914.

[51] WANG Q, EBBS S D, CHEN Y S, et al. Trans-generational impact of cerium oxide nanoparticles on tomato plants. Metallomics, 2013, 5(6): 753-759.

[52] MAHARRAMOV A M, HASANOVA U A, SULEYMANOVA I A, et al. The engineered nanoparticles in food chain: Potential toxicity and effects. SN Applied Sciences, 2019, 1(11): 1362.

[53] PETERSEN E J, MORTIMER M, BURGESS R M, et al. Strategies for robust and accurate experimental approaches to quantify nanomaterial bioaccumulation across a broad range of organisms. Environmental Science: Nano, 2019, 6(6): 1619-1656.

[54] IL KWAK J I, AN Y J. Trophic transfer of silver nanoparticles from earthworms disrupts the locomotion of springtails (Collembola). Journal of Hazardous Materials, 2016, 315: 110-116.

[55] LUO X, XU S M, YANG Y N, et al. Insights into the ecotoxicity of silver nanoparticles transferred from *escherichia coli* to *caenorhabditis elegans*. Scientific Reports, 2016, 6: 36465.

[56] KUBO-IRIE M, YOKOYAMA M, SHINKAI Y, et al. The transfer of titanium dioxide nanoparticles from the host plant to butterfly larvae through a food chain. Scientific Reports, 2016, 6: 23819.

[57] DAI Y H, WANG Z Y, ZHANG L, et al. Transfer and transformation of CeO_2 NPs along a terrestrial trophic food chain. Environmental Science: Nano, 2020, 7(2): 588-598.

[58] HOLBROOK R D, MURPHY K E, MORROW J B, et al. Trophic transfer of nanoparticles in a simplified invertebrate food web. Nature Nanotechnology, 2008, 3(6): 352-355.

[59] CHAE Y, AN Y J. Nanoplastic ingestion induces behavioral disorders in terrestrial snails: Trophic transfer effects via vascular plants. Environmental Science: Nano, 2020, 7(3): 975-983.

[60] JUDY J D, UNRINE J M, BERTSCH P M. Evidence for biomagnification of gold nanoparticles within a terrestrial food chain. Environmental Science & Technology, 2011, 45(2): 776-781.

[61] XIAO B W, ZHANG Y Q, WANG X L, et al. Occurrence and trophic transfer of nanoparticulate Ag and Ti in the natural aquatic food web of Taihu Lake, China. Environmental Science: Nano, 2019, 6(11): 3431-3441.

[62] CHAE Y, AN Y J. Toxicity and transfer of polyvinylpyrrolidone-coated silver nanowires in an aquatic food chain consisting of algae, water fleas, and zebrafish. Aquatic Toxicology, 2016, 173: 94-104.

[63] WANG J, WANG W X. Low bioavailability of silver nanoparticles presents trophic toxicity to marine medaka (*Oryzias melastigma*). Environmental Science & Technology, 2014, 48(14): 8152-8161.

[64] YOO-IAM M, CHAICHANA R, SATAPANAJARU T. Toxicity, bioaccumulation and biomagnification of silver nanoparticles in green algae (*Chlorella* sp.), water flea (*Moina macrocopa*), blood worm (*Chironomus* spp.) and silver barb (*Barbonymus gonionotus*). Chemical Speciation and Bioavailability, 2014, 26(4): 257-265.

[65] ZHU X S, WANG J X, ZHANG X Z, et al. Trophic transfer of TiO_2 nanoparticles from daphnia to zebrafish in a simplified freshwater food chain. Chemosphere, 2010, 79(9): 928-933.

[66] WANG Z Y, YIN L Y, ZHAO J, et al. Trophic transfer and accumulation of TiO_2 nanoparticles from clamworm (*Perinereis aibuhitensis*) to juvenile turbot (*Scophthalmus maximus*) along a marine benthic food chain. Water Research, 2016, 95: 250-259.

[67] DU M M, ZHANG H, LI J X, et al. Bioaccumulation, depuration, and transfer to offspring of ^{13}C-labeled fullerenols by *Daphnia magna*. Environmental Science & Technology, 2016, 50(19): 10421-10427.

[68] WANG C L, CHANG X L, SHI Q Y, et al. Uptake and transfer of ^{13}C-fullerenols from *scenedesmus obliquus* to *Daphnia magna* in an aquatic environment. Environmental Science & Technology, 2018, 52(21): 12133-12141.

[69] SHI Q Y, ZHANG H, WANG C L, et al. Bioaccumulation, biodistribution , and depuration of ^{13}C-labelled fullerenols in zebrafish through dietary exposure. Ecotoxicology and Environmental Safety, 2020, 191: 110173.

[70] SHI Q Y, WANG C L, ZHANG H, et al. Trophic transfer and biomagnification of fullerenol nanoparticles in an aquatic food chain. Environmental Science: Nano, 2020, 7(4): 1240-1251.

[71] MATTSSON K, JOHNSON E V, MALMENDAL A, et al. Brain damage and behavioural disorders in fish induced by plastic nanoparticles delivered through the food chain. Scientific Reports, 2017, 7: 11452.

[72] CHAE Y, KIM D, KIM S W, et al. Trophic transfer and individual impact of nano-sized polystyrene in a four-species freshwater food chain. Scientific Reports, 2018, 8: 284.

[73] ZHAO J, LIN M Q, WANG Z Y, et al. Engineered nanomaterials in the environment: Are they safe? Critical Reviews in Environmental Science and Technology, 2020, 51(14): 1443-1478.

[74] LV J T, CHRISTIE P, ZHANG S Z. Uptake, translocation, and transformation of metal-based nanoparticles in plants: Recent advances and methodological challenges. Environmental Science: Nano, 2019, 6(1): 41-59.

[75] VAN DER HEIJDEN M G A, BARDGETT R D, VAN STRAALEN N M. The unseen

majority: Soil microbes as drivers of plant diversity and productivity in terrestrial ecosystems. Ecology Letters, 2008, 11(3): 296-310.

[76] LEWIS R W, BERTSCH P M, MCNEAR D H. Nanotoxicity of engineered nanomaterials (ENMs) to environmentally relevant beneficial soil bacteria - A critical review. Nanotoxicology, 2019, 13(3): 392-428.

[77] KUMAR R, UMAR A, KUMAR G, et al. Antimicrobial properties of ZnO nanomaterials: A review. Ceramics International, 2017, 43(5): 3940-3961.

[78] XIE C J, ZHANG J Z, MA Y H, et al. *Bacillus subtilis* causes dissolution of ceria nanoparticles at the nano-bio interface. Environmental Science: Nano, 2019, 6(1): 216-223.

[79] KUMAR N, SHAH V, WALKER V K. Perturbation of an arctic soil microbial community by metal nanoparticles. Journal of Hazardous Materials, 2011, 190(1-3): 816-822.

[80] CALDER A J, DIMKPA C O, MCLEAN J E, et al. Soil components mitigate the antimicrobial effects of silver nanoparticles towards a beneficial soil bacterium, *Pseudomonas chlororaphis* O6. Science of the Total Environment, 2012, 429: 215-222.

[81] MCGEE C F, STOREY S, CLIPSON N, et al. Soil microbial community responses to contamination with silver, aluminium oxide and silicon dioxide nanoparticles. Ecotoxicology, 2017, 26(3): 449-458.

[82] CHEN J N, MAO S Y, XU Z F, et al. Various antibacterial mechanisms of biosynthesized copper oxide nanoparticles against soilborne *Ralstonia solanacearum*. RSC Advances, 2019, 9(7): 3788-3799.

[83] DIMKPA C O, CALDER A, BRITT D W, et al. Responses of a soil bacterium, *Pseudomonas chlororaphis* O6 to commercial metal oxide nanoparticles compared with responses to metal ions. Environmental Pollution, 2011, 159(7): 1749-1756.

[84] AUGER S, HENRY C, PECHAUX C, et al. Exploring the impact of Mg-doped ZnO nanoparticles on a model soil microorganism *Bacillus subtilis*. Ecotoxicology and Environmental Safety, 2019, 182: 109421.

[85] HUANG Y C, FAN R M, GRUSAK M A, et al. Effects of nano-ZnO on the agronomically relevant *Rhizobium*-legume symbiosis. Science of the Total Environment, 2014, 497: 78-90.

[86] FAN R M, HUANG Y C, GRUSAK M A, et al. Effects of nano-TiO$_2$ on the agronomically-relevant *Rhizobium*-legume symbiosis. Science of the Total Environment, 2014, 466: 503-512.

[87] CHAI H K, YAO J, SUN J J, et al. The effect of metal oxide nanoparticles on functional bacteria and metabolic profiles in agricultural soil. Bulletin of Environmental Contamination and Toxicology, 2015, 94(4): 490-495.

[88] GE Y G, SCHIMEL J P, HOLDEN P A. Evidence for negative effects of TiO$_2$ and ZnO nanoparticles on soil bacterial communities. Environmental Science & Technology, 2011, 45(4): 1659-1664.

[89] GE Y, PRIESTER J H, MORTIMER M, et al. Long-term effects of multiwalled carbon

nanotubes and graphene on microbial communities in dry soil. Environmental Science & Technology, 2016, 50(7): 3965-3974.

[90] CHEN M, SUN Y, LIANG J, et al. Understanding the influence of carbon nanomaterials on microbial communities. Environment International, 2019, 126: 690-698.

[91] HAO Y, MA C X, ZHANG Z T, et al. Carbon nanomaterials alter plant physiology and soil bacterial community composition in a rice-soil-bacterial ecosystem. Environmental Pollution, 2018, 232: 123-136.

[92] FORTNER J D, LYON D Y, SAYES C M, et al. C-60 in water: Nanocrystal formation and microbial response. Environmental Science & Technology, 2005, 39(11): 4307-4316.

[93] LOPES I, RIBEIRO R, ANTUNES F E, et al. Toxicity and genotoxicity of organic and inorganic nanoparticles to the bacteria *Vibrio fischeri* and *Salmonella typhimurium*. Ecotoxicology, 2012, 21(3): 637-648.

[94] PEREIRA R, ROCHA-SANTOS T A P, ANTUNES F E, et al. Screening evaluation of the ecotoxicity and genotoxicity of soils contaminated with organic and inorganic nanoparticles: The role of ageing. Journal of Hazardous Materials, 2011, 194: 345-354.

[95] QAYYUM S, KHAN A U. Nanoparticles vs. biofilms: A battle against another paradigm of antibiotic resistance. Medchemcomm, 2016, 7(8): 1479-1498.

[96] CHANG Y N, ZHANG M Y, XIA L, et al. The toxic effects and mechanisms of CuO and ZnO nanoparticles. Materials, 2012, 5(12): 2850-2871.

[97] KLOEPFER J A, MIELKE R E, NADEAU J L. Uptake of CdSe and CdSe/ZnS quantum dots into bacteria via purine-dependent mechanisms. Applied and Environmental Microbiology, 2005, 71(5): 2548-2557.

[98] XU X H N, BROWNLOW W J, KYRIACOU S V, et al. Real-time probing of membrane transport in living microbial cells using single nanoparticle optics and living cell imaging. Biochemistry, 2004, 43(32): 10400-10413.

[99] TANG Y J J, ASHCROFT J M, CHEN D, et al. Charge-associated effects of fullerene derivatives on microbial structural integrity and central metabolism. Nano Letters, 2007, 7(3): 754-760.

[100] HE X, KUANG Y S, LI Y Y, et al. Changing exposure media can reverse the cytotoxicity of ceria nanoparticles for *Escherichia coli*. Nanotoxicology, 2012, 6(3): 233-240.

[101] LI M T, LIU W J, SLAVEYKOVA V I. Effects of mixtures of engineered nanoparticles and metallic pollutants on aquatic organisms. Environments, 2020, 7(4): 27.

[102] JOO S H, AGGARWAL S. Factors impacting the interactions of engineered nanoparticles with bacterial cells and biofilms: Mechanistic insights and state of knowledge. Journal of Environmental Management, 2018, 225: 62-74.

[103] PARADA J, RUBILAR O, FERNANDEZ-BALDO M A, et al. The nanotechnology among US: Are metal and metal oxides nanoparticles a nano or mega risk for soil microbial communities? Critical Reviews in Biotechnology, 2019, 39(2): 157-172.

[104] DIZAJ S M, LOTFIPOUR F, BARZEGAR-JALALI M, et al. Antimicrobial activity of the metals and metal oxide nanoparticles. Materials Science & Engineering C—

Materials for Biological Applications, 2014, 44: 278-284.

[105] SIMONIN M, RICHAUME A. Impact of engineered nanoparticles on the activity, abundance, and diversity of soil microbial communities: A review. Environmental Science and Pollution Research, 2015, 22(18): 13710-13723.

[106] LIN X C, LI J Y, MA S, et al. Toxicity of TiO$_2$ nanoparticles to *Escherichia coli*: Effects of particle size, crystal phase and water chemistry. PLoS One, 2014, 9(10): e110274.

[107] EL BADAWY A M, SILVA R G, MORRIS B, et al. Surface charge-dependent toxicity of silver nanoparticles. Environmental Science & Technology, 2011, 45(1): 283-287.

[108] TONG T Z, SHEREEF A, WU J S, et al. Effects of material morphology on the phototoxicity of nano-TiO$_2$ to bacteria. Environmental Science & Technology, 2013, 47(21): 12486-12495.

[109] BRADFORD A, HANDY R D, READMAN J W, et al. Impact of silver nanoparticle contamination on the genetic diversity of natural bacterial assemblages in estuarine sediments. Environmental Science & Technology, 2009, 43(12): 4530-4536.

[110] XIU Z M, MA J, ALVAREZ P J J. Differential effect of common ligands and molecular oxygen on antimicrobial activity of silver nanoparticles versus silver ions. Environmental Science & Technology, 2011, 45(20): 9003-9008.

[111] YU R, WU J K, LIU M T, et al. Toxicity of binary mixtures of metal oxide nanoparticles to *Nitrosomonas europaea*. Chemosphere, 2016, 153: 187-197.

[112] PREMANATHAN M, KARTHIKEYAN K, JEYASUBRAMANIAN K, et al. Selective toxicity of ZnO nanoparticles toward Gram-positive bacteria and cancer cells by apoptosis through lipid peroxidation. Nanomedicine—Nanotechnology Biology and Medicine, 2011, 7(2): 184-192.

[113] SIMONIN M, MARTINS J M F, LE ROUX X, et al. Toxicity of TiO$_2$ nanoparticles on soil nitrification at environmentally relevant concentrations: Lack of classical dose-response relationships. Nanotoxicology, 2017, 11(2): 247-255.

[114] SIMONIN M, GUYONNET J P, MARTINS J M F, et al. Influence of soil properties on the toxicity of TiO$_2$ nanoparticles on carbon mineralization and bacterial abundance. Journal of Hazardous Materials, 2015, 283: 529-535.

[115] MOGHADDAM A B, NAMVAR F, MONIRI M, et al. Nanoparticles biosynthesized by fungi and yeast: A review of their preparation, properties, and medical applications. Molecules, 2015, 20(9): 16540-16565.

[116] POLIVKOVA M, HUBACEK T, STASZEK M, et al. Antimicrobial treatment of polymeric medical devices by silver nanomaterials and related technology. International Journal of Molecular Sciences, 2017, 18(2): 419.

[117] KUMAR N, PALMER G R, SHAH V, et al. The effect of silver nanoparticles on seasonal change in arctic tundra bacterial and fungal assemblages. PLoS One, 2014, 9(6): e99953.

[118] LIU K Z, HE Z L, BYRNE H J, et al. Investigating the role of gold nanoparticle shape and size in their toxicities to fungi. International Journal of Environmental Research

and Public Health, 2018, 15(5): 998.

[119] GALINDO T P S, PEREIRA R, FREITAS A C, et al. Toxicity of organic and inorganic nanoparticles to four species of white-rot fungi. Science of the Total Environment, 2013, 458: 290-297.

[120] HU L, ZENG G M, CHEN G Q, et al. Bioaccumulation and toxicity of CdSe/ZnS quantum dots in *Phanerochaete chrysosporium*. Colloids and Surfaces B—Biointerfaces, 2017, 159: 303-311.

[121] TAGHIYARI H R, MORADI-MALEK B, KOOKANDEH M G, et al. Effects of silver and copper nanoparticles in particleboard to control *Trametes versicolor* fungus. International Biodeterioration & Biodegradation, 2014, 94: 69-72.

[122] GUO Z, CHEN G Q, ZENG G M, et al. Determination of inequable fate and toxicity of Ag nanoparticles in a *Phanerochaete chrysosporium* biofilm system through different sulfide sources. Environmental Science: Nano, 2016, 3(5): 1027-1035.

[123] HUANG Z Z, XU P, CHEN G Q, et al. Silver ion-enhanced particle-specific cytotoxicity of silver nanoparticles and effect on the production of extracellular secretions of *Phanerochaete chrysosporium*. Chemosphere, 2018, 196: 575-584.

[124] DU J J, ZHANG Y Y, CUI M H, et al. Evidence for negative effects of ZnO nanoparticles on leaf litter decomposition in freshwater ecosystems. Environmental Science: Nano, 2017, 4(12): 2377-2387.

[125] RASHID M I, SHAHZAD T, SHAHID M, et al. Toxicity of iron oxide nanoparticles to grass litter decomposition in a sandy soil. Scientific Reports, 2017, 7: 41965.

[126] DE FILPO G, PALERMO A M, RACHIELE F, et al. Preventing fungal growth in wood by titanium dioxide nanoparticles. International Biodeterioration & Biodegradation, 2013, 85: 217-222.

[127] JIN L X, SON Y, DEFOREST J L, et al. Single-walled carbon nanotubes alter soil microbial community composition. Science of the Total Environment, 2014, 466: 533-538.

[128] RODRIGUES D F, JAISI D P, ELIMELECH M. Toxicity of functionalized single-walled carbon nanotubes on soil microbial communities: Implications for nutrient cycling in soil. Environmental Science & Technology, 2013, 47(1): 625-633.

[129] FORSTNER C, ORTON T G, SKARSHEWSKI A, et al. Effects of graphene oxide and graphite on soil bacterial and fungal diversity. Science of the Total Environment, 2019, 671: 140-148.

[130] NGUYEN H N, CHAVES-LOPEZ C, OLIVEIRA R C, et al. Cellular and metabolic approaches to investigate the effects of graphene and graphene oxide in the fungi *Aspergillus flavus* and *Aspergillus niger*. Carbon, 2019, 143: 419-429.

[131] YANG H, FENG S C, MA Q, et al. Influence of reduced graphene oxide on the growth, structure and decomposition activity of white-rot fungus *Phanerochaete chrysosporium*. RSC Advances, 2018, 8(9): 5026-5033.

[132] XIE J R, MING Z, LI H L, et al. Toxicity of graphene oxide to white rot fungus

Phanerochaete chrysosporium. Chemosphere, 2016, 151: 324-331.

[133] MING Z, FENG S C, YILIHAMU A, et al. Toxicity of carbon nanotubes to white rot fungus *Phanerochaete chrysosporium*. Ecotoxicology and Environmental Safety, 2018, 162: 225-234.

[134] RODRIGUEZ-COUTO S, ARZAC A, LEAL G P, et al. Reduced graphene oxide hydrogels and xerogels provide efficient platforms for immobilization and laccase production by *Trametes pubescens*. Biotechnology Journal, 2014, 9(4): 578-584.

[135] BERRY T D, FILLEY T R, BLANCHETTE R A. Oxidative enzymatic response of white-rot fungi to single-walled carbon nanotubes. Environmental Pollution, 2014, 193: 197-204.

[136] SAMPAIO A C, MENDES R J, CASTRO P G, et al. Solid lipid nanoparticles affect microbial colonization and enzymatic activity throughout the decomposition of alder leaves in freshwater microcosms. Ecotoxicology and Environmental Safety, 2017, 135: 375-380.

[137] NOMURA T, TANI S J, YAMAMOTO M, et al. Cytotoxicity and colloidal behavior of polystyrene latex nanoparticles toward filamentous fungi in isotonic solutions. Chemosphere, 2016, 149: 84-90.

[138] ALEKSANDROWICZ-TRZCINSKA M, SZANIAWSKI A, STUDNICKI M, et al. The effect of silver and copper nanoparticles on the growth and mycorrhizal colonisation of Scots pine (*Pinus sylvestris* L.) in a container nursery experiment. iForest-Biogeosciences and Forestry, 2018, 11(5): 690-697.

[139] CAO J L, FENG Y Z, HE S Y, et al. Silver nanoparticles deteriorate the mutual interaction between maize (*Zea mays* L.) and arbuscular mycorrhizal fungi: A soil microcosm study. Applied Soil Ecology, 2017, 119: 307-316.

[140] CAO J L, FENG Y Z, LIN X G, et al. Iron oxide magnetic nanoparticles deteriorate the mutual interaction between arbuscular mycorrhizal fungi and plant. Journal of Soils and Sediments, 2017, 17(3): 841-851.

[141] WANG F Y, LIU X Q, SHI Z Y, et al. Arbuscular mycorrhizae alleviate negative effects of zinc oxide nanoparticle and zinc accumulation in maize plants - A soil microcosm experiment. Chemosphere, 2016, 147: 88-97.

[142] SIANI N G, FALLAH S, POKHREL L R, et al. Natural amelioration of zinc oxide nanoparticle toxicity in fenugreek (*Trigonella foenum-gracum*) by arbuscular mycorrhizal (*Glomus intraradices*) secretion of glomalin. Plant Physiology and Biochemistry, 2017, 112: 227-238.

[143] BATISTA D, PASCOAL C, CASSIO F. How do physicochemical properties influence the toxicity of silver nanoparticles on freshwater decomposers of plant litter in streams? Ecotoxicology and Environmental Safety, 2017, 140: 148-155.

[144] DU J J, ZHANG Y Y, QV M X, et al. The effects of ZnO nanoparticles on leaf litter decomposition under natural sunlight. Environmental Science: Nano, 2019, 6(4): 1180-1188.

[145] JAIN A, KUMAR S, SEENA S. Can low concentrations of metal oxide and Ag loaded metal oxide nanoparticles pose a risk to stream plant litter microbial decomposers? Science of the Total Environment, 2019, 653: 930-937.

[146] JOSKO I, OLESZCZUK P, DOBRZYNSKA J, et al. Long-term effect of ZnO and CuO nanoparticles on soil microbial community in different types of soil. Geoderma, 2019, 352: 204-212.

[147] WANG F Y, JING X X, ADAMS C A, et al. Decreased ZnO nanoparticle phytotoxicity to maize by arbuscular mycorrhizal fungus and organic phosphorus. Environmental Science and Pollution Research, 2018, 25(24): 23736-23747.

[148] WAGNER G, KORENKOV V, JUDY J D, et al. Nanoparticles composed of Zn and ZnO inhibit *Peronospora tabacina* spore germination *in vitro* and *P. tabacina* infectivity on tobacco leaves. Nanomaterials, 2016, 6(3): 50.

[149] HU L, WAN J, ZENG G M, et al. Comprehensive evaluation of the cytotoxicity of CdSe/ZnS quantum dots in *Phanerochaete chrysosporium* by cellular uptake and oxidative stress. Environmental Science: Nano, 2017, 4(10): 2018-2029.

[150] ZHANG Z, ZHANG J H, SHI C X, et al. Effect of oxidative stress from nanoscale TiO_2 particles on a *Physarum polycephalum* macroplasmodium under dark conditions. Environmental Science and Pollution Research, 2017, 24(20): 17241-17249.

[151] ALEKSANDROWICZ-TRZCINSKA M, SZANIAWSKI A, OLCHOWIK J, et al. Effects of copper and silver nanoparticles on growth of selected species of pathogenic and wood-decay fungi *in vitro*. Forestry Chronicle, 2018, 94(2): 109-116.

[152] YI F, CHEN G Q, ZENG G M, et al. Influence of cysteine and bovine serum albumin on silver nanoparticle stability, dissolution, and toxicity to *Phanerochaete chrysosporium*. RSC Advances, 2016, 6(108): 106177-106185.

[153] RONG Y, WANG Y, GUAN Y N, et al. Pyrosequencing reveals soil enzyme activities and bacterial communities impacted by graphene and its oxides. Journal of Agricultural and Food Chemistry, 2017, 65(42): 9191-9199.

[154] HOCHELLA M F, MOGK D W, RANVILLE J, et al. Natural, incidental, and engineered nanomaterials and their impacts on the earth system. Science, 2019, 363(6434): 1414-1424.

[155] TRIPATHI D K, SHWETA, SINGH S, et al. An overview on manufactured nanoparticles in plants: Uptake, translocation, accumulation and phytotoxicity. Plant Physiology and Biochemistry, 2017, 110: 2-12.

[156] RIZWAN M, ALI S, QAYYUM M F, et al. Effect of metal and metal oxide nanoparticles on growth and physiology of globally important food crops: A critical review. Journal of Hazardous Materials, 2017, 322: 2-16.

[157] GUILGER M, PASQUOTO-STIGLIANI T, BILESKY-JOSE N, et al. Biogenic silver nanoparticles based on trichoderma harzianum: Synthesis, characterization, toxicity evaluation and biological activity. Scientific Reports, 2017, 7: 44421.

[158] LOPEZ-MORENO M L, DE LA ROSA G, HERNANDEZ-VIEZCAS J A, et al. Evi-

dence of the differential biotransformation and genotoxicity of ZnO and CeO_2 nanoparticles on soybean (*Glycine max*) plants. Environmental Science & Technology, 2010, 44(19): 7315-7320.

[159] LAHIANI M H, DERVISHI E, CHEN J H, et al. Impact of carbon nanotube exposure to seeds of valuable crops. ACS Applied Materials & Interfaces, 2013, 5(16): 7965-7973.

[160] KHODAKOVSKAYA M V, DE SILVA K, NEDOSEKIN D A, et al. Complex genetic, photothermal, and photoacoustic analysis of nanoparticle-plant interactions. Proceedings of the National Academy of Sciences of the United States of America, 2011, 108(3): 1028-1033.

[161] ZHANG M, GAO B, CHEN J J, et al. Effects of graphene on seed germination and seedling growth. Journal of Nanoparticle Research, 2015, 17(2): 70-78.

[162] YANG Q Q, XU W, LIU G L, et al. Transformation and uptake of silver nanoparticles and silver ions in rice plant (*Oryza sativa* L.): The effect of iron plaque and dissolved iron. Environmental Science: Nano, 2020, 7(2): 599-609.

[163] SALEEB N, GOONERATNE R, CAVANAGH J, et al. The mobility of silver nanoparticles and silver ions in the soil-plant system. Journal of Environmental Quality, 2019, 48(6): 1835-1841.

[164] COURTOIS P, RORAT A, LEMIERE S, et al. Ecotoxicology of silver nanoparticles and their derivatives introduced in soil with or without sewage sludge: A review of effects on microorganisms, plants and animals. Environmental Pollution, 2019, 253: 578-598.

[165] MA H B, WILLIAMS P L, DIAMOND S A. Ecotoxicity of manufactured ZnO nanoparticles - A review. Environmental Pollution, 2013, 172: 76-85.

[166] GARCIA-GOMEZ C, OBRADOR A, GONZALEZ D, et al. Comparative effect of ZnO NPs, ZnO bulk and $ZnSO_4$ in the antioxidant defences of two plant species growing in two agricultural soils under greenhouse conditions. Science of the Total Environment, 2017, 589: 11-24.

[167] LIN D H, XING B S. Root uptake and phytotoxicity of ZnO nanoparticles. Environmental Science & Technology, 2008, 42(15): 5580-5585.

[168] RAJPUT V D, MINKINA T, SUSKOVA S, et al. Effects of copper nanoparticles (CuO NPs) on crop plants: A mini review. Bionanoscience, 2018, 8(1): 36-42.

[169] MA Y H, KUANG L L, HE X, et al. Effects of rare earth oxide nanoparticles on root elongation of plants. Chemosphere, 2010, 78(3): 273-279.

[170] ZHANG P, MA Y H, ZHANG Z Y, et al. Biotransformation of ceria nanoparticles in cucumber plants. ACS Nano, 2012, 6(11): 9943-9950.

[171] GHOSH M, JANA A, SINHA S, et al. Effects of ZnO nanoparticles in plants: Cytotoxicity, genotoxicity, deregulation of antioxidant defenses, and cell-cycle arrest. Mutation Research-Genetic Toxicology and Environmental Mutagenesis, 2016, 807: 25-32.

[172] ATHA D H, WANG H H, PETERSEN E J, et al. Copper oxide nanoparticle mediated DNA damage in terrestrial plant models. Environmental Science & Technology, 2012, 46(3): 1819-1827.

[173] GHOSH I, SADHU A, MORIYASU Y, et al. Manganese oxide nanoparticles induce genotoxicity and DNA hypomethylation in the moss *Physcomitrella patens*. Mutation Research, 2019, 842: 146-157.

[174] ANDERSEN C P, KING G, PLOCHER M, et al. Germination and early plant development of ten plant species exposed to titanium dioxide and cerium oxide nanoparticles. Environmental Toxicology and Chemistry, 2016, 35(9): 2223-2229.

[175] BURKE D J, PIETRASIAK N, SITU S F, et al. Iron oxide and titanium dioxide nanoparticle effects on plant performance and root associated microbes. International Journal of Molecular Sciences, 2015, 16(10): 23630-23650.

[176] JAHAN S, ALIAS Y B, BAKAR A F B A, et al. Toxicity evaluation of ZnO and TiO_2 nanomaterials in hydroponic red bean (*Vigna angularis*) plant: Physiology, biochemistry and kinetic transport. Journal of Environmental Sciences, 2018, 72: 140-152.

[177] SINGH J, LEE B K. Influence of nano-TiO_2 particles on the bioaccumulation of Cd in soybean plants (*Glycine max*): A possible mechanism for the removal of Cd from the contaminated soil. Journal of Environmental Management, 2016, 170: 88-96.

[178] TAYLOR A F, RYLOTT E L, ANDERSON C W N, et al. Investigating the toxicity, uptake, nanoparticle formation and genetic response of plants to gold. PLoS One, 2014, 9(4): e93793.

[179] DU W C, TAN W J, PERALTA-VIDEA J R, et al. Interaction of metal oxide nanoparticles with higher terrestrial plants: Physiological and biochemical aspects. Plant Physiology and Biochemistry, 2017, 110: 210-225.

[180] PRIESTER J H, GE Y, MIELKE R E, et al. Soybean susceptibility to manufactured nanomaterials with evidence for food quality and soil fertility interruption. Proceedings of the National Academy of Sciences of the United States of America, 2012, 109(37): E2451-E2456.

[181] PERALTA-VIDEA J R, HERNANDEZ-VIEZCAS J A, ZHAO L J, et al. Cerium dioxide and zinc oxide nanoparticles alter the nutritional value of soil cultivated soybean plants. Plant Physiology and Biochemistry, 2014, 80: 128-135.

[182] SERVIN A D, CASTILLO-MICHEL H, HERNANDEZ-VIEZCAS J A, et al. Synchrotron micro-XRE and micro-xanes confirmation of the uptake and translocation of TiO_2 nanoparticles in cucumber (*Cucumis sativus*) plants. Environmental Science & Technology, 2012, 46(14): 7637-7643.

[183] LARUE C, LAURETTE J, HERLIN-BOIME N, et al. Accumulation, translocation and impact of TiO_2 nanoparticles in wheat (*Triticum aestivum* spp.): Influence of diameter and crystal phase. Science of the Total Environment, 2012, 431: 197-208.

[184] HUSEN A, SIDDIQI K S. Carbon and fullerene nanomaterials in plant system. Journal of Nanobiotechnology, 2014, 12: 16.

[185] YATIM N M, SHAABAN A, DIMIN M F, et al. Effect of functionalised and non-functionalised carbon nanotubes-urea fertilizer on the growth of paddy. Tropical Life Sciences Research, 2018, 29(1): 17-35.

[186]　CANAS J E, LONG M Q, NATIONS S, et al. Effects of functionalized and non-functionalized single-walled carbon nanotubes on root elongation of select crop species. Environmental Toxicology and Chemistry, 2008, 27(9): 1922-1931.

[187]　HATAMI M, HADIAN J, GHORBANPOUR M. Mechanisms underlying toxicity and stimulatory role of single-walled carbon nanotubes in *Hyoscyamus niger* during drought stress simulated by polyethylene glycol. Journal of Hazardous Materials, 2017, 324: 306-320.

[188]　WANG C L, ZHANG H, RUAN L F, et al. Bioaccumulation of ^{13}C-fullerenol nanomaterials in wheat. Environmental Science: Nano, 2016, 3(4): 799-805.

[189]　CHEN L Y, WANG C L, LI H L, et al. Bioaccumulation and toxicity of ^{13}C-skeleton labeled graphene oxide in wheat. Environmental Science & Technology, 2017, 51(17): 10146-10153.

[190]　DE LA TORRE-ROCHE R, HAWTHORNE J, DENG Y Q, et al. Multiwalled carbon nanotubes and C-60 fullerenes differentially impact the accumulation of weathered pesticides in four agricultural plants. Environmental Science & Technology, 2013, 47(21): 12539-12547.

[191]　DE LA TORRE-ROCHE R, HAWTHORNE J, DENG Y Q, et al. Fullerene-enhanced accumulation of p, p′-DDE in agricultural crop species. Environmental Science & Technology, 2012, 46(17): 9315-9323.

[192]　LIU J, WILLIAMS P C, GOODSON B M, et al. TiO$_2$ nanoparticles in irrigation water mitigate impacts of aged Ag nanoparticles on soil microorganisms, *Arabidopsis thaliana* plants, and *Eisenia fetida* earthworms. Environmental Research, 2019, 172: 202-215.

[193]　GIORGETTI L, SPANO C, MUCCIFORA S, et al. Exploring the interaction between polystyrene nanoplastics and *Allium cepa* during germination: Internalization in root cells, induction of toxicity and oxidative stress. Plant Physiology and Biochemistry, 2020, 149: 170-177.

[194]　MA C X, WHITE J C, DHANKHER O P, et al. Metal-based nanotoxicity and detoxification pathways in higher plants. Environmental Science & Technology, 2015, 49(12): 7109-7122.

[195]　APEL K, HIRT H. Reactive oxygen species: Metabolism, oxidative stress, and signal transduction. Annual Review of Plant Biology, 2004, 55: 373-399.

[196]　MARSLIN G, SHEEBA C J, FRANKLIN G. Nanoparticles alter secondary metabolism in plants via ROS burst. Frontiers in Plant Science, 2017, 8: 832.

[197]　SHEYKHBAGLOU R, SEDGHI M, FATHI-ACHACHLOUIE B. The effect of ferrous nano-oxide particles on physiological traits and nutritional compounds of soybean (*Glycine max* L.) seed. Anais Da Academia Brasileira De Ciencias, 2018, 90(1): 485-494.

[198]　DIMKPA C O, MCLEAN J E, LATTA D E, et al. CuO and ZnO nanoparticles: Phytotoxicity, metal speciation, and induction of oxidative stress in sand-grown wheat. Journal of Nanoparticle Research, 2012, 14(9): 1125.

[199]　PULLAGURALA V L R, ADISA I O, RAWAT S, et al. Finding the conditions for the

beneficial use of ZnO nanoparticles towards plants—A review. Environmental Pollution, 2018, 241: 1175-1181.

[200] DIMKPA C O, LATTA D E, MCLEAN J E, et al. Fate of CuO and ZnO nano- and microparticles in the plant environment. Environmental Science & Technology, 2013, 47(9): 4734-4742.

[201] LIANG L, TANG H, DENG Z G, et al. Ag nanoparticles inhibit the growth of the bryophyte, *Physcomitrella patens*. Ecotoxicology and Environmental Safety, 2018, 164: 739-748.

[202] CHEN L Y, WANG C L, YANG S N, et al. Chemical reduction of graphene enhances *in vivo* translocation and photosynthetic inhibition in pea plants. Environmental Science: Nano, 2019, 6(4): 1077-1088.

[203] ZHAO L J, ORTIZ C, ADELEYE A S, et al. Metabolomics to detect response of lettuce (*Lactuca sativa*) to Cu(OH)$_2$ nanopesticides: Oxidative stress response and detoxification mechanisms. Environmental Science & Technology, 2016, 50(17): 9697-9707.

[204] CHEN L Y, YANG S N, LIU Y, et al. Toxicity of graphene oxide to naked oats (*Avena sativa* L.) in hydroponic and soil cultures. RSC Advances, 2018, 8(28): 15336-15343.

[205] FRENK S, BEN-MOSHE T, DROR I, et al. Effect of metal oxide nanoparticles on microbial community structure and function in two different soil types. PLoS One, 2013, 8(12): e84441.

[206] ROUSK J, ACKERMANN K, CURLING S F, et al. Comparative toxicity of nanoparticulate CuO and ZnO to soil bacterial communities. PLoS One, 2012, 7(3): e34197.

[207] LI J J, CHEN Z M, HUANG R, et al. Toxicity assessment and histopathological analysis of nano-ZnO against marine fish (*Mugilogobius chulae*) embryos. Journal of Environmental Sciences, 2018, 73: 78-88.

[208] 陶核, 兰志仙, 吴南翔. 纳米材料对水生生物毒性效应及其机制的研究进展. 环境与职业医学, 2014, 31(8): 634-638.

[209] ZHANG C Q, HU Z Q, DENG B L. Silver nanoparticles in aquatic environments: Physiochemical behavior and antimicrobial mechanisms. Water Research, 2016, 88: 403-427.

[210] LEARENG S K, UBOMBA-JASWA E, MUSEE N. Toxicity of zinc oxide and iron oxide engineered nanoparticles to *Bacillus subtilis* in river water systems. Environmental Science: Nano, 2020, 7(1): 172-185.

[211] MBOYI A V, KAMIKA I, MOMBA M B. Detrimental effects of commercial zinc oxide and silver nanomaterials on bacterial populations and performance of wastewater systems. Physics and Chemistry of the Earth, 2017, 100: 158-169.

[212] IVASK A, JUGANSON K, BONDARENKO O, et al. Mechanisms of toxic action of Ag, ZnO and CuO nanoparticles to selected ecotoxicological test organisms and mammalian cells *in vitro*: A comparative review. Nanotoxicology, 2014, 8: 57-71.

[213] OZAKI A, ADAMS E, BINH C T T, et al. One-time addition of nano-TiO$_2$ triggers

short-term responses in benthic bacterial communities in artificial streams. Microbial Ecology, 2016, 71(2): 266-275.

[214] LAWRENCE J R, SWERHONE G D W, DYNES J J, et al. Complex organic corona formation on carbon nanotubes reduces microbial toxicity by suppressing reactive oxygen species production. Environmental Science: Nano, 2016, 3(1): 181-189.

[215] 李佳昕, 张娴, 张爱清, 等. 碳纳米材料的水环境行为及对水生生物毒理学研究进展. 生态毒理学报, 2017, 12(5): 12-25.

[216] ZHU Y, WU J H, CHEN M, et al. Recent advances in the biotoxicity of metal oxide nanoparticles: Impacts on plants, animals and microorganisms. Chemosphere, 2019, 237: 124403.

[217] NAVARRO E, BAUN A, BEHRA R, et al. Environmental behavior and ecotoxicity of engineered nanoparticles to algae, plants, and fungi. Ecotoxicology, 2008, 17(5): 372-386.

[218] BINH C T T, TONG T Z, GAILLARD J F, et al. Acute effects of TiO_2 nanomaterials on the viability and taxonomic composition of aquatic bacterial communities assessed via high-throughput screening and next generation sequencing. PLoS One, 2014, 9(8): e106280.

[219] TONG T Z, BINH C T T, KELLY J J, et al. Cytotoxicity of commercial nano-TiO_2 to *Escherichia coli* assessed by high-throughput screening: Effects of environmental factors. Water Research, 2013, 47(7): 2352-2362.

[220] OUYANG K, YU X Y, ZHU Y L, et al. Effects of humic acid on the interactions between zinc oxide nanoparticles and bacterial biofilms. Environmental Pollution, 2017, 231: 1104-1111.

[221] FABREGA J, FAWCETT S R, RENSHAW J C, et al. Silver nanoparticle impact on bacterial growth: Effect of pH, concentration, and organic matter. Environmental Science & Technology, 2009, 43(19): 7285-7290.

[222] 许志珍, 赵鹏, 张元宝, 等. 人工纳米材料对典型生物的毒性效应研究进展. 安全与环境学报, 2017, 17(2): 786-792.

[223] PU G Z, ZENG D J, MO L, et al. Does artificial light at night change the impact of silver nanoparticles on microbial decomposers and leaf litter decomposition in streams? Environmental Science: Nano, 2019, 6(6): 1728-1739.

[224] WANG F, GUAN W, XU L, et al. Effects of nanoparticles on algae: Adsorption, distribution, ecotoxicity and fate. Applied Sciences-Basel, 2019, 9(8): 1534.

[225] CHEN F R, XIAO Z G, YUE L, et al. Algae response to engineered nanoparticles: Current understanding, mechanisms and implications. Environmental Science: Nano, 2019, 6(4): 1026-1042.

[226] 张智勇, 等. 纳米毒理学研究方法与实验技术 [M]. 北京: 科学出版社, 2014: 305-336.

[227] MA S, LIN D H. The biophysicochemical interactions at the interfaces between nanoparticles and aquatic organisms: Adsorption and internalization. Environmental Science—Processes & Impacts, 2013, 15(1): 145-160.

[228] CHEN L Z, ZHOU L N, LIU Y D, et al. Toxicological effects of nanometer titanium dioxide (nano-TiO$_2$) on *Chlamydomonas reinhardtii*. Ecotoxicology and Environmental Safety, 2012, 84: 155-162.

[229] DEWEZ D, OUKARROUM A. Silver nanoparticles toxicity effect on photosystem II photochemistry of the green alga *Chlamydomonas reinhardtii* treated in light and dark conditions. Toxicological and Environmental Chemistry, 2012, 94(8): 1536-1546.

[230] BHUVANESHWARI M, ISWARYA V, ARCHANAA S, et al. Cytotoxicity of ZnO NPs towards fresh water algae *Scenedesmus obliquus* at low exposure concentrations in UV-C, visible and dark conditions. Aquatic Toxicology, 2015, 162: 29-38.

[231] CHEN P Y, POWELL B A, MORTIMER M, et al. Adaptive interactions between zinc oxide nanoparticles and *Chlorella* sp. Environmental Science & Technology, 2012, 46(21): 12178-12185.

[232] LI F M, LIANG Z, ZHENG X, et al. Toxicity of nano-TiO$_2$ on algae and the site of reactive oxygen species production. Aquatic Toxicology, 2015, 158: 1-13.

[233] ZHAO J, WANG Z Y, WHITE J C, et al. Graphene in the aquatic environment: Adsorption, dispersion, toxicity and transformation. Environmental Science & Technology, 2014, 48(17): 9995-10009.

[234] 朱小山, 朱琳, 田胜艳, 等. 三种碳纳米材料对水生生物的毒性效应. 中国环境科学, 2008, 28(3): 269-273.

[235] PRETTI C, OLIVA M, DI PIETRO R, et al. Ecotoxicity of pristine graphene to marine organisms. Ecotoxicology and Environmental Safety, 2014, 101: 138-145.

[236] TAYLOR N S, MERRIFIELD R, WILLIAMS T D, et al. Molecular toxicity of cerium oxide nanoparticles to the freshwater alga *Chlamydomonas reinhardtii* is associated with supra-environmental exposure concentrations. Nanotoxicology, 2016, 10(1): 32-41.

[237] LONG Z F, JI J, YANG K, et al. Systematic and quantitative investigation of the mechanism of carbon nanotubes' toxicity toward algae. Environmental Science & Technology, 2012, 46(15): 8458-8466.

[238] NAVARRO E, PICCAPIETRA F, WAGNER B, et al. Toxicity of silver nanoparticles to *Chlamydomonas reinhardtii*. Environmental Science & Technology, 2008, 42(23): 8959-8964.

[239] BURCHARDT A D, CARVALHO R N, VALENTE A, et al. Effects of silver nanoparticles in diatom *Thalassiosira pseudonana* and cyanobacterium *Synechococcus* sp. Environmental Science & Technology, 2012, 46(20): 11336-11344.

[240] PERREAULT F, OUKARROUM A, MELEGARI S P, et al. Polymer coating of copper oxide nanoparticles increases nanoparticles uptake and toxicity in the green alga *Chlamydomonas reinhardtii*. Chemosphere, 2012, 87(11): 1388-1394.

[241] FRANKLIN N M, ROGERS N J, APTE S C, et al. Comparative toxicity of nanoparticulate ZnO, bulk ZnO, and ZnCl$_2$ to a freshwater microalga *(Pseudokirchneriella subcapitata)*: The importance of particle solubility. Environmental Science & Technology, 2007, 41(24): 8484-8490.

[242] ARAVANTINOU A F, TSARPALI V, DAILIANIS S, et al. Effect of cultivation media on the toxicity of ZnO nanoparticles to freshwater and marine microalgae. Ecotoxicology and Environmental Safety, 2015, 114: 109-116.

[243] ZOUZELKA R, CIHAKOVA P, AMBROZOVA J R, et al. Combined biocidal action of silver nanoparticles and ions against Chlorococcales (*Scenedesmus quadricauda*, *Chlorella vulgaris*) and filamentous algae (*Klebsormidium* sp.). Environmental Science and Pollution Research, 2016, 23(9): 8317-8326.

[244] ROY R, PARASHAR A, BHUVANESHWARI M, et al. Differential effects of P25 TiO$_2$ nanoparticles on freshwater green microalgae: *Chlorella* and *Scenedesmus* species. Aquatic Toxicology, 2016, 176: 161-171.

[245] BUNDSCHUH M, SEITZ F, ROSENFELDT R R, et al. Effects of nanoparticles in fresh waters: Risks, mechanisms and interactions. Freshwater Biology, 2016, 61(12): 2185-2196.

[246] LIN D H, JI J, LONG Z F, et al. The influence of dissolved and surface-bound humic acid on the toxicity of TiO$_2$ nanoparticles to *Chlorella sp.* Water Research, 2012, 46(14): 4477-4487.

[247] PRADHAN A, GERALDES P, SEENA S, et al. Humic acid can mitigate the toxicity of small copper oxide nanoparticles to microbial decomposers and leaf decomposition in streams. Freshwater Biology, 2016, 61(12): 2197-2210.

[248] WANG Z Y, LI J, ZHAO J, et al. Toxicity and internalization of CuO nanoparticles to prokaryotic alga *Microcystis aeruginosa* as affected by dissolved organic matter. Environmental Science & Technology, 2011, 45(14): 6032-6040.

[249] DOMINGOS R F, SIMON D F, HAUSER C, et al. Bioaccumulation and effects of CdTe/CdS quantum dots on *Chlamydomonas reinhardtii* - nanoparticles or the free ions? Environmental Science & Technology, 2011, 45(18): 7664-7669.

[250] MILLER R J, BENNETT S, KELLER A A, et al. TiO$_2$ nanoparticles are phototoxic to marine phytoplankton. PLoS One, 2012, 7(1): e30321.

[251] YANG S Y, YE R F, HAN B, et al. Ecotoxicological effect of nano-silicon dioxide particles on *Daphnia Magna*. Integrated Ferroelectrics, 2014, 154(1): 64-72.

[252] ADAM N, LEROUX F, KNAPEN D, et al. The uptake of ZnO and CuO nanoparticles in the water-flea *Daphnia magna* under acute exposure scenarios. Environmental Pollution, 2014, 194: 130-137.

[253] RENZI M, BLASKOVIC A. Ecotoxicity of nano-metal oxides: A case study on *Daphnia magna*. Ecotoxicology, 2019, 28(8): 878-889.

[254] KHAN F R, PAUL K B, DYBOWSKA A D, et al. Accumulation dynamics and acute toxicity of silver nanoparticles to *Daphnia magna* and *Lumbriculus variegatus*: Implications for metal modeling approaches. Environmental Science & Technology, 2015, 49(7): 4389-4397.

[255] GUO X K, DONG S P, PETERSEN E J, et al. Biological uptake and depuration of radio-labeled graphene by *Daphnia magna*. Environmental Science & Technology, 2013,

47(21): 12524-12531.

[256] KHAN F R, KENNAWAY G M, CROTEAU M N, et al. *In vivo* retention of ingested Au NPs by *Daphnia magna*: No evidence for trans-epithelial alimentary uptake. Chemosphere, 2014, 100: 97-104.

[257] TAN L Y, HUANG B, XU S, et al. Aggregation reverses the carrier effects of TiO_2 nanoparticles on cadmium accumulation in the waterflea *Daphnia magna*. Environmental Science & Technology, 2017, 51(2): 932-939.

[258] SANTO N, FASCIO U, TORRES F, et al. Toxic effects and ultrastructural damages to *Daphnia magna* of two differently sized ZnO nanoparticles: Does size matter? Water Research, 2014, 53: 339-350.

[259] SAAVEDRA J, STOLL S, SLAVEYKOVA V I. Influence of nanoplastic surface charge on eco-corona formation, aggregation and toxicity to freshwater zooplankton. Environmental Pollution, 2019, 252: 715-722.

[260] HEINLAAN M, IVASK A, BLINOVA I, et al. Toxicity of nanosized and bulk ZnO, CuO and TiO_2 to bacteria *Vibrio fischeri* and crustaceans *Daphnia magna* and *Thamnocephalus platyurus*. Chemosphere, 2008, 71(7): 1308-1316.

[261] LOVERN S B, KLAPER R. *Daphnia magna* mortality when exposed to titanium dioxide and fullerene (C_{60}) nanoparticles. Environmental Toxicology and Chemistry, 2006, 25(4): 1132-1137.

[262] ZHU X S, CHANG Y, CHEN Y S. Toxicity and bioaccumulation of TiO_2 nanoparticle aggregates in *Daphnia magna*. Chemosphere, 2010, 78(3): 209-215.

[263] POYNTON H C, LAZORCHAK J M, IMPELLITTERI C A, et al. Differential gene expression in *Daphnia magna* suggests distinct modes of action and bioavailability for ZnO nanoparticles and Zn ions. Environmental Science & Technology, 2011, 45(2): 762-768.

[264] LOVERN S B, STRICKLER J R, KLAPER R. Behavioral and physiological changes in *Daphnia magna* when exposed to nanoparticle suspensions (titanium dioxide, nano-C_{60}, and $C_{60}H_xC_{70}H_x$). Environmental Science & Technology, 2007, 41(12): 4465-4470.

[265] LIN W, JIANG R F, HU S Z, et al. Investigating the toxicities of different functionalized polystyrene nanoplastics on *Daphnia magna*. Ecotoxicology and Environmental Safety, 2019, 180: 509-516.

[266] NASSER F, DAVIS A, VALSAMI-JONES E, et al. Shape and charge of gold nanomaterials influence survivorship, oxidative stress and moulting of *Daphnia magna*. Nanomaterials, 2016, 6(12): 222.

[267] ARTELLS E, ISSARTEL J, AUFFAN M, et al. Exposure to cerium dioxide nanoparticles differently affect swimming performance and survival in two daphnid species. PLoS One, 2013, 8(8): e71260.

[268] STANLEY J K, LAIRD J G, KENNEDY A J, et al. Sublethal effects of multiwalled carbon nanotube exposure in the invertebrate *Daphnia magna*. Environmental Toxicology and Chemistry, 2016, 35(1): 200-204.

[269] LU G H, YANG H H, XIA J, et al. Toxicity of Cu and Cr nanoparticles to *Daphnia magna*. Water Air and Soil Pollution, 2017, 228(1): 18.

[270] ARNDT D A, CHEN J, MOUA M K, et al. Multigeneration impacts on *Daphnia magna* of carbon nanomaterials with differing core structures and functionalizations. Environmental Toxicology and Chemistry, 2014, 33(3): 541-547.

[271] BESSELING E, WANG B, LURLING M, et al. Nanoplastic affects growth of *S. Obliquus* and reproduction of *D. Magna*. Environmental Science & Technology, 2014, 48(20): 12336-12343.

[272] KIM H J, KOEDRITH P, SEO Y R. Ecotoxicogenomic approaches for understanding molecular mechanisms of environmental chemical toxicity using aquatic invertebrate, daphnia model organism. International Journal of Molecular Sciences, 2015, 16(6): 12261-12287.

[273] FESWICK A, GRIFFITT R J, SIEBEIN K, et al. Uptake, retention and internalization of quantum dots in *Daphnia* is influenced by particle surface functionalization. Aquatic Toxicology, 2013, 130: 210-218.

[274] DOMINGUEZ G A, LOHSE S E, TORELLI M D, et al. Effects of charge and surface ligand properties of nanoparticles on oxidative stress and gene expression within the gut of *Daphnia magna*. Aquatic Toxicology, 2015, 162: 1-9.

[275] NASSER F, LYNCH I. Secreted protein eco-corona mediates uptake and impacts of polystyrene nanoparticles on *Daphnia magna*. Journal of Proteomics, 2016, 137: 45-51.

[276] LEE B T, KIM H A, WILLIAMSON J L, et al. Bioaccumulation and *in-vivo* dissolution of CdSe/ZnS with three different surface coatings by *Daphnia magna*. Chemosphere, 2016, 143: 115-122.

[277] XIAO Y L, VIJVER M G, CHEN G C, et al. Toxicity and accumulation of Cu and ZnO nanoparticles in *Daphnia magna*. Environmental Science & Technology, 2015, 49(7): 4657-4664.

[278] ROMER I, WHITE T A, BAALOUSHA M, et al. Aggregation and dispersion of silver nanoparticles in exposure media for aquatic toxicity tests. Journal of Chromatography A, 2011, 1218(27): 4226-4233.

[279] WANG Y Y, QIN S S, LI Y R, et al. Combined effects of ZnO nanoparticles and toxic *Microcystis* on life-history traits of *Daphnia magna*. Chemosphere, 2019, 233: 482-492.

[280] BONE A J, COLMAN B P, GONDIKAS A P, et al. Biotic and abiotic interactions in aquatic microcosms determine fate and toxicity of Ag nanoparticles: Part 2-toxicity and Ag speciation. Environmental Science & Technology, 2012, 46(13): 6925-6933.

[281] KIM J, PARK Y, YOON T H, et al. Phototoxicity of CdSe/ZnSe quantum dots with surface coatings of *3*-mercaptopropionic acid or tri-*n*-octylphosphine oxide/gum arabic in *Daphnia magna* under environmentally relevant UV-B light. Aquatic Toxicology, 2010, 97(2): 116-124.

[282] VAN DEN BRINK N W, KOKALJ A J, SILVA P V, et al. Tools and rules for modelling uptake and bioaccumulation of nanomaterials in invertebrate organisms. Environmental

Science: Nano, 2019, 6(7): 1985-2001.

[283] HULL M S, CHAURAND P, ROSE J, et al. Filter-feeding bivalves store and biodeposit colloidally stable gold nanoparticles. Environmental Science & Technology, 2011, 45(15): 6592-6599.

[284] NOVENTA S, HACKER C, CORREIA A, et al. Gold nanoparticles ingested by oyster larvae are internalized by cells through an alimentary endocytic pathway. Nanotoxicology, 2018, 12(8): 901-913.

[285] BARMO C, CIACCI C, CANONICO B, et al. *In vivo* effects of n-TiO_2 on digestive gland and immune function of the marine bivalve *Mytilus galloprovincialis*. Aquatic Toxicology, 2013, 132: 9-18.

[286] MINETTO D, VOLPI GHIRARDINI A, LIBRALATO G. Saltwater ecotoxicology of Ag, Au, CuO, TiO_2, ZnO and C_{60} engineered nanoparticles: An overview. Environment International, 2016, 92-93: 189-201.

[287] ANISIMOVA A A, CHAIKA V V, KUZNETSOV V L, et al. Study of the influence of multiwalled carbon nanotubes (12-14 nm) on the main target tissues of the bivalve *Modiolus modiolus*. Nanotechnologies in Russia, 2015, 10(3-4): 278-287.

[288] WARD J E, KACH D J. Marine aggregates facilitate ingestion of nanoparticles by suspension-feeding bivalves. Marine Environmental Research, 2009, 68(3): 137-142.

[289] CARRAZCO-QUEVEDO A, ROMER I, SALAMANCA M J, et al. Bioaccumulation and toxic effects of nanoparticulate and ionic silver in *Saccostrea glomerata* (rock oyster). Ecotoxicology and Environmental Safety, 2019, 179: 127-134.

[290] LI Z L, FENG C H, WU Y H, et al. Impacts of nanoplastics on bivalve: Fluorescence tracing of organ accumulation, oxidative stress and damage. Journal of Hazardous Materials, 2020, 392: 122418.

[291] XIN Q, ZHANG Q, CHENG J P. Review on the toxicology study of silver nanoparticles on fish species. Asian Journal of Ecotoxicology, 2014, 9(6): 1014-1026.

[292] GOMES T, PEREIRA C G, CARDOSO C, et al. Differential protein expression in mussels *Mytilus galloprovincialis* exposed to nano and ionic Ag. Aquatic Toxicology, 2013, 136: 79-90.

[293] GOMES T, PINHEIRO J P, CANCIO I, et al. Effects of copper nanoparticles exposure in the mussel *Mytilus galloprovincialis*. Environmental Science & Technology, 2011, 45(21): 9356-9362.

[294] CANESI L, CIACCI C, BETTI M, et al. Immunotoxicity of carbon black nanoparticles to blue mussel hemocytes. Environment International, 2008, 34(8): 1114-1119.

[295] MOSCHINO V, NESTO N, BARISON S, et al. A preliminary investigation on nanohorn toxicity in marine mussels and polychaetes. Science of the Total Environment, 2014, 468: 111-119.

[296] GARCIA-NEGRETE C A, BLASCO J, VOLLAND M, et al. Behaviour of Au-citrate nanoparticles in seawater and accumulation in bivalves at environmentally relevant concentrations. Environmental Pollution, 2013, 174: 134-141.

[297] FALFUSHYNSKA H I, WU F L, YE F, et al. The effects of ZnO nanostructures of different morphology on bioenergetics and stress response biomarkers of the blue mussels *Mytilus edulis*. Science of the Total Environment, 2019, 694: 133717.

[298] BOUALLEGUI Y, BEN YOUNES R, BELLAMINE H, et al. Histopathology and analyses of inflammation intensity in the gills of mussels exposed to silver nanoparticles: Role of nanoparticle size, exposure time, and uptake pathways. Toxicology Mechanisms and Methods, 2017, 27(8): 582-591.

[299] AUGUSTE M, BALBI T, CIACCI C, et al. Shift in immune parameters after repeated exposure to nanoplastics in the marine *Bivalve Mytilus*. Frontiers in Immunology, 2020, 11: 426.

[300] ARINI A, PIERRON F, MORNET S, et al. Bioaccumulation dynamics and gene regulation in a freshwater bivalve after aqueous and dietary exposures to gold nanoparticles and ionic gold. Environmental Science and Pollution Research, 2020, 27(4): 3637-3650.

[301] ZHA S J, RONG J H, GUAN X F, et al. Immunotoxicity of four nanoparticles to a marine bivalve species, *Tegillarca granosa*. Journal of Hazardous Materials, 2019, 377: 237-248.

[302] RINGWOOD A H, LEVI-POLYACHENKO N, CARROLL D L. Fullerene exposures with oysters: Embryonic, adult, and cellular responses. Environmental Science & Technology, 2009, 43(18): 7136-7141.

[303] GAGNE F, AUCLAIR J, TURCOTTE P, et al. Ecotoxicity of CdTe quantum dots to freshwater mussels: Impacts on immune system, oxidative stress and genotoxicity. Aquatic Toxicology, 2008, 86(3): 333-340.

[304] GUAN X F, SHI W, ZHA S J, et al. Neurotoxic impact of acute TiO_2 nanoparticle exposure on a benthic marine bivalve mollusk, *Tegillarca granosa*. Aquatic Toxicology, 2018, 200: 241-246.

[305] DE MARCHI L, NETO V, PRETTI C, et al. Toxic effects of multi-walled carbon nanotubes on bivalves: Comparison between functionalized and nonfunctionalized nanoparticles. Science of the Total Environment, 2018, 622: 1532-1542.

[306] PAN J F, BUFFET P E, POIRIER L, et al. Size dependent bioaccumulation and ecotoxicity of gold nanoparticles in an endobenthic invertebrate: The tellinid clam *Scrobicularia plana*. Environmental Pollution, 2012, 168: 37-43.

[307] RINGWOOD A H, MCCARTHY M, BATES T C, et al. The effects of silver nanoparticles on oyster embryos. Marine Environmental Research, 2010, 69: S49-S51.

[308] DUROUDIER N, KATSUMITI A, MIKOLACZYK M, et al. Dietary exposure of mussels to PVP/PEI coated Ag nanoparticles causes Ag accumulation in adults and abnormal embryo development in their offspring. Science of the Total Environment, 2019, 655: 48-60.

[309] TALLEC K, HUVET A, DI POI C, et al. Nanoplastics impaired oyster free living stages, gametes and embryos. Environmental Pollution, 2018, 242: 1226-1235.

[310] VALE G, MEHENNAOUI K, CAMBIER S, et al. Manufactured nanoparticles in

the aquatic environment-biochemical responses on freshwater organisms: A critical overview. Aquatic Toxicology, 2016, 170: 162-174.

[311] SANCHIS J, LLORCA M, OLMOS M, et al. Metabolic responses of mytilus gallo-provincialis to fullerenes in mesocosm exposure experiments. Environmental Science & Technology, 2018, 52(3): 1002-1013.

[312] KHAN B, ADELEYE A S, BURGESS R M, et al. Effects of graphene oxide nanomaterial exposures on the marine bivalve, *Crassostrea virginica*. Aquatic Toxicology, 2019, 216: 105297.

[313] FREIXA A, ACUNA V, SANCHIS J, et al. Ecotoxicological effects of carbon based nanomaterials in aquatic organisms. Science of the Environment, 2018, 619-620: 328-337.

[314] SHAO Z S, WANG W X. Biodynamics of silver nanoparticles in an estuarine oyster revealed by ^{110m}AgNP tracing. Environmental Science & Technology, 2020, 54(2): 965-974.

[315] AL-SUBIAI S N, ARLT V M, FRICKERS P E, et al. Merging nano-genotoxicology with eco-genotoxicology: An integrated approach to determine interactive genotoxic and sub-lethal toxic effects of C_{60} fullerenes and fluoranthene in marine mussels, *Mytilus sp.* Mutation Research—Genetic Toxicology and Environmental Mutagenesis, 2012, 745(1-2): 92-103.

[316] MOROSETTI B, FREITAS R, PEREIRA E, et al. Will temperature rise change the biochemical alterations induced in *Mytilus galloprovincialis* by cerium oxide nanoparticles and mercury? Environmental Research, 2020, 188: 109778.

[317] SHANG Y Y, WU F L, WEI S S, et al. Specific dynamic action of mussels exposed to TiO_2 nanoparticles and seawater acidification. Chemosphere, 2020, 241: 125104.

[318] KONG H, WU F L, JIANG X Y, et al. Nano-TiO_2 impairs digestive enzyme activities of marine mussels under ocean acidification. Chemosphere, 2019, 237: 124561.

[319] DE MARCHI L, PRETTI C, CHIELLINI F, et al. Impacts of ocean acidification on carboxylated carbon nanotube effects induced in the clam species *Ruditapes philippinarum*. Environmental Science and Pollution Research, 2019, 26(20): 20742-20752.

[320] SHANG Y Y, WANG X H, KONG H, et al. Nano-ZnO impairs anti-predation capacity of marine mussels under seawater acidification. Journal of Hazardous Materials, 2019, 371: 521-528.

[321] WU F L, FALFUSHYNSKA H, DELLWIG O, et al. Interactive effects of salinity variation and exposure to ZnO nanoparticles on the innate immune system of a sentinel marine bivalve, *Mytilus edulis*. Science of the Total Environment, 2020, 712: 136473.

[322] KOEHLE-DIVO V, PAIN-DEVIN S, BERTRAND C, et al. *Corbicula fluminea* gene expression modulated by CeO_2 nanomaterials and salinity. Environmental Science and Pollution Research, 2019, 26(15): 15174-15186.

[323] ANDRADE M, DE MARCHI L, PRETTI C, et al. Are the impacts of carbon nanotubes enhanced in *Mytilus galloprovincialis* submitted to air exposure? Aquatic Toxicology,

2018, 202: 163-172.

[324] DUROUDIER N, MARKAIDE P, CAJARAVILLE M P, et al. Season influences the transcriptomic effects of dietary exposure to PVP/PEI coated Ag nanoparticles on mussels *Mytilus galloprovincialis*. Comparative Biochemistry and Physiology C—Toxicology & Pharmacology, 2019, 222: 19-30.

[325] DUROUDIER N, CARDOSO C, MEHENNAOUI K, et al. Changes in protein expression in mussels *Mytilus galloprovincialis* dietarily exposed to PVP/PEI coated silver nanoparticles at different seasons. Aquatic Toxicology, 2019, 210: 56-68.

[326] OBERDORSTER E. Manufactured nanomaterials (fullerenes, C_{60}) induce oxidative stress in the brain of juvenile largemouth bass. Environmental Health Perspectives, 2004, 112(10): 1058-1062.

[327] HAQUE E, WARD A C. Zebrafish as a model to evaluate nanoparticle toxicity. Nanomaterials, 2018, 8(7): 561.

[328] HANDY R D, HENRY T B, SCOWN T M, et al. Manufactured nanoparticles: Their uptake and effects on fish—A mechanistic analysis. Ecotoxicology, 2008, 17(5): 396-409.

[329] KASHIWADA S. Distribution of nanoparticles in the see-through medaka (*Oryzias latipes*). Environmental Health Perspectives, 2006, 114(11): 1697-1702.

[330] AL-BAIRUTY G A, BOYLE D, HENRY T B, et al. Sublethal effects of copper sulphate compared to copper nanoparticles in rainbow trout (*Oncorhynchus mykiss*) at low pH: Physiology and metal accumulation. Aquatic Toxicology, 2016, 174: 188-198.

[331] CHAKRABORTY C, SHARMA A R, SHARMA G, et al. Zebrafish: A complete animal model to enumerate the nanoparticle toxicity. Journal of Nanobiotechnology, 2016, 14(1): 65.

[332] BAI W, ZHANG Z Y, TIAN W J, et al. Toxicity of zinc oxide nanoparticles to zebrafish embryo: A physicochemical study of toxicity mechanism. Journal of Nanoparticle Research, 2010, 12(5): 1645-1654.

[333] LIN S J, ZHAO Y, XIA T, et al. High content screening in zebrafish speeds up hazard ranking of transition metal oxide nanoparticles. ACS Nano, 2011, 5(9): 7284-7295.

[334] DUAN J C, YU Y B, SHI H Q, et al. Toxic effects of silica nanoparticles on zebrafish embryos and larvae. PLoS One, 2013, 8(9): e74606.

[335] KIM K T, ZAIKOVA T, HUTCHISON J E, et al. Gold nanoparticles disrupt zebrafish eye development and pigmentation. Toxicological Sciences, 2013, 133(2): 275-288.

[336] CHEN S X, YANG X Z, DENG Y, et al. Silver nanoparticles induce oocyte maturation in zebrafish (*Danio rerio*). Chemosphere, 2017, 170: 51-60.

[337] ONG K J, ZHAO X X, THISTLE M E, et al. Mechanistic insights into the effect of nanoparticles on zebrafish hatch. Nanotoxicology, 2014, 8(3): 295-304.

[338] CHENG J P, FLAHAUT E, CHENG S H. Effect of carbon nanotubes on developing zebrafish (*Danio rerio*) embryos. Environmental Toxicology and Chemistry, 2007, 26(4): 708-716.

[339] LIU X T, MU X Y, WU X L, et al. Toxicity of multi-walled carbon nanotubes, graphene

oxide, and reduced graphene oxide to zebrafish embryos. Biomedical and Environmental Sciences, 2014, 27(9): 676-683.

[340] USENKO C Y, HARPER S L, TANGUAY R L. *In vivo* evaluation of carbon fullerene toxicity using embryonic zebrafish. Carbon, 2007, 45(9): 1891-1898.

[341] SMITH C J, SHAW B J, HANDY R D. Toxicity of single walled carbon nanotubes to rainbow trout, (*Oncorhynchus mykiss*): Respiratory toxicity, organ pathologies, and other physiological effects. Aquatic Toxicology, 2007, 82(2): 94-109.

[342] FRASER T W K, REINARDY H C, SHAW B J, et al. Dietary toxicity of single-walled carbon nanotubes and fullerenes (C_{60}) in rainbow trout (*Oncorhynchus mykiss*). Nanotoxicology, 2011, 5(1): 98-108.

[343] BOYLE D, FOX J E, AKERMAN J M, et al. Minimal effects of waterborne exposure to single-walled carbon nanotubes on behaviour and physiology of juvenile rainbow trout (*Oncorhynchus mykiss*). Aquatic Toxicology, 2014, 146: 154-164.

[344] ASHARANI P V, WU Y L, GONG Z Y, et al. Toxicity of silver nanoparticles in zebrafish models. Nanotechnology, 2008, 19(25): 255102.

[345] HERNANDEZ-MORENO D, VALDEHITA A, CONDE E, et al. Acute toxic effects caused by the co-exposure of nanoparticles of ZnO and Cu in rainbow trout. Science of the Total Environment, 2019, 687: 24-33.

[346] HANDY R D, AL-BAIRUTY G, AL-JUBORY A, et al. Effects of manufactured nano-materials on fishes: A target organ and body systems physiology approach. Journal of Fish Biology, 2011, 79(4): 821-853.

[347] TRUONG L, TILTON S C, ZAIKOVA T, et al. Surface functionalities of gold nanopar-ticles impact embryonic gene expression responses. Nanotoxicology, 2013, 7(2): 192-201.

[348] KRISHNARAJ C, HARPER S L, YUN S I. *In vivo* toxicological assessment of bio-logically synthesized silver nanoparticles in adult zebrafish (*Danio rerio*). Journal of Hazardous Materials, 2016, 301: 480-491.

[349] HEDAYATI S A, FARSANI H G, NASERABAD S S, et al. Protective effect of dietary vitamin E on immunological and biochemical induction through silver nanoparticles (AgNPs) inclusion in diet and silver salt ($AgNO_3$) exposure on Zebrafish (*Danio rerio*). Comparative Biochemistry and Physiology C—Toxicology & Pharmacology, 2019, 222: 100-107.

[350] TRUONG L, SAILI K S, MILLER J M, et al. Persistent adult zebrafish behavioral deficits results from acute embryonic exposure to gold nanoparticles. Comparative Biochemistry and Physiology C—Toxicology & Pharmacology, 2012, 155(2): 269-274.

[351] MATTSSON K, EKVALL M T, HANSSON L A, et al. Altered behavior, physiology, and metabolism in fish exposed to polystyrene nanoparticles. Environmental Science & Technology, 2015, 49(1): 553-561.

[352] MCNEIL P L, BOYLE D, HENRY T B, et al. Effects of metal nanoparticles on the lateral line system and behaviour in early life stages of zebrafish (*Danio rerio*). Aquatic

Toxicology, 2014, 152: 318-323.

[353] LI X, LIU B, LI X L, et al. SiO₂ nanoparticles change colour preference and cause Parkinson's-like behaviour in zebrafish. Scientific Reports, 2014, 4: 3810.

[354] DEEPA S, MURUGANANTHKUMAR R, GUPTA Y R, et al. Effects of zinc oxide nanoparticles and zinc sulfate on the testis of common carp, *Cyprinus carpio*. Nanotoxicology, 2019, 13(2): 240-257.

[355] WANG J X, ZHU X S, ZHANG X Z, et al. Disruption of zebrafish (*Danio rerio*) reproduction upon chronic exposure to TiO₂ nanoparticles. Chemosphere, 2011, 83(4): 461-467.

[356] GEFFROY B, LADHAR C, CAMBIER S, et al. Impact of dietary gold nanoparticles in zebrafish at very low contamination pressure: The role of size, concentration and exposure time. Nanotoxicology, 2012, 6(2): 144-160.

[357] ROCCO L, SANTONASTASO M, MOTTOLA F, et al. Genotoxicity assessment of TiO₂ nanoparticles in the teleost *Danio rerio*. Ecotoxicology and Environmental Safety, 2015, 113: 223-230.

[358] VILLACIS R A R, FILHO J S, PINA B, et al. Integrated assessment of toxic effects of maghemite (γ-Fe₂O₃) nanoparticles in zebrafish. Aquatic Toxicology, 2017, 191: 219-225.

[359] MERRIFIELD D L, SHAW B J, HARPER G M, et al. Ingestion of metal-nanoparticle contaminated food disrupts endogenous microbiota in zebrafish (*Danio rerio*). Environmental Pollution, 2013, 174: 157-163.

[360] SOVOVA T, BOYLE D, SLOMAN K A, et al. Impaired behavioural response to alarm substance in rainbow trout exposed to copper nanoparticles. Aquatic Toxicology, 2014, 152: 195-204.

[361] LIU H, ZHU F W, YIN Y, et al. Toxicity of nano-ZnO on liver of goldfish(*Carassius auratus*). Asian Journal of Ecotoxicology, 2010, 5(5): 698-703.

[362] CAZENAVE J, ALE A, BACCHETTA C, et al. Nanoparticles toxicity in fish models. Current Pharmaceutical Design, 2019, 25(37): 3927-3942.

[363] BAI C C, TANG M. Toxicological study of metal and metal oxide nanoparticles in zebrafish. Journal of Applied Toxicology, 2020, 40(1): 37-63.

[364] ZHU X S, ZHU L, DUAN Z H, et al. Comparative toxicity of several metal oxide nanoparticle aqueous suspensions to zebrafish (*Danio rerio*) early developmental stage. Journal of Environmental Science and Health Part A—Toxic/Hazardous Substances & Environmental Engineering, 2008, 43(3): 278-284.

[365] SANGABATHUNI S, MURTHY R V, CHAUDHARY P M, et al. Mapping the glycogold nanoparticles of different shapes toxicity, biodistribution and sequestration in adult zebrafish. Scientific Reports, 2017, 7: 4239.

[366] HUA J, VIJVER M G, RICHARDSON M K, et al. Particle-specific toxic effects of differently shaped zinc oxide nanoparticles to zebrafish embryos (*Danio rerio*). Environmental Toxicology and Chemistry, 2014, 33(12): 2859-2868.

[367] AUCLAIR J, TURCOTTE P, GAGNON C, et al. The influence of surface coatings on the toxicity of silver nanoparticle in rainbow trout. Comparative Biochemistry and Physiology C—Toxicology & Pharmacology, 2019, 226: 108623.

[368] GIRIGOSWAMI K, VISWANATHAN M, MURUGESAN R, et al. Studies on polymer-coated zinc oxide nanoparticles: UV-blocking efficacy and *in vivo* toxicity. Materials Science & Engineering C—Materials for Biological Applications, 2015, 56: 501-510.

[369] PAATERO I, CASALS E, NIEMI R, et al. Analyses in zebrafish embryos reveal that nanotoxicity profiles are dependent on surface-functionalization controlled penetrance of biological membranes. Scientific Reports, 2017, 7: 8423.

[370] SONG L, VIJVER M G, PEIJNENBURG W J G M, et al. A comparative analysis on the *in vivo* toxicity of copper nanoparticles in three species of freshwater fish. Chemosphere, 2015, 139: 181-189.

[371] MIAO W, ZHU B R, XIAO X H, et al. Effects of titanium dioxide nanoparticles on lead bioconcentration and toxicity on thyroid endocrine system and neuronal development in zebrafish larvae. Aquatic Toxicology, 2015, 161: 117-126.

[372] CHEN L G, GUO Y Y, HU C Y, et al. Dysbiosis of gut microbiota by chronic coexposure to titanium dioxide nanoparticles and bisphenol A: Implications for host health in zebrafish. Environmental Pollution, 2018, 234: 307-317.

[373] GEORGE S, GARDNER H, SENG E K, et al. Differential effect of solar light in increasing the toxicity of silver and titanium dioxide nanoparticles to a fish cell line and zebrafish embryos. Environmental Science & Technology, 2014, 48(11): 6374-6382.

[374] BIRBAUM K, BROGIOLI R, SCHELLENBERG M, et al. No evidence for cerium dioxide nanoparticle translocation in maize plants. Environmental Science & Technology, 2010, 44(22): 8718-8723.

[375] LARUE C, CASTILLO-MICHEL H, SOBANSKA S, et al. Foliar exposure of the crop *Lactuca sativa* to silver nanoparticles: Evidence for internalization and changes in Ag speciation. Journal of Hazardous Materials, 2014, 264: 98-106.

[376] KRANJC E, MAZEJ D, REGVAR M, et al. Foliar surface free energy affects platinum nanoparticle adhesion, uptake, and translocation from leaves to roots in arugula and escarole. Environmental Science: Nano, 2018, 5(2): 520-532.

[377] WU J, WANG G Y, VIJVER M G, et al. Foliar versus root exposure of AgNPs to lettuce: Phytotoxicity, antioxidant responses and internal translocation. Environmental Pollution, 2020, 261: 114117.

[378] COCOZZA C, PERONE A, GIORDANO C, et al. Silver nanoparticles enter the tree stem faster through leaves than through roots. Tree Physiology, 2019, 39(7): 1251-1261.

[379] AVELLAN A, YUN J, ZHANG Y L, et al. Nanoparticle size and coating chemistry control foliar uptake pathways, translocation, and leaf-to-rhizosphere transport in wheat. ACS Nano, 2019, 13(5): 5291-5305.

[380] ZHANG Z Y, GUO H Y, DENG Y Q, et al. Mapping gold nanoparticles on and in

edible leaves *in situ* using surface enhanced Raman spectroscopy. RSC Advances, 2016, 6(65): 60152-60159.

[381] LU K, SHEN D L, LIU X K, et al. Uptake of iron oxide nanoparticles inhibits the photosynthesis of the wheat after foliar exposure. Chemosphere, 2020, 259: 127445.

[382] CAI L, CAI L T, JIA H Y, et al. Foliar exposure of Fe_3O_4 nanoparticles on *Nicotiana benthamiana*: Evidence for nanoparticles uptake, plant growth promoter and defense response elicitor against plant virus. Journal of Hazardous Materials, 2020, 393: 122415.

[383] RAHMANI N, RADJABIAN T, SOLTANI B M. Impacts of foliar exposure to multi-walled carbon nanotubes on physiological and molecular traits of *Salvia verticillata* L., as a medicinal plant. Plant Physiology and Biochemistry, 2020, 150: 27-38.

[384] VIANA C D O, VAZ R P, CANO A, et al. Physiological changes of the lichen *Parmotrema tinctorum* as result of carbon nanotubes exposition. Ecotoxicology and Environmental Safety, 2015, 120: 110-116.

[385] LI W Q, QING T, LI C C, et al. Integration of subcellular partitioning and chemical forms to understand silver nanoparticles toxicity to lettuce (*Lactuca sativa* L.) under different exposure pathways. Chemosphere, 2020, 258: 127349.

[386] LIAN J P, ZHAO L F, WU J N, et al. Foliar spray of TiO_2 nanoparticles prevails over root application in reducing Cd accumulation and mitigating Cd-induced phytotoxicity in maize (*Zea mays* L.). Chemosphere, 2020, 239: 124794.

[387] JURKOW R, POKLUDA R, SEKARA A, et al. Impact of foliar application of some metal nanoparticles on antioxidant system in oakleaf lettuce seedlings. BMC Plant Biology, 2020, 20(1): 290.

[388] ZHANG H L, DU W C, PERALTA-VIDEA J R, et al. Metabolomics reveals how cucumber (*Cucumis sativus*) reprograms metabolites to cope with silver ions and silver nanoparticle-induced oxidative stress. Environmental Science & Technology, 2018, 52(14): 8016-8026.

[389] TESZLAK P, KOCSIS M, SCARPELLINI A, et al. Foliar exposure of grapevine (*Vitis vinifera* L.) to TiO_2 nanoparticles under field conditions: Photosynthetic response and flavonol profile. Photosynthetica, 2018, 56(4): 1378-1386.

[390] ZHANG H L, LU L, ZHAO X P, et al. Metabolomics reveals the "invisible" responses of spinach plants exposed to CeO_2 nanoparticles. Environmental Science & Technology, 2019, 53(10): 6007-6017.

[391] ADISA I O, RAWAT S, PULLAGURALA V L R, et al. Nutritional status of tomato (*Solanum lycopersicum*) fruit grown in fusarium-infested soil: Impact of cerium oxide nanoparticles. Journal of Agricultural and Food Chemistry, 2020, 68(7): 1986-1997.

[392] HAO Y, YUAN W, MA C X, et al. Engineered nanomaterials suppress Turnip mosaic virus infection in tobacco (*Nicotiana benthamiana*). Environmental Science: Nano, 2018, 5(7): 1685-1693.

[393] TIGHE-NEIRA R, REYES-DIAZ M, NUNES-NESI A, et al. Titanium dioxide nanoparticles provoke transient increase in photosynthetic performance and differential re-

sponse in antioxidant system in *Raphanus sativus* L. Scientia Horticulturae, 2020, 269: 109418.

[394] LI P Y, WANG A D, DU W C, et al. Insight into the interaction between Fe-based nanomaterials and maize (*Zea mays*) plants at metabolic level. The Science of the Total Environment, 2020, 738: 139795.

[395] HU J, GUO H Y, LI J L, et al. Interaction of γ-Fe$_2$O$_3$ nanoparticles with *Citrus maxima* leaves and the corresponding physiological effects via foliar application. Journal of Nanobiotechnology, 2017, 15(1): 51.

[396] RIKABAD M M, POURAKBAR L, MOGHADDAM S S, et al. Agrobiological, chemical and antioxidant properties of saffron (*Crocus sativus* L.) exposed to TiO$_2$ nanoparticles and ultraviolet-B stress. Industrial Crops and Products, 2019, 137: 137-143.

附录 1　常见毒理学、临床试验和监管科学英文词汇及缩写 (或别称)

21CFR　Code of Federal Regulations Title 21. Food and Drugs (US)　《美国联邦法规》第 21 篇 "食品与药品"

510(k)　premarket notification (US)　上市前通告

ADE　adverse drug event　药物不良事件

ADR　adverse drug reaction　药物不良反应

ADI　allowable daily intake　日容许摄入量

ADME　absorption, distribution, metabolism, excretion　吸收、分布、代谢、排泄

AE　adverse event　不良事件

AI　assistant investigator　助理研究者

AIMD　active implantable medical device　植入式有源医疗器械

ALD　approximate lethal dose　近似致死剂量

Ames　*Salmonella* typhimurium reverse mutation assay　沙门氏菌回复突变试验

ANDA　abbreviated new drug application　简略新药 (仿制药) 申请

ANSI　American National Standards Institute　美国国家标准学会

BLA　biologic license application　生物制品许可申请

BMI　body mass index　体质指数

CAS　Chemical Abstract Service　化学文摘服务社

CBER　Center for Biologics Evaluation and Research (FDA)　美国 FDA 生物制品评价和研究中心

CDER　Center for Drug Evaluation and Research (FDA)　美国 FDA 药物评价与研究中心

CDRH　Center for Devices and Radiological Health (FDA)　美国 FDA 医疗器械和辐射健康中心

CFAN　Center for Food and Nutrition (FDA)　美国 FDA 食品与营养中心

CI　Co-investigator　合作研究者

CMC　chemistry, manufacturing, and controls　化学制造控制

COA　certificate of analysis　质量分析报告

COI　coordinating investigator　协调研究者

CPMP　Committee on Proprietary Medicinal Products　欧洲专利医品委员会

CQA　critical quality attribute　关键质量属性

CRF　case report form/case record form　病历报告表

CRO　Contract Research Organization　合同研究组织

CSE　control standard endotoxin　内毒素工作标准品

CSM　Committee on Safety of Medicines (UK)　英国药物安全性委员会

CTA　clinical trial application　临床试验申请

CTD　common technical document　通用技术文档

CTP　clinical trial protocol/clinical trial report　临床试验方案/临床试验报告

CTX　clinical trial exemption　临床试验豁免

CVM　Center for Veterinary Medicine (FDA)　美国 FDA 兽医学中心

DART　development and reproduction toxicology　发育和生殖毒理学

DIA　Drug Information Associates　药品信息协会

DMF　drug (or device) master file　药物 (或器械) 主文件

DSMB　Data Safety and Monitoring Board　数据安全及监控委员会

EDC　electronic data capture　电子数据采集

EFPIA　European Federation of Pharmaceutical Industries Association　欧洲制药行业协会联合会

EMA　European Medicines Agency　欧洲药品管理局

EMEA　European Medicines Evaluation Agency　欧洲药品管理局的前身

EPA　Environmental Protection Agency (US)　美国环境保护署

EU　European Union　欧盟

FCA　Freund's complete adjuvant　弗氏完全佐剂

FDA　Food and Drug Administration (US)　美国食品药品监督管理局

FDCA/FD&C Act　Federal Food, Drug, and Cosmetic Act (US)　美国《联邦食品、药物和化妆品法案》

GCP　good clinical practice　药物临床试验质量管理规范

GLP　good laboratory practice　药物非临床研究质量管理规范

GMP　good manufacturing practice　药品生产质量管理规范

HSDB　hazardous substances data bank　有害物质数据库

IARC　International Agency for Research on Cancer　国际癌症研究机构

IB investigator's brochure 研究者手册

ICF informed consent form 知情同意书

ICH International Conference on Harmonisation 国际人用药品注册技术协调会

ID intradermal 皮内

IDE investigational device exemption 器械临床试验豁免

IEC Independent Ethics Committee 独立伦理委员会

IND(A) investigational new drug application 新药临床试验申请

INN international nonproprietary names 国际非专利药名

IP intraperitoneal 腹腔内

IRB Institutional Review Board 机构审查委员会

ISO International Standards Organization 国际标准化组织

IV intravenous 静脉内

IVD *in vitro* diagnostic 体外诊断

JECFA Joint Expert Committee for Food Additives 食品添加剂联合专家委员会

JPMA Japanese Pharmaceutical Manufacturers Association 日本制药工业协会

LA Licensing Authority (UK) 执照发放管理局

LD_{50} lethal dose 50 半数致死剂量

LOEL lowest observed effect level 最低有作用剂量

MAA marketing authorization application 上市许可申请

MAH marketing authorization holder 上市许可证持有人

MCA Medicines Control Agency 药物监督局

MD medical device 医疗器械

MedDRA Medical Dictionary for Regulatory Activities 国际医学用语词典

MHLW/MHW Ministry of Health, Labour and Welfare (Japan) 日本厚生劳动省

MHRA Medicines and Healthcare Products Regulatory Agency 英国药品和健康产品管理局

MID maximum implantable dose 最大植入剂量

MOE margin of exposure 暴露边界

MOU memorandum of understanding 谅解备忘录

MRL maximum residue limits 最大残留限量

MSDS material safety data sheet 化学品安全说明书

MTD　maximum tolerated dose　最大耐受剂量

NCTR　National Center for Toxicological Research (FDA)　美国 FDA 国家毒理学研究中心

NDA　new drug application　新药申请

NEC　new drug entity　新化学实体

NIH　National Institutes of Health (US)　美国国立卫生研究院

NIOSH　National Institute of Occupational Safety and Health (US)　美国国家职业安全卫生研究所

NIST　National Institute of Standards and Technology (US)　美国国家标准与技术研究院

NK　natural killer cell　自然杀伤细胞

NMPA　National Medical Products Administration (China)　中国国家药品监督管理局

NOAEL　no observed adverse effect level　未观察到有害作用的剂量

OECD　Organisation for Economic Co-operation and Development　经济合作与发展组织 (经合组织)

OTC　over-the-counter drug　非处方药

PDI　primary dermal irritancy　原发性皮肤刺激性

PDN　product development notification　产品开发通告

PEL　permissible exposure limit　允许暴露限值

PHS Act　Public Health Service Act (US)　美国《公共卫生服务法案》

PI　principle investigator　主要研究者

PL　produce license　生产许可证

PLA　produce license application　生产许可申请

PMA　premarket approval application　上市前许可申请

PO　per os (orally)　口服

PTC　points to consider　讨论要点

QA　quality assurance　质量保证

QC　quality control　质量控制

QAU　quality assurance unit　质量保证部门

RAC　Recombinant DNA Advisory Committee　重组 DNA 咨询委员会

RTECS　Registry of Toxic Effects of Chemical Substances　化学物质毒性数据库

SA　site assessment　现场评估

SAE　serious adverse event　严重不良事件

SC　subcutaneous　皮下

SI　sub investigator　辅助研究者

SIC　subject identification code　受试者识别代码

SOP　standard operating procedure　标准操作规程

SRM　standard reference materials (Japan)　日本标准参考物质

SSL　subject screening log　受试者筛选表

STEL　short-term exposure limit　短期暴露限值

TLV　threshold limit value　阈值

TTC　threshold of toxicological concern　毒理学关注阈值

UAE　unexpected adverse event　预料外不良事件

USAN　United States Adopted Name Council　美国名称委员会

USP　United States Pharmacopeia　美国药典

VAERS　vaccine adverse-event reporting system　疫苗不良事件报告系统

VSD　vaccine safety data link　疫苗安全性数据链

WHO　World Health Organization　世界卫生组织

WHO-ICDRA　WHO International Conference of Drug Regulatory Authorities　WHO 国际药品管理当局会议

附录 2　常见组织/机构/文件资料和网址

组织/机构/文件	来源/网址
国家药品监督管理局 (NMPA)	https://www.nmpa.gov.cn/
国家药品监督管理局食品药品审核查验中心	https://www.cfdi.org.cn/cfdi/
世界卫生组织 (WHO)	https://www.who.int/
国际标准化组织 (ISO)	https://www.iso.org/home.html
美国食品药品监督管理局 (FDA)	https://www.fda.gov/
美国 FDA 指南搜索网址	https://www.fda.gov/regulatory-information/search-fda-guidance-documents
美国国立卫生研究院 (NIH)	https://www.nih.gov/
欧洲药品管理局 (EMA)	https://www.ema.europa.eu/en
日本厚生劳动省/日本医药品医疗器械综合机构	https://www.pmda.go.jp/english/index.html
英国人类药物委员会 (CHM)	https://www.gov.uk/government/organisations/commission-on-human-medicines
英国药品和健康产品管理局 (MHRA)	https://www.gov.uk/government/organisations/medicines-and-healthcare-products-regulatory-agency
瑞士医药管理局 (Swissmedic)	https://www.swissmedic.ch/swissmedic/en/home.html
澳大利亚治存药品管理局 (TGA)	https://www.tga.gov.au/
加拿大卫生部健康产品与食品处	https://www.canada.ca/en/services/health/drug-health-products.html
国际人用药品注册技术协调会 (ICH)	https://www.ich.org/
国际制药工业协会联合会 (IFPMA)	https://www.ifpma.org/
国际制药工程协会 (ISPE)	https://www.pharmacoepi.org/
欧洲制药行业协会联合会 (EFPIA)	https://www.efpia.eu/
美国药品研究和制造商协会 (PhRMA)	https://www.phrma.org/
英国制药行业协会 (ABPI)	https://www.abpi.org.uk/
日本制药工业协会 (JPMA)	http://www.jpma.or.jp/english/
药品信息协会 (DIA)	https://www.diahome.org/
生物医学与药理学文摘数据库 (Embase)	https://www.embase.com/
不良药物反应通报	https://journals.lww.com/adversedrugreactbull/pages/default.aspx
美国 FDA 纳米科技项目介绍	https://www.fda.gov/science-research/science-and-research-special-topics/nanotechnology-programs-fda
欧盟委员会对纳米材料定义的建议	http://data.europa.eu/eli/reco/2011/696/oj
欧盟委员会对纳米材料的监管审查报告	https://eur-lex.europa.eu/legal-content/EN/TXT/?uri=CELEX:52012DC0572

附录 3 纳米安全性相关的部分国际/国家标准、行业指南

国际/国家标准	来源/网址
国际标准：纳米技术 术语 ISO/TS 80004 系列 (现有 13 个标准)	https://www.iso.org/ics/01.040.07/x/
国际标准：纳米技术 使用透射电子显微镜表征单壁碳纳米管 ISO/TS 10797:2012	https://www.iso.org/standard/46127.html
国际标准：纳米技术 使用扫描电子显微镜和能量色散 X 射线光谱表征单壁碳纳米管 ISO/TS 10798:2011	https://www.iso.org/standard/46128.html
国际标准：纳米技术 使用蒸发/冷凝方法生成用于吸入毒性试验的金属纳米颗粒 ISO 10801:2010	https://www.iso.org/standard/46129.html
国际标准：纳米技术 用于吸入毒性试验的吸入暴露室中纳米颗粒的表征 ISO 10808:2010	https://www.iso.org/standard/46130.html
国际标准：纳米技术 使用近红外光致发光光谱表征单壁碳纳米管 ISO／TS 10867:2019	https://www.iso.org/standard/75336.html
国际标准：纳米技术 使用紫外-可见-近红外 (UV-Vis-NIR) 吸收光谱表征单壁碳纳米管 ISO／TS 10868:2017	https://www.iso.org/standard/69547.html
国际标准：纳米技术 多壁碳纳米管 (MWCNT) 样品的表征 ISO/TR 10929:2012	https://www.iso.org/standard/46424.html
国际标准：纳米技术 使用气体分析/气相色谱-质谱法表征单壁碳纳米管样品中的挥发性成分 ISO／TS 11251:2019	https://www.iso.org/standard/75337.html
国际标准：纳米技术 使用热重分析表征碳纳米管样品 ISO/TS 11308:2020	https://www.iso.org/standard/69548.html
国际标准：纳米技术 纳米材料的分类和分类方法 ISO/TR 11360:2010	https://www.iso.org/standard/55967.html
国际标准：纳米技术 多壁碳纳米管的表征——介观形状因子 ISO/TS 11888:2017	https://www.iso.org/standard/69549.html
国际标准：纳米技术 粉末状纳米碳酸钙——特性和测量 ISO/TS 11931:2012	https://www.iso.org/standard/52825.html
国际标准：纳米技术 粉末状纳米二氧化钛——特性和测量 ISO/TS 11937:2012	https://www.iso.org/standard/52827.html
国际标准：纳米技术 通过产生气溶胶量化从粉末中释放的纳米物体 ISO/TS 12025:2021	https://www.iso.org/standard/73131.html
国际标准：纳米技术 术语制定的模型分类框架——核心概念 ISO/TR 12802:2010	https://www.iso.org/standard/51765.html
国际标准：纳米技术 材料规范——纳米物体特性指南 ISO/TS 12805:2011	https://www.iso.org/standard/51766.html

国际/国家标准	来源/网址
国际标准: 纳米技术 职业场所健康和安全实践 ISO/TR 12885:2018	https://www.iso.org/standard/67446.html
国际标准: 纳米技术 应用于工程纳米材料的职业风险管理-第 1 部分: 原则和方法 ISO/TS 12901—1:2012	https://www.iso.org/standard/52125.html
国际标准: 纳米技术 应用于工程纳米材料的职业风险管理-第 2 部分: 控制分级方法应用 ISO/TS 12901—2:2014	https://www.iso.org/standard/53375.html
国际标准: 纳米技术 用于毒理学评估的工程纳米级材料的理化特性指南 ISO/TR 13014:2012	https://www.iso.org/standard/52334.html
国际标准: 纳米技术 纳米材料风险评估 ISO/TR 13121:2011	https://www.iso.org/standard/52976.html
国际标准: 纳米技术 利用电感耦合等离子体质谱法测定碳纳米管样品中的杂质元素 ISO/TS 13278:2017	https://www.iso.org/standard/69310.html
国际标准: 纳米技术 材料安全数据表 (MSDS) 的准备 ISO/TR 13329:2012	https://www.iso.org/standard/53705.html
国际标准: 纳米技术 包含人造纳米物体的消费品的自愿标注指南 ISO/TS 13830:2013	https://www.iso.org/standard/54315.html
国际标准: 纳米技术 特定毒性筛查用金纳米颗粒表面表征: FT-IR 方法 ISO/TS 14101:2012	https://www.iso.org/standard/54470.html
国际标准: 纳米技术 工程和人造纳米材料样品制备和剂量方法的汇编和描述 ISO/TR 16196:2016	https://www.iso.org/standard/55826.html
国际标准: 纳米技术 人造纳米材料毒理学筛选方法的汇编和描述 ISO/TR 16197:2014	https://www.iso.org/standard/55827.html
国际标准: 纳米技术 通过金黄色葡萄球菌的胞壁酸释放来测定银纳米颗粒的效力 ISO/TS 16550:2014	https://www.iso.org/standard/57084.html
国际标准: 纳米技术 粉末形式的纳米颗粒——特性和测量 ISO 17200:2020	https://www.iso.org/standard/73132.html
国际标准: 纳米技术 医疗保健中纳米技术应用的定义术语制定的框架 ISO/TR 17302:2015	https://www.iso.org/standard/59542.html
国际标准: 纳米技术 科学, 技术和创新指标术语 ISO/TS 18110:2015	https://www.iso.org/standard/61482.html
国际标准: 纳米技术 用于表征纳米物体的测量技术集合 ISO/TR 18196:2016	https://www.iso.org/standard/61734.html
国际标准: 纳米技术 ISO/IEC 80004 系列中所选术语的通俗解释 ISO/TR 18401:2017	https://www.iso.org/standard/62384.html
国际标准: 纳米技术 用于制定纳米物体及其聚集体和团聚体 (NOAA) 的职业接触限值和等级的可用框架概述 ISO/TR 18637:2016	https://www.iso.org/standard/63096.html
国际标准: 纳米技术 金属氧化物纳米材料产生活性氧 (ROS) 的电子自旋共振 (ESR) 测量方法 ISO/TS 18827:2017	https://www.iso.org/standard/63502.html

国际/国家标准	来源/网址
国际标准：纳米技术 用 5-(6)-氯甲基 1-l-2,7 二氯二氢荧光素二乙酸酯 (CM-H2DCF-DA) 测定 RAW 264.7 巨噬细胞系中纳米颗粒诱导的细胞内活性氧 (ROS) 生成 ISO/TS 19006:2016	https://www.iso.org/standard/63697.html
国际标准：纳米技术 体外 MTS 分析用于测量纳米颗粒的细胞毒性作用 ISO 19007:2018	https://www.iso.org/standard/63698.html
国际标准：纳米技术 应用无细胞体外试验和方法来评估纳米材料的生物耐久性 ISO/TR 19057:2017	https://www.iso.org/standard/63836.html
国际标准：纳米技术 用于体外试验评估固有毒性的纳米物体工作悬浮液特性	https://www.iso.org/standard/64652.html
国际标准：纳米技术 用于纳米物体及其聚集体和团聚体 (NOAA) 空气暴露实验的气溶胶生成 ISO/TR 19601:2017	https://www.iso.org/standard/65451.html
国际标准：纳米技术 利用扫描电子显微镜测量尺寸和形状分布 ISO 19749：2021	https://www.iso.org/standard/66235.html
国际标准：纳米技术 抗菌银纳米颗粒——特性和测量方法的规范 ISO/TS 20660:2019	https://www.iso.org/standard/68771.html
国际标准：纳米技术 使用卤虫幼虫评估咸水湖中人造纳米材料的水生毒性 ISO/TS 20787:2017	https://www.iso.org/standard/69087.html
国际标准：纳米技术 测试纳米颗粒对 NADH 氧化的光催化活性 ISO 20814:2019	https://www.iso.org/standard/69298.html
国际标准：纳米技术 在混合粉尘制造环境中量化纳米尺度内炭黑和无定形二氧化硅的空气浓度的方法 ISO/TS 21361:2019	https://www.iso.org/standard/70760.html
国际标准：纳米技术 利用透射电子显微镜测量粒径和形状分布 ISO 21363:2020	https://www.iso.org/standard/70762.html
国际标准：纳米技术 测量环境介质中纳米物体及其聚集体和团聚体 (NOAA) 的注意事项 ISO/TR 21386:2019	https://www.iso.org/standard/70848.html
国际标准：纳米技术 用于评估纳米材料体外毒性的无标记阻抗技术 ISO/TS 21633:2021	https://www.iso.org/standard/71295.html
国际标准：纳米技术 具有阻隔性能的食品包装用聚合物纳米复合薄膜——特性和测量方法的规范 ISO/TS 21975:2020	https://www.iso.org/standard/72330.html
国际标准：纳米技术 纳米材料毒代动力学研究的注意事项 ISO/TR 22019:2019	https://www.iso.org/standard/72381.html
国际标准：纳米技术 使用脱膜斑马鱼胚胎评估纳米材料的毒性 ISO/TS 22082:2020	https://www.iso.org/standard/72516.html
国际标准：纳米技术 含纳米材料的聚合物复合材料商品中纳米材料释放的评价方法 ISO/TR 22293:2021	https://www.iso.org/standard/73049.html
国际标准：纳米技术 光吸收方法估计碳纳米材料的细胞吸收 ISO/TS 23034:2021	https://www.iso.org/standard/74368.html

续表

国际/国家标准	来源/网址
国际标准：纳米技术 使用紫外线圆二色谱评估蛋白质与纳米材料相互作用时的二级结构 ISO/TS 23459:2021	https://www.iso.org/standard/75638.html
国际标准：纳米技术 纳米材料样品内毒素的体外试验——鲎变形细胞溶解物 (LAL) 测试 ISO 29701:2010	https://www.iso.org/standard/45640.html
国家标准：纳米科技 术语第 1 部分：核心术语 GB/T 30544.1—2014	http://std.samr.gov.cn/gb/search/gbDetailed?id=71F772D7EDE8D3A7E05397BE0A0AB82A
国家标准：纳米科技 术语第 3 部分：碳纳米物体 GB/T 30544.3—2015	http://std.samr.gov.cn/gb/search/gbDetailed?id=71F772D809D8D3A7E05397BE0A0AB82A
国家标准：纳米科技 术语第 4 部分：纳米结构材料 (取代纳米材料术语 GB/T 19619—2004)	http://std.samr.gov.cn/gb/search/gbDetailed?id=91890A0DA57980C6E05397BE0A0A065D
国家标准：纳米科技 术语第 5 部分：纳米/生物界面 GB/T 30544.5—2014	http://std.samr.gov.cn/gb/search/gbDetailed?id=71F772D80028D3A7E05397BE0A0AB82A
国家标准：纳米科技 术语第 6 部分：纳米物体表征 GB/T 30544.6—2016	http://std.samr.gov.cn/gb/search/gbDetailed?id=71F772D8150ED3A7E05397BE0A0AB82A
国家标准：纳米科技 术语第 8 部分：纳米制造过程 GB/T 30544.8—2019	http://std.samr.gov.cn/gb/search/gbDetailed?id=996A838ABF888372E05397BE0A0AD949
国家标准：纳米技术 纳米无机材料抗菌性能检测方法 GB/T 21510—2008	http://std.samr.gov.cn/gb/search/gbDetailed?id=71F772D76755D3A7E05397BE0A0AB82A
国家标准：SiO_2、TiO_2、Fe_3O_4 及 Al_2O_3 纳米颗粒生物效应的透射电子显微镜检测方法 GB/T 27765—2011	http://openstd.samr.gov.cn/bzgk/gb/newGbInfo?hcno=307E753DD8A3C0D68657C888F81A70CD
国家标准：纳米颗粒生物形貌效应的环境扫描电子显微镜检测方法通则 GB/T 28873—2012	http://std.samr.gov.cn/gb/search/gbDetailed?id=71F772D7E7F7D3A7E05397BE0A0AB82A
国家标准：纳米科技纳米物体的术语和定义纳米颗粒、纳米纤维和纳米片 GB/T 32269—2015	http://openstd.samr.gov.cn/bzgk/gb/newGbInfo?hcno=9C3718E254780F67410A691EABF3E78B
国家标准：纳米技术 单壁碳纳米管的热重表征方法 GB/T 32868—2016	http://openstd.samr.gov.cn/bzgk/gb/newGbInfo?hcno=DB7D9AE9F0F2CEDECCD3B0F5F868E94C
国家标准：纳米技术 单壁碳纳米管的扫描电子显微术和能量色散 X 射线谱表征方法 GB/T 32869—2016	http://openstd.samr.gov.cn/bzgk/gb/newGbInfo?hcno=65F4C5D7C1674F699C03BD57A0DD8ED1
国家标准：纳米技术 多壁碳纳米管表征 GB/T 33243—2016	http://openstd.samr.gov.cn/bzgk/gb/newGbInfo?hcno=F18DC16406CB20FAD4425136334AA652
国家标准：纳米技术 活细胞内金纳米棒含量测定消光光谱法 GB/T 33249—2016	http://openstd.samr.gov.cn/bzgk/gb/newGbInfo?hcno=66304DA410DDE71B68DE06B736F57A93
国家标准：纳米技术 纳米技术职业场所健康和安全指南 GB/T 33715—2017	http://openstd.samr.gov.cn/bzgk/gb/newGbInfo?hcno=B02A574F3B7F546377D65EEA56EBFCE6
国家标准：纳米技术 纳米生物效应代谢组学方法核磁共振波谱法 GB/T 34059—2017	http://openstd.samr.gov.cn/bzgk/gb/newGbInfo?hcno=68E983B2B04EBC3E4BB587F6F3A76246
国家标准：纳米技术 碳纳米管中杂质元素的测定电感耦合等离子体质谱法 GB/T 35418—2017	http://openstd.samr.gov.cn/bzgk/gb/newGbInfo?hcno=BBB054A0912D58DE068FC016004B296B
国家标准：纳米技术 特定毒性筛查用金纳米颗粒表面表征傅里叶变换红外光谱法 GB/T 36082—2018	http://openstd.samr.gov.cn/bzgk/gb/newGbInfo?hcno=E6886154A338486BA9E35FC50B1A15BC

续表

国际/国家标准	来源/网址
国家标准：纳米技术 纳米银材料生物学效应相关的理化性质表征指南 GB/T 36083—2018	http://openstd.samr.gov.cn/bzgk/gb/newGbInfo?hcno=F4743B452A9A40E588512AA572422867
国家标准：纳米技术 纳米材料风险评估 GB/T 37129—2018	http://std.samr.gov.cn/gb/search/gbDetailed?id=7E2903B0D7025A63E05397BE0A0AF660
国家标准：纳米技术 材料规范纳米物体特性指南 GB/T 37156—2018	http://openstd.samr.gov.cn/bzgk/gb/newGbInfo?hcno=2E7A963C5041192C8169785157B837B5
国家标准：纳米技术 氧化铁纳米颗粒类过氧化物酶活性测量方法 GB/T 37966—2019	http://openstd.samr.gov.cn/bzgk/gb/newGbInfo?hcno=175A81A0DB4DEF94204E317888570758
国家标准：纳米技术 石墨烯材料比表面积的测试亚甲基蓝吸附法 GB/Z 38062—2019	http://std.samr.gov.cn/gb/search/gbDetailed?id=5DDA8BA21FA518DEE05397BE0A0A95A7
国家标准：纳米技术 工程纳米材料的职业风险管理第 2 部分：控制分级方法应用 GB/T 38091.2—2019	http://openstd.samr.gov.cn/bzgk/gb/newGbInfo?hcno=D6EBEC2D1D17C98433D3AB3F976D6066
国家标准：纳米技术 石墨烯材料表面含氧官能团的定量分析化学滴定法 GB/T 38114—2019	http://openstd.samr.gov.cn/bzgk/gb/newGbInfo?hcno=05223E5FA0DF26920BA548B964F0928E
国家标准：纳米技术 生物样品中银含量测量电感耦合等离子体质谱法 GB/T 38261—2019	http://openstd.samr.gov.cn/bzgk/gb/newGbInfo?hcno=4CDA174D8DE6F775CB5D865D95DD0E3C
国家标准：纳米技术 单壁碳纳米管的紫外/可见/近红外吸收光谱表征方法 GB/T 39114—2020	http://openstd.samr.gov.cn/bzgk/gb/newGbInfo?hcno=3E69D2006C6FB9590AE55446DE45A5C2
国家标准：纳米技术 纳米材料毒理学评价前理化性质表征指南 GB/T 39261—2020	http://openstd.samr.gov.cn/bzgk/gb/newGbInfo?hcno=FAA927E00F217AED753FA28BA0D5D4DC
国家标准：纳米技术 纳米材料毒理学筛选方法指南 GB/Z 39262—2020	http://std.samr.gov.cn/gb/search/gbDetailed%3Fid%3DB4C25880C3D01CB3E05397BE0A0A92D0
国家标准：纳米银胶体溶液 GB/T 39630—2020	http://openstd.samr.gov.cn/bzgk/gb/newGbInfo?hcno=2E493A29954DC0116304E9F89293F1F1
国家标准：纳米产品的定义、分类与命名 GB/T 39855—2021	http://openstd.samr.gov.cn/bzgk/gb/newGbInfo?hcno=9BEF9F7A5AAE9F8B7C5140979DF18230

行业标准与指导原则	来源/网址
医疗器械生物学评价纳米材料：体外细胞毒性试验（MTT 试验和 LDH 试验）YY/T 0993—2015	https://wenku.baidu.com/view/73465ceddf36a32d7375a417866fb84ae55cc397.html
医疗器械生物学评价纳米材料：细菌内毒素试验 YY/T 1295—2015	https://wenku.baidu.com/view/41cc14d6aa114431b90d6c85ec3a87c241288adc.html
医疗器械生物学评价纳米材料溶血试验 YY/T 1532—2017	http://hbba.sacinfo.org.cn/stdDetail/25049fdfa61548dc30b97ff36e812920
应用纳米材料的医疗器械安全性和有效性评价指导原则第一部分：体系框架	https://www.nmpa.gov.cn/xxgk/ggtg/qtggtg/20210826111830122.html
纳米药物质量控制研究技术指导原则（试行）	https://www.cde.org.cn/main/news/viewInfoCommon/95945bb17a7dcde7b68638525ed38f66
纳米药物非临床药代动力学研究技术指导原则（试行）	https://www.cde.org.cn/main/news/viewInfoCommon/95945bb17a7dcde7b68638525ed38f66
纳米药物非临床安全性评价研究技术指导原则（试行）	https://www.cde.org.cn/main/news/viewInfoCommon/95945bb17a7dcde7b68638525ed38f66
纳米医疗器械生物学评价含纳米银敷料中纳米银颗粒和银离子的释放与表征方法（征求意见稿）	https://www.nifdc.org.cn/nifdc/bshff/ylqxbzhgl/qxzqyj/20210805154750 3831.html

续表

行业标准与指导原则	来源/网址
美国 FDA 行业指南：过程分析技术——面向创新药物研发、生产和质量保证的监管框架	https://www.fda.gov/media/71012/download
美国 FDA 行业指南：FDA 对其监管产品是否涉及纳米技术应用的认定	http://www.fda.gov/RegulatoryInformation/Guidances/ucm257698.htm
美国 FDA 行业指南：评估制造工艺的重大变化 (包括新兴技术) 对食品配料及食品接触材料 (含颜色添加剂) 的安全性和监管状况的影响	https://www.fda.gov/media/115075/download
美国 FDA 行业指南：脂质体药物：化学成分生产和控制，人体药代动力学和生物利用度及标签管理	https://www.fda.gov/media/70837/download
美国 FDA 行业指南：化妆品中纳米材料的安全性	https://www.fda.gov/media/83957/download
美国 FDA 行业指南：纳米材料在动物用食品中的应用	https://www.fda.gov/media/88828/download
美国 FDA 行业指南 (草案)：含纳米材料的药品 (含生物制品)	https://www.fda.gov/media/109910/download
OECD 试验指南 No.318：纳米材料在模拟环境介质中的分散稳定性	https://www.oecd-ilibrary.org/environment/test-no-318-dispersion-stability-of-nanomaterials-in-simulated-environmental-media_9789264284142-en
OECD 试验指南 No.412：亚急性吸入毒性：28 天研究 (2018 年修订后可用于纳米材料的吸入毒性试验)	https://www.oecd-ilibrary.org/environment/test-no-412-subacute-inhalation-toxicity-28-day-study_9789264070783-en
OECD 试验指南 No.413：亚慢性吸入毒性：90 天研究 (2018 年修订后可用于纳米材料的吸入毒性试验)	https://www.oecd-ilibrary.org/environment/test-no-413-subchronic-inhalation-toxicity-90-day-study_9789264070806-en

附录 4　药物非临床研究质量管理规范

第一章　总　　则

第一条　为保证药物非临床安全性评价研究的质量，保障公众用药安全，根据《中华人民共和国药品管理法》、《中华人民共和国药品管理法实施条例》，制定本规范。

第二条　本规范适用于为申请药品注册而进行的药物非临床安全性评价研究。药物非临床安全性评价研究的相关活动应当遵守本规范。以注册为目的的其他药物临床前相关研究活动参照本规范执行。

第三条　药物非临床安全性评价研究是药物研发的基础性工作，应当确保行为规范，数据真实、准确、完整。

第二章　术语及其定义

第四条　本规范下列术语的含义是：

(一) 非临床研究质量管理规范，指有关非临床安全性评价研究机构运行管理和非临床安全性评价研究项目试验方案设计、组织实施、执行、检查、记录、存档和报告等全过程的质量管理要求。

(二) 非临床安全性评价研究，指为评价药物安全性，在实验室条件下用实验系统进行的试验，包括安全药理学试验、单次给药毒性试验、重复给药毒性试验、生殖毒性试验、遗传毒性试验、致癌性试验、局部毒性试验、免疫原性试验、依赖性试验、毒代动力学试验以及与评价药物安全性有关的其他试验。

(三) 非临床安全性评价研究机构 (以下简称研究机构)，指具备开展非临床安全性评价研究的人员、设施设备及质量管理体系等条件，从事药物非临床安全性评价研究的单位。

(四) 多场所研究，指在不同研究机构或者同一研究机构中不同场所内共同实施完成的研究项目。该类研究项目只有一个试验方案、专题负责人，形成一个总结报告，专题负责人和实验系统所处的研究机构或者场所为"主研究场所"，其他负责实施研究工作的研究机构或者场所为"分研究场所"。

(五) 机构负责人，指按照本规范的要求全面负责某一研究机构的组织和运行管理的人员。

（六）专题负责人，指全面负责组织实施非临床安全性评价研究中某项试验的人员。

（七）主要研究者，指在多场所研究中，代表专题负责人在分研究场所实施试验的人员。

（八）委托方，指委托研究机构进行非临床安全性评价研究的单位或者个人。

（九）质量保证部门，指研究机构内履行有关非临床安全性评价研究工作质量保证职能的部门，负责对每项研究及相关的设施、设备、人员、方法、操作和记录等进行检查，以保证研究工作符合本规范的要求。

（十）标准操作规程，指描述研究机构运行管理以及试验操作的程序性文件。

（十一）主计划表，指在研究机构内帮助掌握工作量和跟踪研究进程的信息汇总。

（十二）试验方案，指详细描述研究目的及试验设计的文件，包括其变更文件。

（十三）试验方案变更，指在试验方案批准之后，针对试验方案的内容所做的修改。

（十四）偏离，指非故意的或者由不可预见的因素导致的不符合试验方案或者标准操作规程要求的情况。

（十五）实验系统，指用于非临床安全性评价研究的动物、植物、微生物以及器官、组织、细胞、基因等。

（十六）受试物/供试品，指通过非临床研究进行安全性评价的物质。

（十七）对照品，指与受试物进行比较的物质。

（十八）溶媒，指用以混合、分散或者溶解受试物、对照品，以便将其给予实验系统的媒介物质。

（十九）批号，指用于识别"批"的一组数字或者字母加数字，以保证受试物或者对照品的可追溯性。

（二十）原始数据，指在第一时间获得的，记载研究工作的原始记录和有关文书或者材料，或者经核实的副本，包括工作记录、各种照片、缩微胶片、计算机打印资料、磁性载体、仪器设备记录的数据等。

（二十一）标本，指来源于实验系统，用于分析、测定或者保存的材料。

（二十二）研究开始日期，指专题负责人签字批准试验方案的日期。

（二十三）研究完成日期，指专题负责人签字批准总结报告的日期。

（二十四）计算机化系统，指由计算机控制的一组硬件与软件，共同执行一个或者一组特定的功能。

（二十五）验证，指证明某流程能够持续满足预期目的和质量属性的活动。

（二十六）电子数据，指任何以电子形式表现的文本、图表、数据、声音、图像等信息，由计算机化系统来完成其建立、修改、备份、维护、归档、检索或者分发。

(二十七) 电子签名，指用于代替手写签名的一组计算机代码，与手写签名具有相同的法律效力。

(二十八) 稽查轨迹，指按照时间顺序对系统活动进行连续记录，该记录足以重建、回顾、检查系统活动的过程，以便于掌握可能影响最终结果的活动及操作环境的改变。

(二十九) 同行评议，指为保证数据质量而采用的一种复核程序，由同一领域的其他专家学者对研究者的研究计划或者结果进行评审。

第三章　组织机构和人员

第五条　研究机构应当建立完善的组织管理体系，配备机构负责人、质量保证部门和相应的工作人员。

第六条　研究机构的工作人员至少应当符合下列要求：

(一) 接受过与其工作相关的教育或者专业培训，具备所承担工作需要的知识、工作经验和业务能力；

(二) 掌握本规范中与其工作相关的要求，并严格执行；

(三) 严格执行与所承担工作有关的标准操作规程，对研究中发生的偏离标准操作规程的情况应当及时记录并向专题负责人或者主要研究者书面报告；

(四) 严格执行试验方案的要求，及时、准确、清楚地记录原始数据，并对原始数据的质量负责，对研究中发生的偏离试验方案的情况应当及时记录并向专题负责人或者主要研究者书面报告；

(五) 根据工作岗位的需要采取必要的防护措施，最大限度地降低工作人员的安全风险，同时确保受试物、对照品和实验系统不受化学性、生物性或者放射性污染；

(六) 定期进行体检，出现健康问题时，为确保研究的质量，应当避免参与可能影响研究的工作。

第七条　机构负责人全面负责本研究机构的运行管理，至少应当履行以下职责：

(一) 确保研究机构的运行管理符合本规范的要求；

(二) 确保研究机构具有足够数量、具备资质的人员，以及符合本规范要求的设施、仪器设备及材料，以保证研究项目及时、正常地运行；

(三) 确保建立工作人员的教育背景、工作经历、培训情况、岗位描述等资料，并归档保存、及时更新；

(四) 确保工作人员清楚地理解自己的职责及所承担的工作内容, 如有必要应当提供与这些工作相关的培训;

(五) 确保建立适当的、符合技术要求的标准操作规程, 并确保工作人员严格遵守标准操作规程, 所有新建和修改后的标准操作规程需经机构负责人签字批准方可生效, 其原始文件作为档案进行保存;

(六) 确保在研究机构内制定质量保证计划, 由独立的质量保证人员执行, 并确保其按照本规范的要求履行质量保证职责;

(七) 确保制定主计划表并及时进行更新, 确保定期对主计划表归档保存, 主计划表应当至少包括研究名称或者代号、受试物名称或者代号、实验系统、研究类型、研究开始时间、研究状态、专题负责人姓名、委托方, 涉及多场所研究时, 还应当包括分研究场所及主要研究者的信息, 以便掌握研究机构内所有非临床安全性评价研究工作的进展及资源分配情况;

(八) 确保在研究开始前为每个试验指定一名具有适当资质、经验和培训经历的专题负责人, 专题负责人的更换应当按照规定的程序进行并予以记录;

(九) 作为分研究场所的机构负责人, 在多场所研究的情况下, 应当指定一名具有适当资质、经验和培训经历的主要研究者负责相应的试验工作, 主要研究者的更换应当按照规定的程序进行并予以记录;

(十) 确保质量保证部门的报告被及时处理, 并采取必要的纠正、预防措施;

(十一) 确保受试物、对照品具备必要的质量特性信息, 并指定专人负责受试物、对照品的管理;

(十二) 指定专人负责档案的管理;

(十三) 确保计算机化系统适用于其使用目的, 并且按照本规范的要求进行验证、使用和维护;

(十四) 确保研究机构根据研究需要参加必要的检测实验室能力验证和比对活动;

(十五) 与委托方签订书面合同, 明确各方职责;

(十六) 在多场所研究中, 分研究场所的机构负责人, 应履行以上所述除第 (八) 项要求之外的所有责任。

第八条　研究机构应当设立独立的质量保证部门负责检查本规范的执行情况, 以保证研究的运行管理符合本规范要求。

质量保证人员的职责至少应当包括以下几个方面:

(一) 保存正在实施中的研究的试验方案及试验方案修改的副本、现行标准操作规程的副本, 并及时获得主计划表的副本;

(二) 审查试验方案是否符合本规范的要求, 审查工作应当记录归档;

(三) 根据研究的内容和持续时间制定检查计划，对每项研究实施检查，以确认所有研究均按照本规范的要求进行，并记录检查的内容、发现的问题、提出的建议等；

(四) 定期检查研究机构的运行管理状况，以确认研究机构的工作按照本规范的要求进行；

(五) 对检查中发现的任何问题、提出的建议应当跟踪检查并核实整改结果；

(六) 以书面形式及时向机构负责人或者专题负责人报告检查结果，对于多场所研究，分研究场所的质量保证人员需将检查结果报告给其研究机构内的主要研究者和机构负责人，以及主研究场所的机构负责人、专题负责人和质量保证人员；

(七) 审查总结报告，签署质量保证声明，明确陈述检查的内容和检查时间，以及检查结果报告给机构负责人、专题负责人、主要研究者 (多场所研究情况下) 的日期，以确认其准确完整地描述了研究的方法、程序、结果，真实全面地反映研究的原始数据；

(八) 审核研究机构内所有现行标准操作规程，参与标准操作规程的制定和修改。

第九条　专题负责人对研究的执行和总结报告负责，其职责至少应当包括以下方面：

(一) 以签署姓名和日期的方式批准试验方案和试验方案变更，并确保质量保证人员、试验人员及时获得试验方案和试验方案变更的副本；

(二) 及时提出修订、补充标准操作规程相关的建议；

(三) 确保试验人员了解试验方案和试验方案变更、掌握相应标准操作规程的内容，并遵守其要求，确保及时记录研究中发生的任何偏离试验方案或者标准操作规程的情况，并评估这些情况对研究数据的质量和完整性造成的影响，必要时应当采取纠正措施；

(四) 掌握研究工作的进展，确保及时、准确、完整地记录原始数据；

(五) 及时处理质量保证部门提出的问题，确保研究工作符合本规范的要求；

(六) 确保研究中所使用的仪器设备、计算机化系统得到确认或者验证，且处于适用状态；

(七) 确保研究中给予实验系统的受试物、对照品制剂得到充分的检测，以保证其稳定性、浓度或者均一性符合研究要求；

(八) 确保总结报告真实、完整地反映了原始数据，并在总结报告中签署姓名和日期予以批准；

(九) 确保试验方案、总结报告、原始数据、标本、受试物或者对照品的留样样品等所有与研究相关的材料完整地归档保存；

（十）在多场所研究中，确保试验方案和总结报告中明确说明研究所涉及的主要研究者、主研究场所、分研究场所分别承担的任务；

（十一）多场所研究中，确保主要研究者所承担部分的试验工作符合本规范的要求。

第四章　设　　施

第十条　研究机构应当根据所从事的非临床安全性评价研究的需要建立相应的设施，并确保设施的环境条件满足工作的需要。各种设施应当布局合理、运转正常，并具有必要的功能划分和区隔，有效地避免可能对研究造成的干扰。

第十一条　具备能够满足研究需要的动物设施，并能根据需要调控温度、湿度、空气洁净度、通风和照明等环境条件。动物设施的条件应当与所使用的实验动物级别相符，其布局应当合理，避免实验系统、受试物、废弃物等之间发生相互污染。

动物设施应当符合以下要求：

（一）不同种属实验动物能够得到有效的隔离；

（二）同一种属不同研究的实验动物应能够得到有效的隔离，防止不同的受试物、对照品之间可能产生的交叉干扰；

（三）具备实验动物的检疫和患病实验动物的隔离、治疗设施；

（四）当受试物或者对照品含有挥发性、放射性或者生物危害性等物质时，研究机构应当为此研究提供单独的、有效隔离的动物设施，以避免对其他研究造成不利的影响；

（五）具备清洗消毒设施；

（六）具备饲料、垫料、笼具及其他实验用品的存放设施，易腐败变质的用品应当有适当的保管措施。

第十二条　与受试物和对照品相关的设施应当符合以下要求：

（一）具备受试物和对照品的接收、保管、配制及配制后制剂保管的独立房间或者区域，并采取必要的隔离措施，以避免受试物和对照品发生交叉污染或者相互混淆，相关的设施应当满足不同受试物、对照品对于贮藏温度、湿度、光照等环境条件的要求，以确保受试物和对照品在有效期内保持稳定；

（二）受试物和对照品及其制剂的保管区域与实验系统所在的区域应当有效地隔离，以防止其对研究产生不利的影响；

（三）受试物和对照品及其制剂的保管区域应当有必要的安全措施，以确保受试物和对照品及其制剂在贮藏保管期间的安全。

第十三条　档案保管的设施应当符合以下要求：

(一) 防止未经授权批准的人员接触档案；

(二) 计算机化的档案设施具备阻止未经授权访问和病毒防护等安全措施；

(三) 根据档案贮藏条件的需要配备必要的设备，有效地控制火、水、虫、鼠、电力中断等危害因素；

(四) 对于有特定环境条件调控要求的档案保管设施，进行充分的监测。

第十四条　研究机构应当具备收集和处置实验废弃物的设施；对不在研究机构内处置的废弃物，应当具备暂存或者转运的条件。

第五章　仪器设备和实验材料

第十五条　研究机构应当根据研究工作的需要配备相应的仪器设备，其性能应当满足使用目的，放置地点合理，并定期进行清洁、保养、测试、校准、确认或者验证等，以确保其性能符合要求。

第十六条　用于数据采集、传输、储存、处理、归档等的计算机化系统 (或者包含有计算机系统的设备) 应当进行验证。计算机化系统所产生的电子数据应当有保存完整的稽查轨迹和电子签名，以确保数据的完整性和有效性。

第十七条　对于仪器设备，应当有标准操作规程详细说明各仪器设备的使用与管理要求，对仪器设备的使用、清洁、保养、测试、校准、确认或者验证以及维修等应当予以详细记录并归档保存。

第十八条　受试物和对照品的使用和管理应当符合下列要求：

(一) 受试物和对照品应当有专人保管，有完善的接收、登记和分发的手续，每一批的受试物和对照品的批号、稳定性、含量或者浓度、纯度及其他理化性质应当有记录，对照品为市售商品时，可使用其标签或者说明书内容；

(二) 受试物和对照品的贮存保管条件应当符合其特定的要求，贮存的容器在保管、分发、使用时应当有标签，标明品名、缩写名、代号或者化学文摘登记号 (CAS)、批号、浓度或者含量、有效期和贮存条件等信息；

(三) 受试物和对照品在分发过程中应当避免污染或者变质，并记录分发、归还的日期和数量；

(四) 当受试物和对照品需要与溶媒混合时，应当进行稳定性分析，确保受试物和对照品制剂处于稳定状态，并定期测定混合物制剂中受试物和对照品的浓度、均一性；

(五) 试验持续时间超过四周的研究，所使用的每一个批号的受试物和对照品均应当留取足够的样本，以备重新分析的需要，并在研究完成后作为档案予以归档保存。

第十九条　实验室的试剂和溶液等均应当贴有标签，标明品名、浓度、贮存条件、配制日期及有效期等。研究中不得使用变质或者过期的试剂和溶液。

第六章　实　验　系　统

第二十条　实验动物的管理应当符合下列要求：

(一) 实验动物的使用应当关注动物福利，遵循 "减少、替代和优化" 的原则，试验方案实施前应当获得动物伦理委员会批准。

(二) 详细记录实验动物的来源、到达日期、数量、健康情况等信息；新进入设施的实验动物应当进行隔离和检疫，以确认其健康状况满足研究的要求；研究过程中实验动物如出现患病等情况，应当及时给予隔离、治疗等处理，诊断、治疗等相应的措施应当予以记录。

(三) 实验动物在首次给予受试物、对照品前，应当有足够的时间适应试验环境。

(四) 实验动物应当有合适的个体识别标识，以避免实验动物的不同个体在移出或者移入时发生混淆。

(五) 实验动物所处的环境及相关用具应当定期清洁、消毒以保持卫生。动物饲养室内使用的清洁剂、消毒剂及杀虫剂等，不得影响试验结果，并应当详细记录其名称、浓度、使用方法及使用的时间等。

(六) 实验动物的饲料、垫料和饮水应当定期检验，确保其符合营养或者污染控制标准，其检验结果应当作为原始数据归档保存。

第二十一条　实验动物以外的其他实验系统的来源、数量 (体积)、质量属性、接收日期等应当予以详细记录，并在合适的环境条件下保存和操作使用；使用前应当开展适用性评估，如出现质量问题应当给予适当的处理并重新评估其适用性。

第七章　标准操作规程

第二十二条　研究机构应当制定与其业务相适应的标准操作规程，以确保数据的可靠性。公开出版的教科书、文献、生产商制定的用户手册等技术资料可以作为标准操作规程的补充说明加以使用。需要制定的标准操作规程通常包括但不限于以下方面：

(一) 标准操作规程的制定、修订和管理；

(二) 质量保证程序；

(三) 受试物和对照品的接收、标识、保存、处理、配制、领用及取样分析；

(四) 动物房和实验室的准备及环境因素的调控；

(五) 实验设施和仪器设备的维护、保养、校正、使用和管理等;

(六) 计算机化系统的安全、验证、使用、管理、变更控制和备份;

(七) 实验动物的接收、检疫、编号及饲养管理;

(八) 实验动物的观察记录及试验操作;

(九) 各种试验样品的采集、各种指标的检查和测定等操作技术;

(十) 濒死或者死亡实验动物的检查、处理;

(十一) 实验动物的解剖、组织病理学检查;

(十二) 标本的采集、编号和检验;

(十三) 各种试验数据的管理和处理;

(十四) 工作人员的健康管理制度;

(十五) 实验动物尸体及其他废弃物的处理。

第二十三条　标准操作规程及其修订版应当经过质量保证人员审查、机构负责人批准后方可生效。失效的标准操作规程除其原始文件归档保存之外,其余副本均应当及时销毁。

第二十四条　标准操作规程的制定、修订、批准、生效的日期及分发、销毁的情况均应当予以记录并归档保存。

第二十五条　标准操作规程的分发和存放应当确保工作人员使用方便。

第八章　研究工作的实施

第二十六条　每个试验均应当有名称或者代号,并在研究相关的文件资料及试验记录中统一使用该名称或者代号。试验中所采集的各种样本均应当标明该名称或者代号、样本编号和采集日期。

第二十七条　每项研究开始前,均应当起草一份试验方案,由质量保证部门对其符合本规范要求的情况进行审查并经专题负责人批准之后方可生效,专题负责人批准的日期作为研究的开始日期。接受委托的研究,试验方案应当经委托方认可。

第二十八条　需要修改试验方案时应当进行试验方案变更,并经质量保证部门审查,专题负责人批准。试验方案变更应当包含变更的内容、理由及日期,并与原试验方案一起保存。研究被取消或者终止时,试验方案变更应当说明取消或者终止的原因和终止的方法。

第二十九条　试验方案的主要内容应当包括:

(一) 研究的名称或者代号,研究目的;

(二) 所有参与研究的研究机构和委托方的名称、地址和联系方式;

(三) 专题负责人和参加试验的主要工作人员姓名，多场所研究的情况下应当明确负责各部分试验工作的研究场所、主要研究者姓名及其所承担的工作内容；

(四) 研究所依据的试验标准、技术指南或者文献以及研究遵守的非临床研究质量管理规范；

(五) 受试物和对照品的名称、缩写名、代号、批号、稳定性、浓度或者含量、纯度、组分等有关理化性质及生物特性；

(六) 研究用的溶媒、乳化剂及其他介质的名称、批号、有关的理化性质或者生物特性；

(七) 实验系统及选择理由；

(八) 实验系统的种、系、数量、年龄、性别、体重范围、来源、等级以及其他相关信息；

(九) 实验系统的识别方法；

(十) 试验的环境条件；

(十一) 饲料、垫料、饮用水等的名称或者代号、来源、批号以及主要控制指标；

(十二) 受试物和对照品的给药途径、方法、剂量、频率和用药期限及选择的理由；

(十三) 各种指标的检测方法和频率；

(十四) 数据统计处理方法；

(十五) 档案的保存地点。

第三十条　参加研究的工作人员应当严格执行试验方案和相应的标准操作规程，记录试验产生的所有数据，并做到及时、直接、准确、清楚和不易消除，同时需注明记录日期、记录者签名。记录的数据需要修改时，应当保持原记录清楚可辨，并注明修改的理由及修改日期、修改者签名。电子数据的生成、修改应当符合以上要求。

研究过程中发生的任何偏离试验方案和标准操作规程的情况，都应当及时记录并报告给专题负责人，在多场所研究的情况下还应当报告给负责相关试验的主要研究者。专题负责人或者主要研究者应当评估对研究数据的可靠性造成的影响，必要时采取纠正措施。

第三十一条　进行病理学同行评议工作时，同行评议的计划、管理、记录和报告应当符合以下要求：

(一) 病理学同行评议工作应当在试验方案或者试验方案变更中详细描述；

(二) 病理学同行评议的过程，以及复查的标本和文件应当详细记录并可追溯；

(三) 制定同行评议病理学家和专题病理学家意见分歧时的处理程序；

(四) 同行评议后的结果与专题病理学家的诊断结果有重要变化时，应当在总结报告中论述说明；

(五) 同行评议完成后由同行评议病理学家出具同行评议声明并签字注明日期；

(六) 总结报告中应当注明同行评议病理学家的姓名、资质和单位。

第三十二条　所有研究均应当有总结报告。总结报告应当经质量保证部门审查，最终由专题负责人签字批准，批准日期作为研究完成的日期。研究被取消或者终止时，专题负责人应当撰写简要试验报告。

第三十三条　总结报告主要内容应当包括：

(一) 研究的名称、代号及研究目的；

(二) 所有参与研究的研究机构和委托方的名称、地址和联系方式；

(三) 研究所依据的试验标准、技术指南或者文献以及研究遵守的非临床研究质量管理规范；

(四) 研究起止日期；

(五) 专题负责人、主要研究者以及参加工作的主要人员姓名和承担的工作内容；

(六) 受试物和对照品的名称、缩写名、代号、批号、稳定性、含量、浓度、纯度、组分及其他质量特性、受试物和对照品制剂的分析结果，研究用的溶媒、乳化剂及其他介质的名称、批号、有关的理化性质或者生物特性；

(七) 实验系统的种、系、数量、年龄、性别、体重范围、来源、实验动物合格证号、接收日期和饲养条件；

(八) 受试物和对照品的给药途径、剂量、方法、频率和给药期限；

(九) 受试物和对照品的剂量设计依据；

(十) 各种指标的检测方法和频率；

(十一) 分析数据所采用的统计方法；

(十二) 结果和结论；

(十三) 档案的保存地点；

(十四) 所有影响本规范符合性、研究数据的可靠性的情况；

(十五) 质量保证部门签署的质量保证声明；

(十六) 专题负责人签署的、陈述研究符合本规范的声明；

(十七) 多场所研究的情况下，还应当包括主要研究者签署姓名、日期的相关试验部分的报告。

第三十四条　总结报告被批准后，需要修改或者补充时，应当以修订文件的形式予以修改或者补充，详细说明修改或者补充的内容、理由，并经质量保证部门审查，由专题负责人签署姓名和日期予以批准。为了满足注册申报要求修改总结报告格式的情况不属于总结报告的修订。

第九章　质量保证

第三十五条　研究机构应当确保质量保证工作的独立性。质量保证人员不能参与具体研究的实施，或者承担可能影响其质量保证工作独立性的其他工作。

第三十六条　质量保证部门应当制定书面的质量保证计划，并指定执行人员，以确保研究机构的研究工作符合本规范的要求。

第三十七条　质量保证部门应当对质量保证活动制定相应的标准操作规程，包括质量保证部门的运行、质量保证计划及检查计划的制定、实施、记录和报告，以及相关资料的归档保存等。

第三十八条　质量保证检查可分为三种检查类型：

(一) 基于研究的检查，该类检查一般基于特定研究项目的进度和关键阶段进行；

(二) 基于设施的检查，该类检查一般基于研究机构内某个通用设施和活动 (安装、支持服务、计算机系统、培训、环境监测、维护和校准等) 进行；

(三) 基于过程的检查，该类检查一般不基于特定研究项目，而是基于某个具有重复性质的程序或者过程来进行。

质量保证检查应当有过程记录和报告，必要时应当提供给监管部门检查。

第三十九条　质量保证部门应当对所有遵照本规范实施的研究项目进行审核并出具质量保证声明。质量保证声明应当包含完整的研究识别信息、相关质量保证检查活动以及报告的日期和阶段。任何对已完成总结报告的修改或者补充应当重新进行审核并签署质量保证声明。

第四十条　质量保证人员在签署质量保证声明前，应当确认试验符合本规范的要求，遵照试验方案和标准操作规程执行，确认总结报告准确、可靠地反映原始数据。

第十章　资料档案

第四十一条　专题负责人应当确保研究所有的资料，包括试验方案的原件、原始数据、标本、相关检测报告、留样受试物和对照品、总结报告的原件以及研究有关的各种文件，在研究实施过程中或者研究完成后及时归档，最长不超过 2 周，按标准操作规程的要求整理后，作为研究档案予以保存。

第四十二条　研究被取消或者终止时，专题负责人应当将已经生成的上述研究资料作为研究档案予以保存归档。

第四十三条　其他不属于研究档案范畴的资料，包括质量保证部门所有的检查记录及报告、主计划表、工作人员的教育背景、工作经历、培训情况、获准资质、岗位描述的资料、仪器设备及计算机化系统的相关资料、研究机构的人员组织结构文件、所有标准操作规程的历史版本文件、环境条件监测数据等，均应当定期归档保存。应当在标准操作规程中对具体的归档时限、负责人员提出明确要求。

第四十四条　档案应当由机构负责人指定的专人按标准操作规程的要求进行管理，并对其完整性负责，同时应当建立档案索引以便于检索。进入档案设施的人员需获得授权。档案设施中放入或者取出材料应当准确记录。

第四十五条　档案的保存期限应当满足以下要求：

(一) 用于注册申报材料的研究，其档案保存期应当在药物上市后至少 5 年；

(二) 未用于注册申报材料的研究 (如终止的研究)，其档案保存期为总结报告批准日后至少 5 年；

(三) 其他不属于研究档案范畴的资料应当在其生成后保存至少 10 年。

第四十六条　档案保管期满时，可对档案采取包括销毁在内的必要处理，所采取的处理措施和过程应当按照标准操作规程进行，并有准确的记录。在可能的情况下，研究档案的处理应当得到委托方的同意。

第四十七条　对于质量容易变化的档案，如组织器官、电镜标本、血液涂片、受试物和对照品留样样品等，应当以能够进行有效评价为保存期限。对于电子数据，应当建立数据备份与恢复的标准操作规程，以确保其安全性、完整性和可读性，其保存期限应当符合本规范第四十五条的要求。

第四十八条　研究机构出于停业等原因不再执行本规范的要求、且没有合法的继承者时，其保管的档案应当转移到委托方的档案设施或者委托方指定的档案设施中进行保管，直至档案最终的保管期限。接收转移档案的档案设施应当严格执行本规范的要求，对其接收的档案进行有效的管理并接受监管部门的监督。

第十一章　委　托　方

第四十九条　委托方作为研究工作的发起者和研究结果的申报者，对用于申报注册的研究资料负责，并承担以下责任：

(一) 理解本规范的要求，尤其是机构负责人、专题负责人、主要研究者的职责要求；

(二) 委托非临床安全性评价研究前，通过考察等方式对研究机构进行评估，以确认其能够遵守本规范的要求进行研究；

(三) 在研究开始之前，试验方案应当得到委托方的认可；

(四) 告知研究机构受试物和对照品的相关安全信息，以确保研究机构采取必要的防护措施，避免人身健康和环境安全的潜在风险；

(五) 对受试物和对照品的特性进行检测的工作可由委托方、其委托的研究机构或者实验室完成，委托方应当确保其提供的受试物、对照品的特性信息真实、准确；

(六) 确保研究按照本规范的要求实施。

第十二章　附　　则

第五十条　本规范自 2017 年 9 月 1 日起施行，2003 年 8 月 6 日发布的《药物非临床研究质量管理规范》(原国家食品药品监督管理局令第 2 号) 同时废止。